Christian Raimann Louis Hutter Chrischta Ganz

Heilpflanzen der Traditionellen Europäischen Naturheilkunde ... auf einen Blick

Christian Raimann Louis Hutter Chrischta Ganz

Heilpflanzen der Traditionellen Europäischen Naturheilkunde ... auf einen Blick

BACOPA VERLAG

4521 Schiedlberg/Austria, Waidern 42
E-Mail: verlag@bacopa.at, office@bacopa.at
www.bacopa.at, www.bacopa-verlag.at

printed in the European Union

ISBN: 9783991140023
2. Auflage, 2025

Dieses Buch widme ich, Christian Raimann, all meinen Kursteilnehmerinnen und Kursteilnehmern. Eure inspirierenden Fragen haben mir immer wieder neue Antworten eröffnet.

Dieses Buch widme ich, Louis Hutter, ganz allgemein und von Herzen der grünenden Kraft, die uns «Erdlinge» belebt, erquickt und mich immer wieder veranlasst, die Einfachheit der Gekünsteltheit vorzuziehen.

Dieses Buch widme ich, Chrischta Ganz, all meinen kleinen und grossen Freundinnen und Freunden in der Pflanzen- und in der Menschenwelt.

Inhaltsverzeichnis

Vorwort

Warum haben wir uns entschieden, den vielen Heilpflanzenbüchern, die uns heute zur Verfügung stehen, noch eines hinzuzufügen?

Wir drei Autoren/innen sind neben der Tätigkeit in der eigenen Praxis auch in der Aus- und Weiterbildung von Naturheilpraktikern/innen tätig. Immer wieder wurde uns von Studierenden gesagt: «Ich muss, wenn ich eine Pflanze kennenlernen will, immer 13 Bücher aufschlagen, damit ich all die verschiedenen Informationen zur klassischen Phytotherapie, zu den humoral- oder astromedizinischen Qualitäten, zum Pflanzenwesen und am liebsten noch ein schönes Foto dazu finde... Warum gibt es nicht ein Buch, das alles in einem vereint?»

So wurde der Same für dieses Buch gesetzt. Denn die Aussage von Studierenden ist ja absolut richtig... Wie schön wäre es, wenn die verschiedenen Sichtweisen auf eine Heilpflanze in einem einzigen Buch vereint sein könnten.

Der Same keimte und wuchs immer mehr, bis er nun als ganz ausgebildete Pflanze resp. als fertiges Buch vor uns liegt. Herzlichen Dank, liebe Kursteilnehmer und Kursteilnehmerinnen, für diese Inspiration. Danke, dass Ihr den Samen gesetzt habt.

Wir sind uns bewusst, dass auch mit diesem Buch niemals alle Aspekte einer Pflanze in ihrer Gesamtheit abgebildet werden können – und wir sind herzensfroh darüber! Für eine vertiefte Wahrnehmung einer Pflanze genügt es nicht, diese in einem Buch oder im Internet zu «studieren». Um eine Pflanze zu begreifen (wir sprechen hier explizit nicht von «bekopfen») und zu verinnerlichen, muss sie als lebendiges Wesen in ihrer freigewählten Umgebung beobachtet, erlebt, beschnuppert, berührt, gekostet werden.

Im Laufe der Arbeit an diesem Buch haben wir zu jeder der vorgestellten Heilpflanzen ein MindMap erstellt. Wer daran Interesse hat, kann die MindMaps gegen Vorweisung des Kaufbeleges dieses Buches bei Chrischta Ganz in digitaler Form beziehen. Mail-Anfragen richtest Du bitte direkt an:

naturheilpraxis@chrischtaganz.ch

Danke.

Christian Raimann
Louis Hutter
Chrischta Ganz

1. Wie arbeitest Du mit diesem Buch?

Wir freuen uns, Dir mit diesem Buch die wichtigsten Heilpflanzen, aber auch einige weniger bekannte (die wir vor dem Vergessenwerden retten wollen) vorzustellen.

- Jede Heilpflanze wird auf einer Doppelseite portraitiert.
- In der Übersicht auf der linken Seite sind die wichtigsten Aspekte kurz zusammengefasst. Diese Informationen umfassen phytotherapeutische Wirkungen und Indikationen, botanische Merkmale und Pflanzenfamilie, Kontraindikationen und Darreichungsformen, aber auch herbalastralogische und humoralmedizinische Zuordnungen.

  Wichtig hierbei ist, dass sich die Planetenzuordnungen, die Tria Principia wie auch die humoralmedizinischen Wirkungen nicht – wie meist üblich – auf das Pflanzenwesen an und für sich, sondern auf seine Wirkkraft im menschlichen Körper bezieht.
- In den zugehörigen Begleittexten verlassen wir teilweise die sachliche und objektive Welt und tauchen ein in die Welt der alten Pflanzenmysterien. Dort stehen nicht die stofflich mess- und analysierbaren Wirkstoffe im Zentrum, sondern geschichtliche oder schamanistisch-mystische Bezüge zu Gottheiten, Gestirnen, Tierwesen und vielen anderen irdischen und kosmischen Phänomenen.

  Genauso wie wir einen Menschen nicht anhand seiner messbaren «Daten» (Körpergrösse, Blutdruck, Muskelkraft etc.) «kennen», reicht es auch in der Pflanzenwelt nicht, sich nur auf Wirkstoffe und ihre nachweisbaren Wirkungen zu beschränken. Jedes Lebewesen, ob Mensch, Tier oder Pflanze, hat einen ureigenen Charakter, eine Seele, eine individuelle Ausstrahlung, ein inneres Wesen, die es genauso zu (er)kennen gilt. Erst dann schliessen wir echte Freundschaft mit der Pflanzenwelt.

  Der Begleittext zur Heilpflanze soll dem Leser und der Leserin den Zugang zu dieser erweiterten Wahrnehmung der Pflanzenwesen erleichtern.

Zu den Informationen in der Übersicht fügen wir hier noch ein paar Gedanken an:

Pflanzenfamilie

Die Zugehörigkeit der einzelnen Heilpflanzen zu botanischen Familien wird möglichst nach aktuellem Stand beschrieben. Allerdings hat sich die systematische Botanik in den letzten Jahren zu einer sehr lebendigen, dynamischen Disziplin entwickelt. Hunderte von Pflanzen wurden in letzter Zeit aufgrund ihrer genetischen Daten anderen Familien zugeteilt. So wurden einzelne traditionelle Heilpflanzenfamilien wie z.B. die Scrophulariaceae/Braunwurzgewächse oder die Liliaceae/Liliengewächse beinahe gänzlich zerschlagen. Die von Carl von Linné (1707–1778) erstellte Systematik klassifizierte Pflanzen vor allem nach ihrem Blütenaufbau und mit Hilfe einer binären Nomenklatura (Beschreibung einer Pflanze mit zweiteiligem Gattungs- und Artnamen). In der modernen Botanik werden diese traditionellen Zuordnungen zunehmend durch eine phylogenetisch und DNA-basierte Taxonomie ersetzt. Entsprechend wird heute beispielsweise der rote Fingerhut, ursprünglich ein Vertreter der Scrophulariaceae, den Wegerichgewächsen/Plantaginaceae zugeordnet. Viele weitere Veränderungen sind in naher Zukunft noch zu erwarten – entsprechend zeigen die in diesem Buch aufgeführten Familienzuordnungen eine Momentaufnahme.

Stammpflanzenname deutsch und lateinisch

Parallel zu den oben beschriebenen Veränderungen und Weiterentwicklungen in der Botanik sind auch die den Heilpflanzen zugeordneten Namen einer gewissen Dynamik unterworfen. Dies betrifft vor allem die lateinischen Stammpflanzennamen. So wurde z.B. das lange Cnicus benedictus genannte Kardobenediktenkraut infolge genetischer Untersuchungen neu der Gattung Centaurea zugeordnet und nun Centaurea benedicta genannt. Auch bezüglich der Namensgebung sind weitere Veränderungen zu erwarten. Das vorliegende Buch zeigt hier ebenso den momentanen Stand der Dinge.

Etwas komplizierter gestaltet sich dieser Aspekt, indem der Benennung in der modernen Heilpflanzenkunde nicht nur die wissenschaftlichen Erkenntnisse der Botanik zugrunde liegen. Heute fliessen auch die in verschiedenen Regelwerken wie z.B. der Europäischen Pharmakopöe, ebenso die in den Monografien der ESCOP oder HMPC verwendeten Namen ein. Wo verschiedene Namen in den erwähnten Quellen gängig sind, haben wir diese als deutsche oder lateinische Synonyme aufgeführt. Auf die Nennung der unzähligen volkstümlichen Synonyma wurde in diesem Rahmen bewusst verzichtet.

Ebenso wird in der Übersicht bei Gehölzen (Bäumen und Sträuchern) der gängige Name verwendet, die Nennung der Wuchsform wird diesbezüglich uneinheitlich gehandhabt, manchmal wird sie erwähnt (z.B. Wacholderstrauch), manchmal nicht (z.B. schwarzer Holunder).

Inhaltsstoffe

Das Interesse an den pharmakologisch interessanten Inhaltsstoffen einer Pflanzendroge unterscheidet am deutlichsten die moderne naturwissenschaftlich orientierte Phytopharmakognosie, die auf kausal-lineare Beurteilungen gründet, von der traditionellen Heilpflanzenkunde, die den analogen Erkenntnisweg geht.

Steht bei der traditionellen Pflanzenheilkunde die qualitative Seite einer Heilpflanze im Vordergrund, sind es bei der modernen Phytotherapie die Inhaltsstoffe, die sich isolieren und quantifizieren lassen. Durch die präzisen Analysemethoden der modernen Chemie werden pflanzliche Inhaltsstoffe in immer kleinere Bausteine gesplittet. Damit nimmt die Zahl der Inhaltsstoffe stetig zu und die Begriffsterminologie, die angepasst werden muss, wird immer komplexer. Dadurch werden bis ins 20. Jahrhundert übliche, sinnlich nachvollziehbare Bezeichnungen zunehmend fallen gelassen. Die neu entstandene Begrifflichkeit erschliesst sich jetzt praktisch nur noch dem universitär gebildeten Fachmann in Chemie.

In diesem Buch haben wir eine Begrifflichkeit für die pflanzlichen Inhaltsstoffe gewählt, die zwar nicht ins chemische Detail führt, dafür aber die sinnlich nachvollziehbaren Eigenschaften wiedergeben. Beispielsweise wird von Bitterstoffen geschrieben, die keine einheitliche chemische Gruppe darstellen, aber sinnlich deutlich wahrnehmbar sind und ein eindeutiges Wirkprofil umfassen. Damit sind Worte gewählt, die dem Chemie-unkundigen Laien einen Zugang in die interessante Welt der Inhalts- und Wirkstoffe ermöglichen.

Damit sind Worte gewählt, die dem Chemie-unkundigen Laien einen Zugang in die interessante Welt der Inhalts- und Wirkstoffe ermöglicht. Zur Vertiefung dieser Materie verweisen wir auf die entsprechende Fachliteratur.

In der Übersicht werden auch nur die wichtigsten, wirkungsbestimmenden Inhaltsstoffe aufgelistet und zusätzlich durch Hervorhebung (fett geschrieben) hierarchisiert. Dabei ist zu bemerken, dass Angabe und Priorisierung der wirkbestimmenden Inhaltstoffe einem mehr oder weniger starken Wandel unterliegen. Die Angaben in diesem Buch entsprechen also naturgemäss einer Momentaufnahme und erheben nicht den Anspruch der Ausschliesslichkeit.

Wirkungen

Die in der Übersicht aufgezählten Wirkungen berücksichtigen sowohl traditionelle wie auch moderne Ansichten. Schlussendlich orientieren sie sich an die in der Praxistätigkeit beobachtbaren und erlebbaren Evidenzen. Dabei handelt es sich um eine Auswahl der wichtigsten Wirkungen und schliesst andere keineswegs aus.

Nebenwirkungen

Unter Nebenwirkungen werden die möglichen Reaktionen angegeben, die auch bei richtiger therapeutischer Dosierung auftreten können. Sind bei einer Heilpflanze keine Nebenwirkungen angegeben, schliesst das bei einer unsachgemässen Anwendung der Droge unerwünschte Wirkungen nicht aus!

Die diesbezüglichen Angaben unterscheiden sich in der verwendeten Literatur teilweise stark – die Auflistung in diesem Buch kann als eher vorsichtige eingestuft werden.

Kontraindikationen

Genauso wie bei der Angabe der Nebenwirkungen beziehen sich die Angaben dazu auf Normaldosierung und nicht auf Überdosierungen!

Auch diesbezüglich unterscheiden sich die Angaben in der verwendeten Literatur teilweise stark und kann die Auflistung in diesem Buch als eher vorsichtige eingestuft werden.

Drogenname deutsch und lateinisch

Als Folge oben erwähnter Veränderungen sind auch die für die Pharmakologie bedeutsamen Drogennamen einer gewissen Dynamik unterworfen, dies jedoch in viel kleinerem Rahmen und vor allem viel langsameren Zeitintervallen als die botanischen Stammdaten. Etwas problematisch diesbezüglich ist die Tatsache, dass die Änderung eines botanischen Stammpflanzennamen nicht automatisch zur Anpassung des Drogennamen führt. Da die dafür verantwortlichen Institutionen nicht zusammengehörig sind, kann diese Anpassung Jahre, wenn nicht erst Jahrzehnte später erfolgen. Beispielsweise liegen zwischen der Namensänderung und der Anpassung des entsprechenden Drogennamens bei der Mariendistel ca. 20 Jahre. Mariendistelfrüchte, ehemals Cardui mariae fructus, werden heute entsprechend dem botanischen Namen (Silybum marianum) Silybi fructus genannt. Bei anderen Heilpflanzendrogen wie z.B. Süssholzwurzel ist die Anpassung des Drogennamen Liquiritiae radix an den moderneren Stammpflanzennamen (Glycyrrhiza glabra) bis heute nicht erfolgt.

Auch hier gelten die verschiedenen Regelwerke wie die Europäische Pharmakopöe und die Monografien der ESCOP oder HMPC als Quellen.

Darreichungsformen

Unter diesem Punkt sind die gängigsten Möglichkeiten beschrieben. Für viele der beschriebenen Heilpflanzen wären noch etliche weitere Arzneimittelformen erhältlich, welche nur in einzelnen Fällen von spezieller Bedeutung aufgeführt wurden, so z.B. Presssäfte oder Ölauszüge u.a.

Wo es möglich war, wurden verschiedene, aber ähnliche Applikationsformen unter einem Überbegriff zusammengefasst und so z.B. die Begriffe Kompresse, Wickel, Umschlag oder Packung unter dem Begriff Auflage aufgeführt.

Auf Dosierungsangaben wurde verzichtet, da diese sehr unterschiedlich ausfallen und den Rahmen der Übersicht sprengen würde.

Bewusst verzichtet wurde auf die Auflistung folgender Arzneimittelgruppen: Potenzierte Arzneimittel, Gemmomazerate, Anthroposophika, Blütenessenzen, reine ätherische Öle. Obwohl diese Arzneimittel in der TEN-Praxis eine wichtige Bedeutung haben, wird in diesem Buch auf ihre Beschreibung verzichtet, da dies den Rahmen dieses Buches überschreiten würde.

Tria Principia, astro- und humoralmedizinische Wirkungen

Weiterführende Erklärungen zu den Themen Tria Principia, astromedizinische Heilpflanzenbezüge und zu den humoralen Wirkungen und Qualitäten findest Du in den nachfolgenden Kapitel 2, 3 und 4.

2. Tria Principia

2.1. Einleitung

«Dass Gott dreieinig ist, zeigt dir jedes Kraut,
Da Schwefel, Salz, Mercurius in einem wird geschaut.»
ANGELUS SILESIUS (1624 – 1677)

Eine innerhalb der TEN genauso wichtige Lehre wie die Vierersysteme der Elementen-, Säfte- und Qualitätenlehre ist die Lehre der drei philosophischen Prinzipien, auch Tria Principia genannt. Die Ursprünge dieser Lehre lassen sich im Gegensatz zu der griechischen Vier-Elementenlehre nicht klar finden, sondern verlieren sich im Nebel legendärer Zeiten und Gestalten. Eine dieser Gestalten, gleichzeitig der Vater der Alchemie, ist Hermes Trismegistos (= dreifachgrosser Hermes). Der Legende nach ein ägyptischer Eingeweihter und Lehrer der Mysterien.

In ausgereifter Form wird die Lehre der drei philosophischen Prinzipien erstmals von Paracelsus (1493–1541) in seinem 1. Buch des Opus Paramirum an die Öffentlichkeit gebracht.

Die drei Prinzipien nennt Paracelsus, sich der Begrifflichkeit der damaligen Mineralogie bedienend, Sulphur (Schwefel), Mercurius (Quecksilber) und Sal (Salz). Die Bedeutung der Prinzipien geht allerdings weit über diese Begriffe hinaus und ist mit diesen nicht gleichzusetzen!

Paracelsus erklärt die drei Prinzipien in seinem Buch Opus Paramirum, erstes Buch, Kapitel 2 wie folgt:

«Nun will ich wieder auf ein Beispiel mit dem Holze zurückgreifen. Dieses Holz ist ein Körper. Wenn Du es verbrennst, so ist das, was brennt, der Schwefel, der Rauch das Quecksilber, und was zur Asche wird, ist Salz.»

<table>
<tr>
<td>Sulphur
«Das, was brennt.»
Sulphur entspricht dem Wärmeprinzip, ist zentrifugal ausgerichtet und vermag, Dichtes aufzulösen.
Sein Wesen ist auflösend.
Sulphur steht für die Reifung, Umwandlung, für Wärme überhaupt.</td>
<td>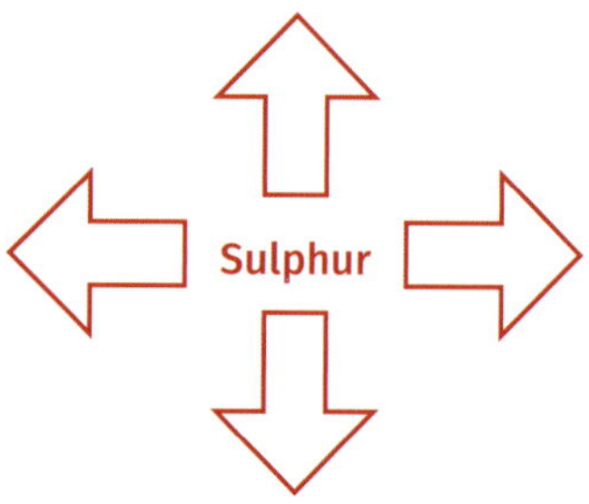
</td>
</tr>
<tr>
<td>Mercurius
«Der Rauch.»
Mercurius entspricht dem flüchtigen Prinzip, ist vertikal ausgerichtet und bewegt sich zwischen den Polen der Verdichtung und Auflösung.
Sein Wesen ist ausgleichend.
Mercurius steht für die anonyme, alles belebende und durchdringende Kraft.</td>
<td>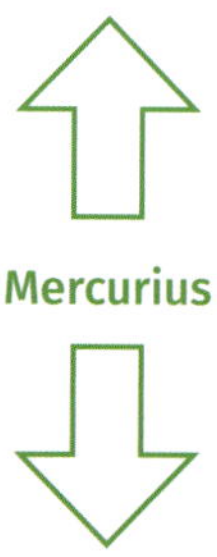
</td>
</tr>
</table>

Sal
«Was zur Asche wird.»
Sal entspricht dem Kälteprinzip, ist zentripetal ausgerichtet und vermag zu verdichten.
Sein Wesen ist konzentrierend.
Sal steht für das Feste, für die Materie anhin.

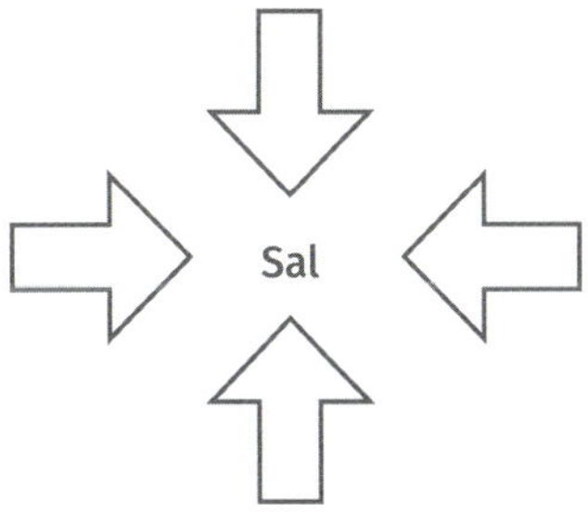

Alle Erscheinungen der Natur gehen auf die Drei Prinzipien zurück, jedes Ding urständet aus der Tria Principia und wird von ihr unterhalten. Allerdings wirkt in einem Ding eines oder zwei der Prinzipien vor, so wie in der mineralischen Welt im Schwefel das Sulphurprinzip, im Quecksilber das Mercuriusprinzip und im Salz das Salprinzip vorherrschend ist.

Die Polarität innerhalb der Tria Principia

Sal und Sulphur stehen in einem polaren Kräftespiel zueinander. Vergleichbar mit dem Urfeuer (Sonne) und dem Urwasser (Mond). Als solche werden ihnen einige besonders charakteristische Eigenschaften zugeordnet.

Sulphur	Sal
Imponderabel (das Nicht-Messbare)	Ponderabel (das Messbare)
Warm	Kalt
Leicht	Schwer
Ausdehnend	Zusammenziehend
Auflösend	Abgrenzend
Beweglich	Starr
Weich	Hart
Aufsteigend	Absteigend

Mercurius ist das Prinzip, das zwischen den Extremen vermittelt, und damit universeller Rhythmusgeber. Mercurius wird in diesem Sinne auch als aus der Vereinigung von Sal und Sulphur hervorgegangenes Prinzip angesprochen (Kind von Sal und Sulphur).

Allerdings können Sal und Sulphur genauso auch als die beiden Extrempunkte von Mercurius verstanden werden. So dass Sal und Sulphur aus Mercurius hervorgegangen betrachtet werden kann.

In beiden Betrachtungsweisen wird Mercurius als die Kraft verstanden, die sowohl zu binden (Sal) wie auch zu lösen (Sulphur) versteht, und damit gleichzusetzen ist mit dem universalen Lebensprinzip, das in kleinen und grossen Rhythmen den Kosmos bewegt.

Das Wirken der Tria Principia an der Pflanze

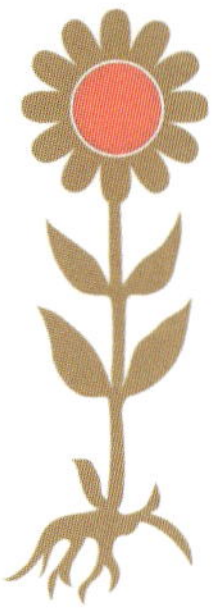	Blüte Sulphur Blatt Mercurius Wurzel Sal	In der Blütenregion ist die reifende Kraft des Sulphur-Prinzips, in der Blattregion die austauschende Kraft des Mercurius-Prinzips und in der Wurzelregion die verdichtende Kraft des Sal-Prinzips zu erkennen.

Die Pflanzenmorphologie lässt augenscheinlich eine Dreigliedrigkeit erkennen, die dem Kräftespiel der Drei Prinzipien entspringt.

Gleichzeitig ist die Pflanze in die Polarität von Oben (Sulphur) und Unten (Sal) eingespannt, was sich in ihrer Wuchsrichtung deutlich widerspiegelt:

Die Wurzeln sind geotrop (= erdwärts) und der Stängel ist heliotrop (= sonnenwärts) ausgerichtet. Analog dazu verfährt die Pflanze mit der Substanzbildung und Substanzauflösung.

Über die Wurzel (Sal) nimmt sie feste und flüssige Substanzen auf und verdünnt diese im «Aufsteigeprozess», um sie dann als feinsten Duftstoff auszuströmen. Im Umkehrprozess nimmt sie Licht und gasförmige Substanzen in sich auf und verdichtet sie im «Absteigeprozess» zu fester Substanz.

Der Weg der Substanz innerhalb der Pflanze im Wechselspiel zwischen Auflösung und Verdichtung.

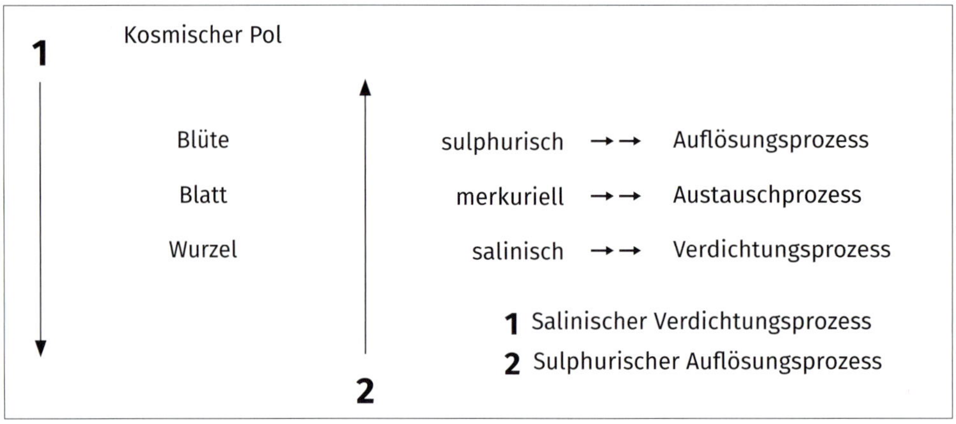

2.2. Signaturen der drei Prinzipien innerhalb der Pflanzenwelt

Die in folgenden Tabellen vorgestellten, analogen Beziehungen zu Tria Principia berücksichtigen die Pflanze im Räumlichen und Zeitlichen und sind innerhalb des analogen Erkenntnisweges ein wichtiger Ausgangspunkt für die Heilmittelfindung.

Sal	
Pflanzen-merkmale	Wurzelsystem, Rinde Verhärtende, stark strukturierte Pflanzenteile Ausdauernde, zähe Pflanzen Ausgeprägte Wurzelbildung Extremen Klimabedingungen standhaltend Winterblüher Immergrüne Pflanzen Langsames Wachstum Früh welkende Pflanzen
Geschmack Geruch	Neutral, erdig, salzig, alkalisch
Wirkstoffe	Gerbstoffe, Mineralien, Spurenelemente, Alkaloide
Farben	Braun, grau, schwarz, matt
Standort	Schatten
Jahreszeit	Trotzt der kalten Jahreszeit, z.B. immergrüne Pflanzen

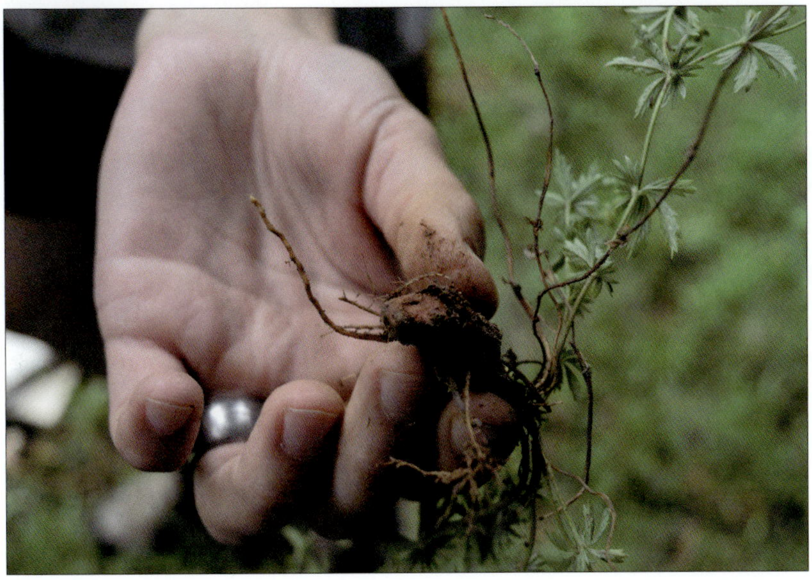

Tormentill zeigt sowohl in seiner verdichteten Wurzelgestaltung wie auch in seiner zusammenziehenden, blutstillenden Wirkung, den es seinem Reichtum an Gerbstoffen verdankt, den deutlichen Bezug zum Sal-Prinzip.

Mercurius	
Pflanzen-merkmale	Blatt-Stängelsystem Wässrige, elastische, rhythmisch aufgebaute Pflanzen Schnellwachsend. Feingliedrige Pflanzenteile Hohle Pflanzenteile Fiederförmige Blätter Klettergewächse Ranken und lange Ausläufer bildend
Geschmack Geruch	Mild aromatisch, krautig, eigenartig
Wirkstoffe	Chlorophyll, Cumarine, ätherische Öle, Schleimstoffe, Saponine, Flavonoide, Anthocyane, wasserlösliche Vitamine, hormonähnliche Stoffe, Alkaloide
Farben	Blauviolett, rosa, weiss, schillernd, vielfarbig, verschiedenfarbig
Standort	Halbschatten
Jahreszeit	Bevorzugt die Übergangsjahreszeit, z.B. typische Frühlingspflanzen

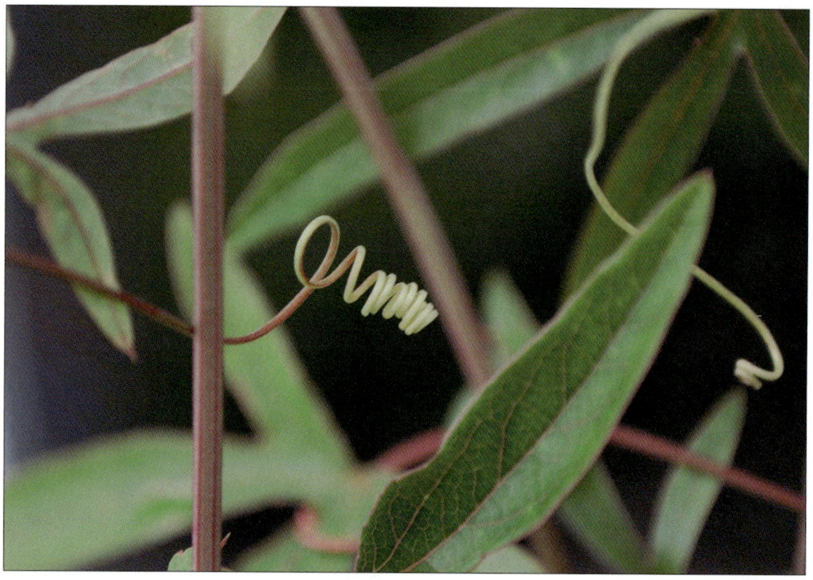

Die Passionsblume zeigt in ihrem windenden Wuchs, ihren haltsuchenden Ranken wie auch ihrer die Psyche ausgleichenden Wirkung den Bezug zum Mercurius-Prinzip.

	Sulphur
Pflanzen-merkmale	Blüten-Fruchtsystem Stolze, schnell wachsende Pflanzen Gespitzte Blätter Lichtdurchlässige Blattkrone Dornenbildung Kantiges, knorriges Wachstum (auch Sal) Stechende und brennende Pflanzen
Geschmack Geruch	Aromatisch, harzig, scharf, beissend, bitter, intensiv
Wirkstoffe	Bitterstoffe, Scharfstoffe, ätherische Öle, fettlösliche Vitamine
Farben	Rot, gelb, strahlend
Standort	Licht
Jahreszeit	Bevorzugt die warme Jahreszeit, z.B. Getreide

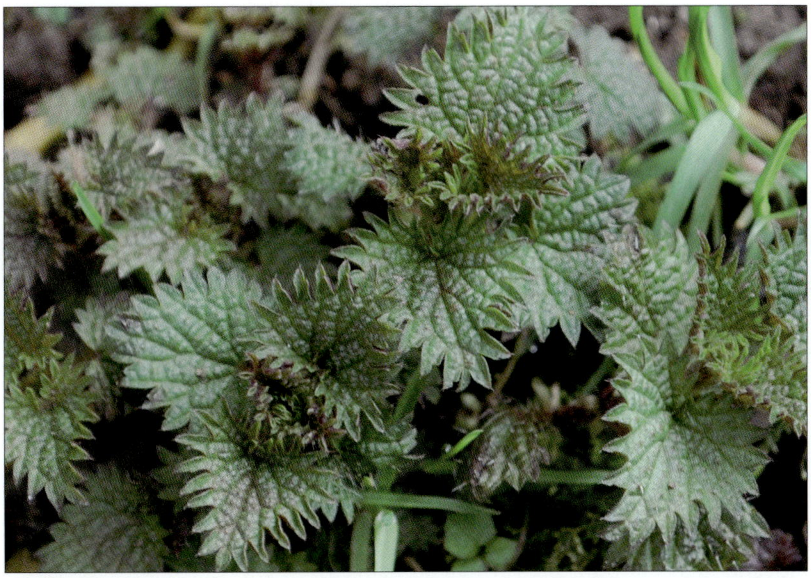

Die Brennnessel zeigt in ihrem vitalen Frühlingstrieb, mit ihren Brennhaaren und in ihrer den Körper durchwärmenden, aktivierenden Wirkung den starken Bezug zum Sulphur-Prinzip.

Zuordnungen in der Übersicht

In der Übersicht erfolgen die Zuordnungen der Pflanzen zu einem oder zwei Prinzipien allerdings nicht nach den äusseren Signaturen wie Gestalt, Farbe, Wachstumsverhalten oder Standortbedürfnis, sondern ausschliesslich nach dem Wirkvermögen auf den Menschen und nach dem Organbezug der Pflanze!

Dieser Bezug kann – je nachdem, welche Wirkung oder welche Organfunktion im Fokus steht – unterschiedlich ausfallen. So zeigt sich z.B. in der harntreibenden Wirkung des Acker-Schachtelhalms ein Bezug zu Mercurius, in seiner Bindegewebe stärkenden Kieselsäurewirkung jedoch ein Bezug zum Sal-Prinzip.

> In der Übersicht wird die Zuordnung der Pflanzen zu einem oder zwei Prinzipien der Tria Principia anhand ihres Wirkvermögens auf den Menschen und ihres Organbezugs gewählt!

2.3. Das Wirken der Tria Principia im Menschen

2.3.1. Embryologie

In den Anfängen der menschlichen Leibentwicklung bilden sich von der 2. bis zu der 4. Woche drei Keimblätter, aus denen sich alle Strukturen des Körpers entwickeln und die mit den drei philosophischen Prinzipien in Zusammenhang stehen.

- Entoderm (inneres Keimblatt) entspricht dem Sulphurprinzip.
- Mesoderm (mittleres Keimblatt) entspricht dem Mercuriusprinzip.
- Ektoderm (äusseres Keimblatt) entspricht dem Salprinzip.

2.3.2. Die drei wesentlichen Körperhöhlen als Sitz der drei philosophischen Prinzipien

Die menschliche Anatomie weist augenfällig drei deutlich voneinander abgegrenzte Körperhöhlen auf, die als Kardinal-Sitze der drei Prinzipien gelten.

- Die Schädelhöhle als Funktionssitz für das Sal-Prinzip.
- Die Brusthöhle als Funktionssitz für das Mercurius-Prinzip.
- Der Bauch-Beckenraum als Funktionssitz für das Sulphur-Prinzip.

Der Sal-Pol des Menschen

Der Schädel, der Ausdruck eines zentripetal verdichtenden Prozesses ist, birgt in seiner Höhle das alle Körperfunktionen steuernde Gehirn, welches durch das Hirnwasser grösstmöglichst dem Einfluss der Schwerkraft entzogen ist. Gleichsam ein Ort der Ruhe, der kühlere Temperaturen vorzieht. Hier liegt die Wurzel, von wo aus das Sal-Prinzip in den übrigen Körper ordnend, strukturierend, verdichtend und zentrierend einwirkt. Nicht umsonst findet sich im Kieferknochen mit dem Zahnschmelz die härteste vom Körper gebildete Substanz.

In der Greisenphase dominiert das Sal-Prinzip, es dominiert der Stoffabbau.

Salwirkung im Menschen

- Kühlend
- Mineralisierend
- Verdichtend
- Abgrenzend
- Ordnend
- Strukturierend
- Abbauend auf Lebenskräfte
- Vor allem am Tag aktiv (Wachphase)
- Hellt das Bewusstsein auf
- Regt Nerven- und Denkprozesse an

Der Sulphur-Pol des Menschen

Bauch und Becken bilden einen Gegenpol zum Kopf. Die darin befindlichen Organe werden nicht so stark von knöchernen Platten umgeben und geschützt. Hier herrschen weit wärmere Temperaturen und regeres Leben. Ein ständiger Abbau und Aufbau der Substanzen finden statt. Hier liegt die Feuerstelle/Werkstatt, aus der das Sulphurprinzip seine wärmenden, auflösenden, stoffumwandelnden und bewegenden Kräfte in den übrigen Körper giesst.

In der Wachstumsphase dominiert das Sulphur-Prinzip, der Mensch befindet sich im Aufbau des stofflichen Leibes.

Sulphurwirkung im Menschen

- Wärmend
- Auflösend
- Substanzbildend
- Regenerierend
- Aufbauend auf Lebenskräfte
- Vor allem in der Nacht aktiv (Schlafphase)
- Dämpft das Bewusstsein
- Regt Stoffwechsel- und Willensprozesse an
- Steuert das Reproduktionssystem

Mercurius – die ausgleichende Kraft

Die Sal-Kräfte, die von der Kopfhöhle, und die Sulphur-Kräfte, die von der Bauch-Beckenhöhle ausgehen, werden in der Brusthöhle, dem Sitz des Mercurius-Prinzips, harmonisch vereint und ausgeglichen. Um dies zu erreichen, lässt das Mercurius-Prinzip beide Prinzipien periodisch zunehmen und abnehmen. Denn nur durch den Wechsel von Schlafen und Wachen, von Aufbau und Abbau, Einatmung und

Ausatmung, Systole und Diastole, durch das rhythmische Pendeln zwischen strukturgebenden und stoffgebenden Prozessen kann sich das leibliche Leben entfalten und erhalten. Einseitige Extreme sind mit dem Leben nicht (lange) zu vereinbaren!

Die Organsysteme, die am offensichtlichsten diese rhythmischen Prozesse zeigen, sind Kreislauf- und Atemsystem, die beide ihr Funktions-Zentrum in der Brusthöhle haben. Diese zwischen den Polen vermittelnde Kraft ist auch die Stütze des Gefühlslebens, die uns in hohem Masse über die Wahrnehmung von Sympathie und Antipathie bewusst wird.

Im mittleren Lebensalter dominiert Mercurius, Aufbau und Abbau des Stoffes halten sich die Waage.

Mercuriuswirkung im Menschen

- Fördert Ausgleichskräfte
- Rhythmisierend
- Fördert Anpassungskräfte
- Fördert Austauschkräfte
- Fördert Transportkräfte
- Grundlage der emotionalen Empfindung

Die Unterstützung der Regulationsfähigkeit ist ein Kernanliegen der TEN: Überschiessende Prozesse sollen entschärft und schwache Lebensfunktionen gestärkt werden. Da Mercurius das dafür nötige regulierende, vermittelnde Prinzip verkörpert, sind viele therapeutische Massnahmen und Heilmittel in ihrem Wirkungsvermögen per se stark merkuriell geprägt. Insofern darf es nicht erstaunen, dass ein Grossteil der Bezüge zu den Tria Principia Mercurius zugeordnet sind.

2.4. Übergeordnete Krankheitstendenzen im Lichte der Tria Principia

Im Verständnis von Krankheit und Gesundheit innerhalb des Konzeptes der Tria Principia ist grundsätzlich folgendes festzuhalten:

- Krankheit bezeichnet ein Ungleichgewicht innerhalb des Zusammenspiels der Drei Prinzipien.
- Gesundheit bezeichnet das Gleichgewicht innerhalb des Zusammenspiels der Drei Prinzipien.
- Die Gesunderhaltung ist dem angemessenen Balanceakt zwischen Sal und Sulphur zu verdanken.
- Mercurius ist die Kraft, die Sal und Sulphur ständig ausbalanciert.

2.4.1. Die Krankheitstendenzen der Drei Prinzipien

Dominiert eines der Drei Prinzipien, so wird dies (im Gegensatz zum ausgeglichenen, gesunden Zustand) dem Betroffenen als krankhaftes Symptom störend bewusst. Dabei gilt es festzuhalten, dass der Prozess schon immer da war, also nicht neu dazugekommen ist, sondern lediglich übersteigert vorliegt.

Sal	Mercurius	Sulphur
Kalte Krankheiten	Anpassungsschwierigkeiten, Regulationsstörungen	Hitzige Krankheiten
Verhärtende Krankheiten	Rhythmusverlust	Auflösende Krankheiten
Schleichender Verlauf	Veränderliche Symptomatik	Dramatischer Verlauf
Chronifizierende Krankheiten	Kommunikations-schwierigkeiten	Akute bis hochakute Erkrankungen
Alle sklerotischen, degenerativen Erkrankungen	Viele psychosomatische Erkrankungen	Alle entzündlichen Erkrankungen

2.5. Das Verhältnis von Pflanze und Mensch im Lichte der Tria Principia

Genauso wie die Organe des Menschen aus drei Keimgeweben hervorgehen, entwickeln sich auch die Pflanzenorgane aus drei Grundgeweben, dem Präkambium, dem Grundmeristem und dem Protoderm. Auch in der Morphologie und in elementaren Funktionsprozessen lässt sich, wie nachfolgend dargestellt, eine Dreigliederung in Pflanze und Mensch erkennen. Dabei fällt auf, dass Mensch und Pflanze diametral zueinander ausgerichtet sind.

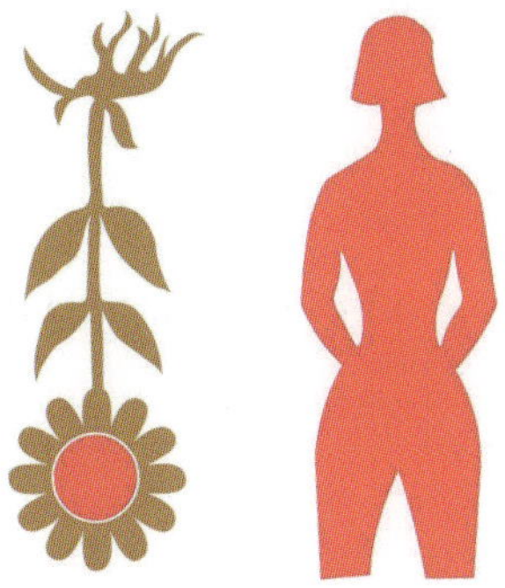

Wurzel-/Kopfregion: Sal-Prinzip.
Vorherrschen des Mineralischen, Festen, Abgrenzenden, Katabolen, Kalten und Trockenen.

Blatt-/Brustregion: Mercurius-Prinzip.
Vorherrschen rhythmischer Ausgleichsprozesse, Austauschprozesse, des Feuchten und Luftigen.

Blüten-/Bauch-Beckenregion: Sulphur-Prinzip.
Vorherrschen des Verstoffwechselnden, Anabolen, Reproduzierenden, Bewegenden, Warmen.

So entspricht die Blüte der Pflanze in ihren Qualitäten dem Sulphuraspekt, die Wurzel dem Salaspekt und das Blatt dem Mercuriusaspekt des Menschen.

2.6. Therapeutische Konzepte

Die Wahl der Heilpflanzen kann prinzipiell nach der sympathischen oder nach der antipathischen Heilweise erfolgen.

Die sympathische Heilweise

Bei der sympathischen Heilweise wählt man eine Pflanzendroge zur Regulierung einer körperlichen oder seelischen Funktion des gleichen Prinzips. Dabei werden sulphurische Pflanzendrogen zur Regulierung des Sulphuraspekts des Menschen verabreicht. Dasselbe gilt in gleicher Manier auch für den Mercurius- und den Salaspekt.

Beispielsweise lässt sich über Baldrianwurzeln das Nervensystem (Salprinzip), über Weissdornblätter das Kreislaufsystem (Mercuriusprinzip) und über Kamillenblüten das Verdauungssystem (Sulphurprinzip) regulieren.

Die antipathische Heilweise

Bei der antipathischen Heilweise wählt man eine Pflanzendroge, die dem Krankheitsprozess entgegengesetzt ist. Das heisst es wird eine salinische Pflanzendroge bei einem überschiessenden Sulphurprozess eingesetzt. Dasselbe gilt in gleicher Weise im Umkehrprozess. Beispielsweise wird Weidenrinde (Salprinzip) gegen entzündliche Erkrankungen (Sulphurprinzip), Bärlauch (Sulphurprinzip) gegen sklerosierende Erkrankungen (Salprinzip) verabreicht.

Das Konzept der Tria Principia wird vor allem in der anthroposophischen und spagyrischen Natur- und Menschenkunde als impulsierendes Denkmodell verwendet. Besonders in der Medizin, der Landwirtschaft und der Pädagogik ist dieses Konzept gut spürbar.

Überblick der wichtigsten Wirkungen im Lichte der Tria Principia			
Moderne Wirkungen	**Sal**	**Mercurius**	**Sulphur**
Abschwellend		X	
Abwehrstärkend		X	X
Adaptogen		X	
Anästhesierend	X		X
Angstlösend	X	X	X
Antiarteriosklerotisch		X	X
Antidepressiv	X	X	X
Antimikrobiell	X	X	X
Antineuralgisch	X		
Antioxidativ		X	X
Antiparasitär	X	X	X
Aphrodisierend		X	X
Appetitanregend		X	X
Auswurffördernd		X	X
Beruhigend	X	X	X

Überblick der wichtigsten Wirkungen im Lichte der Tria Principia			
Moderne Wirkungen	**Sal**	**Mercurius**	**Sulphur**
Blutdruckregulierend		X	
Blutstillend	X		
Brechreizlindernd		X	X
Durchblutungsfördernd		X	X
Durchfallhemmend	X		
Entzündungshemmend	X	X	X
Erhöhten Blutdruck senkend		X	X
Erweichend		X	X
Fettstoffwechselregulierend			X
Fiebersenkend	X	X	X
Harntreibend		X	X
Herz-Kreislauf-stärkend		X	X
Hormonell regulierend		X	
Knorpelprotektiv	X	X	
Konzentrationsfördernd		X	
Krampflösend		X	X
Leber-Galle-anregend		X	X
Menstruationsregulierend		X	X
Neuroprotektiv	X		
Reizlindernd	X	X	
Resilienzsteigernd		X	X
Sauerstoffversorgung bessernd		X	
Schmerzlindernd	X	X	X
Schweisshemmend	X		
Schweisstreibend		X	X
Schwermetall bindend und aus-leitend			X
Sedierend	X		
Skretionsfördernd		X	X
Stoffwechselanregend		X	X

Überblick der wichtigsten Wirkungen im Lichte der Tria Principia			
Moderne Wirkungen	**Sal**	**Mercurius**	**Sulphur**
Thrombozytenaggregations-hemmend		X	X
Vegetativ ausgleichend		X	
Verdauungsfördernd		X	X
Wundheilend	X	X	X
Zusammenziehend	X		

Humorale Wirkungen	Sal	Mercurius	Sulphur
Antiskrofulös		X	X
Befeuchtend		X	X *
Bewegt die Säfte		X	X
Bringt die Säfte an die Oberfläche			X
Dekongestiv		X	
Deplethorisch		X	X
Detonisierend	X	X	
Fördert die nährenden Säfte			X
Fördert die Spiritusverteilung		X	X
Fördert die Spiritusbildung		X	X
Kochungsfördernd		X	X
Kongestiv			X
Krisenfördernd		X	X
Kühlend	X	X	
Löst Feuchtigkeit		X	X
Mildert übermässige Gelbgalle (GG) und gelbgallige Schärfen	X	X	
Mildert übermässige Schwarzgalle (SG) und schwarzgallige Schärfen		X	X
Sthenisierend		X	X
Trocknend	X	X	X
Tonusregulierend		X	

* Die befeuchtende Wirkung ist Resultat der kochungsfördernden Wirkung von Sulphur.

Humorale Wirkungen	Sal	Mercurius	Sulphur
Wärmend		X	X
Wärmt und öffnet die Nerven		X	
Wärmt und öffnet Magen, Leber, Milz, Pankreas, Gebärmutter, Lungen		X	X
Wärmt und öffnet Lymphsystem		X	X
Zerteilt Feuchtigkeit		X	X

3. Gestirne (Astromedizin)

3.1. In Resonanz mit den Gestirnen

In seiner Selbstwahrnehmung und seinem Weltverständnis fühlt sich der Mensch der Frühzeit als Teil der kosmischen Ordnung: Eingebettet in ein grosses Ganzes, in welchem jede Erscheinung beseelt und mit allem Existierenden auf unsichtbare Art und Weise verwoben ist – sowohl mit allen Pflanzen, Tieren, Mineralien und natürlich auch mit dem alles umgebenden Kosmos mitsamt seinen Gestirnen.

Dieses kosmologische Bewusstsein ist für Jahrhundertausende eine unumstössliche Selbstverständlichkeit und bis vor wenigen Jahrhunderten ein fundamentaler Bestandteil der traditionellen abendländischen Kultur.

Die Erscheinung der Sonne und des Mondes, aber auch der übrigen von blossem Auge sichtbaren Gestirne beindruckt den Menschen derart, dass er sie zu göttlichen Wesen erhebt. Ein Leben ohne das Licht und die Wärme der Sonne, ohne die den Verlauf der Gezeiten in Bewegung setzende Kraft des Mondes ist schlicht nicht vorstellbar. Diese erfahrbaren Urkräfte werden bildhaft in Archetypen mit menschlichem Wesen und Charakter gefasst, in Gedichten geehrt und in Liedern besungen.

In der zugrundeliegenden geozentrischen Weltsicht steht der Mensch im Mittelpunkt dieses kosmischen Weltentheaters. Sie bildet die Grundlage für die Astrologie, welche bis ins 16. Jahrhundert eine Einheit mit der Astronomie bildete.

Die astrologischen Prinzipien bieten ordnende Strukturen, um die Verbindung des Menschen mit den Gestirnen, aber auch mit allen anderen Phänomenen zu beschreiben. Dafür bedient sich die Astrologie einer bildhaften, symbolreichen Sprache, in welcher sich der Mensch, aber auch Pflanzen als Mikrokosmos in den grossen, makrokosmischen Erscheinungen spiegeln.

Diese Welterfahrung prägt den modernen Menschen tiefer als er sich bewusst ist. So sind nicht nur die Wochentage nach den Gestirnen benannt, auch die menschlichen Lebensalter stehen in ihrem Zirkaseptan-Rhythmus mit diesen in Bezug.

Die europäische Astrologie weist mannigfache Einflüsse anderer Kulturen auf, ihre babylonischen, arabischen, persischen und jüdischen Wurzeln sind offensichtlich.

Die astrologische Weltsicht gilt für Jahrtausende als Grundlage verschiedener wissenschaftlicher Disziplinen wie z.B. auch der Medizin. Seit der Antike sind alle grossen Mediziner und Medizinerinnen bis in die Neuzeit überzeugt, dass die Astrologie als ein essenzieller Bestandteil in eine umfassende Heilkunde integriert sein muss. So erhebt beispielsweise Paracelsus die Astrologie zur «Mutter der wahren Heilkunde» und zu einer der vier tragenden Säulen der Medizin. Allerdings verstand der Universalgelehrte darunter nicht die heutige Horoskopdeutung, sondern eine «Lehre der Zeitqualität», die aus den himmlischen Konstellationen – wie auf dem Zifferblatt einer imaginären Weltenuhr – die in einem gewissen Moment wirkenden Kräfte abzulesen versucht. Als kosmische Entsprechungslehre versucht sie, das menschliche Begriffsdenken in ein imaginatives Denken zu überführen.

Dazu bildet sie mit Hilfe der Gestirnsprinzipien archetypische Symbolketten (z.B. Mars – Hitze – Wehrhaftigkeit – Durchsetzungsvermögen – Entzündung, u.s.w.). Diesen Analogien entsprechend finden sich Eigenschaften und Qualitäten der Himmelskräfte in Tieren, Mineralien und Pflanzen, ebenso im Menschen wieder. Die Astromedizin verknüpft die menschlichen Lebensfunktionen, Krankheitserscheinungen aber auch potenzielle Therapiereize und Heilmittel mit den astrologischen Prinzipien. Derart bietet sie bildhafte Erklärungen für das menschliche Leben in gesunden wie in kranken Tagen.

So steht z.B. Mars astromedizinisch in Beziehung zum menschlichen Abwehrsystem. Entsprechend kann sich eine Entgleisung des Marsprinzips in einer geschwächten oder überschiessenden Abwehrreaktion manifestieren. Zur Stärkung einer schwachen Marskraft finden wir in der Pflanzenwelt scharfe, hitzige Heilmittel wie z.B. Meerrettich. Zur Begrenzung eines überschiessenden Marsprinzips bieten sich kühlende, mondhaft wirksame Pflanzen wie z.B. die Pestwurz an.

Die astromedizinische Heilmittelbestimmung ist nicht dem analytischen Wirkstoffdenken der heutigen Phytotherapie unterworfen, sondern stützt sich assoziativ auf entsprechende Analogien ab. Diese Sicht, dass zwischen Sternenwelt und irdischen Vorgängen eine Resonanz besteht, wobei Gleichartiges auf Gleichartiges anspricht, bezeichnet C.G. Jung als Synchronizität. Die Gestirne sind dabei keineswegs die kausale Ursache dieser Kräfte, sondern stellen eben bloss synchronistische Ähnlichkeiten (nach C.G. Jung «sinnvolle Zufälle») dar.

Auch wenn in Europa der letzte universitäre Lehrstuhl für Astrologie im Jahre 1832 abgeschafft, diese für Jahrhunderte von der Kirche verteufelt und von der Wissenschaft belächelt wurde, spricht die Vielzahl der modernen Bücher und Kalender zu diesem Thema eine andere Sprache.

Schlussendlich liegt der Astrologie und der Astromedizin noch heute das tiefe Urwissen zugrunde, dass der Mensch als mikrokosmischer Teil der Welt als Ganzes denselben Rhythmen, Regeln und Gesetzmässigkeiten unterliegt wie die Natur selbst.

3.2. Die siebenklassischen Gestirnsprinzipien

Der Astromedizin dienen die seit der Antike bekannten und von blossem Auge sichtbaren Gestirne – die untersonnigen (zwischen Erde und Sonne wandelnden) Mond, Merkur, Venus, die Sonne selbst und die drei obersonnigen (weiter von der Erde entfernten als die Sonne) Mars, Jupiter und Saturn – als strukturierende Archetypen. Sie ermöglichen eine verfeinerte Betrachtung der bildenden Urkräfte, durch die alle erfassbaren Phänomene entstehen, sich verändern und wieder vergehen.

Ihr Wesen wird durch Personifizierung aus der griechisch-römischen Mythologie, Assoziationsketten, Symbole und Sagen in Bilder gefasst. Sie wirken als kosmische Kräfte auf die umgebende Natur, auf den Menschen und natürlich auch im Menschen selbst. Jedes einzelne Gestirn wird mit Körperorganen, Charakterqualitäten, Krankheiten und therapeutischen Konzepten in Bezug gesetzt.

Generelle Bezüge zu Heilpflanzen

Da die Pflanze durch ihren Aufbau (mit ihrem die Oberflächen vergrössernden Blatt- und Wurzelwerk) im Gegensatz zu Tier und Mensch eigentlich ein nach Aussen orientiertes Wesen ist, verbindet sie sich besonders stark mit den im Kosmos wirksamen Gestirnskräften:

«Jedes Kraut ist also ein irdischer Stern und gehört zum Himmel. Jeder Stern ist ein himmlisches Kraut in geistiger Weise und Form, das sich nicht von den Kräutern, die auf der Erde sind, unterscheidet.»

Paracelsus

So verbindet sich laut Paracelsus die den Heilpflanzen innewohnende Heilkraft mit der Gestirnseinwirkung. Diese Bezüge können sich auch in Gestalt, Farbe, Form, Geruch oder Geschmack der Pflanzen als Signatur niederschlagen. So zeigen sich beispielsweise in der rosafarbenen Blüte der Heckenrose und ihrem süsslichen Duft eine Verbundenheit mit der Venus – gleichzeitig aber in den Stacheln, der roten Farbe und den Juckreiz erzeugenden Härchen der Früchte ein Bezug zu Mars.

Gestirnsbezüge, welche aus derartigen äusserlichen Signaturen ableitbar sind, sollen in der Übersicht keine Bedeutung haben. In den dortigen Zuordnungen steht die Heilwirkung der Pflanzen im Zentrum: **Welche Gestirnsqualität zeigt sich im Organbezug oder dem Wirkungsvermögen der Heilpflanze auf den Menschen?** Dieser Bezug kann, je nachdem welche Wirkung oder welche Organfunktion im Fokus steht, unterschiedlich ausfallen. So zeigt sich z.B. in der eine übersteigerte Nervenfunktion beruhigenden Wirkung von Humulus lupulus eine merkurielle Wirkung – in der appetitanregenden Wirkung seiner Bitterstoffe ein Bezug zu Jupiter.

Die therapeutische Bedeutung dieser Zuordnungen liegt darin, dass gemäss dem astromedizinischen Konzept mit Hilfe entsprechend gewählter Heilmittel auf geschwächte oder überstarke Gestirnsprinzipien im Menschen eingewirkt werden kann. Derart können geschwächte Prinzipien mit entsprechenden Heilpflanzen unterstützt werden. Bei infektionsanfälligen Patienten zeigt sich z.B. häufig eine Schwächung ihrer Marskräfte. Als Rezeptur- oder Arzneimittelbestandteil kann Kapuzinerkresse dieses geschwächte Prinzip stärken und aufbauen. Umgekehrt kann ein überstarkes Gestirn durch ein gegenteilig wirksames abgeschwächt und «entschärft» werden. Bei akuten Entzündungen im Genitalbereich zeigt sich ein überstarkes Marsprinzip, welches z.B. durch Alchemilla vulgaris (Venus, Mond) besänftigt und abgeschwächt werden kann.

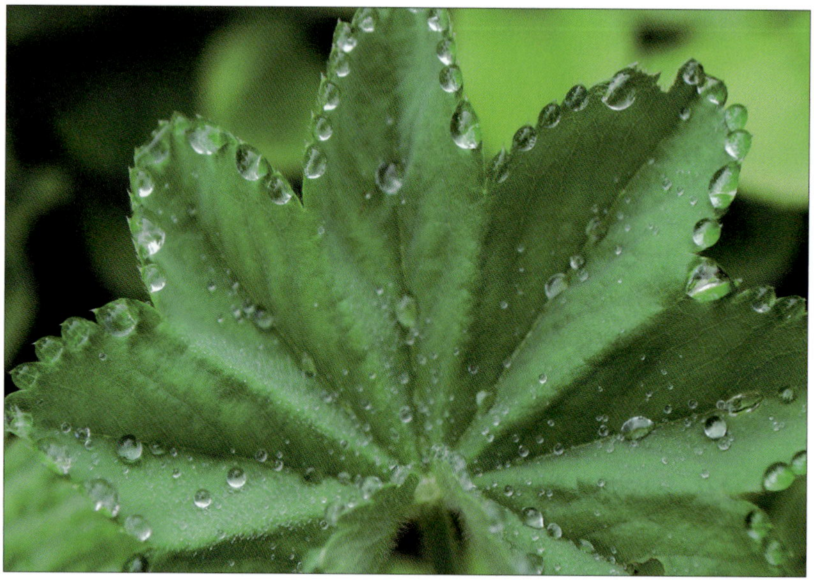

Frauenmantel zeigt nicht nur in seiner Wirkung, sondern auch in seinem Guttations-Verhalten eine sehr mondhafte Pflanzengeste.

3.2.1. Sonne

Die Sonne ermöglicht erst das Leben auf Erden, weshalb sie als das lebensspendende Urprinzip, als die initiierende Urkraft empfunden und mit Vitalität und Lebensenergie, mit Feuer und Licht assoziiert wird. Ihre Qualität ist voller Würde und Schönheit, repräsentiert eine gutmütige Herrschaft des Herzens. Als Zentrum des Sonnensystems steht sie für Zentriertheit, Positivität, Selbstvertrauen und gesunde Selbstdarstellung. In ihrem Charakter zeigt sie sich rational, grosszügig und selbstbewusst. Sie wird auch «Wohltäterin» genannt.

In der Mythologie Griechenlands ist Helios der oberste Lenker des Lichts. Er verlässt morgens seinen Palast im Osten, reist tagsüber mit seinem Pferdegespann quer durchs Himmelsgewölbe, um abends seinen Palast im Westen zu erreichen. In einer Fähre wird er während der Nacht schlafend über den Ozean in den Osten zurückgebracht.

Primärqualitäten: Warm und trocken.

Bezüge zum menschlichen Organismus: Gesamtbefindlichkeit, Vitalität, Körperwärme, Herz und Arterien, Blutzirkulation, Ich-Bewusstsein (von sich selbst sprechend, deutet der Mensch auf Herzhöhe mit seiner Hand auf seine Brust).

Potenzielle Manifestationen eines übermässigen Sonnenprinzips: Hypertonie, Egoismus, Nervosität, Stolz, Selbstüberschätzung, Hitzegefühle u.a.

Potenzielle Manifestationen eines abgeschwächten Sonnenprinzips: Hypotonie, Schwäche, Asthenie, Schwindel, Kälte der Extremitäten, Depression, Mangel an Selbstbewusstsein, Ziellosigkeit u.a.

Beispiele für sonnenhaft wirkende Heilpflanzen: Alant, Engelwurz, Ringelblume, Sanddorn, Rosenwurz.

Wirkungsvermögen von Sonnenheilmitteln
Unterstützende Wirkung auf alle Lebensfunktionen und -prozesse.
Herz-Kreislauf-unterstützend • Blutbildungsfördernd • Vitalisierend • Adaptogen • Tonisierend • Stimulierend • Stärkend, stabilisierend • Erwärmend • Trocknend • Verdauungsfördernd • Stimmungsaufhellend, antidepressiv • Wundheilend • Zentrierend • Ich-stärkend
Polare Wirkung zu Mond. Verstärkend zu Mars bezüglich seiner Wärme und Trockenheit.

3.2.2. Mond

Der Erdentrabant ist der Spiegel der Sonne, sein Gegenstück. Seine Veränderlichkeit ist eine im Monatsverlauf gut wahrnehmbare Eigenheit. Seine Wirkung manifestiert sich z.B. im Wechsel der Gezeiten oder im weiblichen Monatszyklus.

Er wird mit Nacht, Reflektion, Unterbewusstsein, Fantasie und der Kraft der Tiefe assoziiert. Seine Qualität ist Wechselhaftigkeit, Beweglichkeit, Fruchtbarkeit und Regenerationskraft. Als Spiegel der Sonne steht er für das Selbst-Bild und die Seele. Sein Charakter zeigt sich kühl, passiv, launisch, introvertiert und verträumt.

Die Mondgöttin Selene/Luna ist die Göttin des Schlafes und der Nacht – unter ihrem Schutz stehen alle Frauen. Auch die Fruchtbarkeitsgöttin Artemis ist die Verkörperung des Mondes – als Ahnfrau des Lebens ist sie zugleich die göttliche Hebamme.

Primärqualitäten: Feucht und kalt.

Bezüge zum menschlichen Organismus: Schleimhäute, Körperflüssigkeiten wie Speichel, Liquor oder Lymphe, weibliche Fortpflanzungsorgane, Milchdrüsen, zyklische hormonelle Prozesse, Gehirn.

Potenzielle Manifestationen eines übermässigen Mondprinzips: Verschleimung, Zystenbildung, Schlafsucht, Mondsüchtigkeit, Launenhaftigkeit, Lymphatismus, Ödeme u.a.

Potenzielle Manifestationen eines abgeschwächten Mondprinzips: Schlafstörungen, Infertilität, Amenorrhoe, Anorexie, Schleimhautatrophie u.a.

Beispiele für mondhaft wirkende Heilpflanzen: Eibisch, Frauenmantel, Isländisch Moos, Lein, Malve.

Wirkungsvermögen von Mondheilmitteln
Erneuernde Wirkung auf viele Lebensfunktionen und -prozesse.
Schleimhautregenerierend • Reizlindernd • Entzündungshemmend • Kühlend • Befeuchtend • Erweichend • Beruhigend, sedierend • Schlaffördernd • Regenerierend • Lymphfluss fördernd • Menstruationszyklus regulierend • Fruchtbarkeitsfördernd • Schützend • Milchbildend • Speichelfluss anregend • Fantasie anregend
Polare Wirkung zu Sonne. Polare Wirkung zu Saturn.

3.2.3. Merkur

Der Götterbote Merkur wird mit Vermittlung, Kommunikation, Intellekt und Logik assoziiert. Er steht für Beweglichkeit, Flexibilität und Kreativität. Entsprechend ist seine Unbestimmbarkeit ein Teil seines ambivalenten Charakters, aber auch Erfindergabe, Witz und Schlagfertigkeit. Er zeigt sich geschickt, sensibel, sehr empfänglich für Reize aller Art.

Der geflügelte Götterbote Hermes / Merkur ist Vermittler zwischen Himmel, Erde und der Unterwelt. Als Gott der Händler, der Verträge, der Wege ist er gleichzeitig auch der Schutzherr der Wegelagerer und Diebe. Seine Stärke in der Verhandlung ist sein ausgeprägter Charme, seine Eloquenz, aber auch seine Listigkeit.

Primärqualitäten: Wechselhaft.

Bezüge zum menschlichen Organismus: Rhythmische Funktionen, Atmung, Sinnesorgane, Austauschaspekt der Verdauung, Kommunikation mittels Sprechens und Hörens, Hormonsystem.

Potenzielle Manifestationen eines übermässigen Merkurprinzips: Tremor, Zerstreutheit, Unbeständigkeit, Falschheit, Stottern, ADHS u.a.

Potenzielle Manifestationen eines abgeschwächten Merkurprinzips: Koordinationsstörungen, Neurasthenie, Wortfindungsstörungen, Zwänge, Steifigkeit, Asthma u.a.

Beispiele für merkurhaft wirkende Heilpflanzen: Fenchel, Ginkgo, Lavendel, Liebstöckel, Pfefferminze.

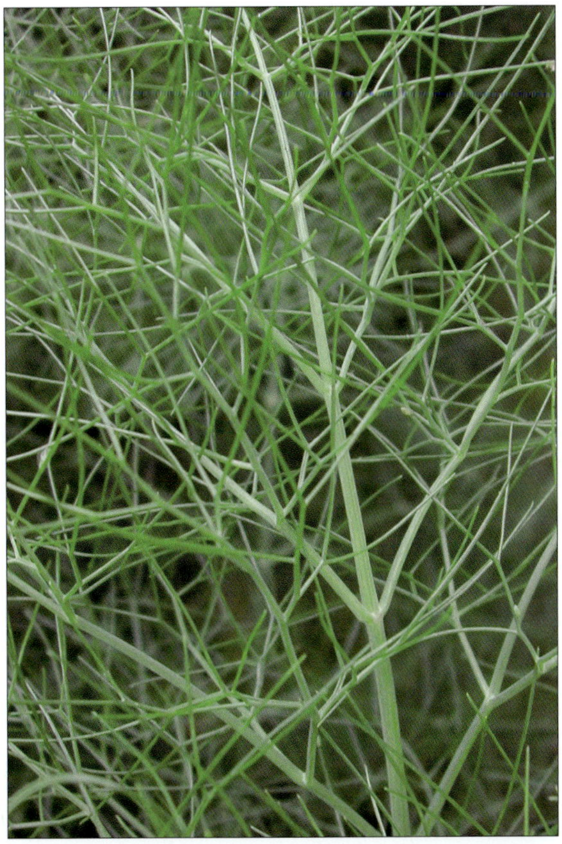

Fenchel zeigt neben seiner Wirkung auf die Austauschfunktionen Atmung und Verdauung auch in seiner Blattgestaltung eine sehr merkurielle Pflanzengeste.

Wirkungsvermögen von Merkurheilmitteln
Bewegende Wirkung auf alle Lebensfunktionen und -prozesse.
Atemfunktion unterstützend • Verdauungsregulierend (Austauschaspekt der Verdauung) • Aktivitätsregulierend • Eröffnend • Expektorierend, schleimlösend • Resolvierend • Rhythmisierend • Nervenfunktion regulierend • Optimierende Wirkung auf die Sinneswahrnehmungen • Erheiternd • Inspirierend • Geist anregend • Kommunikationsfördernd • Hormondrüsen regulierend
Polare Wirkung zu Jupiter. Verstärkende Wirkung auf alle anderen Gestirne. Friedensstiftend zwischen unverträglichen Gestirnen.

Die Unterstützung der Selbstregulation ist ein Kernanliegen der Naturheilkunde – überschiessende Prozesse sollen entschärft und schwache Lebensfunktionen gestärkt werden. Da Merkur die dafür nötige regulierende, vermittelnde Kraft verkörpert, sind viele therapeutische Massnahmen und Heilmittel in ihrem Wirkungsvermögen per se stark merkuriell geprägt. Insofern darf es nicht erstaunen, dass ein Grossteil der Gestirnsbezüge einen Merkuraspekt aufweist.

3.2.4. Mars

Das rote Gestirn wird mit körperlicher Kraft, Tatwille, Männlichkeit und Stärke assoziiert. Seine Auszeichnungen sind Aktion, Entschlossenheit und Wehrhaftigkeit. Neben Bezügen zur männlichen Sexualität zeigen sich aber auch Kampf, Zerstörungskraft und Aggression. Sein Charakter ist initiativ, drängend, aufbrausend und leidenschaftlich.

Er wird auch als das «kleine Unglück» oder der «kleine Übeltäter» bezeichnet.

Mars, das streitsüchtige Kind von Zeus und Hera, wird von den Römern als Kriegsgott verehrt. Seine Kinder sind Eros, Harmonia – aber auch Daimos (Furcht) und Phobos (Schrecken).

Primärqualitäten: Trocken und warm.

Bezüge zum menschlichen Organismus: Abwehrsystem, Galle, Muskeln und Sehnen, männliche Sexualität und Genitalien, Eisenaspekt des Blutes.

Potenzielle Manifestationen eines übermässigen Marsprinzips: Akute Entzündungen, Fieber, Krämpfe, Geschwüre, Aggressivität, starke Hypertonie, akute Ekzeme u.a.

Potenzielle Manifestationen eines abgeschwächten Marsprinzips: Anämie, Atonie, Muskelschwäche, Libidoverlust bei Männern, Entscheidungsschwäche, Lethargie u.a.

Beispiele für marshaft wirkende Heilpflanzen: Ingwer, Knoblauch, Kapuzinerkresse, Meerrettich, Senf.

Wirkungsvermögen von Marsheilmitteln
Initiierende Wirkung auf alle Lebensfunktionen und -prozesse.
Abwehrstärkend • Phytobiotisch, antimikrobiell • Kräftig erwärmend • Kräftig tonisierend • Leber- und vor allem Gallenbildung anregend • Blutbildungsfördernd • Haut- und schleimhautreizend • Sympathikoton • Reinigend • Eröffnend • Energetisierend, stimulierend • Reaktionsanstossend • Stabilisierende Wirkung auf das männliche Prinzip • Aphrodisierend für Männer • Muskelaufbau fördernd
Polare, ergänzende Wirkung zu Venus. Verstärkend zu Saturn bezüglich seiner Trockenheit.

3.2.5. Venus

Das blaue Gestirn wird mit Weiblichkeit, Sanftheit, Attraktivität und Schönheitssinn assoziiert. Harmoniebedürfnis und Ästhetik, das Schaffen von Gleichgewicht ist ein zentrales Anliegen der Venus. Empfindung, Emotion und Liebe sind ihr wichtig. Verhärtetes wird entspannt, erweicht und gewinnt Leichtigkeit. Ihr Charakter zeigt sich mild, anschmiegsam, ausgleichend und verführerisch.

Sie wird auch «das kleine Glück» genannt.

Venus/Aphrodite ist die Schönste im Olymp – unter ihrem Schutz steht die Liebe.

Primärqualitäten: Feucht und mässig kühl, je nach Aspekt auch mässig warm.

Bezüge zum menschlichen Organismus: Weibliche Sexualität und Genitalien, Nieren und Harnwege, Venen, Hals und Rachen, Hormonsystem.

Potenzielle Manifestationen eines übermässigen Venusprinzips: Selbstverliebtheit, übersteigerte weibliche Libido, venöse Stauungen u.a.

Potenzielle Manifestationen eines abgeschwächten Venusprinzips: Krampfleiden, Libidoverlust bei Frauen, Gefühlsarmut u.a.

Beispiele für venushaft wirkende Heilpflanzen: Schafgarbe, Gänseblümchen, Katzenbart, Mädesüss, Weidenröschen.

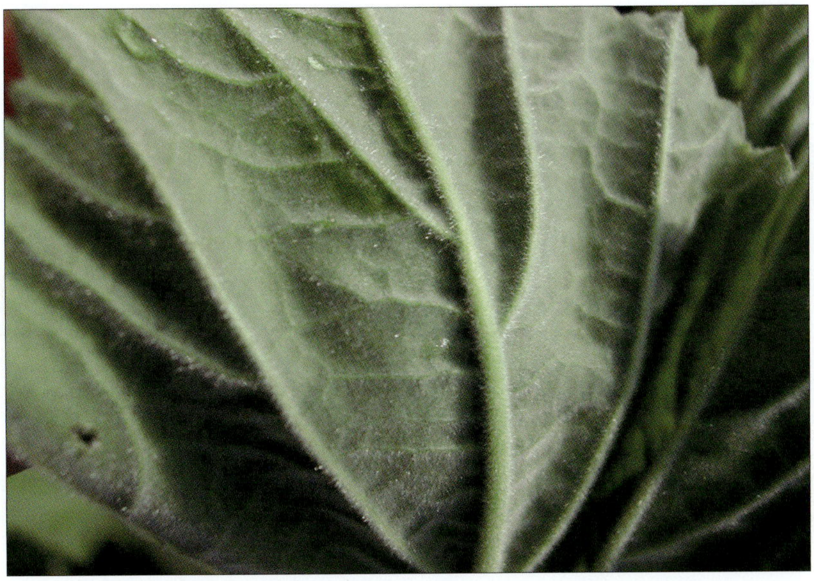

Eibisch zeigt in seiner reizbesänftigenden Wirkung auf die Schleimhäute und auch in seiner sanften, flaumigen Blattbehaarung eine sehr venusische Pflanzengeste.

Wirkungsvermögen von Venusheilmitteln
Harmonisierende Wirkung auf alle Lebensfunktionen und -prozesse.
Nieren und Harnwege unterstützend • Harntreibend • Venösen Rückfluss verbessernd • Regenerierend • Entspannend • Erweichend • Krampflösend, lockernd • Schmerzstillend • Besänftigend • Sanft kühlend • Verflüssigend • Vegetativ ausgleichend • Stabilisierende Wirkung auf das weibliche Prinzip • Aphrodisierend für Frauen
Ausgleichende, ergänzende Wirkung auf Mars.

3.2.6. Jupiter

An Ausdehnung und Masse ist Jupiter mit seiner Gasatmosphäre das grösste der sieben Gestirne. Er wird deshalb mit Fülle, Üppigkeit, Ausdehnung und Erweiterung in Beziehung gesetzt. Auch Formgebung, Entfaltungskraft, Wachstum und Reife sind Attribute. Er verkörpert Grösse, Würde und Grossmut. Sein Charakter zeigt sich grosszügig, gerecht und wohlwollend.

Er wird auch der «grosse Gönner», «das grosse Glück» oder die «kleine Sonne» genannt.

Jupiter, der Sohn Saturns, wird im römischen Reich Zeus gleichgesetzt.

Primärqualitäten: Warm und trocken, je nach Aspekt auch mässig feucht.

Bezüge zum menschlichen Organismus: Leber, Ernährung, Stoffwechsel, Bindegewebe.

Potenzielle Manifestationen eines übermässigen Jupiterprinzips: Zivilisationskrankheiten wie Rheuma, Adipositas, Leberschwellung, Genusssucht, Prahlerei u.a.

Potenzielle Manifestationen eines abgeschwächten Jupiterprinzips: Leberfunktionsschwäche, Zirrhose, Fibrose, Degeneration, Planlosigkeit u.a.

Beispiele für jupiterhaft wirkende Heilpflanzen: Artischocke, Kardobenediktenkraut, Mariendistel, Löwezahn, Wegwarte.

Wirkungsvermögen von Jupiterheilmitteln
Bewahrende Wirkung auf alle Lebensfunktionen und -prozesse
Leberstärkend • Stoffwechselregulierend • Confortativum, wohltuend • Nährend • Belebend • Entgiftend
Polare Wirkung zu Saturn Polare Wirkung zu Merkur

3.2.7. Saturn

Als letztes noch von blossem Auge sichtbares Gestirn steht Saturn an der Schwelle zum Unbekannten, zum Tod. Er wird mit Hemmung, Konzentration, Verdichtung und Verhärtung assoziiert. In ihm zeigen sich Melancholie, Schwere, Verlangsamung – aber auch Stabilität, Beharrlichkeit, Selbstdisziplin, Sorgfalt und Sicherheit. Als «Hüter der Schwelle» steht der greise Göttervater an der Schwelle zum Tod. Sein Charakter gilt als verschlossen, unnahbar, rigide, tiefsinnig – aber auch zuverlässig, genügsam und diszipliniert.

Er wird auch das «grosse Unglück», «grosser Übeltäter» oder «Schicksalsplanet» genannt.

Kronos, der römische Saturn, ist ursprünglich ein alter Bauern- und Erntegott.

Primärqualitäten: Kalt und trocken.

Bezüge zum menschlichen Organismus: Milz, Knochen, Zähne, Haut, Alterungsprozesse.

Potenzielle Manifestationen eines übermässigen Saturnprinzips: Altersbeschwerden, chronisch-degenerative Erkrankungen, Zwänge, Steinbildung, Unfruchtbarkeit, Pessimismus, Geiz, Rigidität, Verhärtungen, Demenz u.a.

Potenzielle Manifestationen eines abgeschwächten Saturnprinzips: Rachitis, Bänderschwäche, Haltlosigkeit, Abgrenzungsschwierigkeit u.a.

Beispiele für saturnhaft wirkende Heilpflanzen: Blutwurz, Eiche, Hamamelis, Heidelbeere, Walnuss.

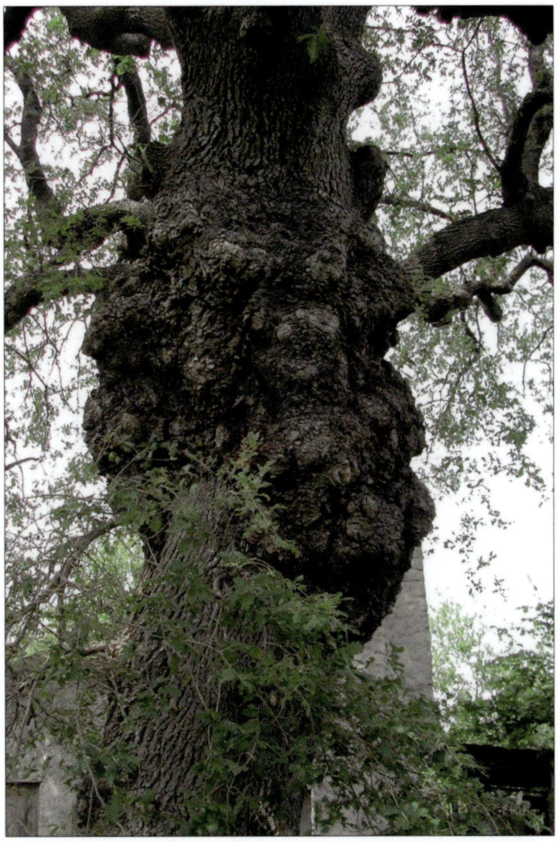

Die Eiche zeigt sowohl in ihrer zusammenziehenden Wirkung als auch in ihrem Wuchs eine sehr saturnhafte Pflanzengeste.

Wirkungsvermögen von Saturnheilmitteln
Begrenzende Wirkung auf alle Lebensfunktionen und -prozesse
Milzstärkend • Knochenstärkend • Abgrenzungsfördernd • Zusammenziehend Kühlend • Festigend • Verhärtend • Austrocknend • Mineralisierend
Polarisierende Wirkung zu Mond Polarisierende Wirkung zu Jupiter Verstärkend auf Mars bezüglich seiner Trockenheit

4. Humoralmedizin

4.1. Einleitung

Seit Urzeiten ist der Mensch bestrebt, alle Erscheinungen der Natur und die Grundbegriffe des Lebens zu erklären und zu deuten.

Das frühzeitliche Verständnis widerspiegelt ein magisch-mystisches Weltbild, in dem alles miteinander in Verbindung steht und heute geltende Gesetzmässigkeiten noch unbekannt sind. Für Hunderttausende von Jahren nehmen Menschen alle nicht erklärbaren Phänomene wie z.B. Feuer und Wasser als gottartige Urkräfte wahr und überführen ihre Qualitäten bildhaft in menschliche Wesenszüge und Charaktereigenschaften.

Im Laufe der Zeit erwacht in verschiedensten Kulturen der Welt aber der intensive Wunsch, ein tieferes Verständnis der Grundbegriffe aller Lebensprozesse zu erlangen. Ein zentrales Ziel dieser Erkenntnissuche ist es, die Gesetzmässigkeiten der Natur zu verstehen. In medizinischen Belangen gilt es, das menschliche Gesund- und Kranksein zu begreifen und zu erklären.

Herausragende Gelehrte und Heilkundige beginnen, den steigenden Wissensdurst in allen Bereichen des Lebens zu stillen, indem sie die althergebrachten Denkmuster in Frage stellen und durch neue Erkenntnisse ersetzen. Aus ständigem, gründlichem Beobachten von Naturprozessen entwickeln sich in vielen Kulturkreisen der Erde vielschichtige Systeme, die Erklärungen auf das «Wie und Warum» geben.

4.2. Die Elementenlehre

Als Antworten auf diese Fragen findet sich beim griechischen Philosophen Thales von Milet (624 - 546 v. Chr.) das Wasser, bei Anaximenes (585 - 525 v. Chr.) die Luft, bei Heraklit (ca. 540 - 475 v. Chr.) das Feuer als kreatives Urprinzip. In der Folge ging aus der griechischen Naturphilosophie schlussendlich die Lehre von den vier Elementen als strukturierendes Konzept hervor. Die vier Elemente Feuer, Wasser, Erde und Luft und vor allem die zugrunde liegenden vier Elementarqualitäten warm/kalt und feucht/trocken bilden die philosophische Basis der Humoralmedizin. Den makrokosmischen Elementen der Aussenwelt entsprechen im Menschen mikrokosmisch die vier Säfteprinzipien.

4.3. Die 4-Säftelehre

4.3.1. Hippokratische Säftelehre

Die Humoralmedizin wird meist Hippokrates zugeschrieben und ihr Ursprung auf das 5. Jahrhundert v. Chr. festgelegt, was weder inhaltlich noch zeitlich vollständig korrekt ist: Die hippokratische Lehre selbst geht aus früheren Konzepten wie z.B. mesopotamischen und ägyptischen Vorläufern hervor und steht zusätzlich über längere Zeit mit verschiedenen anderen Medizinalschulen in Widerstreit. So spiegelt sie in Wirklichkeit das Ergebnis einer Jahrhunderte lang andauernden Entwicklung wider.

Hippokrates gilt zwar als Begründer der rational-empirischen Medizin – der wissenschaftlichen Medizin – und ebenso als «Vater der europäischen Heilkunde». Allerdings steht sein Name vertretend für viele Generationen von Philosophen und Weisen, welche an dieser Entwicklung Anteil haben.

Ihre heutige Bedeutung erreicht die Humoralmedizin erst durch den Einfluss Galens im 2. Jahrhundert n. Chr. und hält diese bis ins 18. Jahrhundert als übergeordnetes Medizinalkonzept im Europäischen Raum inne. Aufgrund dieser langen Zeitdauer ist es leicht nachvollziehbar, dass es die Humorallehre nicht gibt, sondern sich diese über die Jahrhunderte in verschiedenen Epochen mit unterschiedlicher Ausprägung zeigt.

Das Wissen der antiken Medizin wird von Hippokrates im Corpus hippocraticum schriftlich zusammengefasst. In diesem bricht Hippokrates mit der Tradition der an die Götter und magischen Kräfte gebundenen Medizin. Diese Lehre wird im Laufe der folgenden Jahrhunderte von verschiedenen Autoren, besonders aber durch Galen, immer wieder modifiziert.

Mit Hilfe dieses Medizinalsystems kann der Aufbau, die Funktionsweise und Erkrankung des menschlichen Lebens naturwissenschaftlich erfasst und erläutert werden. Auf ihrer Basis kann der Arzt ein rational nachvollziehbares Diagnose- und Therapiekonzept entwickeln. Die Erhaltung und Wiederherstellung von Gesundheit, der Einbezug der Lebensweise, Ernährung und Hygiene werden neben Heilanwendungen und Arzneimitteln ein wichtiger Bestandteil des ärztlichen Handelns.

Die Lehre von den vier Säften Blut (Sanguis), Schleim (Phlegma), Gelbgalle (Chole) und Schwarzgalle (Melanchole) ist ein essentielles Kernelement im Denk- und Arbeitsmodell der TEN. Diese Säfte werden darin jedoch nicht als substanzielle Körperflüssigkeiten gesehen, sondern als Repräsentanten der beschriebenen Elementarprinzipien im menschlichen Organismus.

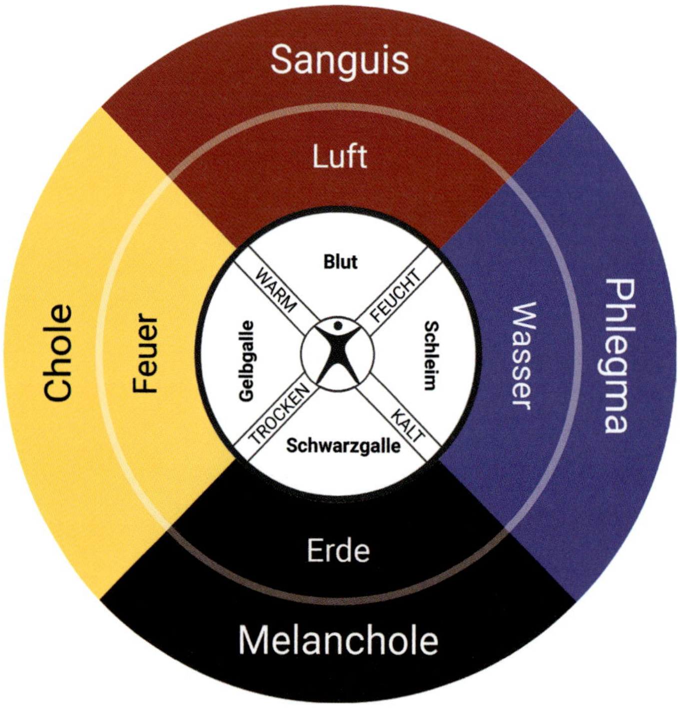

Die vier Säfteprinzipien und ihre Bezüge.
© TEN-Institut – www.ten-institut.ch

Schleim / Phlegma – kalt und feucht

Phlegma kann einerseits als Reserveenergien und andererseits als potenzielle ‚Bausubstanz' des Organismus für Wachstum und Regeneration angesehen werden.

Aufgaben des Phlegmas:

- Kühlt hitzige Prozesse, z.B. in Magen-Darm, Hirn, Muskeln
- Befeuchtet und schützt die Schleimhäute z.B. in Atem- und Verdauungswegen
- Verstärkt den Zusammenhalt der Gewebe
- Schmiert und kühlt Gelenke
- Versorgt das Gehirn mit Nährstoffen und schützt es
- Kühlt und isoliert die Nerven
- Vermindert die Erregbarkeit des Gewebes
- Dient als Energiereserve

Wegen seiner Funktion als Energiespeicher ist seine Ausscheidung nicht vorgesehen und daher nur in geringem Maß möglich. Ein Übermass muss entweder als Fettgewebe abgelagert oder in Form von Ersatzausscheidungen über Schleimhäute oder die Haut ausgeschieden werden.

Gelbgalle / GG / Cholera / Chole – warm und trocken

Gelbgalle steht für das Feuerprinzip im Körper und ist deshalb bei allen Aktivprozessen im Körper mitbeteiligt. Sie ist für den Stoffwechsel sehr bedeutsam und wandelt das Phlegma in Energie und Struktur um.

Spezifische Aufgaben der Gelbgalle:

- Initiiert, aktiviert, organisiert und reguliert alle Funktionen
- Erwärmt, aktiviert und zerteilt
- Steigert die Peristaltik
- Erhöht den Tonus und die Erregbarkeit im Gewebe

Schwarzgalle / SG / Melancholera / Melanchole – kalt und trocken

Schwarzgalle kann bildhaft als «Bremsklotz» in der gesamten Funktionalität des Organismus betrachtet werden. Sie entsteht bei allen Verbrennungsprozessen oder infolge pathologischer Prozesse und wird hauptsächlich durch ihre limitierenden und vor allem durch ihre destruktive Wirkung im Krankheitsgeschehen erkennbar. Sie nährt zusätzlich alle kalt-trockenen Gewebe (z.B. Haare und Nägel) und gibt dem Körper die nötige Festigkeit.

Spezifische Aufgaben der Schwarzgalle:

- Ernährt die Milz und die kalt-trockenen Gewebe und Strukturen
- Festigt die Gewebe und gibt den Strukturen Grenzen, Dichte und Zusammenhalt
- Hält überschießende Lebensfunktionen im Schach
- Kann die zurückhaltende Kraft (Retentionskraft) stärken
- Verstärkt die Sensibilität der Nerven, da sie der abschirmenden Wirkung der Feuchtigkeit entgegenwirkt

Blut / Sanguis – warm und feucht

Sanguis stellt das Endprodukt der Säftebildung dar, das erst im Gewebe entsteht, wo es als Substanz- und Energiespender dient.

Spezifische Aufgaben von Sanguis:

- Verteilungs- und Transportfunktionen im Körper (z.B. Blutfluss)
- Vermittelt Bewegung, Transformation, Rhythmus
- Grundlage der Gewebebildung und -regeneration
- Vermittelt die Elastizität der Fasern
- Erhöht die Sensibilität und die Erregbarkeit der Gewebe

Die Blutflüssigkeit im Körper ist nicht identisch mit Sanguis, sondern enthält alle vier Säfteprinzipien. Die humorale Qualität der Blutflüssigkeit hängt jedoch stark von der Qualität des Sanguis ab.

Säftemetamorphose: Säftebildung und -umwandlung

Alle Säfte entstehen aus jeglicher Art «Nahrung» (also auch seelischen und geistigen Reizen), die immer körperfremde Qualitäten aufweist. Diese müssen durch energieintensive Prozesse zu körpereigenen bzw. vom Organismus verwertbaren Qualitäten umgewandelt werden.

Dieser Vorgang wird in der Humoralmedizin als «**Kochung**» oder lat. «Coctio» bezeichnet. Heute wird auch der Begriff Assimilation verwendet. Der Begriff Kochung bringt in sehr bildhafter Weise die Bedeutung des Wärmeprinzips bei diesem Vorgang zum Ausdruck. Bei der Coctio wird die prinzipiell zunächst kalte und feuchte Nahrung mit Hilfe physiologischer Wärme schrittweise auf ein energetisch höheres Niveau gebracht, bis es sich qualitativ dem Körper angeglichen hat.

Dieser Prozess wird in drei Schritte unterteilt:

Erste Coctio

Diese beginnt bereits im Mund, wo die Nahrung zerkleinert und mit dem Speichel durchmischt wird. Im Magen wird sie weiter aufgespalten und schliesslich der Inhalt an den Dünndarm weitergegeben. Dort findet nun die Resorption der Nahrungsstoffe in die Mesenterialvenen statt. Die überflüssigen Restsubstanzen werden in den Dickdarm geleitet und schliesslich als Stuhl ausgeschieden.

Zweite Coctio

Die resorbierten Stoffe gelangen in die Pfortader und von dort in die Leber, wo die zweite Kochung vollendet wird.

In der Leber wird nicht der gesamte Nährsaft transformiert, sondern es entstehen – ähnlich wie beim Gärungsprozess des Weines – gelbe (GG) und schwarze Galle (SG). Die Elimination der gelbgalligen Ausscheidungssäfte erfolgt über das Gallensystem, die schwarzgalligen Ausscheidungssäfte werden der Milz zugeführt, weiterverarbeitet und schliesslich ebenfalls entsorgt. Die galenische Heilkunde postuliert in diesem Zusammenhang ein System von Gängen zwischen Leber und Milz bzw. zwischen Milz und Magen. Auf dieses Konstrukt kann heute auf der Basis des Wissens um den Blutkreislauf verzichtet werden! Ein grosser Teil des noch nicht vollendeten Sanguis wird über die Hohlvene in den Körper transportiert.

Dritte Coctio

Erst im Kapillarnetz der Gewebe wird durch weitere Übertragung physiologischer Wärme die vollendete Umwandlung zu Sanguis erreicht. Damit bekommt das Blut präzise die Qualitäten des Gewebes und kann dort als Energie- und Substanzspender verwendet werden.

Gesundheit und Krankheit im hippokratischen Modell

Gesundheit beruht in der Humoralmedizin auf einer individuell ausgewogenen, harmonischen Mischung der vier Säfteprinzipien Sanguis, Chole, Phlegma und Melanchole – diese Homöodynamik wird **Eukrasie** genannt.

Entsprechend erklärt sie Krankheiten aus der fehlerhaften Beschaffenheit (**Kakochymie** – als qualitatives Ungleichgewicht) oder aus einem quantitativen Ungleichgewicht (**Dyskrasie**) der Humores. Häufig findet sich eine Mischung der zwei Abweichungen.

Die Säfteentgleisung kann z.B. Folge einer falschen Ernährung (kühlende Nahrungsmittel wie Milchprodukte) oder Lebensweise (Stress) sein.

Heilungsprozesse im hippokratischen Modell

Die Überwindung einer Krankheit erfolgt in drei Krankheitsphasen:

1. Phase **Crudität** (Rohheit)

Eine Krankheitsursache ruft eine qualitative und quantitative Veränderung eines oder mehrerer Säfte hervor. Der pathologische Saft ist «roh» und «scharf», noch nicht «gekocht».

2. Phase **Coctio**

Zu diesem Zweck mobilisiert der Organismus seine Abwehrkräfte. Diese Reaktion geht mit Fieber und/oder Entzündung einher. Jetzt kann der pathologische Saft «reif» und unschädlich gemacht und damit die Ab-/Ausleitung vorbereitet werden. Auf diese Weise entsteht z.B. Eiter.

3. Phase **Crisis**

Diese bringt die Entscheidung, ob es zur vollkommenen Heilung, zum Umschlag in ein chronisches Leiden oder zum Tod kommt. Von einer Crisis im engeren Sinn spricht man, wenn die Ausscheidungen des krankmachenden Reizes schnell und gründlich erfolgen; eine langsame, allmähliche Ausscheidung nennt man Lysis (Lösung).

Gelingt das Ausscheiden des krankmachenden Reizes unvollkommen, so wird die Krankheit chronisch beziehungsweise unheilbar.

Spiritus-Lehre

Die Spirituslehre hat ihre Ursprünge in den vorhippokratischen Urzeiten. Wie alle anderen Bereiche der Medizin wurde ihr Verständnis im Laufe der Zeit immer wieder modifiziert.

Pneuma ist die Urkraft, welche Seele, Geist und Körper verbindet. Es gelangt als Spiritus influens (Spiritus der Aussenluft, welcher die Energie des Kosmos in sich trägt) durch die Einatmung in die Lunge und wird im menschlichen Körper seinem Wesen und seinen Bedürfnissen angepasst und verfeinert. Erst so dient Pneuma der Speisung der Lebenskraft und zusammen mit der Wärmequalität als Energiequelle für alle Lebensprozesse.

Die Humoralmedizin postuliert für die Initiierung der Funktionen, deren Regulation und Unterhalt ein differenziertes System von Spiritus (lat. Geist – Schreibweise Singular: Spiritus - Plural: Spiritūs). Diese dienen der Seele (Anima), dem übergeordneten, organisierenden Prinzip des Lebens, sozusagen als Verbindungsglied zum Körper, um ihre Ziele und Aufgaben umzusetzen. Sie bewerkstelligen die Bildung und Entwicklung der Gewebe und Organe, ihre Funktionen und ihren Erhalt und dienen so schlussendlich der Gesamtorganisation des Lebens.

Wie die Kardinalsäfte sind auch die Spiritūs aufgrund ihrer nicht-stofflichen Qualität nicht direkt erkennbar, sondern nur indirekt durch ihre Wirkungen bei der Regulation der Körperfunktionen. Ihre Bedeutung ist bildhaft gesprochen mit dem Dirigenten eines Orchesters vergleichbar. Obwohl er im «Endprodukt», dem Musikstück nicht direkt hörbar wahrgenommen werden kann, ist seine regulierende, ordnende Funktion immanent wichtig.

Arten der Spiritūs

Die Summe aller Spiritus bildet zusammen die Vis vitalis, die Lebenskraft.

In der galenischen Lehre wird unterschieden zwischen:

Spiritus naturalis, Spiritus vitalis und Spiritus animalis

	Organische Lokalisation	Säftebezug	Physiologische Aufgabe	Verteilungsweg
Spiritus naturalis	Leber	Phlegma Fördert die Phlegmareifung	Träger aller Ernährungsfunktionen, der Säftebildung, des Grundstoffwechsels und der Fortpflanzungskraft	Blutgefäße
Spiritus animalis	Gehirn	Cholera	Träger der Nervenfunktionen, der Sensorik und der Willkürmotorik	Nerven
Spiritus vitalis	Herz in enger Kooperation mit Lunge	Sanguis, Cholera Fördert das Wärmeprinzip	Vermittler der grundlegenden Vitalprozesse: Rhythmik von Pulsation und Respiration und Aktivierung und Verteilung der Wärme	Blutgefäße

4.3.2. Nachhippokratische Lehren

Nach Hippokrates entstehen weitere medizinische Konzepte, welche meist auf seinen Lehren als Autorität fussen, aber nicht in allen Punkten mit ihm einig gehen. Dabei kommt es im Laufe der Zeit immer wieder zu grossen Unstimmigkeiten zwischen den unterschiedlichen Schulen. Erst Galen vermag die verschiedenen, miteinander im Widerstreit stehenden Theorien zu sammeln und zu einem Ganzen zusammenzufügen.

Erasistrateer und die Lehre der Plethora

Erasistratos (um 305–250 v. Chr.) ist ein griechischer Anatom, der die Säftelehre vollständig ablehnt und ein eher mechanistisches Menschenbild vertritt.

Gemäss seinen Lehren entsteht Krankheit durch Überfüllung von nicht ausreichend verdauten Teilen aus der Nahrung, die zu Behinderung des Organismus führt. Diesen Zustand bezeichnet er als **Plethora** (Überfülle). Jegliche Erkrankung lässt sich – gemäss Erasistratos – über die Plethora erklären.

Das Therapieziel besteht entsprechend in der Beseitigung der Plethora und der Beeinflussung des durch die Plethora leidenden Körperteiles mit Hilfe von Diät, ausscheidungsfördernden Heilmitteln, Bäder, Massagen, Schröpfen u.a.

Themison und die Lehre der Kommunitäten (offen zutage liegende Zustände des Körpers)

Der Römer Themison (um 100 n. Chr.) stellt fest, dass alle festen Teile (Solidas) in lebenden Körpern einen Tonus haben, der je nach Gewebe verschieden ist. Den variierenden Gewebetonus erklärt er mit der unterschiedlichen Tätigkeit der Poren.

Stärkere Porentätigkeit führt zu niedrigerem Tonus; schwächere Porentätigkeit führt zu erhöhtem Tonus:

- **Status laxus** Schlaffer Zustand
- **Status strictus** Spannungszustand
- **Status mixtus** Mischzustand

Besteht ein Status laxus, so gilt es, diesen Zustand mit entgegengesetzten, also tonisierenden Mitteln, zu behandeln. Besteht hingegen ein Status strictus, so müssen wiederum entgegengesetzte Mittel, die erschlaffend und detonisierend wirken, eingesetzt werden. Seine Lehre ist als Vorläufer des späteren Sthenie-Konzepts bei Hufeland zu betrachten.

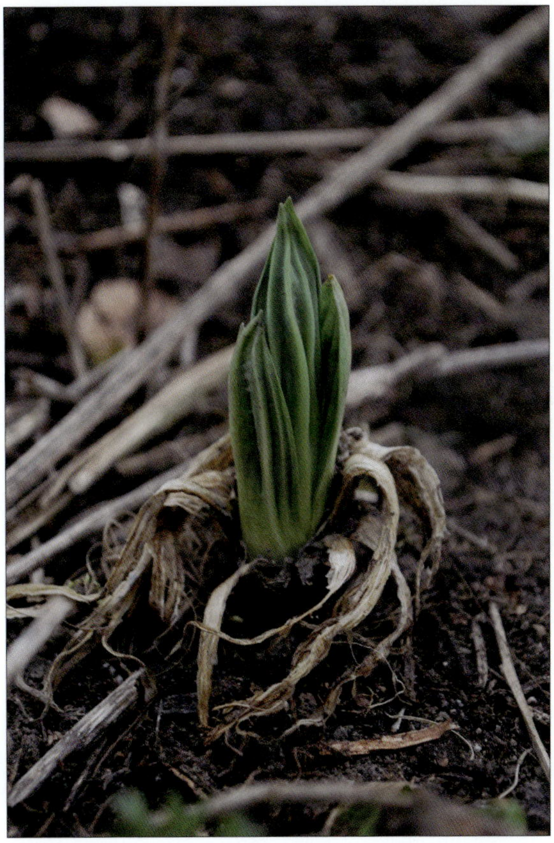

Der gelbe Enzian zeigt sowohl in seiner Wirkung als auch in seiner Frühlingsform eine gradlinige, tonsierende Geste.

Konsensuelle Beziehungen

Themison beobachtet auch, dass es im menschlichen Organismus zwischen den Organen Sympathien gibt, das heisst dass sich konsensuelle Organe gegenseitig beeinflussen können. Dies kann sich in gegenseitigem Zusammenwirken, in synergistisch wirksamer Verstärkung ihrer Funktionen oder in kompensatorischer gegenseitiger Entlastung manifestieren.

Ein **Konsensus** von Nieren und Haut zeigt sich beispielsweise in der Fähigkeit der Haut, als «dritte Niere» bei einer überlastesten Nierenfunktion durch eine Ersatzausscheidung über die Haut die Nieren zu entlasten.

Das humoralmedizische Medizinalkonzept wurde über die Jahrhunderte immer weiter verfeinert, systematisiert und mit Einflüssen aus der römischen, jüdischen, persischen und arabischen Kultur angereichert.

Galen (129 – 199 n. Chr.)

In seinen über 130 Schriften beschreibt er vertieft die Humoralmedizin und leitet aus den vier Säftequalitäten die dazu gehörigen Temperamente Sanguiniker, Choleriker, Phlegmatiker und Melancholiker ab.

Ebenso etabliert Galen ein differenziertes System von Qualitäten (Qualitätenlehre) mit derer Hilfe sich Krankheiten, aber auch passende Arzneimittel bestimmen und damit rational erklären lassen.

Arabische Hochkultur

Nach dem Zerfall der griechisch-römischen Hochkultur ab dem 6. Jahrhundert n. Chr. wird das vielfältige Wissen und die entsprechenden Erfahrungen von arabischen Gelehrten aufgenommen und weiterentwickelt. In der Hochblüte der orientalisch-arabischen Medizin nimmt der Arztphilosoph und Universalgelehrte Avicenna zu einem beachtlichen Teil Galens Qualitätenlehre in sein Grundlagenwerk «Canon Medicinae» auf.

Mittelalter – Klosterheilkunde und Scholastische Medizin

Im Europa der Pestepidemien und Kriegswirren übernehmen die Klöster für viele Jahrhunderte die heilkundliche Versorgung. Ihnen fällt auch das Verdienst zu, durch Kopieren und Übersetzen der alten Werke diese vor dem Untergang bewahrt zu haben. Diese **Klostermedizin** findet ihren Höhepunkt Anfang des 12. Jahrhunderts mit hervorragenden Vertretern, wie z.B. Hildegard von Bingen, und ein abruptes Ende mit dem kirchlichen Beschluss von Clermont (1130), in welchem Klöster und Geistlichen die Heiltätigkeit untersagt wird.

Die 4-Säftelehre wird im Mittelalter erweitert, indem z.B. Himmelsrichtungen und Tonarten durch Agrippa von Nettesheim (1486 – 1535) dem hippokratisch-galenistischen System hinzugefügt werden. So erreicht das mittelalterliche Viererschema endgültig die grösste Spannweite und bildete die Grundlage für Philosophie, Theologie, Medizin, Physik, Astrologie, Kunst u.a.

Universitäten und Schulen übernehmen im Zeitalter der **scholastischen Medizin** die Rolle medizinischer Zentren, an denen heilkundliches Wissen weiterentwickelt und gelehrt wird.

Neuzeit

An der Wende zur Neuzeit erlebt die Medizin eine reiche Belebung durch **Paracelsus,** Theophrastus Bombastus von Hohenheim (1493 – 1541). Am Übergang der alten Welt in ein neues Zeitalter vermag dieser herausragende Geist, das alte Wissen nochmals zu bündeln und erste Impulse für eine neue Medizin zu setzen.

In den folgenden Jahrhunderten der Aufklärung und der wissenschaftlichen Revolution verändert sich das Wissen und Gedankengut der gebildeten Ärzte drastisch. Angeregt durch die Weiterentwicklungen der Anatomie (z.B. Entdeckung des Blutkreislaufes durch Harvey 1628) und die neuen Erkenntnisse der Chemie und Arzneimittelkunde beginnen sich die an Universitäten ausgebildeten Ärzte immer mehr von der vorwissenschaftlichen, griechisch-römisch-arabischen Medizin abzuwenden.

Der endgültige Paradigmenwechsel von der Humoralmedizin zur heutigen Schulmedizin vollzieht sich im Laufe des 19. oder sogar erst anfangs des 20. Jahrhunderts, auch wenn sich diese Entwicklung bereits seit einigen Jahrhunderten angekündigt hat. Die heutige, universitäre Medizin stützt sich auf ein Denkmodell, in dem nicht mehr die humoralen Körperfunktionen, sondern die materiellen Aspekte der Körperorgane (v.a. Gewebe und Zellen) im Mittelpunkt des medizinischen Denkens und Handelns stehen.

Mit der Wissenschaftlichkeit gewinnt die neue Medizin viel Genauigkeit und Reproduzierbarkeit. Verloren gehen dabei häufig die komplexen Zusammenhänge im Gesamtsystem Mensch, z.B. die seelischen Aspekte von Krankheiten.

Dieser Bruch mit der alten Heiltradition hat, so widersprüchlich dies auch auf den ersten Blick erscheinen mag, der Naturheilkunde über lange Sicht gesehen auch einen Aufschwung gebracht. Das Erstarken der modernen Medizin und deren praktische Bewährung in einigen gesundheitlichen Belangen der Bevölkerung, aber auch die unübersehbaren Probleme sind Anstoss für die traditionelle Naturheilkunde, aus alten Dogmen herauszuwachsen und Aspekte der modernen Denk- und Arbeitsweisen zu integrieren.

Herausragende Persönlichkeiten (wie z.B. Hufeland, Aschner u.a.) inspirieren diese Entwicklung und schlagen eine bereichernde Brücke zu der neuzeitlichen Naturheilkunde, ohne das Erfahrungswissen der vergangenen Generationen zu verdrängen.

Christoph Wilhelm Hufeland (1762–1836) studiert als Sohn einer Ärztefamilie in Jena und Göttingen (Deutschland) Medizin, wird Hofrat und Praxisarzt, zu dessen Patienten neben Goethe auch Schiller u.a. gehörten. Wenig Begüterte soll er kostenlos behandelt haben.

Als Vertreter des **Vitalismus** setzt er eine selbsterhaltende Lebenskraft als Ausgangspunkt aller Lebensprozesse und als Selbsterhaltungsfunktion des Lebens voraus. Er integriert die humoralmedizinischen Prinzipien in sein Heilsystem und empfiehlt eine gesunde Lebensführung (Diätetik) sowie physikalische Therapien.

Gut hundert Jahre später studiert der Österreicher **Bernhard Aschner** (1883 – 1960) in Wien Medizin, arbeitet danach als Chirurg an der dortigen Universitätsklinik. Aufgrund seiner jüdischen Herkunft muss er im Zweiten Weltkrieg in die USA auswandern. Sein Buch «Die Konstitutionstherapie» legt noch heute die Grundlage für die Anwendung der Ab- und Ausleitungsverfahren.

Die Bedeutung der Humoralmedizin

Bis Mitte des 19. Jahrhunderts stellte die 4-Säftelehre die elementare Basis der Medizin – für die TEN bis in die heutige Zeit.

Wie in jedem ganzheitlich ausgerichteten Heilsystem wird dabei der Mensch als untrennbarer Teil der Gesamtnatur, als Mikrokosmos im Makrokosmos, betrachtet. Dies bedeutet, dass alle Elemente der Natur – sowohl stoffliche als auch nicht-stoffliche – auch im menschlichen Körper vorhanden sind. Die Elemente *Luft, Wasser, Feuer* und *Erde* werden im menschlichen Organismus durch die Kardinalsäfte *Sanguis* (Blut), *Phlegma* (Schleim), *Chole* (gelbe Galle) und *Melanchole* (schwarze Galle) repräsentiert.

4.4. Weitere wichtige Grundaspekte der Humoralmedizin

Die vier Säfteprinzipien

Ein entscheidender Faktor zum Verständnis der Humorallehre liegt darin, diese Säfte (Humores) nicht als Flüssigkeiten zu sehen, sondern als spezifische Wirkprinzipien, denen die Qualitäten *warm / kalt* und *feucht / trocken* in definierten Anteilen zugeordnet werden.

Die humorale Qualität **Wärme** repräsentiert dabei die Aktivenergie oder das Dynamikprinzip im Organismus, welches sämtliche Funktionen iniziiert, in Gang hält und reguliert.

Die humorale Qualität **Feuchtigkeit** repräsentiert dabei einerseits das stoffliche, materielle Prinzip als Grundlage für den Aufbau und die Regeneration sämtlicher Strukturen und Stoffe im Organismus. Andererseits steht die Feuchtigkeit auch für die Speicherform als Energiereserve.

Wärme und Feuchtigkeit treten dabei niemals als Einzelelemente in Erscheinung, sondern immer in Kombination miteinander und stehen in ständiger wechselseitiger Interaktion. Ob ein Mensch gesund oder krank ist, hängt einerseits vom Mischungsverhältnis der Säfteprinzipien untereinander und andererseits von deren Qualität ab.

Individualität

Die Individualität des Patienten ist eine der grundlegendsten Voraussetzungen für die Diagnostik und Therapeutik der TEN. Jedes Individuum reagiert auf Reize mit unterschiedlichen Reaktionsmustern und Symptomen.

Krankheit muss als individuelle Störung der Regulationsprozesse angesehen werden und ist nie nur eine Ansammlung von Symptomen. Das subjektive Krankheitserleben, die konstitutionellen Anlagen und daraus folgende Reaktionsmuster sind für eine individuelle Behandlung wichtig. Der einzelne Mensch wird in seinen individuellen Krankheits- und Gesundungsprozessen wahrgenommen, unterstützt und gefördert.

Lebenskraft

Dieses organisierende, koordinierende Urprinzip ist die elementare Voraussetzung für alle Lebensprozesse und für deren individuelle Ausgestaltung. Die Lebenskraft wird somit zum Ausgangspunkt des individuellen Selbstverständnisses, des Selbsterhaltungstriebes und der Selbstheilungskräfte. Im Falle einer Störung ist sie aber auch der zentrale und kausale Faktor bei der Krankheitsentstehung – und in logischer Konsequenz auch Ansatzpunkt des Therapiekonzeptes.

Damit ist die Lebenskraft einer der bedeutendsten Unterschiede zum modernen materialistischen Weltbild der heutigen Schulmedizin.

Die Beeinträchtigung der Lebenskraft durch pathogene Einflüsse wird in Krankheitssymptomen erkennbar. Diese sind in vielen Fällen heilsame Reaktionen und stellen Manifestationen der Selbstheilungsaktivität dar.

Reizlehre

Eine überlebenswichtige Fähigkeit von Lebewesen ist es, auf Reize angemessen reagieren zu können. Denn ein Mensch ist so lange gesund, wie er sich symptomfrei den wechselnden Bedingungen seiner Umwelt und Innenwelt anpassen kann.

Ist die individuelle, konstitutionell geprägte Anpassungsfähigkeit durch die Reizsituation überfordert, entstehen krankhafte Symptome.

Die Fähigkeit der Anpassung (Adaption) an Reize aller Art setzt folgende Fähigkeiten voraus:

- **Reizwahrnehmung**
- **Reizverarbeitung**
- **Reizbeantwortung**

Diese Fähigkeiten sind individuell sehr unterschiedlich ausgeprägt und zudem veränderlich.

4.5. Humorale Krankheitslehre

4.5.1. Grundsätzliches

Voraussetzung für Gesundheit ist einerseits ein individuell ausgeglichenes Verhältnis zwischen den Säfteprinzipien (im Sinne einer Homöodynamik) und andererseits die optimale Qualität dieser selbst, um sich den wechselnden Bedingungen der Um- und Innenwelt anpassen zu können.

Sämtliche Reaktionsmuster des Menschen werden durch diese individuelle humorale Situation geprägt: das *Temperament*, die Ausprägung und Entwicklung der *Konstitution* eines Menschen, aber auch die Reaktionsmechanismen in Krankheitsphasen.

Krankheitsprozesse werden einerseits durch pathologische Phänomene wie z.B. Entzündungen oder nässende Hautausschläge erkennbar und andererseits durch pathologische Reaktionsmuster wie z.B. überschiessende, allergische Reaktionen.

Diesbezüglich wird in der Humoralmedizin grundsätzlich unterschieden zwischen:

- Pathologisch verändertes *Mischungsverhältnis* der Säfte (**Dyskrasie**).
- Störungen der Energie- und Substanzbilanz.
- Pathologische «Verunreinigung» durch sogenannte «Schärfen», die den Säften aggressiven Charakter geben (**Kakochymie**).

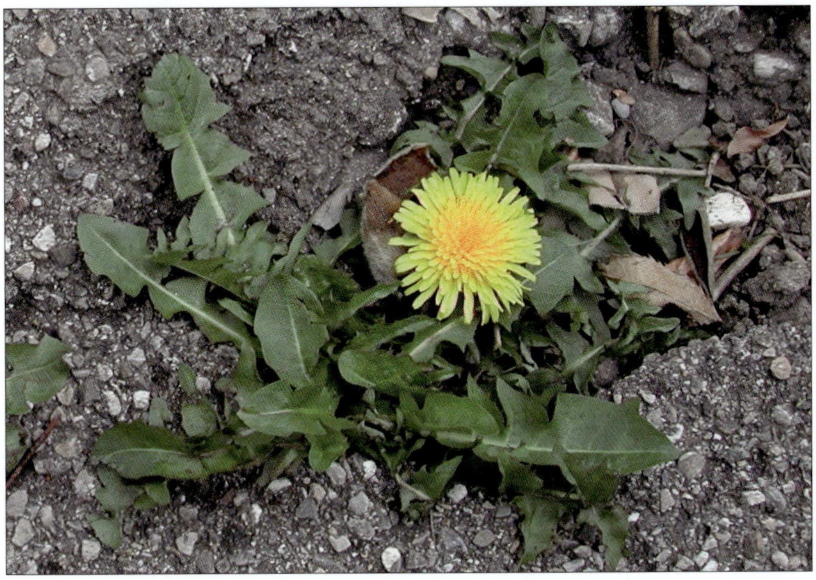

Seine stoffwechsel- und ausscheidungsfördernde Wirkung macht Löwenzahn zu einem der wichtigsten Antidyskratikum (einem Heilmittel gegen ein Säfteungleichgewicht).

Die Erfassung pathologischer Phänomene orientiert sich – stark vereinfacht gesagt – immer an den beiden Qualitäten Wärme und Feuchtigkeit, die bei Funktionsstörungen und Krankheiten entweder im Übermass oder im Defizit sind.

Für die Bestimmung und Deutung dieser Entgleisungen bedient sich die humorale Diagnostik, neben Anamnese und klinischen Untersuchungen, auch spezifischer Diagnoseverfahren wie z.B. Puls- und Irisdiagnostik. Auf dieser Basis können Therapiekonzepte entwickelt werden, die ebenfalls den Kriterien der Säftelehre entsprechen. Sie beinhalten z.B. individuell angepasste Empfehlungen zur Ernährung und Hinweise zur Lebensführung sowie die Anwendungen TEN-spezifischer Heilmittel und Verfahren. In vielen Fällen wird dabei nach dem Gegensatz-Prinzip vorgegangen (contraria contrariis curentur – Gegensätzliches werde mit Gegensätzlichem geheilt).

Konkret bedeutet das (schematisiert und vereinfacht):

- Bei einer hitzigen Krankheit verwendet man kühlende oder hitzeab- und ausleitende Mittel und Anwendungen.
- Bei einer kalten Krankheit verwendet man erwärmende Mittel und Anwendungen.
- Bei einer feuchten Krankheit verwendet man trocknende oder feuchtigkeitsab- und ausleitende Mittel und Anwendungen.
- Bei einer trockenen Krankheit verwendet man befeuchtende Mittel und Anwendungen

Ein wichtiger Bestandteil der Therapie sind deshalb ab- und ausleitende Verfahren, die dazu dienen, die Bewegung der Säfte und ihre Qualitäten durch Ausleitung zu optimieren.

4.5.2. Bedeutende pathogenetische Mechanismen

Kochungsstörung

Eine quantitativ oder qualitativ ungenügende Kochung führt zu:

- Energiemangel.
- Substanzmangel ⤓ «Mangelernährung», Regenerationsstörung.
- Schärfenbildung als aggressive humorale Störfaktoren ⤓ Kakochymie.

Aus den möglichen Folgen einer Kochungsstörung ist die Bedeutung einer effizienten Kochung leicht ableitbar. Diese Fähigkeit ist Grundlage aller Lebensprozesse, da aus ihr die dafür notwendige Energie und Substanz hervorgehen.

Schärfen

Der in der Humoralmedizin häufig verwendete Begriff «Schärfe» ist ein bildhafter Sammelbegriff für «humorale Störfaktoren» mit aggressivem Charakter. Schärfen verunreinigen die Säfte, vor allem das Phlegma, verfälschen deren humorale Qualität und haben *immer* pathogenes Potential. Schärfen entstehen infolge einer nicht optimalen Kochung oder Elimination. Man unterscheidet gelbgallige und schwarzgallige Schärfen, deren Qualitäten immer unphysiologisch (d.h. sie können keine physiologischen Funktionen übernehmen) und somit pathogen sind.

- Cholerische Schärfen erzeugen aggressive, hitzige Reaktionen, akute Allergien, heftige Entzündungen, aggressive Ausscheidungsprozesse z.B. mit Juckreiz, Muskelkrampf etc.

- Melancholische Schärfen bringen träge, ineffektive Funktionen bis Reaktionsstarre, chronisch-degenerative Prozesse, Sklerose, maligne Gewebsentartung, verminderte Wundheilung etc. mit sich.

Schärfen gilt es zu eliminieren. Dies kann über die physiologischen Ausscheidungswege, über Ersatzausscheidungen oder künstlich mittels Ausleitungsverfahren erreicht werden.

Ersatzausscheidungen

Dieses pathophysiologische Element ist in vielen Krankheitserscheinungen zu erkennbar: Schärfen, die über ihr physiologisches Ausscheidungsorgan nicht genügend eliminiert werden können, werden kompensatorisch über andere Organe oder Gewebe ausgeschieden. So kann beispielsweise die Haut als «dritte Niere» die Ausscheidungsfunktion von insuffizienten Nieren unterstützen.

Hyperkinese und Hypokinese

Hyperkinese steht für eine über das physiologische Maß hinaus gesteigerte Dynamik von Organ- oder Lebensfunktionen (z. B. Hyperthyreose, akute Entzündung).

- Folge eines übersteigerten Wärmeprinzips.

Hypokinese steht für eine reduzierte Dynamik von Organ- oder Lebensfunktionen (z.B. schlaffe Lähmung, chronische Entzündung).

- Entsteht auf der Basis eines reduzierten Wärmeprinzips.

Die Neigung und Bereitschaft, hyper- oder hypokinetisch zu reagieren, ist bei jedem Menschen stark durch das Temperament und die Konstitution geprägt.

So neigen Sanguiniker und Choleriker zu hyperkinetischen Reaktionsmustern, während Phlegmatiker und Melancholiker mehrheitlich hypokinetische Krankheiten und Symptome entwickeln.

Sthenie und Asthenie

Hufeland spricht in diesem Zusammenhang von Sthenie als der wohldosierten Kraft, mit der sich der Organismus gegen Störeinflüsse zur Wehr setzt und mit der er sich wechselnden Bedingungen anpasst – eine Art «gesunde Grundspannung».

In seiner Krankheitslehre verwendet er die polaren Begriffe sthenische (korrekterweise müsste dabei von hypersthenisch gesprochen werden) bzw. asthenische Krankheiten.

Beispiele	Hyperkinese / Hypersthenie	Hypokinese / Asthenie
Entzündungsart	Akute Entzündung	Chronische Entzündung Chronisch-rezidivierende Entzündung
Muskulatur	Spasmus	Schlaffe Lähmung
Verdauung	Spastische Obstipation	Atonische Obstipation
Herz-Kreislauf	Tachykarde Rhythmusstörungen	Bradykarde Rhythmusstörungen
Nervensystem	Sympathikotonie	Vagotonie

Hyperplasie – Hypoplasie

Hyperplasie ist eine Vergrösserung eines Gewebes auf Basis eines übersteigerten Feuchtigkeitsprinzips. Entsprechend meint Hypoplasie eine verminderte Gewebebildung oder -regeneration infolge genereller Trockenheit oder insuffizienter Ernährung des Gewebes.

Kongestion und Plethora

Gesteigerte oder verminderte physiologische Wärme beeinflusst auch die Herz- und Gefässdynamik und damit die Bewegung der Säfte:

Übermässige gesteigerte Dynamik des arteriellen Systems führt zu gesteigertem Blutzudrang in das Kapillarsystem des Gewebes. Dieser Mechanismus wird als **Kongestion** bezeichnet.

Ein Mangel an physiologischer Wärme hingegen bewirkt ein Defizit der Gefässdynamik und damit der Säftebewegung, was als Grundlage der **Plethora** gilt.

Eine echte, allgemeine Plethora (Plethora vera) beschreibt eine Blutfülle (Vollblütigkeit) durch Substanzzunahme des Blutes. Die gesteigerte Blutmenge kann z.B. auf der Basis konstitutioneller Anlagen und diätetischer Fehlverhalten entstehen.

Eine lokale Plethora umschreibt eine große örtliche Blutmasse mit gleichzeitig verhindertem venösem Rückfluss, beispielsweise eine Plethora abdominalis, die sich in Hämorrhoiden manifestieren kann.

Lymphatismus und Skrofulose

Ein Missverhältnis zwischen Feuchtigkeit und physiologischer Wärme führt zu einem Übermass an Phlegma. Dies wird als Lymphatismus bezeichnet und manifestiert sich sehr häufig mit den Symptomen der lymphatischen Hyperplasie (z.B. Vergrößerung der Rachenmandeln oder der Lymphknoten).

Skrofulose ist die stark pathologische Weiterentwicklung des Lymphatismus.

Bei der Skrofulose kommt zusätzlich eine Verunreinigung des Phlegmas mit cholerischen oder melancholischen Schärfen hinzu, welche die Qualitäten des Phlegmas in teilweise sehr aggressiver Weise verändern. Die Schärfen werden häufig über die Haut bzw. Schleimhäute ersatzweise ausgeschieden, was chronische Schleimhaut- oder Hautentzündungen nach sich zieht.

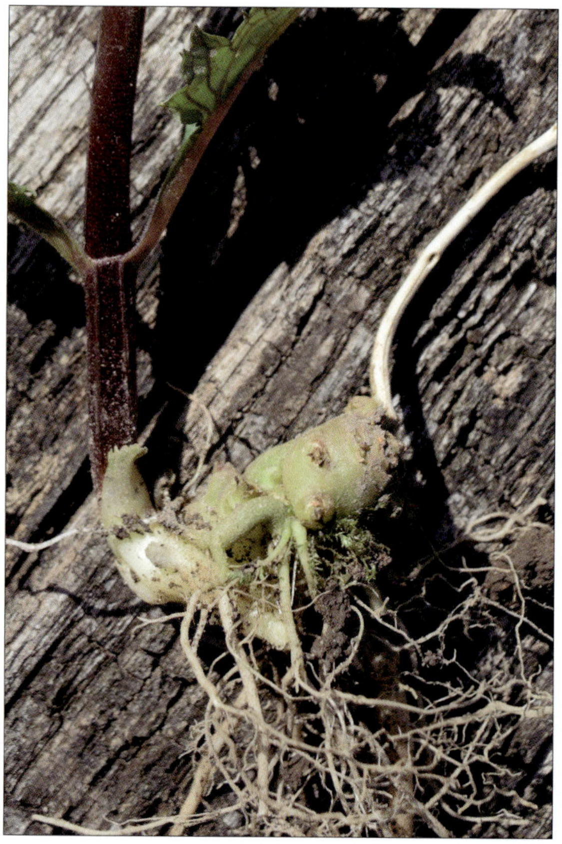

In ihrem lateinischen Namen Scrophularia, ihrem Wirkungsvermögen und ihrer eigenwilligen Wurzelgestaltung bringt die knotige Braunwurz den engen Bezug zum Krankheitsbild der Skrofulose zum Ausdruck.

4.6. Praktische Humoralmedizin

Für die Therapie im Sinne der Humoralmedizin entscheidend sind nicht bestimmte Arzneimittel oder verschiedene Methoden selbst, sondern stets das ihrer Wahl zugrunde liegende humoralmedizinische Denk- und Arbeitsmodell.

Die TEN bietet aber ein typisches Spektrum an Verfahren, die in der Humoraltherapie eingesetzt werden:

- Diätetik (Lebensführung), im Speziellen die individuelle Ernährungsanpassung.
- Arzneimitteltherapie.
- Ab- und Ausleitungsverfahren.
- Manuelle Therapie, Reflexzonentherapie.
- Physikalische Therapien z.B. Kneipp-Therapie u.a.

Der erste Schritt in der Behandlung von Patienten ist folglich, auf Basis der humoralmedizinischen Anamnese und Diagnostik die übergeordneten Therapieziele auszuarbeiten und erst in einem zweiten Schritt die dafür geeigneten Verfahren und Methoden auszuwählen. Die Beseitigung der Krankheitssymptome und die Wiederherstellung des Zustandes vor deren Auftreten kann nicht das alleinige Ziel der Therapie sein. Vielmehr gilt es, zugrundeliegende konstitutionelle Reaktionsmuster zu optimieren und präventive Massnahmen zu erarbeiten.

Übergeordnete Therapieziele

Die humorale Therapie der TEN stützt sich auf drei grundsätzliche Wirkmechanismen, welche jedoch nicht strikt zu trennen sind, sondern interagieren, sich überschneiden und sogar gegenseitig bedingen und beeinflussen:

Säfte optimieren	Säftebildung und physiologische Säftequalität entsprechend den aktuellen und konstitutionellen Bedürfnissen verbessern. ▶ Kochungs-, verdauungsfördernd, stoffwechselregulierend u.a.
Säfte bewegen	Säfte funktions- oder ausscheidungsfähig halten, Verteilung gewährleisten, Nähr- und Klärstrom aufrechterhalten. ▶ Nähr- und Klärstrom optimieren, Herz-Kreislauf stärken, lymphflussfördernd u.a.
Säfte ab- / ausleiten	Übermässig vorhandene oder verunreinigte Säfte eliminieren. ▶ Abführend, Leber-Galle anregend, harntreibend, auswurffördernd, Menstruationsblutung anregend u.a.

4.6.1. Humoralmedizinische Arzneimitteltherapie

Die Wirkung sämtlicher in der TEN verwendeten Arzneimittel beruht weniger auf deren stofflicher Zusammensetzung (Wirkstoffe) als auf ihren energetisch-informativen Wirkprinzipien. Das bedeutet, dass das Arzneimittel dem Organismus nicht eine Wirkung aufzwingt, sondern als spezifischer Impulsgeber dient, der die betroffenen Gewebe und Organe zu Reaktionen gemäss der Qualität der Arzneimittelinformation anregt. So werden Heilpflanzen seit Jahrhunderten humorale Wärme- / Feuchtigkeitsgrade und Wirkprinzipien zugeordnet.

Daneben fliessen die folgenden Kriterien in ein Arzneimittelkonzept ein:

- Arzneiwirkung auf die konstitutionelle Situation (Konstitutionstherapie).
- Wirkungsbezug zu bestimmten Organsystemen.
- Indikationen eines Arzneimittels.
- Zubereitung und Dosierung.

Humoralmedizinische Heilpflanzenkunde

Im Gedankengebäude der Säftelehre werden auch die Pflanzen in Beziehung zu den vier Säfteprinzipien gesetzt. Bei Galen finden wir erstmalig die gedankliche Verbindung von Pflanzen und ihrer pharmakologischen Wirkung. Die Qualität einer Pflanze erlaubt Rückschlüsse auf ihre Wirkung. Gemäss dem humoralmedizinischen Konzept muss ein Heilmittel entweder warm oder kalt, feucht oder trocken sein. Heilpflanzen wirken durch ihre Qualitäten und aufgrund ihres Wirkungsvermögens.

Gemäss Galen ist es also wichtig zu bestimmen, welches Zuviel an Wärme, Kälte, Feuchtigkeit und Trockenheit in einer bestimmten Krankheit in Abweichung von der Natur vorherrscht. Entsprechend wird darauf ein Heilmittel ausgewählt, das die Verschiebung im Gleichgewicht der Qualitäten auszugleichen vermag. Vereinfacht gesagt, muss beispielsweise eine Krankheit, die im 2. Stadium kalt ist, mit einem Mittel behandelt werden, welches im 2. Stadium warm ist.

Galen ersinnt zu diesem Zweck ein kompliziertes System von primären, sekundären und tertiären Qualitäten.

Qualitäten von Heilpflanzen

Primäre Qualitäten / Elementarqualitäten

Heilmittel können warm oder trocken, feucht oder kalt sein. Diese Eigenschaften können sich in verschiedenen Intensitätsgrade (Grade) zeigen:

- 1° Undeutlich spürbar.
- 2° Klar erkennbar.
- 3° Heftig spürbar.
- 4° Extrem stark, u.U. sogar schädigend.

Wärmequalität (beziehungsweise Wärmevermögen)			
Temperatur	**Beispiele**	**Wirkungen**	
Heiß	Chili	Starke Anregung vieler Funktionen: Kreislaufanregend, durchblutungsanregend, blutdrucksteigernd, atemfrequenzsteigernd, schweißtreibend u.a.	***Potenziell steigernd*** ↑
Warm	Ingwer	Steigerung einzelner Funktionen: Erwärmend, kreislaufanregend, durchblutungssteigernd, schweißtreibend.	
Neutral	Schachtelhalm	Weder erwärmend noch kühlend.	***Wärmeprozesse und Dynamik***
Kühl	Spitzwegerich	Verminderung einzelner Funktionen: Zusammenziehend, verdickt die Säfte, stillt Flüsse, verdichtend.	
Kalt	Mohn	Starke Verminderung vieler Funktionen: Verlangsamend, dämpfend, verdickend, betäubend, stößt die Säfte zurück u.a.	↓ ***Potenziell hemmend***

Feuchtigkeitsqualität (beziehungsweise Feuchtigkeitsvermögen)

Feuchtigkeit	Beispiele	Wirkungen	
Feucht	Eibisch	Verflüssigend, befeuchtend, nährend, schleimhautschützend erweichend, erschlaffend, erweiternd.	***Potenziell steigernd*** ↑
			Feuchtigkeitsprozesse
Trocken	Thymian	Wärmend, verringert die Elastizität und das nährende Prinzip, austrocknend.	↓ ***Potenziell hemmend***

Bei der qualitativen Beurteilung von Heilpflanzen spielen auch Zubereitungsart, Darreichungsform, Anwendungsart und -ort eine Rolle. In Pflanzenportraits werden, wenn nicht anders beschrieben, die Zubereitung der frischen Droge als Teeauszug beurteilt. Die entsprechenden Qualitäten sind als «Ausgangswerte» zu betrachten, welche je nach Auszugsmittel, Auszugsdauer, Applikationsart und -ort etc. modifiziert werden können.

So bewirken alkoholische Zubereitungen wie Tinkturen eine schnelle und effiziente Verteilung der Arznei, da Wein- und Alkoholauszüge qualitativ wärmer sind als Teezubereitungen.

Ein Auszug aus Kamillenblüten kann z.B. je nach Auszugsdauer wärmer (kurzer Infus) oder aber kühler (langer Infus) zubereitet werden. Leinsamen als Kaltauszug zubereitet besitzen kühle und schleimige, als Öl sanft wärmende Qualitäten.

Die angegebenen Zahlenwerte in der Übersicht sind entsprechend als Ausgangspunkte zu betrachten.

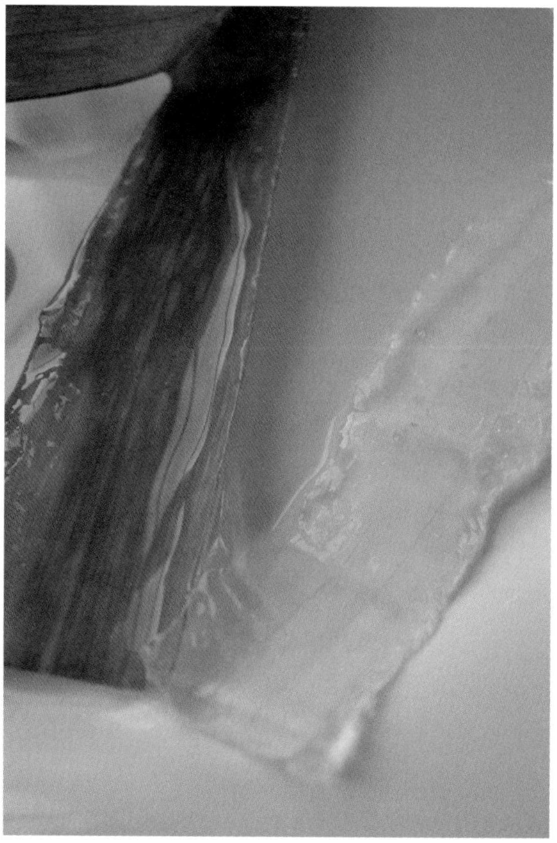

Aloe vereint die gegensätzlichen Qualitäten warm/trocken und kalt/feucht in sich. Je nachdem ob die stark abführende Blattrinde oder das kühlend-befeuchtende Mark verwendet wird, verändert sich die humorale Wirkrichtung auf drastische Art und Weise.

Die Schlüsselkriterien für die Zuordnung zu den Elementarqualitäten lauten:

Wärmequalität	Die Pflanze bringt Wärme in den Körper oder vermag Reaktionen anzustossen, welche die Wärmeprozesse anregen, aufrechterhalten und regulieren.
Feuchtigkeitsqualität	Die Pflanze bringt entweder Feuchtigkeit in den Körper oder vermag im Körper Reaktionen anzustossen, welche die Feuchtigkeit unterstützt oder austrocknende Wärmeprozesse dämpft.
Ausschlaggebend ist schlussendlich die Beobachtung/ Auswertung bei der Anwendung an Patienten verschiedenen Alters, Geschlechts und unterschiedlichen konstitutionellen Hintergründen.	

Sekundäre Qualitäten

Geschmacks- und Festigkeitseigenschaften sind ein gutes Indiz für Ermittlung des Wirkvermögens:

Geschmacksqualitäten

Süss, scharf, salzig, sauer, bitter, herb, widerlich herb (kann aus heutiger Sicht mit in den herben Geschmack integriert werden), fett, geschmacklos.

Festigkeitsqualitäten

Dünne und warme Heilpflanzen wie Anis (Pimpinella anisum) wirken öffnend, lösend und zerteilend. Sie verdünnen dicke Säfte im Körper und steigern die Ausscheidungen von Flüssigkeiten.

Dünne und kalte Heilpflanzen wie Hamamelis (Hamamelis virginiana) wirken trocknend und zusammenziehend.

Dicke Heilpflanzen wie Beinwell (Symphytum officinale) dringen nicht so tief in den Körper ein und wirken glättend, verdichtend und verklebend.

Tertiäre, okkulte Qualitäten

Diese Eigenschaften lassen sich nicht direkt sensorisch herleiten, sondern sind erst therapeutisch nach einer gewissen Anwendungsdauer erfassbar.

So wirkt z.B. Schachtelhalmkraut gewebestärkend oder Lavendel beruhigend.

Die Bestimmung der Heilpflanzen nach humoralmedizinischen Qualitäten ist – geschichtlich gesehen – einer der ersten Klassifizierungsversuche von Heilmitteln. Dass diese Beurteilungen heutigen wissenschaftlichen Bestimmungen nicht gerecht werden können, liegt auf der Hand.

Die Festlegung der Ergebnisse ist von zu vielen unbestimmbaren Faktoren abhängig:

- Qualität der Zubereitungsform.
- Definitiv abschliessend ist die Wirkung erst im Zusammenspiel mit dem Patienten (wie reagiert er auf diesen Reiz?) ersichtlich.

4.7 Humorale Qualitäten / Wirkungen von Heilpflanzen in der Übersicht

<table>
<tr><th colspan="2">Humorale Qualitäten</th></tr>
<tr><td>Warm</td><td>– Die Pflanze bringt Wärme in den Körper und vermag Reaktionen anzustossen, welche die Wärmeprozesse anregen, aufrechterhalten und regulieren.
– Iniziiert, aktiviert und reguliert Körperfunktionen und Lebensprozesse.
– Fördert insuffiziente Funktionen.
– Angemessene Wärme ist grundlegende Bedingung für Leben und Vitalität.</td></tr>
<tr><td>Kalt</td><td>– Die Pflanze bringt Kälte in den Körper oder vermindert, limitiert Wärmeprozesse.
– Dämpft Körperfunktionen, Lebensprozesse.
– Dämpft überschiessende Funktionen.</td></tr>
<tr><td>Feucht</td><td>– Die Pflanze bringt entweder Feuchtigkeit in den Körper und vermag im Körper Reaktionen anzustossen, welche die Feuchtigkeitsprozesse unterstützt oder austrocknende Wärmeprozesse dämpft.
– Fördert die Kühlungs-, Transport-, Isolations- und Speicherfunktion.
– Angemessene Feuchtigkeit ist grundlegende Bedingung für Leben und Vitalität.</td></tr>
<tr><td>Trocken</td><td>– Die Pflanze vermag im Körper Feuchtigkeitsprozesse zu dämpfen oder übermässige Feuchtigkeit zu vermindern.
– Vermindert die Kühlungs-, Transport-, Isolations- und Speicherfunktion.</td></tr>
</table>

Humorale Wirkungen	
Fördert die Kochungen.	Fördert einen oder mehrere Kochungsschritte. Da diese immer Energie benötigen, optimieren die entsprechenden Heilpflanzen die Säfte und wirken wärmend und fördern Umwandlungsprozesse. Ausserdem je nach Kochungsart: – Verdauungsfördernd. – Appetitanregend. – Stoffwechselanregend. – Leber-Galle anregend. – Versorgung der Gewebe/Zellen optimierend.
Fördert die Krisis.	Fördert einen geregelten Verlauf und damit die Überwindung einer Krankheit in ihren drei Phasen und damit eine Überwindung des krankmachenden Reizes (Materia peccans).
Fördert die nährenden Säfte.	Fördert im Rahmen der Kochungsschritte die Bildung von Sanguis und damit die Beflutung, Ernährung und Regeneration der Gewebe und Zellen.
Stärkt und reguliert Blut.	Optimiert die Blutzusammensetzung und -bildung.
Fördert die Blutverteilung.	Fördert den Blutfluss und die Versorgung der Zellen und Gewebe mit Blut.
Erwärmt und öffnet Organe.	Aktiviert und optimiert die Funktionen von Organen und eliminiert hemmende, blockierende Einflüsse (Kälte, zähe Feuchtigkeit).
Fördert den Konsensus von Organen oder Geweben.	Fördert das gegenseitige Zusammenwirken, eine synergistisch wirksame Verstärkung oder kompensatorische Entlastung verschiedener Organe oder Gewebe untereinander.
Leitet übermässige Gelbgalle (GG) und Schwarzgalle (SG) und Schärfen aus.	Aktiviert die Eliminationsorgane und bringt übermässige Säfte und Schärfen zur Ausscheidung.
Mildert übermässige Gelbgalle (GG) und Schwarzgalle (SG) und Schärfen.	Vermindert die Auswirkungen (pathologische Hitze, Kälte oder Trockenheit) übermässig vorhandener Säfte oder ihrer Schärfen.
Säftebewegend.	Aktiviert den Säftefluss und löst Stagnationen, schwerpunktmässig vor allem durch eine Steigerung der Blutverteilung oder des Lymphflusses.
Lymphflussfördernd.	Steigerung der Lymphaktivität durch einen Wärmereiz oder durch eine qualitiative Optimierung der Lymphe selbst.

Humorale Wirkungen	
Vermindert Ersatzausscheidungen über Haut und / oder Schleimhaut	Vermindert Ersatzausscheidungen, indem die physiologischen Ausscheidungsorgane aktiviert und die Bildung von Schärfen vermindert wird.
Unterdrückt Ersatzausscheidungen über Haut und / oder Schleimhaut	Unterdrückt Ersatzausscheidungen, indem die Funktionsfähigkeit der betroffenen Gewebe vermindert wird. Gemäss naturheilkundlichen Grundsätzen meist fragwürdig.
Bringt Säfte an die Oberfläche	Führt Säfte an die Körperoberfläche, ernährt die dortigen Gewebe und stärkt deren Funktionen, z.B. Aktivierung der Schweissdrüsen.
Stillt übermässige Flüsse	Vermindert die unphysiologische Sekretion oder Exkretion von Säften.
Zerteilt zähe Feuchtigkeit	Erwärmt unphysiologische oder übermässig vorhandene Feuchtigkeit, zerteilt sie und wandelt sie im Rahmen der Kochung um.
Löst zähe Feuchtigkeit	Löst unphysiologische Feuchtigkeit von Geweben und Organen, indem ihre Konsistenz verändert wird.
Bewegt übermässige Feuchtigkeit	Bewegt unphysiologische oder übermässig vorhandene Feuchtigkeit, und ermöglicht so ihre Umwandlung.
Erweichend	Löst jegliche Formen von Verhärtungen auf.
Fördert die Spiritūs-Bildung	Regt die Bildung und damit die Wirkung der Spiritūs an, entweder durch einen kräftigen Wärmereiz oder die Optimierung beteiligter Organe (v.a. Lungen).
Fördert die Spiritūs-Verteilung	Regt die Verteilung und damit die Wirkung der Spiritūs an, entweder durch einen kräftigen Wärmereiz oder die Optimierung beteiligter Organe (v.a. Lungen).
Antidyskratisch	Wirkt einem Säfteungleichgewicht entgegen, indem Ausscheidung und Stoffwechsel aktiviert werden.
Antiskrofulös	Vermindert skrofulöse Krankheitsmechanismen, indem das Wärmeprinzip gestärkt, übermässige Feuchtigkeit vermindert oder umgewandelt und Schärfen eliminiert werden.
Sthenisierend	Erhöht die Grundspannung oder den Tonus von Geweben, Organen und deren Funktionen.

Humorale Wirkungen	
Tonusregulierend	Wirkt regulierend auf die Grundspannung oder auf den Tonus von Geweben, Organen: ein überhöhter Tonus wird vermindert – ein schwacher Tonus wird erhöht.
Detonisierend	Vermindert die Grundspannung oder den Tonus von Geweben, Organen und derer Funktionen.
Deplethorisierend	Vermindert lokale Stauungszustände übermässig vorhandener Feuchtigkeit im venösen Schenkel des Kreislaufsystems infolge eines defizitären Wärmeprinzips.
Dekongestiv	Vermindert lokale Stauungszustände von Feuchtigkeit im Kreislaufsystem infolge eines übermässigen Wärmeprinzips / pathologischer Hitze.

5. Heilpflanzen auf einen Blick

Achillea millefolium
Schafgarbe

Pflanzenfamilie	Asteraceae • Korbblütler
Vorkommen	Europa, Nordamerika, Nordasien • Auf trockenen Wiesen, Äckern, an Wegrändern
Humorale Qualitäten	Warm 1–2, trocken 1
Humorale Wirkungen	Fördert die Kochungen • Erwärmt und öffnet Magen, Leber, Milz und Gebärmutter • Fördert den Konsensus von Leber und Gebärmutter • Löst zähe Feuchtigkeit • Säftebewegend • Leitet übermässige Gelbgalle/Schwarzgalle und Schärfen aus • Deplethorisierend • Dekongestiv • Tonusregulierend
Gestirne[1]	**Venus,** Sonne
Tria Principia[1]	**Mercurius**
Inhaltsstoffe	**Ätherische Öle** (Chamazulen u.a.) • Bitterstoffe • Gerbstoffe • Flavonoide • Cumarine
Droge	Millefolii herba / flos • Schafgarbenkraut / -blüte
Darreichungsformen	*Innerlich:* Tee, Tinktur, Urtinktur, Spagyrikum, Fertigarzneimittel *Äusserlich:* Auflage, Salbe, Bad, Räucherung
Wirkungen	*Innerlich:* Entzündungshemmend, krampflösend, blähungswidrig, appetitanregend, Leber-Galle-anregend, sekretionsfördernd, blutzirkulationsfördernd, menstruationsregulierend, antimikrobiell *Äusserlich:* Blutstillend, wundheilend, leberanregend
Nebenwirkungen[2]	Sehr selten allergische Hautreaktionen
Kontraindikationen[2]	Korbblütlerallergie
Anwendungsbereiche Indikationen	**Verdauung** *Innerlich:* Appetitlosigkeit, Schleimhautentzündungen, Verdauungsschwäche, Magen-Darmkrämpfe *Innerlich/Äusserlich:* Leberfunktionsschwäche **Frauenheilkunde** *Innerlich:* Menstruationsbeschwerden, zu starke/schwache Blutung, Ausfluss, Entzündungen, Krämpfe. *Innerlich/Äusserlich:* Schwache, ausbleibende Menstruationsblutung, Unterleibskälte **Herz-Kreislauf** *Innerlich:* Krampfadern, Hämorrhoiden, funktioneller Pfortaderstau **Haut** *Äusserlich:* Wunden *Innerlich:* Chronische Ekzeme, Akne
Weiteres	Kardinalmittel der Frauenheilkunde

1 **Gestirne** und **Tria Prinzipia:** Zuordnung betrifft Heilwirkung

2 **Nebenwirkungen** und **Kontraindikationen:** entfallen bei spagyrischen Anwendungen

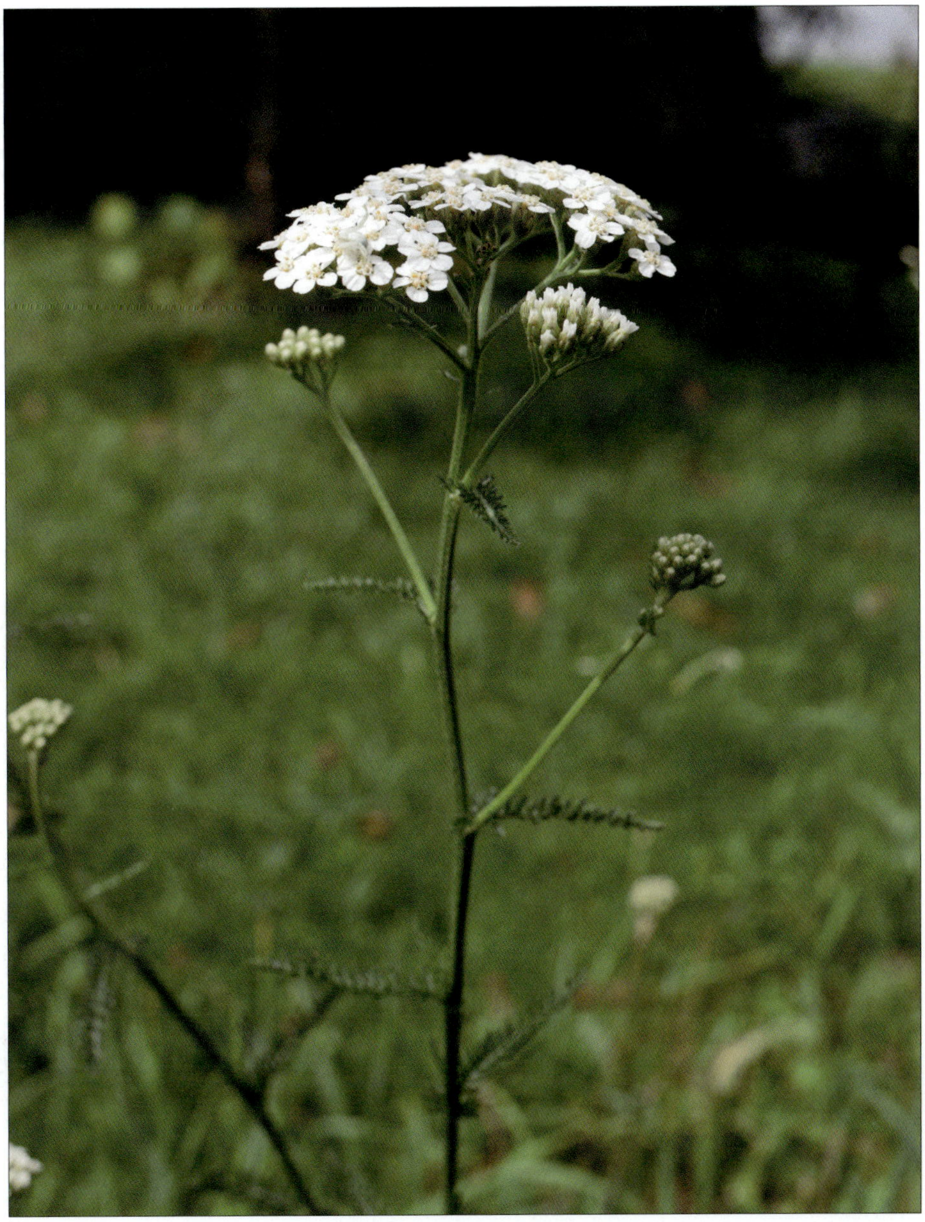

Achillea millefolium

Schafgarbe

Sanft und liebevoll leuchtende Harmonie

Genauso wie Venus Anmut, Wohlklang, Schönheit und Liebe in die Welt bringt, so beschenkt uns die Schafgarbe mit ihrer harmonisierenden Kraft. Die Schafgarbe hat eine grosse regenerierende Wirkung auf den Boden und bringt dem Menschen eben diese Kraft als Entspannung und Zuversicht. Ein feines, subtiles Leuchten umgibt sie, das sinnbildlich für ihr inneres Licht steht. Durch ihre ausgleichende Kraft fördert sie nach Roger Kalbermatten auch die Unterscheidungsfähigkeit. Der Gattungsname Achillea leitet sich vom altgriechischen Helden Achilles ab, der Schafgarbe als Wundheilpflanze durch den heilkundigen Kentauren Chiron kennengelernt hat. Schafgarbe gehört nämlich zu den wichtigen einheimischen Wundheilpflanzen.

Millefolium bedeutet «tausendblättrig» und beschreibt die feinstrukturierten Blätter, worauf der Name «Augenbraue der Venus» zurückgeht – ein Hinweis auf ihre grosse Bedeutung in der Frauenheilkunde (Frauendank). Schafgarbe ist wichtiger Bestandteil der Kräuterbüschel, die während der Tage des Frauendreissiger (15. August – 15. September) gesammelt werden. Pfarrer Künzle sagte, dass *«den Frauen viel Unheil erspart bliebe, würden sie ab und zu einmal nach der Schafgarbe greifen»*.

Der volkstümliche Name Schafgarbe geht auf die Heilerfahrungen zurück, dass kranke Schafe Schafgarbe fressen und sich in ihr wälzen. «Garwe» bedeutet im Althochdeutschen «Heiler, Gesundmacher». chg

Aconitum napellus
Eisenhut, blauer

Nur in spagyrischer/potenzierter Form

Pflanzenfamilie	Ranunculaceae • Hahnenfussgewächse
Vorkommen	Europa, Nordamerika, Asien • Auf Bergwiesen, in Gebirgswäldern
Humorale Qualitäten	Warm 1–2, trocken 1–2
Humorale Wirkungen	Fördert die Kochungen und Krisis • Mildert übermässige Gelbgalle und Schärfen • Löst zähe Feuchtigkeit • Erwärmt und öffnet die Nerven • Fördert die Spiritus-Verteilung • Dekongestiv • Tonusregulierend
Gestirne[1]	**Merkur,** Mars
Tria Principia[1]	**Mercurius,** Sulphur
Inhaltsstoffe	**Alkaloide** (Aconitin u.a.) • **Flavonoide**
Droge	Aconiti tuber • Eisenhutknolle
Darreichungsformen	*Innerlich:* Fertigarzneimittel *Äusserlich:* Öl, Salbe, Ohrentropfen
Wirkungen	*Innerlich:* Entzündungshemmend, schmerzlindernd, beruhigend, fiebersenkend, antineuralgisch *Äusserlich:* Entzündungshemmend, schmerzlindernd, antineuralgisch
Nebenwirkungen[2]	
Kontraindikationen[2]	
Anwendungsbereiche Indikationen	**Immunsystem** – *Innerlich/Äusserlich:* Fieber, Grippe, Entzündungen (Mittelohrenentzündungen u.a.) **Nervensystem/Psyche** – *Innerlich/Äusserlich:* Schmerzen, Kopfschmerzen, Migräne, Neuralgien, Ischialgien, Unruhezustände **Bewegungsapparat** – *Innerlich/Äusserlich:* Schmerzen, rheumatische Erkrankungen
Weiteres	

1 **Gestirne** und **Tria Prinzipia:** Zuordnung betrifft Heilwirkung

2 **Nebenwirkungen** und **Kontraindikationen:** entfallen bei spagyrischen Anwendungen

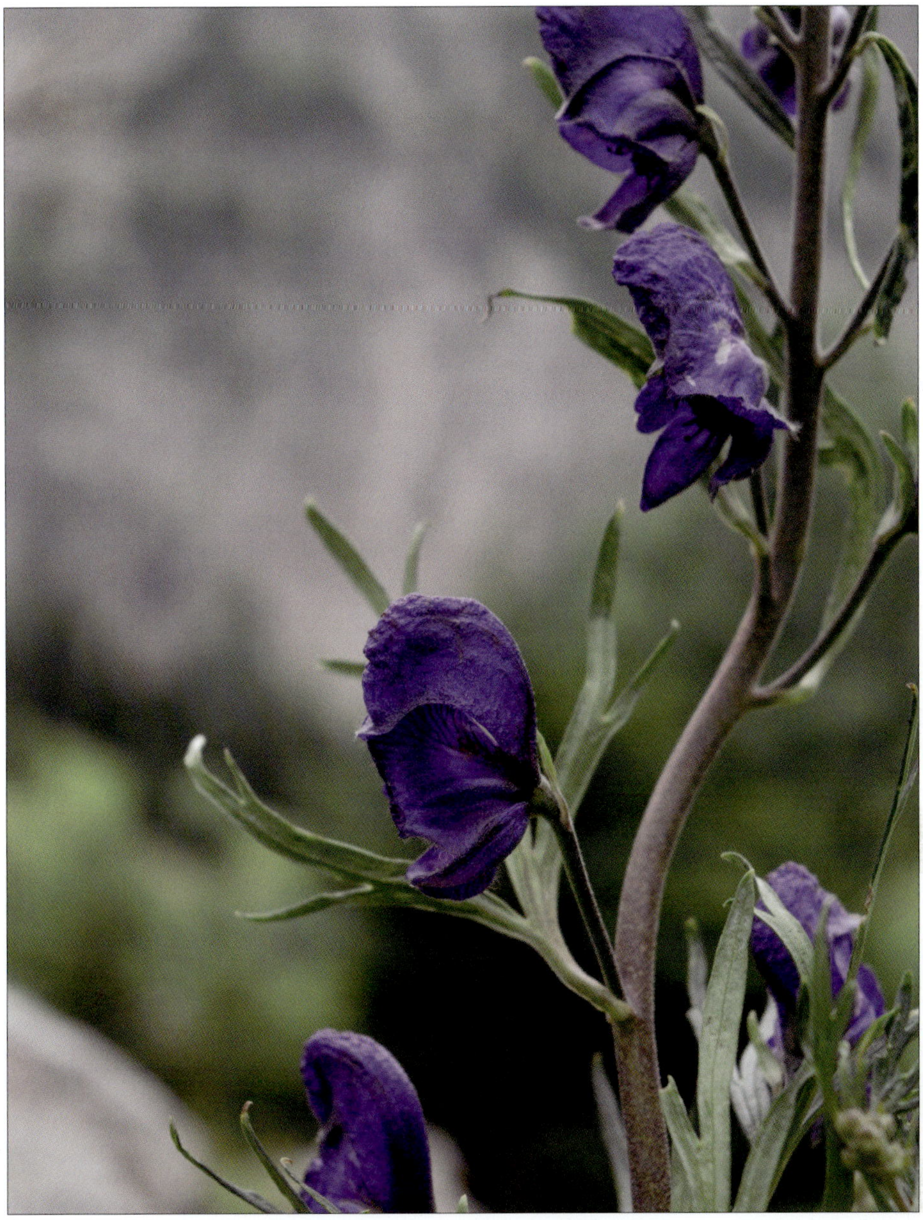

Aconitum napellus

Blauer Eisenhut

Plötzlichkeit im Blütenkleid

Schon die Kräuterkundigen der Antike hatten grossen Respekt vor dem blauen Eisenhut. Medea soll mit der Giftpflanze ihren Sohn umgebracht haben. Das Alkaloid Aconitin gilt als das giftigste aller Alkaloide, was den Volksnamen «Erbpulver» anschaulich erklärt.

Unglückliche Ehefrauen sollen das Hemd ihres ungeliebten Gatten in abgekochten Aconitwurzeln getränkt haben. Das Gift drang ungehindert durch die Haut in den Körper ein und der Ehemann erlag einem qualvollen, unausweichlichen Tod.

Die griechische Mythologie liefert eine Erklärung für die enorme Giftigkeit: Der von Herkules besiegte Höllenhund habe seine giftige Wut und Schmach über die Niederlage dem Aconit übergeben.

Erst die Potenzierung und die homöopathische Arzneimittelprüfung erschlossen dem Menschen die Heilkraft des Eisenhutes. Wichtiges Kriterium ist die charakteristische Plötzlichkeit von heftigen, schnell auftretenden Symptomen. Wie im Sturm (Sturmhut) übermannt einem das Krankheitssymptom und bringt heftige innere Unruhe mit sich. Die Signatur des Helmes – ein Helm schützt den Kopf, schränkt aber die Sinneswahrnehmung ein – zeigt die Heilkraft im Bereich Kopf, Nerven und Sinnesorgane. Eisenhut wirkt aber auch auf die Atmung, das Herz und den Bewegungsapparat. Der Schmerz ist metallisch-schneidend, stechend, zer- und verstörend. Im Bereich der Psyche wird Aconit bei akuten, plötzlichen Beschwerden (Angst, Schreck und Panik) verwendet. chg

Acorus calamus
Kalmus

Pflanzenfamilie	Acoraceae • Kalmusgewächse
Vorkommen	Asien, Europa, Nordamerika • An Ufern, in Sümpfen und Gräben
Humorale Qualitäten	Warm 2–3, feucht 1
Humorale Wirkungen	Fördert die Kochungen und die nährenden Säfte • Erwärmt und öffnet Magen, Leber, Milz und Lymphe und fördert ihren Konsensus • Zerteilt zähe Feuchtigkeit • Säftebewegend • Lymphflussfördernd • Leitet übermässige Gelbgalle/Schwarzgalle und Schärfen aus • Vermindert Ersatzausscheidungen über die Schleimhaut • Fördert die Spiritus-Bildung und -Verteilung • Antiskrofulös • Sthenisierend
Gestirne[1]	**Sonne,** Mars
Tria Principia[1]	**Sulphur,** Mercurius
Inhaltsstoffe	**Ätherische Öle** • Bitterstoffe • Gerbstoffe • Schleimstoffe
Droge	Calami rhizoma • Kalmusrhizom
Darreichungsformen	*Innerlich:* Tee, Tinktur, Urtinktur, Fertigarzneimittel, Spagyrikum *Äusserlich:* Bad, Spiritus, Räucherung
Wirkungen	*Innerlich:* Verdauungsfördernd, krampflösend, blähungswidrig, Leber-Galle-anregend, entzündungshemmend, tonisierend *Äusserlich:* Durchblutungsfördernd
Nebenwirkungen[2]	Selten brechreizerregend
Kontraindikationen[2]	Verschluss der Gallenwege, Magen-Darmgeschwüre Vorsicht in der Schwangerschaft
Anwendungsbereiche Indikationen	**Verdauung** *Innerlich:* Appetitlosigkeit, Dyspepsie, Krämpfe, Funktionsschwäche von Magen, Leber und Gallenblase **Herz-Kreislauf** *Innerlich:* Hypotonie, Schwäche, Erschöpfung, Durchblutungsstörungen **Lymphsystem** *Innerlich:* Lymphknotenschwellungen, Entzündungen **Bewegungsapparat** *Äusserlich:* Rheumatische Erkrankungen **Immunsystem** *Innerlich:* Rekonvaleszenz
Weiteres	Kardinalmittel des Magens

1 **Gestirne** und **Tria Prinzipia:** Zuordnung betrifft Heilwirkung

2 **Nebenwirkungen** und **Kontraindikationen:** entfallen bei spagyrischen Anwendungen

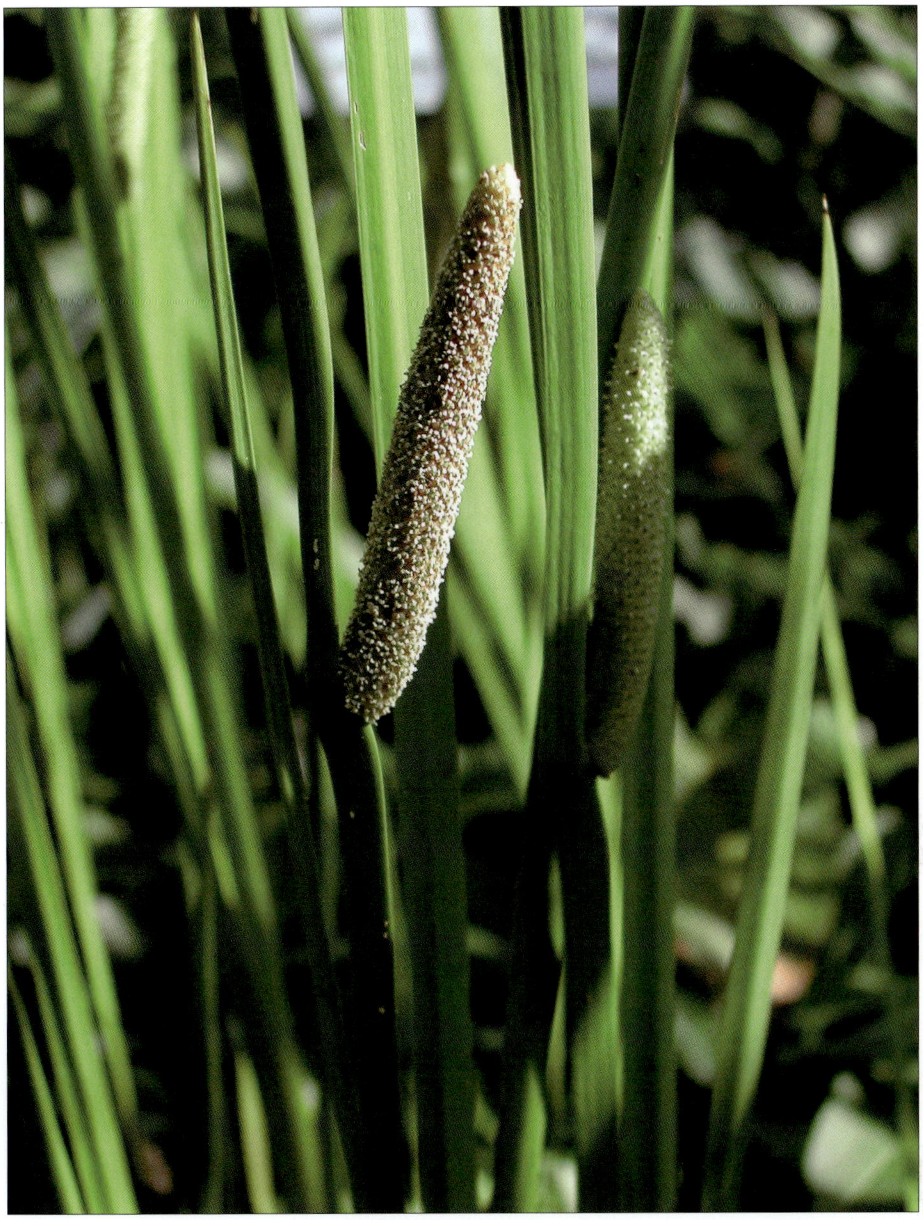

Acorus calamus

Kalmus

Der grosse Meister der ersten Kochung

Das fingerdicke Rhizom der krautigen Sumpfpflanze hat ein Darm-ähnliches Aussehen und weist damit auf die verdauungsfördernde Wirkung hin. Das scharf-würzige ätherische Öl wirkt entzündungshemmend auf die Magenschleimhaut und hilft sowohl bei zuviel wie auch bei zuwenig Magensäure (Magenwurz).

Kalmus ist in der modernen Phytotherapie etwas in den Hintergrund gerückt, seine Heilwirkung ist aber schon lange bekannt. So hat man Kalmus beispielsweise den Pharaonen als Grabbeigabe auf ihre letzte Reise mitgegeben. In der Humoralmedizin ist Kalmus eine der wichtigsten Heilpflanzen für die Stärkung der ersten Kochung im Magen. Kalmus unterstützt den Menschen, sowohl thermische Energie wie auch Substanz aufzunehmen, umzusetzen und in Vitalität zu transformieren. Es erstaunt darum nicht, dass Kalmus Bestandteil vieler Tonika und Stärkungselixiere ist.

Die Pflanze zeigt eine ausgesprochen männliche Ausstrahlung mit ihren schwertförmigen Blättern und der auffälligen Phallus-Signatur des Blütenstandes. Kalmus ist anregend, aktivierend, vitalisierend und transformierend.

Patrick Baumann bezeichnet ihn als «*Transformierer der sexuellen Energie*». In der Volksheilkunde gilt Kalmus seit jeher als entspannendes Aphrodisiakum für den Mann. Diese Transformationskraft wird auch der geistigen Tätigkeit zugeschrieben. So vitalisiert Kalmus die Nerven und das Gehirn, sorgt für einen klaren Kopf und steigert das Bewusstsein.

chg

Aesculus hippocastanum
Rosskastanienbaum

Pflanzenfamilie	Sapindaceae • Seifenbaumgewächse
Vorkommen	Mittel-, Südeuropa, Balkanregion, Nordamerika • Oft in Gärten und Pärken kultiviert
Humorale Qualitäten	Warm 2, trocken 1
Humorale Wirkungen	Erwärmt und öffnet die Gefässe • Leitet Schärfen aus • Säftebewegend • Lymphflussfördernd • Zerteilt zähe Feuchtigkeit • Deplethorisierend • Sthenisierend
Gestirne[1]	**Merkur,** Venus
Tria Principia[1]	**Mercurius,** Sulphur
Inhaltsstoffe	**Saponine** • **Flavonoide** • Cumarine • Gerbstoffe
Droge	Hippocastani semen • Rosskastaniensame
Darreichungsformen	*Innerlich:* Tinktur, Urtinktur, Spagyrikum, Fertigarzneimittel *Äusserlich:* Bad, Umschlag, Salbe, Suppositorium
Wirkungen	*Innerlich:* Venentonisierend, fördert den venösen Rückfluss, gefässpermeabilitätsregulierend, ödemhemmend, durchblutungsfördernd, mikrozirkulationsfördernd, abschwellend, antioxidativ, entzündungshemmend *Äusserlich:* Abschwellend, entzündungshemmend, Bluterguss resorbierend
Nebenwirkungen[2]	Schleimhautreizend (nach dem Essen einnehmen)
Kontraindikationen[2]	Nicht auf offene Wunden auftragen Vorsicht in der Schwangerschaft
Anwendungsbereiche Indikationen	**Herz-Kreislauf** – *Innerlich/Äusserlich:* Krampfadern, Ödeme, Wadenkrämpfe, Venenbeschwerden, -entzündungen **Verdauung** – *Innerlich/Äusserlich:* Hämorrhoiden, Analfissuren **Bewegungsapparat** – *Äusserlich:* Bluterguss, Gelenkschmerzen, Karpaltunnelsyndrom
Weiteres	Kardinalmittel der Venen

1 **Gestirne** und **Tria Prinzipia:** Zuordnung betrifft Heilwirkung

2 **Nebenwirkungen** und **Kontraindikationen:** entfallen bei spagyrischen Anwendungen

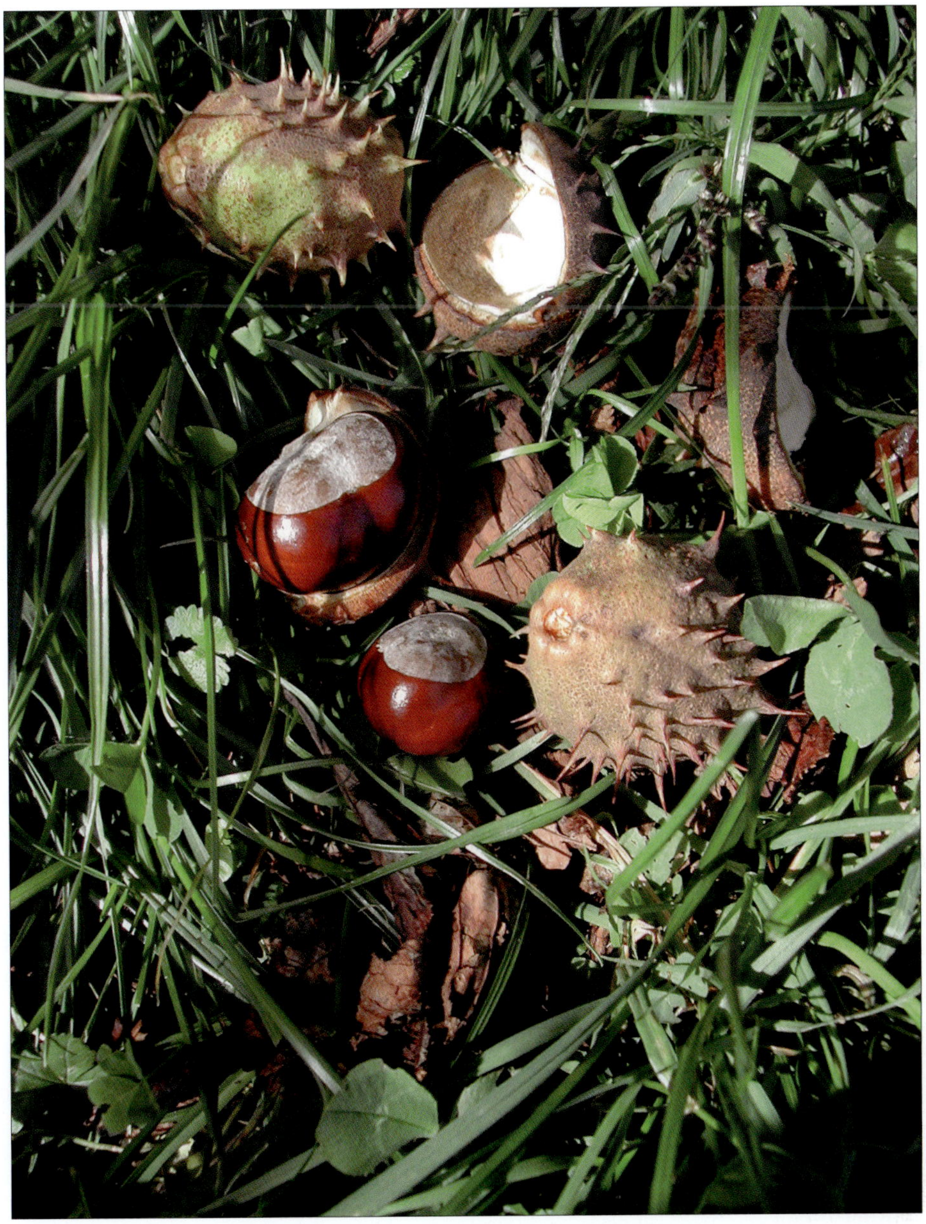

Aesculus hippocastanum

Rosskastanienbaum

Ein Baum der grossen Dimensionen

Die Rosskastanie ist ein majestätischer Baum und ein Symbol für Fülle, Grösse, Reichtum, Üppigkeit und Wohlstand. Sein stattlicher Wuchs, seine grossen und auffälligen Blüten, die riesigen Blätter und die runden, braunglänzenden Samen zeigen ein aussergewöhnliches Baumwesen, bei dem alles grösser, wuchtiger, majestätischer, dominanter und grossspuriger ist als bei anderen Bäumen. Er ist der Inbegriff eines Jupiter-Baumes: Weit ausgedehnt in den Landschaftsraum lebt die Rosskastanie vor, was es heisst, grosse Dimensionen zu haben. Es ist ein fröhlicher Baum, der wohlwollend und grosszügig die Schönheit seiner Blüten, die Fülle seiner Pollenproduktion, den wohltuenden Schatten seiner Krone an einem heissen Sommertag und die reiche Ernte der Samen verschenkt. Auch die beliebte Kultivierung in Biergärten zeigt sein Wohlwollen: Im Schatten einer Rosskastanie an einem heissen Tag ein Bier zu trinken, bringt den Menschen in eine gutmütige, gemütliche und optimistische Feierabendstimmung.

Ein überzogenes Jupiterprinzip zeigt sich in zuviel Fülle (insbesondere im Verharren in zuviel Fülle), was sich im menschlichen Körper gerne als Stau, Schwellung, Schweregefühl und Trägheit zeigt. Hier ist Aesculus ein bewährtes Heilmittel, Gestautes wieder in Fluss zu bringen.

Die Rosskastanie mag feuchte Standorte und ist darum auch mit dem Element Wasser verbunden. Hier findet sich der Bezug zur Wirkung auf die Blut- und Lymphgefässe des Menschen.

chg

Agrimonia eupatoria
Odermennig

Pflanzenfamilie	Rosaceae • Rosengewächse
Vorkommen	Europa, Nordasien, Nordamerika • Auf Magerwiesen und Ruderalflächen, an Waldrändern
Humorale Qualitäten	Warm 1, trocken 2
Humorale Wirkungen	Fördert die Kochungen • Leitet übermässige Gelbgalle/Schwarzgalle und Schärfen aus • Erwärmt und öffnet Milz und Leber und fördert deren Konsensus • Vermindert Ersatzausscheidungen auf Haut und Schleimhaut • Tonusregulierend
Gestirne[1]	**Jupiter,** Merkur
Tria Principia[1]	**Sulphur,** Mercurius
Inhaltsstoffe	**Gerbstoffe** • Ätherische Öle • Bitterstoffe • Flavonoide • Kieselsäure
Droge	Agrimoniae herba • Odermennigkraut
Darreichungsformen	*Innerlich:* Tee, Tinktur, Urtinktur, Spagyrikum, Fertigarzneimittel *Äusserlich:* Umschlag, Bad, Mund- und Rachenspülung
Wirkungen	*Innerlich:* Zusammenziehend, entzündungshemmend, antibakteriell, antiviral, krampflösend im Verdauungstrakt, Leber-Galle-anregend *Äusserlich:* Wundheilend, entzündungshemmend, juckreizlindernd
Nebenwirkungen[2]	
Kontraindikationen[2]	
Anwendungsbereiche Indikationen	**Verdauung** *Innerlich:* Schleimhautentzündungen, Durchfall, Krämpfe, Funktionsschwäche von Leber und Gallenblase *Äusserlich:* Mund-, Rachenschleimhautentzündungen, Aphthen **Atemwege** *Innerlich:* Schleimhautentzündungen, Angina, Heiserkeit **Haut** *Äusserlich:* Juckreiz, Wunden, Entzündungen
Weiteres	

1 **Gestirne** und **Tria Prinzipia:** Zuordnung betrifft Heilwirkung

2 **Nebenwirkungen** und **Kontraindikationen:** entfallen bei spagyrischen Anwendungen

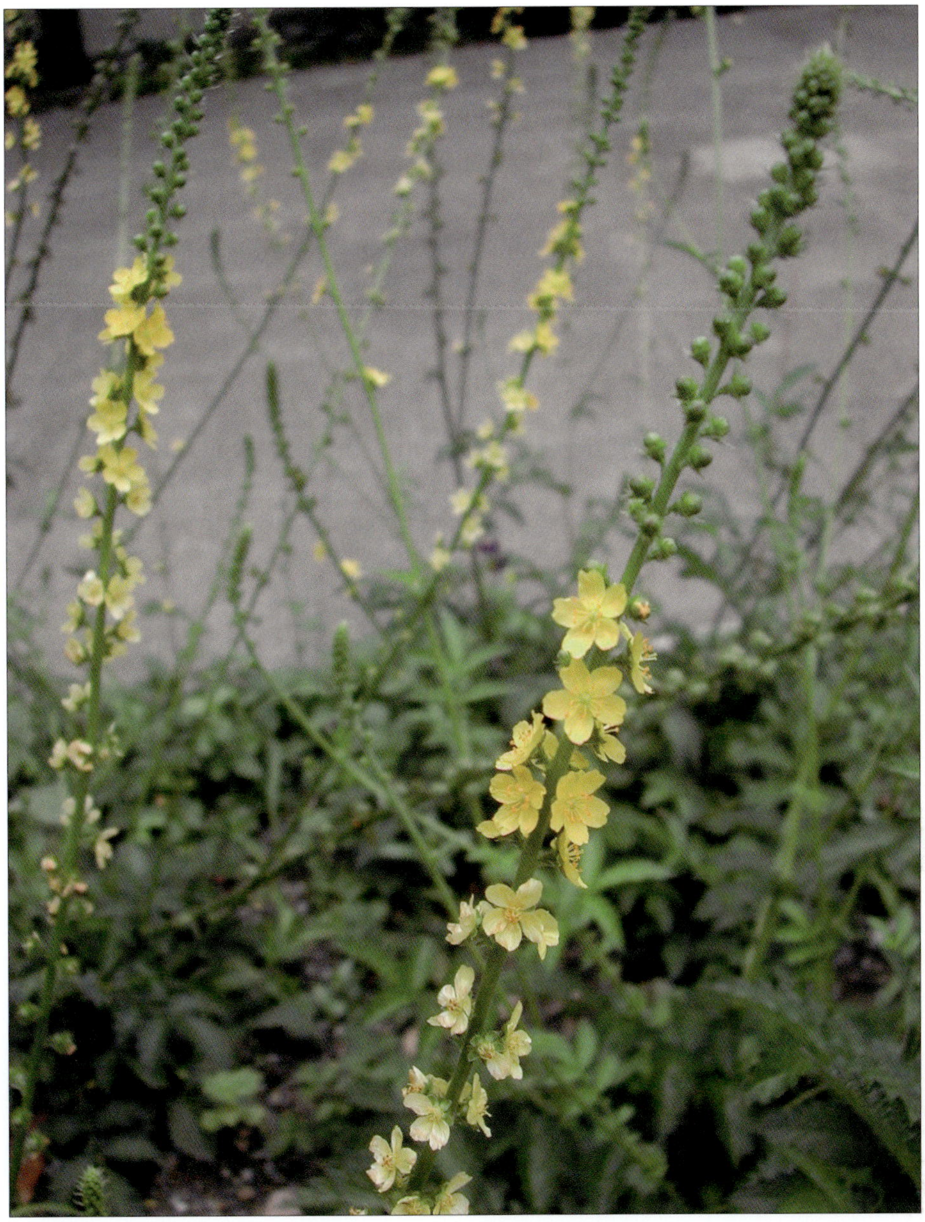

Agrimonia eupatoria
Odermennig

Sängerkaut und Leberklette

Schon in der Antike war der Odermennig ein wichtiges Leber-Gallemittel, wie der volkstümliche Name «Leberklette» aufzeigt. Dies macht auch die Brücke zur feinstofflichen Wirkung des Odermennigs. Wenn die Leber durch ungesunde Lebensweise belastet wird, kann das Gereiztheit, ein sorgenvolles Gemüt sowie Kraft- und Lustlosigkeit zur Folge haben. Genau gegenteilig leuchtet das fröhliche Wesen des Odermennigs charmant und attraktiv der Sonne entgegen. Die Pflanzensäfte im Innern hingegen sind bitter. Dies zeigt den Widerspruch von Innen und Aussen auf und weist darauf hin, wen der Odermennig unterstützen kann.

Der Odermennig eignet sich besonders für fröhliche, charmante und humorvolle Menschen, die wegen ihrer offenen, freundlichen Ausstrahlung überall beliebt sind. Allerdings verstecken sie ihre Sorgen und Ängste hinter dieser fröhlichen Fassade, gehen unangenehmen Situationen aus dem Weg oder suchen Rauschzustände zur Betäubung der inneren und äusseren Konflikte. In der Bachblütentherapie wird Agrimony darum auch «Ehrlichkeitsblüte» genannt.

Auch der Volksname «Sängerkraut» passt, wegen der Wirkung auf die Schleimwege der Atemwege, wunderbar zu diesen Wesensaspekten.

In der Signaturenlehre sagt man Klettenfrüchten nach, dass sie die Säfte verbessern. Dies zeigt sich sowohl in seiner Wirkung auf Leber, Gallenblase und Milz wie auch im psychoenergetische Sinne auf den oben beschriebenen Menschentypus.

chg

Alchemilla vulgaris (v.a. A. xanthochlora)
Frauenmantel

Pflanzenfamilie	Rosaceae • Rosengewächse
Vorkommen	Europa, Asien, Nordamerika • An Wegrändern, in feuchten Wiesen
Humorale Qualitäten	Neutral—warm 1, trocken 2—3
Humorale Wirkungen	Stärkt und reguliert Blut im kleinen Becken • Mildert Schärfen und Ersatzausscheidungen über die Schleimhaut • Kräftigt den Unterleib und reguliert die Sekretion der Schleimhaut • Tonusregulierend
Gestirne[1]	**Venus,** Mond
Tria Principia[1]	**Mercurius**
Inhaltsstoffe	**Gerbstoffe** • Flavonoide • Bitterstoffe • Phytosterine
Droge	Alchemillae herba • Frauenmantelkraut
Darreichungsformen	*Innerlich:* Tee, Tinktur, Urtinktur, Spagyrikum, Fertigarzneimittel *Äusserlich:* Sitzbad, Spülung, Auflage, Suppositorium
Wirkungen	*Innerlich:* Durchfallhemmend, entzündungshemmend, menstruationsregulierend, hormonell regulierend bei Frauen *Äusserlich:* Entzündungshemmend, blutstillend, zusammenziehend, wundheilend
Nebenwirkungen[2]	u.U. leicht stopfend
Kontraindikationen[2]	
Anwendungsbereiche Indikationen	**Frauenheilkunde** *Innerlich:* Entzündungen, Ausfluss, Menstruationsbeschwerden, PMS, Krämpfe, unerfüllter Kinderwunsch, Wechseljahrbeschwerden, in der Geburtsheilkunde *Äusserlich:* Schleimhautentzündungen **Verdauung** *Innerlich:* Durchfall *Äusserlich:* Hämorrhoiden **Haut** *Äusserlich:* Akne, Wunden
Weiteres	Kardinalmittel der Frauenheilkunde

1 **Gestirne** und **Tria Prinzipia:** Zuordnung betrifft Heilwirkung

2 **Nebenwirkungen** und **Kontraindikationen:** entfallen bei spagyrischen Anwendungen

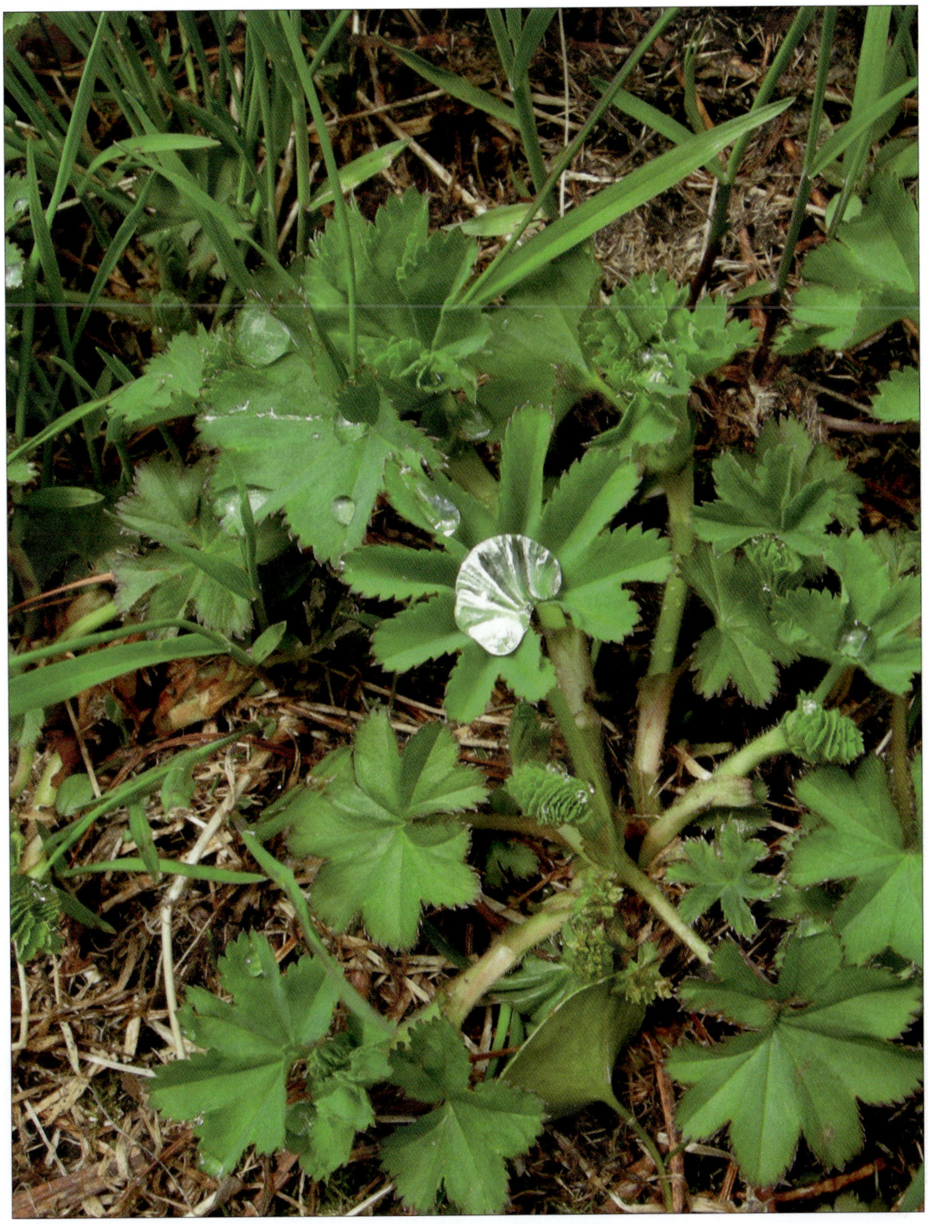

Alchemilla vulgaris

Frauenmantel

Schutzmantel für alles Weibliche

Der Frauenmantel umhüllt, nomen est omen, die Frau wie einen Mantel oder eine Pellerine, damit das weibliche Sein wohl behütet ist. Das weibliche Prinzip der Hingabe und Aufnahme ist in der Blattform sichtbar. Das Blatt, das halbgeöffnet wie eine Muschel aussieht, zeigt sinnbildlich die Geborgenheit für etwas Feines, Wertvolles, Verborgenes und den Schutz für die weibliche Urkraft. Im Blattwerk, das nebeneinander junge und frische, aber auch bereits ältere, bräunlich verfärbte Blätter zeigt, ist zu erkennen, dass die Heilkraft der Alchemilla bei Frauen von jungen Jahren bis ins hohe Alter wirkt.

Der Bezug zur Venus, den alle Rosengewächse in sich tragen, ist im Frauenmantel besonders in der Wirkung zu erkennen: Alchemilla bringt Frieden und Harmonie in den weiblichen Körper und hilft der Frau, ihr eigenes Frau-Sein und die weiblichen Rhythmen zu bejahen.

Der botanische Name «Alchemilla» geht auf die Alchemisten zurück. Sie sammelten die Guttationstropfen, die die Pflanze als überschüssiges Wasser am Blattrand ausscheidet. Dieses Wasser, das den Boden nie berührte, nannten sie Himmelswasser; es war für ihre Laborarbeit wertvoller als normales (irdisches) Wasser. Dieser Himmelstau wird auch als «Bad der Venus» bezeichnet.

Ihre Schwester aus den Bergen, der Silbermantel (Alchemilla montana), wird gleich eingesetzt, wenn auch die Mondqualitäten im Silbermantel noch stärker zum Vorschein treten.

chg

Allium cepa
Zwiebel

Pflanzenfamilie	Amaryllidaceae • Amaryllisgewächse
Vorkommen	Weltweit kultiviert
Humorale Qualitäten	Warm 3–4, trocken 3–4
Humorale Wirkungen	Fördert die Kochungen und die Krisis • Erwärmt und öffnet Atemwege und Gefässe • Zerteilt zähe Feuchtigkeit • Lymphflussfördernd • Bringt die Säfte an die Oberfläche • Leitet Schärfen aus • Fördert die Spiritus-Verteilung • Antidyskratisch • Antiskrofulös • Sthenisierend
Gestirne[1]	**Mars,** Merkur
Tria Principia[1]	**Sulphur**
Inhaltsstoffe	**Ätherische Öle** • **Schwefelhaltige Verbindungen** • Schleimstoffe • Flavonoide
Droge	Allii cepae bulbus • Zwiebel
Darreichungsformen	*Innerlich:* Tinktur, Urtinktur, Spagyrikum, Fertigarzneimittel *Äusserlich:* Auflage
Wirkungen	*Innerlich:* Entzündungshemmend, antimikrobiell, auswurffördernd, schleimhautabschwellend, thrombozytenaggregationshemmend, Fettstoffwechsel regulierend, erhöhten Blutdruck senkend, abwehrstärkend, antiarteriosklerotisch *Äusserlich:* Durchblutungsfördernd
Nebenwirkungen[2]	Schleimhautreizung, Blähungen möglich
Kontraindikationen[2]	*Interaktionen:* Mögliche Verstärkung von Antikoagulanzien und Thrombozytenaggregationshemmern
Anwendungsbereiche Indikationen	**Atemwege** *Innerlich/Äusserlich:* Bronchitis, Asthma, Husten, Angina, Schnupfen, Sinusitis **HNO** *Innerlich/Äusserlich:* Mittelohrentzündungen **Herz-Kreislauf** *Innerlich:* Arteriosklerose-Prophylaxe Hypertonie, Durchblutungsstörungen **Stoffwechsel** *Innerlich:* Fettstoffwechselstörungen **Immunsystem** *Innerlich:* Abwehrschwäche, Erkältungen, Grippe
Weiteres	

1 **Gestirne** und **Tria Prinzipia:** Zuordnung betrifft Heilwirkung

2 **Nebenwirkungen** und **Kontraindikationen:** entfallen bei spagyrischen Anwendungen

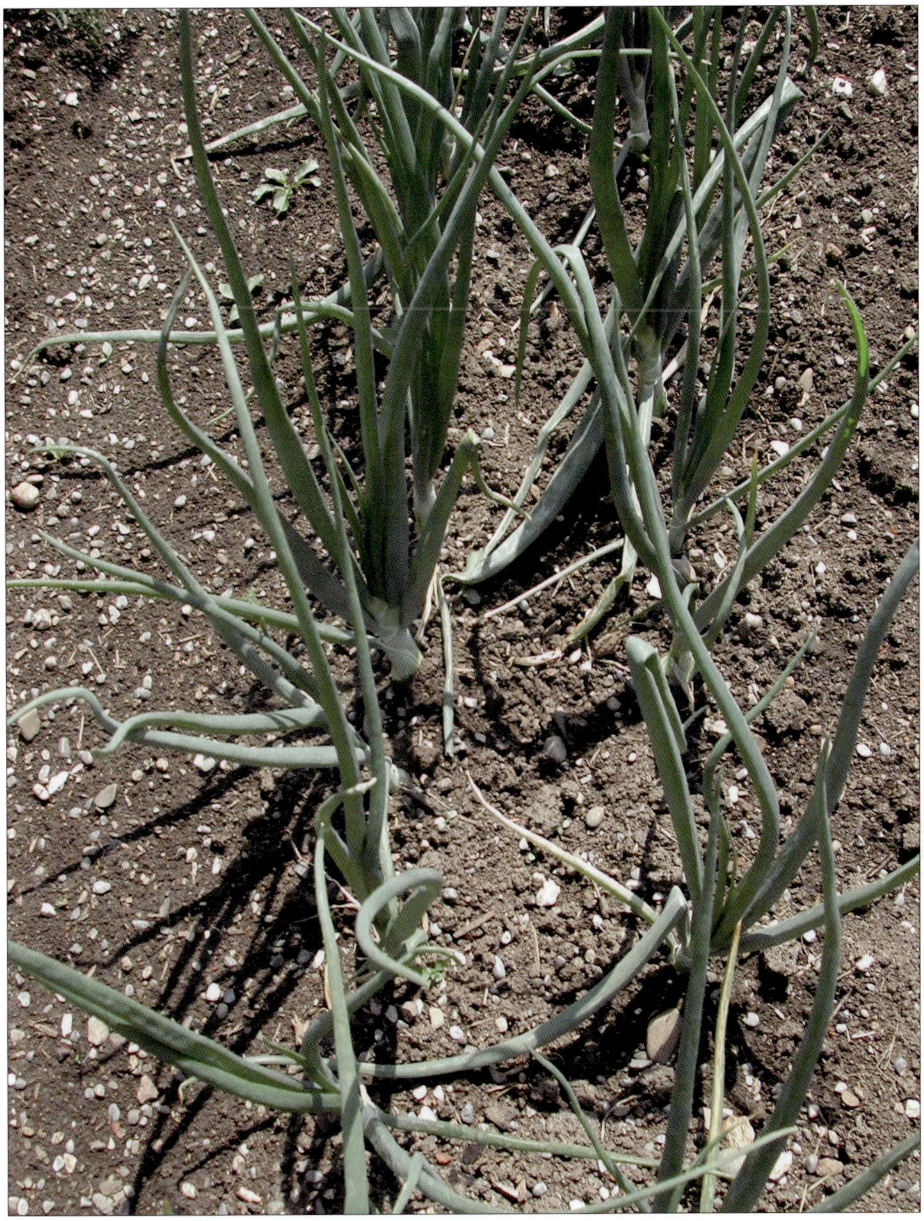

Allium cepa

Zwiebel

Die überall verfügbare Hausapotheke

Die Zwiebel ist eine äusserst wirksame und leicht verfügbare Hausapotheke. Im pharaonischen Ägypten war die Zwiebel der grossen Göttin Isis geweiht. Beim Bau der Pyramiden haben die Arbeiter täglich Zwiebeln erhalten, um Krankheiten vorzubeugen. Später entwickelte sich die Zwiebel zum «Arme-Leute-Essen». Im St.Galler Klosterplan wird ersichtlich, dass die Zwiebel von den Mönchen als Heil- und Nahrungsmittel angebaut und verwendet wurde.

Die Zwiebel gilt als beliebtes Beispiel, um das Simile-Prinzip der Homöopathie zu erklären (Similia similibus curentur – Ähnliches mit Ähnlichem heilen). Beim Gesunden treten beim Zwiebelschneiden diejenigen Symptome auf, wofür Allium cepa als Homöopathikum beim Kranken eingesetzt wird. Die Schwefelverbindungen der gehackten Zwiebel stechen in die Nase und lassen die Augen tränen – eine Entsprechung zum Element Wasser. Die Zwiebel enthält viel Flüssigkeit und beeinflusst den Wasserhaushalt des Menschen massgeblich. Das sulphurische Prinzip, physisch spürbar in ihren Schwefelverbindungen, bringt Körperflüssigkeiten und darin gelöste Verunreinigungen in Bewegung, schafft sie aus dem Körper und wirkt dadurch bereinigend.

Anwendungsbeispiele sind die Zwiebelsuppe, um Ödeme auszuleiten, der Zwiebelhonig bei Husten, Kompressen bei Mittelohrenentzündungen, das Auflegen einer halben Zwiebel auf Wespenstiche und Auflagen auf den Fusssohlen bei Fieber und grosser Hitze im Kopf. chg

Allium sativum
Knoblauch

Pflanzenfamilie	Amaryllidaceae • Amaryllisgewächse
Vorkommen	Ursprünglich aus Zentralasien • Weltweit kultiviert
Humorale Qualitäten	Warm 4, trocken 4
Humorale Wirkungen	Fördert die Kochungen und die Krisis • Erwärmt und öffnet Gefässe und Verdauungswege • Leitet Schärfen aus • Zerteilt zähe Feuchtigkeit • Bringt die Säfte an die Oberfläche • Fördert die Spiritus-Verteilung • Deplethorisierend • Dekongestiv • Sthenisierend
Gestirne[1]	**Mars**
Tria Principia[1]	**Sulphur**
Inhaltsstoffe	**Ätherische Öle** • **Schwefelhaltige Verbindungen** • Flavonoide
Droge	Allii sativi bulbus • Knoblauchzwiebel
Darreichungsformen	*Innerlich:* Tinktur, Urtinktur, Spagyrikum, Fertigarzneimittel *Äusserlich:* Auflage
Wirkungen	*Innerlich:* Antimikrobiell, antiparasitär, abwehrstärkend, antiarteriosklerotisch, Herz-Kreislauf-stärkend, erhöhten Blutdruck senkend, thrombozytenaggregationhemmend, Fettstoffwechsel regulierend, Schwermetall bindend und ausleitend Äusserlich: Warzen-, pilzhemmend
Nebenwirkungen[2]	Schleimhautreizung, Blähungen möglich
Kontraindikationen[2]	*Interaktionen:* Mögliche Verstärkung von Antikoagulanzien und Thrombozytenaggregationshemmer Empfehlung: drei Tage vor Operation absetzen
Anwendungsbereiche Indikationen	**Verdauung** *Innerlich:* Infektionen, Wurmbefall, Parasiten, Candidose, Dysbiose, nach Antibiotika-Therapie **Herz-Kreislauf** *Innerlich:* Fettstoffwechselstörungen, Arteriosklerose, Hypertonie **Immunsystem** *Innerlich:* Abwehrschwäche, Infektanfälligkeit **Stoffwechsel** *Innerlich:* Stoffwechselschwäche, Metabolisches Syndrom **Haut** *Äusserlich:* Haut-, Nagelpilzerkrankungen, Warzen **Frauenheilkunde** *Äusserlich:* Pilzerkrankungen (Knoblauchzehe einführen)
Weiteres	

1 **Gestirne** und **Tria Prinzipia:** Zuordnung betrifft Heilwirkung

2 **Nebenwirkungen** und **Kontraindikationen:** entfallen bei spagyrischen Anwendungen

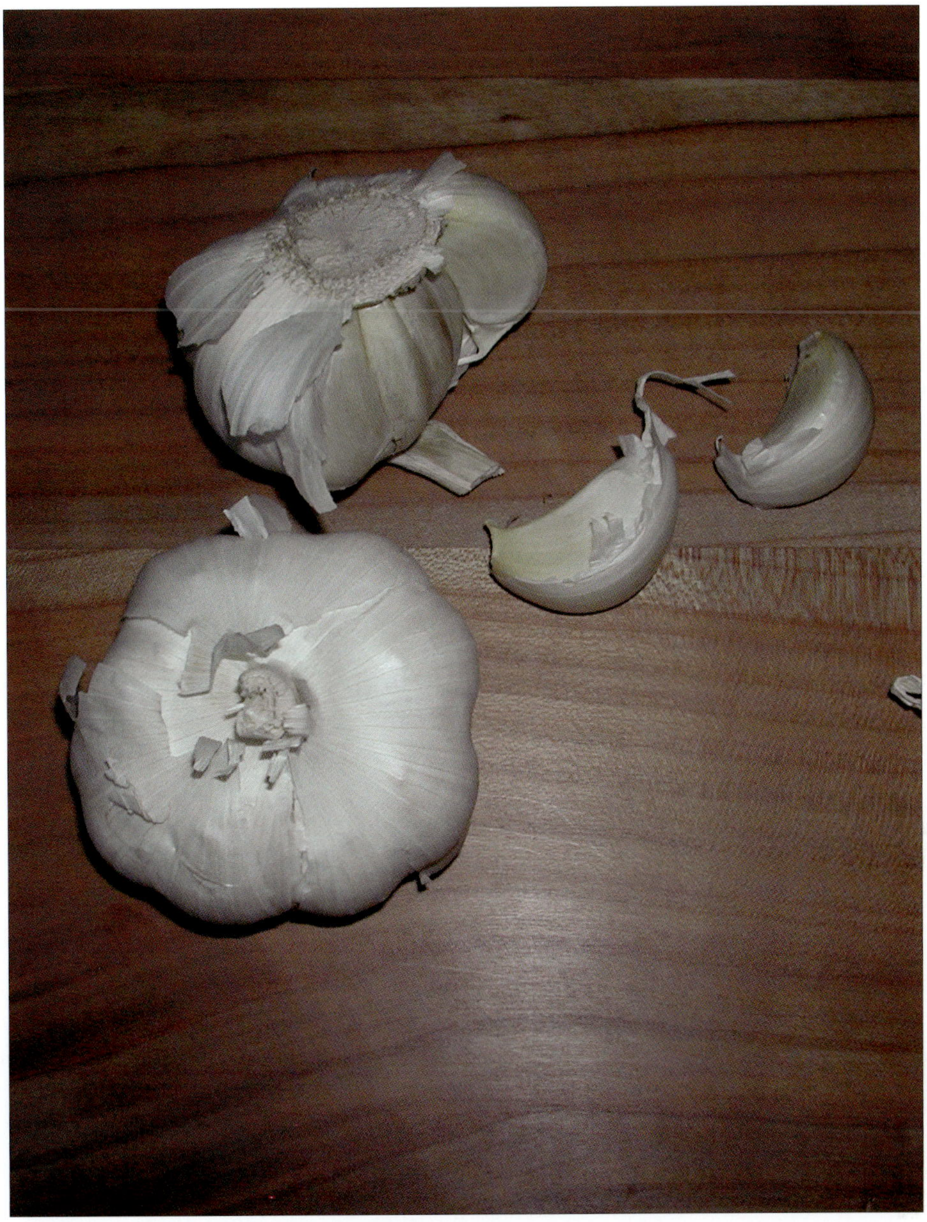

Allium sativum

Knoblauch

Schreck der Vampire

Knoblauch ist eine kraftvolle Heilpflanze mit intensiven Mars- und Sulphurqualitäten: Kriegerisch und kompromisslos wie das Feuer eines Drachens. Knoblauch macht allem Fremden, was dem Körper schadet (Parasiten, Mikroorganismen, Schwermetalle etc.), den Garaus. Früher galt es als Dämonen-abwehrendes Mittel. Gut bekannt ist auch die Anwendung als Abschreckung gegen Vampire. Knoblauch gehörte in jedes Pestmittel, denn er ist eine magische Schutzpflanze. Man sprach dem Knoblauch über Jahrtausende die magische Fähigkeit zu, das Leben verlängern und den Körper verjüngen zu können. Bis heute ist Knoblauch ein bewährtes Geriatrikum. Die hohlen Stängel des Knoblauches gehen mit den hohlen Strukturen des menschlichen Körpers in Resonanz – die Blutgefässe aber auch die Atemwege werden gestärkt, geschützt und geheilt. Die rötlich-violette Verfärbungen, die bei vielen Knoblaucharten zu sehen sind und wie kleine Äderchen wirken, zeigen die Wirkung auf die Blutgefässe.

Ähnlich wie die Zwiebel ist auch der Knoblauch Nahrungsmittel, Gewürz und Heilmittel in einem. Pythagoras hat ihn als «*König der Gewürze*» und Lonicerus als «*Theriak für den Bauern*» bezeichnet.

Falls es je Drachen gegeben hat, so ist uns ihr Feuer im Knoblauch erhalten geblieben und Heilpflanze geworden. Etwas milder, aber immer noch einem kraftvollen Tier geweiht, heilt auch Bärlauch, Allium ursinum, der Bruder des Knoblauchs aus dem Wald.

chg

Althaea officinalis
Eibisch

Pflanzenfamilie	Malvaceae • Malvengewächse
Vorkommen	Europa, Asien • Kultiviert in Gärten, als Kulturflüchtling auf Wiesen und Brachflächen
Humorale Qualitäten	Kalt 2, feucht 2
Humorale Wirkungen	Befeuchtet, kühlt und nährt Haut und Schleimhaut • Mildert übermässige Gelbgalle/Schwarzgalle und Schärfen • Erweichend • Detonisierend
Gestirne[1]	**Mond,** Venus
Tria Principia[1]	**Mercurius**
Inhaltsstoffe	**Schleimstoffe** • Flavonoide
Droge	Althaeae radix • Eibischwurzel
Darreichungsformen	*Innerlich:* Tee, Tinktur, Urtinktur, Spagyrikum, Fertigarzneimittel *Äusserlich:* Auflage
Wirkungen	*Innerlich:* Reizlindernd, befeuchtend, entzündungshemmend, krampflösend *Äusserlich:* Reizlindernd, erweichend
Nebenwirkungen[2]	Kann die Resorption gleichzeitig eingenommener Arzneimittel verlangsamen und vermindern
Kontraindikationen[2]	

Anwendungsbereiche	Indikationen
Atemwege	*Innerlich:* Entzündungen der Atemwege, Reizhusten
Verdauung	*Innerlich:* Entzündungen der Verdauungsschleimhäute, Sodbrennen, Reizmagen, Reizdarm
Haut	*Äusserlich:* Furunkel, Juckreiz

Weiteres

1 **Gestirne** und **Tria Prinzipia:** Zuordnung betrifft Heilwirkung

2 **Nebenwirkungen** und **Kontraindikationen:** entfallen bei spagyrischen Anwendungen

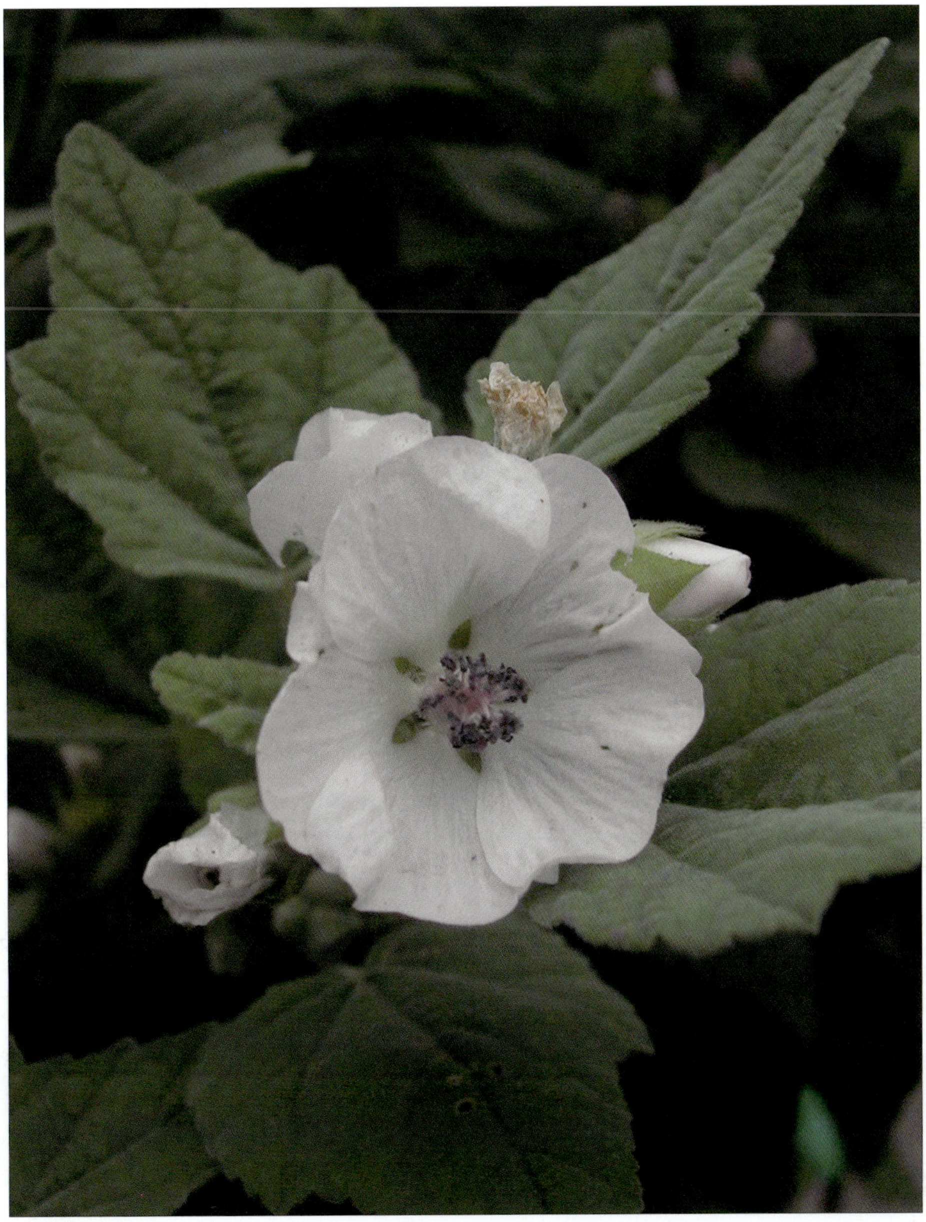

Althaea officinalis

Eibisch

Nicht die Allerschönste, aber eine gute Freundin

Eibisch, die weisse Malve, zeigt still, fein und anmutig ihre aufgerichtete Gestalt und die leuchtend weissen Blüten. Sie trägt keinen lockenden Duft, sie hat ihre Blütenblätter nicht auffällig gefärbt. Ihre Blüten sind so zart, dass sie sich nicht für Blumensträusse eignen. Die Blüten wären, kaum in die Vase gestellt, schon welk. Eibisch ist keine Prinzessin, sie ist nicht die Allerschönste, sondern eher eine Gefährtin, mit der man sich gerne trifft und befreundet ist. Auffällig sind ihre behaarten Blätter. Auch hier ist sie warm und weich, nicht rau und borstig, wie man es von anderen behaarten Pflanzen kennt. Tabernaemontanus verglich die Blätter mit Samt (Samtpappel). Diese machen denn auch die Analogie zu den Flimmerhaaren der Atemwege.

Die Signatur des Standorts – die weisse Malve wächst gern auf salzreichen und feuchten Böden – zeigt, dass sie sich mit dem Schleimprinzip (kalt, feucht, salzig) gut auskennt (Schleimwurz). So sind es auch die kühlenden und regenerativen Kräfte des Mondprinzips, die heilend auf die Schleimhäute wirken.

Das griechische Wort «althein» = heilen war Namensgeber für den botanischen, aber auch die volkstümlichen Namen «Heilwurz, Hilfwurz».

Früher wurden in Frankreich aus verschiedenen Pflanzenteilen des Eibisch die «Pâte de gimauve» hergestellt, sozusagen der Vorgänger der heutigen Marshmallows. Auch wenn Eibisch in englischer Sprache «Marshmallow» heisst, enthält die Süssigkeit heute keinen Eibisch mehr.

chg

Angelica archangelica
Engelwurz, echte

Pflanzenfamilie	Apiaceae • Doldenblütler
Vorkommen	Nord- und Osteuropa, selten Mitteleuropa, Nordasien, Nordamerika • Kultiviert, wild auf feuchten Wiesen, an Uferböschungen
Humorale Qualitäten	Warm 2, trocken 2–3
Humorale Wirkungen	Fördert die Kochungen und Krisis • Erwärmt und öffnet Magen, Milz, Leber, Gebärmutter und Atemwege • Fördert den Konsensus von Magen, Leber und Lungen • Leitet übermässige Gelbgalle/Schwarzgalle und Schärfen aus • Erwärmt und zerteilt zähe Feuchtigkeit • Bewegt die Säfte und bringt sie an die Oberfläche • Lymphflussfördernd • Fördert die Spiritus-Bildung und -Verteilung • Deplethorisierend • Antidyskratisch • Antiskrofulös • Sthenisierend
Gestirne[1]	**Sonne,** Merkur
Tria Principia[1]	**Mercurius,** Sulphur
Inhaltsstoffe	**Ätherische Öle** • Cumarine • Bitterstoffe • Gerbstoffe • Phytosterine
Droge	Angelicae radix • Angelika- / Engelwurzwurzel
Darreichungsformen	*Innerlich:* Tee, Tinktur, Urtinktur, Spagyrikum, Fertigarzneimittel *Äusserlich:* Salbe, Bad, Auflage, Räucherung
Wirkungen	*Innerlich:* Blähungswidrig, verdauungsfördernd, appetitanregend, sekretionssteigernd, Leber-Galle-anregend, krampflösend, entzündungshemmend, auswurffördernd, menstruationsanregend, tonisierend *Äusserlich:* Durchblutungsfördernd
Nebenwirkungen[2]	Photosensibilisierung möglich
Kontraindikationen[2]	Schwangerschaft, Stillzeit, Magen-Darmgeschwüre, Verschluss der Gallenwege
Anwendungsbereiche Indikationen	**Verdauung** *Innerlich:* Allgemeine Schwäche, Verdauungsbeschwerden, Appetitlosigkeit, Funktionsschwäche von Leber, Gallenblase und Pankreas **Atemwege** *Innerlich:* Atemwegserkrankungen, Verschleimung, Husten *Äusserlich:* Angina, Husten **Frauenheilkunde** *Innerlich:* Schwache oder ausbleibende Menstruationsblutung, Unterleibskälte **Bewegungsapparat** *Äusserlich:* Gelenkschmerzen, Lähmungserscheinungen **Lymphsystem** *Innerlich/Äusserlich:* Lymphknotenschwellungen, Entzündungen
Weiteres	

1 **Gestirne** und **Tria Prinzipia:** Zuordnung betrifft Heilwirkung

2 **Nebenwirkungen** und **Kontraindikationen:** entfallen bei spagyrischen Anwendungen

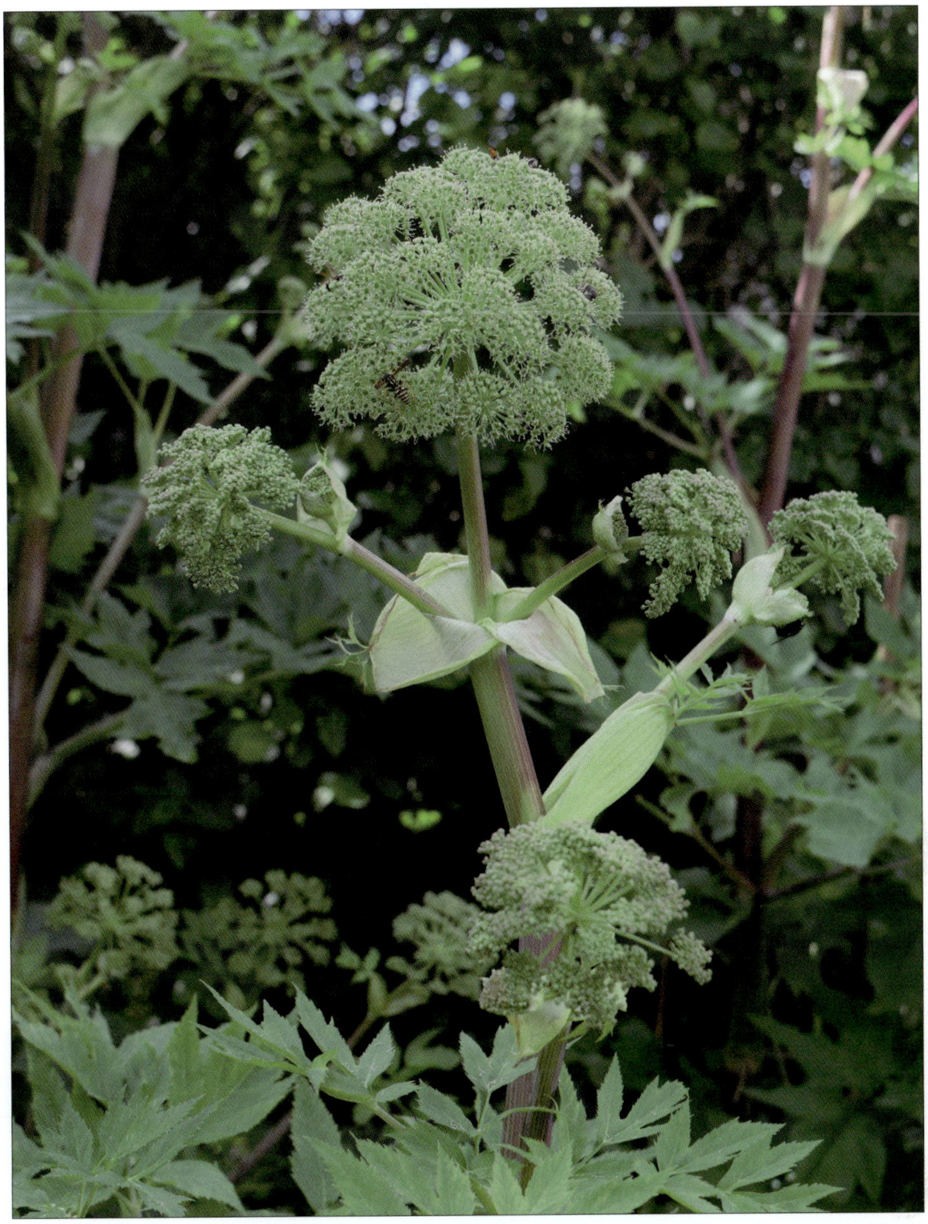

Angelica archangelica

Engelwurz

Vater Himmel und Mutter Erde begegnen sich

Engelwurz ist eine mächtige Kraft- und Schutzpflanze und, wie ihr Name sagt, ein Bote zwischen Himmel und Erde. Engelwurz verbindet Oben und Unten, den göttlichen Odem (Luft) mit der Materie (Erde). In ihr begegnen sich Vater Himmel und Mutter Erde.

Ihre Stängel und Blattstiele sind hohl, sogar die Wurzel verfügt über Luftkammern. Auf diese Weise verwandelt sie die Schwere der Erde in ein luftig-leichtes Wesen. Gleichzeitig strömt die Luft von oben nach unten in die unterirdischen Pflanzenteile und in die Erde und durchflutet sie. Die merkurielle Kraft – Merkur ist der Vermittler zwischen dem Götterhimmel und der Menschenwelt und steht für Kommunikation und Begegnung – wirkt auf die Austauschflächen des Menschen (Atmung und Verdauung).

Engelwurz ist ein Schutzengel und im gleichen Moment mit allem Irdischen vertraut. Sie stärkt das allumfassende Aus- und Einatmen und harmonisiert Körper, Seele und Geist. Sie stabilisiert und vitalisiert den Menschen als Ganzes, stärkt seinen Innenraum, aus dem heraus ein inspiriertes Leben erst möglich ist. Angelika kräftigt die eigenen Wurzeln, damit der Mensch festen Boden unter sich spürt, und macht gleichzeitig den Geist wach, klar, offen und frei.

Patrick Baumann schreibt, die Engelwurz sei «*Stärkungsmittel der inneren Abwehrkräfte gegen die Selbstaufgabe angesichts der Seuche*». Dies zeigt auf, wie gut Engelwurz nicht nur Oben und Unten, sondern auch Innen und Aussen harmonisiert.

chg

Arctium lappa
Klette, grosse

Pflanzenfamilie	Asteraceae • Korbblütler
Vorkommen	Europa, Nordasien, Nordamerika • An Wegrändern, auf Schuttplätzen, in Waldlichtungen
Humorale Qualitäten	Warm 1–2, trocken 1
Humorale Wirkungen	Fördert die Kochungen • Erwärmt und öffnet Leber und Milz • Löst zähe Feuchtigkeit • Bringt die Säfte an die Oberfläche • Lymphflussfördernd • Vermindert Ersatzausscheidungen über Haut und Schleimhaut • Leitet übermässige Gelbgalle/Schwarzgalle und Schärfen aus • Antidyskratisch • Antiskrofulös • Sthenisierend
Gestirne[1]	**Jupiter,** Merkur
Tria Principia[1]	**Sulphur,** Mercurius
Inhaltsstoffe	**Bitterstoffe** • Inulin • Gerbstoffe • Schleimstoffe • Wenig ätherische Öle
Droge	Bardanae radix / Arctii radix • Klettenwurzel
Darreichungsformen	*Innerlich:* Tee, Tinktur, Urtinktur, Spagyrikum, Fertigarzneimittel *Äusserlich:* Haaröl
Wirkungen	*Innerlich:* Entzündungshemmend, antioxidativ, Leber-Galle-anregend, verdauungsfördernd, antimikrobiell, harntreibend und schweisstreibend *Äusserlich:* Entzündungshemmend, juckreizlindernd, wundheilend
Nebenwirkungen[2]	
Kontraindikationen[2]	Korbblütlerallergie
Anwendungsbereiche Indikationen	**Bewegungsapparat:** *Innerlich:* Unterstützend bei rheumatischen Erkrankungen **Verdauung:** *Innerlich:* Funktionsschwäche von Leber und Gallenblase, Schleimhautentzündungen, Verdauungsbeschwerden **Stoffwechsel:** *Innerlich:* Gicht, Stoffwechselschwäche **Haut und Hautanhangsgebilde:** *Äusserlich:* Akne, Ekzeme, Hautausschläge, Herpes, Milchschorf, Furunkel, Wunden, Schuppen, Haarausfall
Weiteres	Verwendet werden auch weitere Klettenarten sowie das Kraut, Arctii herba, mit ähnlichem Wirkprofil.

1 **Gestirne** und **Tria Prinzipia:** Zuordnung betrifft Heilwirkung

2 **Nebenwirkungen** und **Kontraindikationen:** entfallen bei spagyrischen Anwendungen

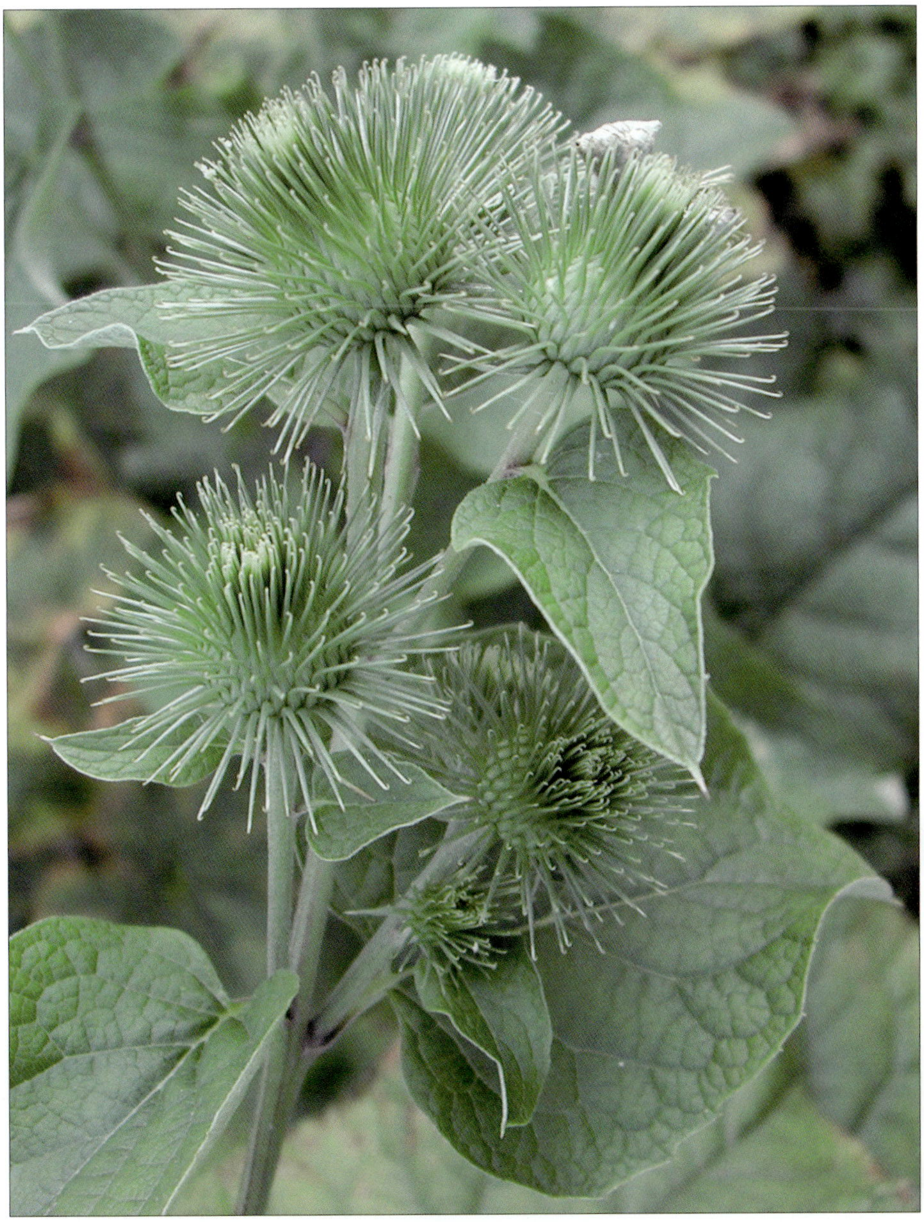

Arctium lappa
Klette

Die Erfinderin des Klettverschlusses

Die bis zu 2m hohe Klette ist ein imposanter Gartenbewohner, der stolz und mächtig oft an den unpassendsten Stellen (aus Sicht des Gärtners / der Gärtnerin) steht. Wer mit seinem Kopf schon mal zu nah an die stacheligen Früchte gekommen ist, wird die mühsame Prozedur, bis die Haare wieder befreit sind, nicht so schnell vergessen. Dazu passt aus der Sicht der Signaturenlehre ganz besonders die Anwendung der Klettenwurzel als Haaröl bei Haarausfall.

Vom Erfinder des Klettverschlusses, dem Schweizer Ingenieur Georges de Mestral, wird erzählt, dass er nach den Spaziergängen mit seinem Hund jeweils mühsam die Klettenfrüchte aus dem Fell des Tieres entfernt und sich dabei gefragt habe, wie diese starke Haftkraft zustande kommt. Unter dem Mikroskop konnte er winzige Häkchen erkennen, die auch beim Entfernen von Haaren, Pelz oder Textilien nicht abbrachen. Dies gab ihm die Idee, zwei Materialien auf diese Art einfach und reversibel zu verbinden.

Der Name «Arctium» geht auf das griechische Wort «Arcos» = Bär zurück. Wie alle Pflanzen, die den Bären im Namen tragen, strahlt auch die Klette eine grosse Kraft und Vitalität aus. Um den kräftigen Stamm der Klette herum wachsen grosse Blätter, gross wie Elefantenohren oder wie man früher sagte, gross wie Pferdedecken – der ältere Name «Bardana» ist dem italienschen Wort «Barda» = Pferdedecke entlehnt.

Hier steht sie, gross und stolz und unübersehbar und bietet dem Menschen ihre Heilkräfte an. chg

Arctostaphylos uva-ursi
Bärentraube

Pflanzenfamilie	Ericaceae • Heidekrautgewächse
Vorkommen	Europa, Asien, Nordamerika • In lichten Nadelwäldern, Heiden, Mooren, auf Geröllhalden
Humorale Qualitäten	Kalt 2, trocken 2
Humorale Wirkungen	Mildert übermässige Gelbgalle und Schärfen • Vermindert Ersatzausscheidungen über die Schleimhaut • Sthenisierend
Gestirne[1]	**Saturn,** Venus
Tria Principia[1]	**Sal**
Inhaltsstoffe	**Phenol-Glykoside** (Arbutin u.a.) • Flavonoide • Gerbstoffe
Droge	Uvae-ursi folium • Bärentraubenblatt
Darreichungsformen	Tee (Mazerat), Tinktur, Urtinktur, Spagyrikum, Fertigarzneimittel
Wirkungen	Harnwegsdesinfizierend, antibakteriell, entzündungshemmend, zusammenziehend
Nebenwirkungen[2]	Magenschleimhautreizung durch Gerbstoffe möglich
Kontraindikationen[2]	Schwangerschaft, Stillzeit, nicht bei Kindern unter zwölf Jahren. Als Monodroge nicht länger als achtTage einnehmen.
Anwendungsbereiche Indikationen	**Nieren-Blase** *Innerlich:* Blasenentzündung, Reizblase, Harnwegsentzündung, präventiv vor Katheterisierung
Weiteres	

1 **Gestirne** und **Tria Prinzipia:** Zuordnung betrifft Heilwirkung

2 **Nebenwirkungen** und **Kontraindikationen:** entfallen bei spagyrischen Anwendungen

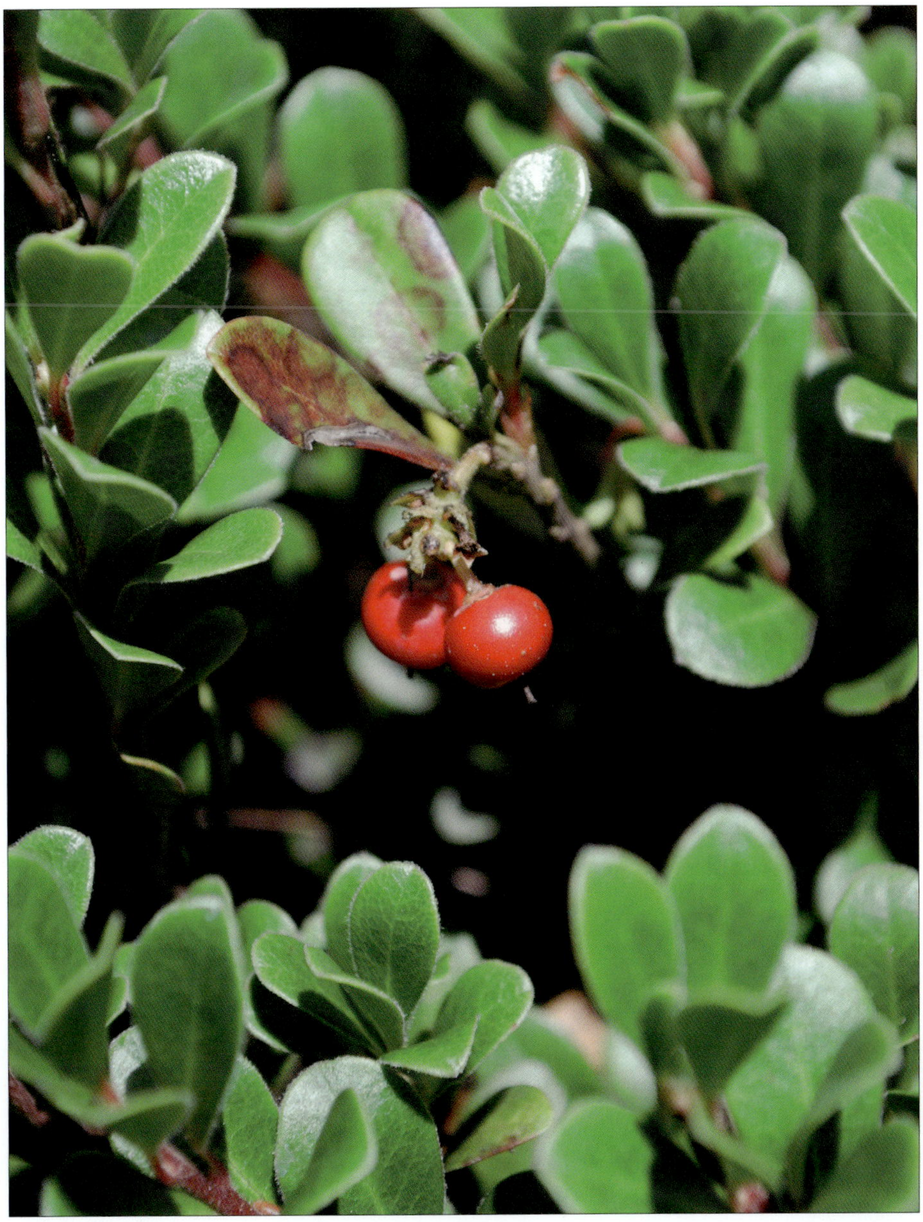

Arctostaphylos uva-ursi
Bärentraube

Der Bärentee macht Harnwegsentzündungen den Garaus

Die Bärentraube ist ein mehrjähriger, immergrüner, holziger Zwergstrauch mit kriechenden Ästen. Wie andere Heidekrautgewächse fühlt er sich auf kargen Böden, auf trockenen, sandigen Böden, lichten Wäldern, auf Heiden und in Mooren und in Gebirgsgegenden bis 2800 Meter über Meer wohl. Die roten Beeren sind in der Signaturenlehre ein Zeichen für die Heilkraft bei Entzündungen, was sich bei Harnwegsinfekten gut beobachten lässt. Die herb-säuerlichen Beeren sind für den Menschen zwar geniessbar, schmecken aber sehr fade. Bären, Vögel und andere Tieren schätzen sie hingegen sehr. Die Worte «Arctos»/«Ursus» (= Bär) in ihrem Namen geht wohl auf diese Beobachtung zurück. Wolf-Dieter Storl schreibt dazu: *«Es ist tatsächlich so, dass kein hungriger Petz im Herbst gleichgültig an den roten mehligen Beeren vorbeitrottet».*

Der wissenschaftliche Name ist sehr seltsam... er ist eine Verdoppelung der gleichen Worte. Aus der griechischen Sprache kommen die Worte «Arctos» (= Bär) und «Staphyle» (= Weintraube) und aus der lateinischen die Worte «Uva» (= Beere) und «Ursus» (= Bär) – fast als hätte man sich nicht zwischen griechisch und lateinisch entscheiden können und darum beide Sprachen berücksichtigt.

In Heidelandschaften können Bärentrauben ganze Teppiche bilden, die massgeblich zur Bildung von Humus beitragen. Auf diese Weise verbessern sie den Boden, sodass nachfolgende Pflanzen den Standort erschliessen können. chg

Armoracia rusticana
Meerrettich

Pflanzenfamilie	Brassicaceae • Kreuzblütler
Vorkommen	Südosteuropa • Vielerorts kultiviert
Humorale Qualitäten	Warm 4, trocken 3
Humorale Wirkungen	Fördert die Kochungen und die Krisis • Erwärmt und öffnet Verdauungsorgane, Nieren, Atemwege und Milz • Fördert den Konsensus von Lungen und Nieren • Zerteilt zähe Feuchtigkeit • Bewegt die Säfte und bringt sie an die Oberfläche • Lymphflussfördernd • Leitet übermässige Schwarzgalle und Schärfen aus • Fördert die Spiritus-Verteilung • Deplethorisierend • Kongestiv • Sthenisierend
Gestirne[1]	**Mars**
Tria Principia[1]	**Sulphur**
Inhaltsstoffe	**Senfölglykoside** • Flavonoide
Droge	Armoraciae radix • Meerrettichwurzel
Darreichungsformen	*Innerlich:* Tinktur, Urtinktur, Spagyrikum, Fertigarzneimittel *Äusserlich:* Auflage
Wirkungen	*Innerlich:* Abwehrstärkend, antimikrobiell, schleimlösend, verdauungsfördernd, Leber-Galle-anregend, sekretionsfördernd, harntreibend, durchblutungs- und Herz-Kreislauf-anregend, tonisierend *Äusserlich:* Durchblutungsfördernd, antimikrobiell, schmerzlindernd
Nebenwirkungen[2]	Haut- und Schleimhautreizend
Kontraindikationen[2]	Keine Anwendung bei Kindern unter sechs Jahren. Magen- und Darmgeschwüre, Nierenentzündung, Schwangerschaft, Stillzeit.
Anwendungsbereiche Indikationen	**Immunsystem** *Innerlich:* Infektanfälligkeit, Erkältungen, Grippe, grippale Infekte **Verdauung** *Innerlich:* Verdauungsbeschwerden, Funktionsschwäche von Leber und Gallenblase, Dysbiose, nach Antibiotika-Therapie **Atemwege** *Innerlich/Äusserlich:* Husten, Bronchitis, Sinusitis, subakute Pneumonie. **Nieren-Blase** *Innerlich:* Harnwegsinfekte **Bewegungsapparat** *Äusserlich:* Muskelschmerzen
Weiteres	

1 **Gestirne** und **Tria Prinzipia:** Zuordnung betrifft Heilwirkung

2 **Nebenwirkungen** und **Kontraindikationen:** entfallen bei spagyrischen Anwendungen

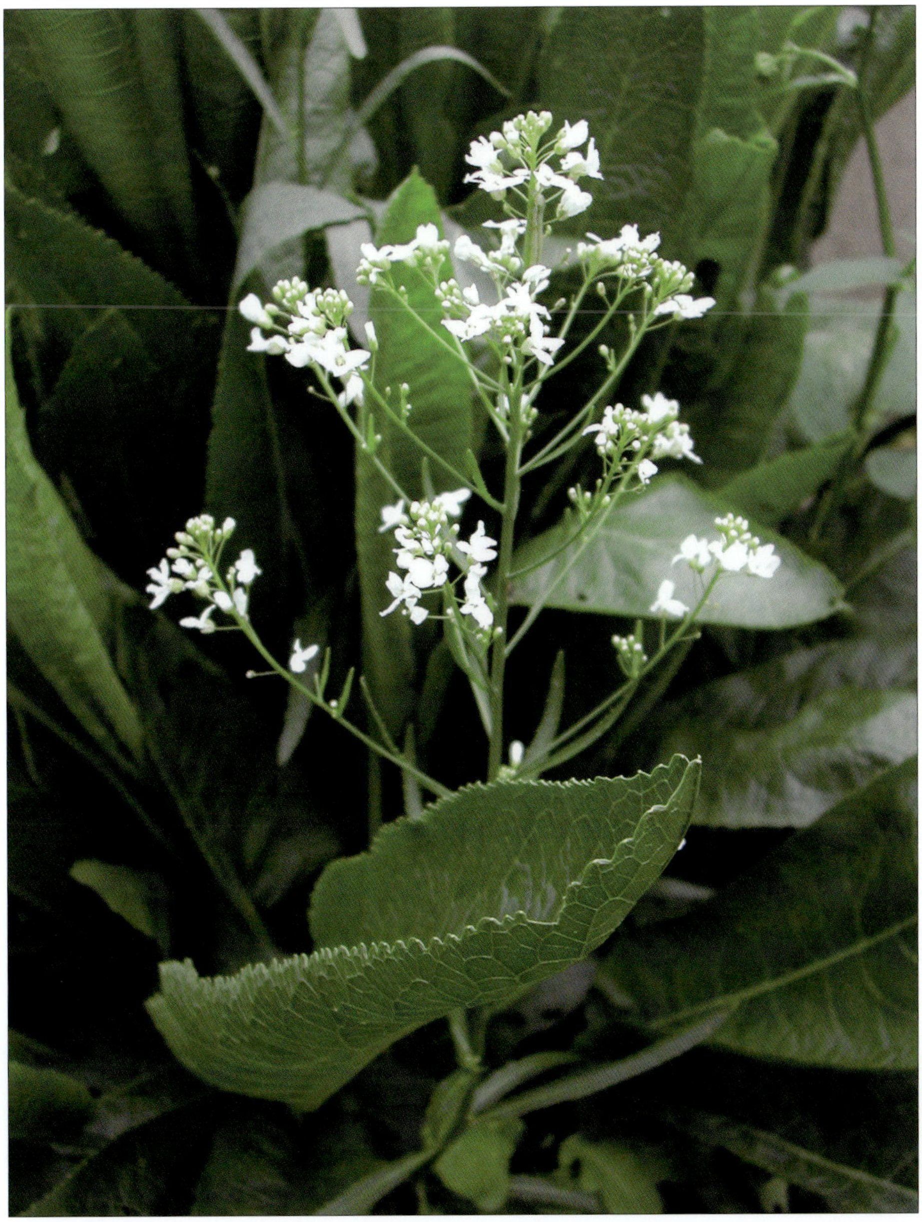

Armoracia rusticana
Meerrettich

«Penicillin aus dem Garten»

Meerrettich ist seit mehr als 2000 Jahren als Heilpflanze hoch geachtet. In die Küche fand er erst Ende des 16. Jahrhunderts als Gewürz zu fetten Fischen- und Fleischspeisen. Im Herbst wurde die Meerrettichwurzel von den Kren-Weibern ausgegraben. Im Frühling können die mild aromatischen Blätter als Salat oder Gemüse verwendet werden.

Eine Erklärung für seinen Namen ist die folgende: «Meerrettich ist der über das Meer gekommene Rettich.» Andererseits wird auch vermutet, dass der Begriff Meer auf «Mähr» (= altes Pferd) zurückgeht. Der Mährrettich wurde bei alten Pferden eingesetzt, um ihnen neue Lebenskräfte zu vermitteln. Auch die Menschen schätzen Meerrettich zur Stärkung der Lebenskräfte und bei Libidoschwäche.

Meerrettich, auch Kren, Bauernsenf, Beisswurzel, Scharfwurzel, Pfefferwurzel genannt, ist sehr scharf und auf eine kraftvolle Art «rücksichtslos wie ein Krieger», was unerwünschte Mikroorganismen (z.B. Bakterien, Pilze) vertreibt, aber bei der Anwendung mit in Betracht gezogen werden muss. Mit den Senfölen, die die Wurzel beherbergt, ist der Meerrettich eine der wichtigsten Heilpflanzen bei Infektionen und löst Nässe-Kälte-Stagnationen im Organismus.

Die «bayrische Zitrone», wie Meerrettich aufgrund seines hohen Vitamin C-Gehaltes auch genannt wird, rührt wegen Scharfstoffen «zu Tränen», gilt aber auch als Glücksbringer: Ein Stückchen getrocknete Wurzel im Portemonnaie lässt es niemals leer werden.

chg

Arnica montana
Arnika

Pflanzenfamilie	Asteraceae • Korbblütler
Vorkommen	Europa • Auf Magerwiesen, in lichten Wäldern
Humorale Qualitäten	Warm 2–3, trocken 2–3
Humorale Wirkungen	Fördert die Kochungen und die Krisis • Erwärmt und öffnet Gefässe • Mildert Schärfen • Säftebewegend • Erwärmt und zerteilt zähe Feuchtigkeit • Deplethorisierend • Dekongestiv • Sthenisierend
Gestirne[1]	**Sonne,** Merkur
Tria Principia[1]	**Sulphur,** Mercurius
Inhaltsstoffe	**Ätherische Öle** • **Flavonoide** • Bitterstoffe • Cumarine
Droge	Arnicae flos • Arnikablüte
Darreichungsformen	*Innerlich:* Heute selten (max. 10% in Rezepturen) als Tee, Tinktur, Urtinktur, Spagyrikum, Fertigarzneimittel *Äusserlich:* Salbe, Auflage
Wirkungen	*Äusserlich:* Entzündungshemmend, durchblutungsfördernd, geweberegenerierend, schmerzlindernd, Blutergüsse resorbierend *Innerlich:* Herz- und Gefäss-stärkend, antiarteriosklerotisch
Nebenwirkungen[2]	Selten haut-, schleimhautreizend
Kontraindikationen[2]	Korbblütler-Allergie *Äusserlich:* Nicht auf offene Wunden auftragen.
Anwendungsbereiche Indikationen	**Herz-Kreislauf:** *Innerlich:* Herz-Kreislaufschwäche, Arteriosklerose, Angina pectoris (akut) *Äusserlich:* Venenentzündungen, Thrombose **Bewegungsapparat:** *Innerlich hom. / spag.:* Verletzungen *Äusserlich:* Rheumatische Erkrankungen, Blutergüsse, stumpfe Verletzungen **Lymphsystem:** *Innerlich/Äusserlich:* Entzündungen, Lymphknotenschwellungen
Weiteres	

1 **Gestirne** und **Tria Prinzipia:** Zuordnung betrifft Heilwirkung

2 **Nebenwirkungen** und **Kontraindikationen:** entfallen bei spagyrischen Anwendungen

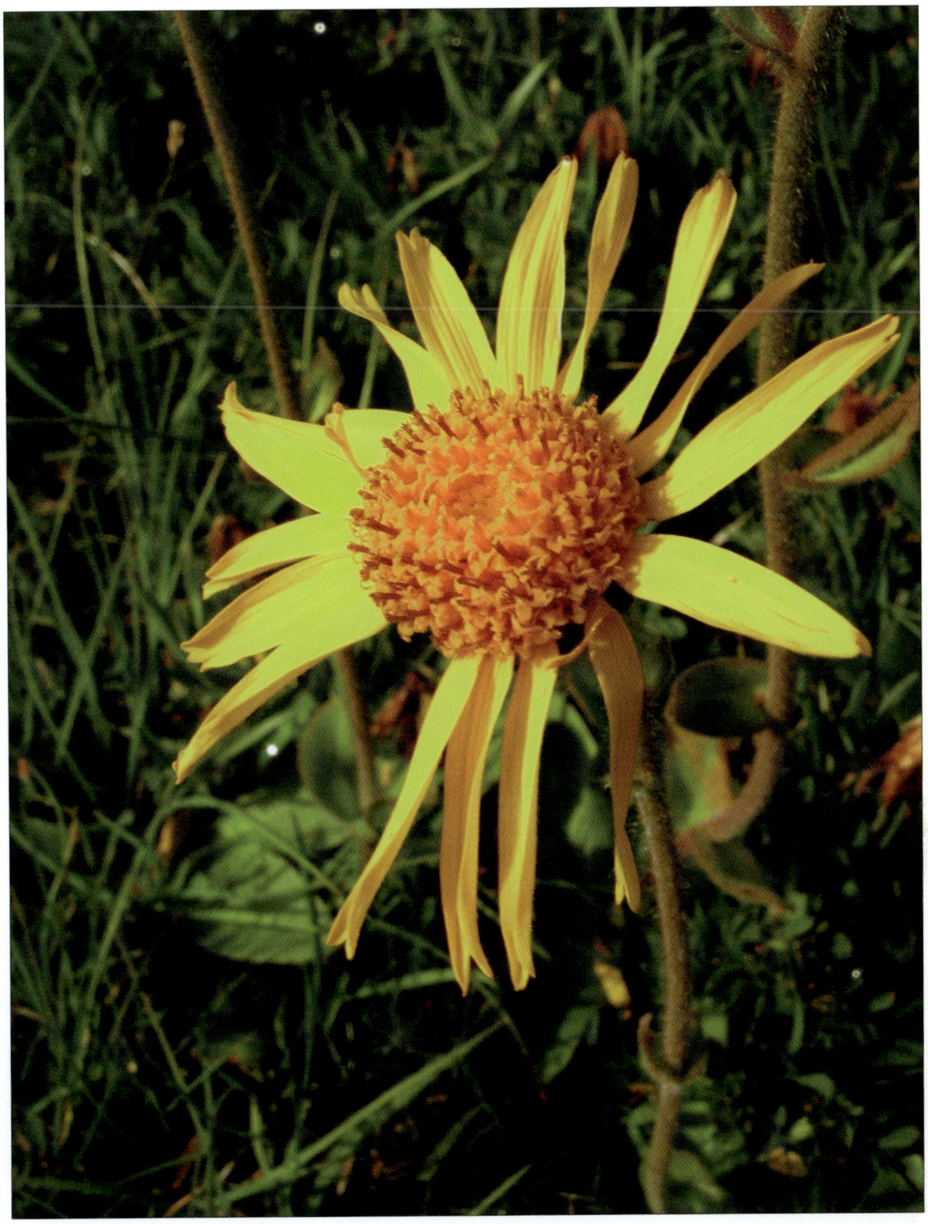

Arnica montana

Arnika

Wolfskraft bei Verletzungen

Arnika hat eine sonnig leuchtende Gestalt und schmückt mit ihren immer leicht «verstrubbelten» Blüten die Bergwiesen. Sie strahlt wohltuende Heilkraft und Sonnenwärme und die Frische des Bergwindes aus. Goethe sagte über Arnika, dass sie «*den freien Höhen des Urgesteins angehört, dass sie an den Stufen von Götterthronen steht.*»

Arnika fühlt sich in bergigen Regionen auf mageren Böden, dort wo wenig Humus und viel Geröll die Landschaft bilden, wohl. Ihre Blüte sieht aus, als wäre sie vom Wind zerzaust... auch wenn es ganz windstill ist. Sie bildet in dieser kargen Landschaft ihre leuchtenden Blüten, die die Kraft in sich tragen, sich in ihre natürliche Umgebung einzuordnen, aber auch ordnend auf diese Umgebung einzuwirken.

Im homöopathischen Arzneimittelbild von Arnika wird das Gefühl von Wundheit und Zerschlagenheit beschrieben. Arnika ist überall dort angezeigt, wo Gewalt einwirkte: Bei allen Arten von physischen Verletzungen, aber auch, wenn Menschen wegen der Verletzung ihrer innersten Gefühle das alltägliche Leben nicht mehr meistern.

Arnika wird gern dem Wolf zugeordnet (Wolfsauge, Wolfsgelb). Auch der Name Bergwohlverleih wird manchmal auf «Bergwolferlei» zurückgeführt, wenn auch der Ausdruck «Wohlverleih» sehr gut passt, wenn man an die grosse Kraft der Heilpflanze bei Verletzungen (wenn einem eben nicht mehr wohl ist) denkt. Der Wolf ist in der Wirkkraft der Arnika und ihrem zottigen Fell (die ungeordnete Blüte) erkennbar. chg

Artemisia abrotanum
Eberraute

Pflanzenfamilie	Asteraceae • Korbblütler
Vorkommen	Süd-/Mitteleuropa, Vorderasien, China, Nordamerika • Häufig angebaut, selten verwildert
Humorale Qualitäten	Warm 1–2 / trocken 3
Humorale Wirkungen	Fördert die Kochungen, erwärmt und öffnet Verdauungsorgane und Gebärmutter • Leitet übermässige Gelbgalle und Schärfen aus • Zerteilt zähe Feuchtigkeit • Lymphflussfördernd • Vermindert Ersatzausscheidungen über die Schleimhaut • Fördert den Konsensus von Darm und Lymphe • Antiskrofulös • Deplethorisierend • Tonusregulierend
Gestirne[1]	**Merkur**
Tria Principia[1]	**Mercurius,** Sulphur
Inhaltsstoffe	**Bitterstoffe** • Ätherische Öle • Flavonoide • Alkaloide • Cumarine
Droge	Abrotani herba • Eberrautenkraut
Darreichungsformen	*Innerlich:* Tee, Tinktur, Urtinktur, Spagyrikum, Fertigarzneimittel
Wirkungen	Appetitanregend, Leber-Galle-anregend, lymphflussfördernd, sekretionsfördernd, menstruationsanregend, antiparasitär, tonisierend
Nebenwirkungen[2]	Abortiv
Kontraindikationen[2]	Korbblütlerallergie, Magen-Darm-Geschwüre, Verschluss der Gallenwege, Schwangerschaft, Stillzeit
Anwendungsbereiche Indikationen	**Verdauung** *Innerlich:* Verdauungsschwäche, Schleimhautentzündungen, Appetitlosigkeit, Funktionsschwäche von Leber, Gallenblase und Pankreas, Wurmbefall
	Lymphsystem *Innerlich:* Lymphstauungen, Lymphknotenschwellungen
	Immunsystem *Innerlich:* Unterstützend in der Rekonvaleszenz, Abwehrschwäche
	Frauenheilkunde *Innerlich:* Ausbleibende oder zu schwache Menstruationsblutung
Weiteres	

1 **Gestirne** und **Tria Prinzipia:** Zuordnung betrifft Heilwirkung

2 **Nebenwirkungen** und **Kontraindikationen:** entfallen bei spagyrischen Anwendungen

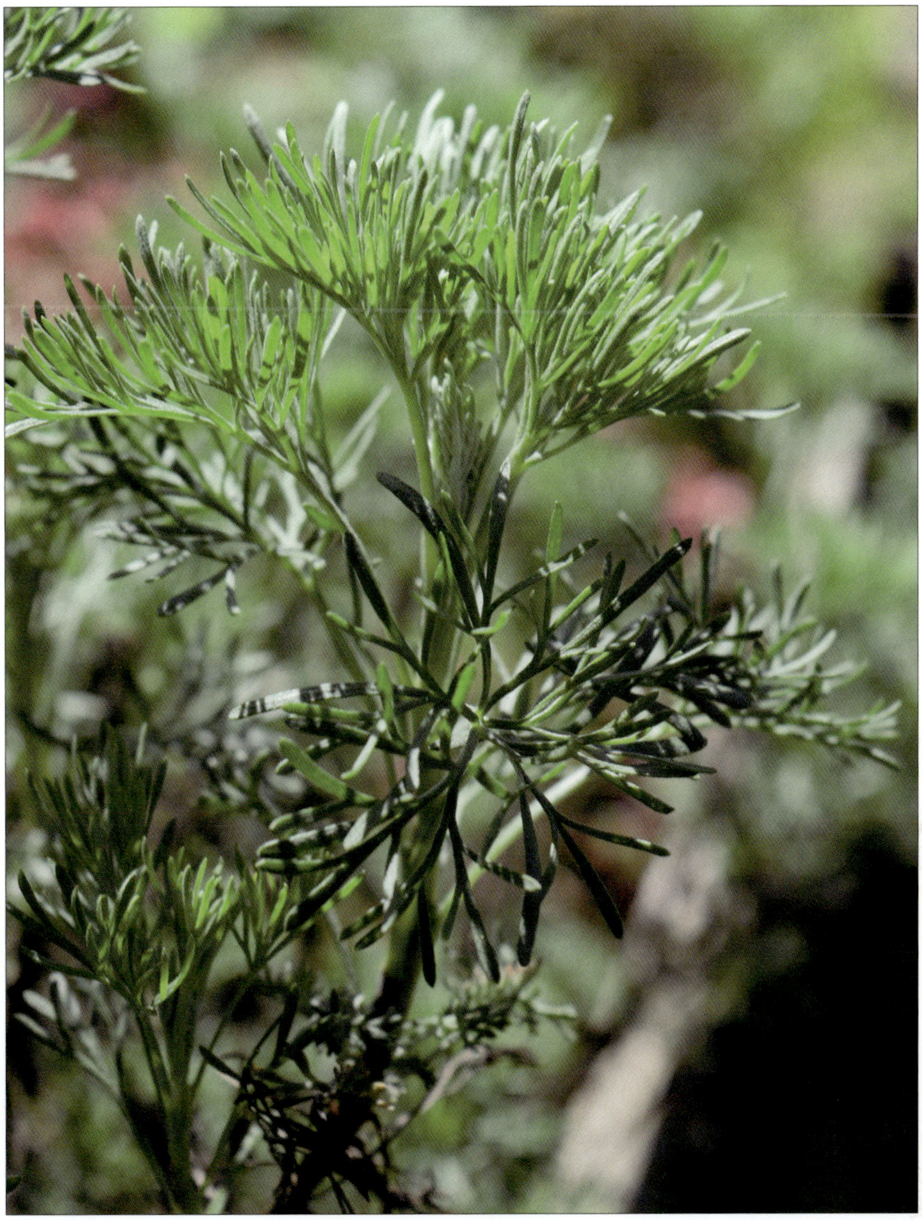

Artemisia abrotanum
Eberraute

Eberraute klärt die Gedanken

Man erzählt, dass sich die Bäuerinnen sonntags, wenn sie zur Kirche gingen, ein Zweiglein Eberraute angesteckt hätten. Der frische Duft der feinen Eberrautenblätter hat sie bei langweiligen Predigten wachgehalten. Die Kraft, den Geist zu erfrischen und die Gedanken zu klären, macht man sich auch im aussergewöhnlichen Teerezept «der Seher» zunutze (Teemischung aus 3 Teilen Grüntee, 1 Teil Eberraute, 1 Teil Zitronenverbena, 1 Teil Gingko und 1 Teil marrokanische Minze). Patrick Baumann schreibt über die Artemisia abrotanum: *«Abrotanum durchdringt den Menschen mit Kraft und Heiligkeit.»*

Eberraute wird in der modernen Phytotherapie kaum noch genutzt. In der Humoralmedizin hingegen ist sie eine wichtige Heilpflanze für den Darm, insbesondere für den verschleimten, mit gelbgalligen Schärfen verunreinigten Darm.

Wie der Beifuss ist die Eberraute geschmacklich viel milder als Artemisia absinthium und Artemisia annua. Die Artemisia-Arten tragen einerseits stark bittere (Artemisia absinthium und Artemisia annua), aber auch balsamisch-aromatische Qualitäten (Artemisia abrotanum und Artemisia vulgaris) in sich. Darin zeigt sich ein wichtiger Aspekt von Artemis: Sie trägt den Gegensatz von Wildnis und ungebändigtem Leben und dem Schutz der Frauen und Kinder, von Fruchtbarkeit und Lust gegenüber Heiligkeit oder auch von Geburt und Tod in sich.

Weitere Gedanken zu Artemis siehe Artemisia annua. chg

Artemisia absinthium
Wermut

Pflanzenfamilie	Asteraceae • Korbblütler
Vorkommen	Europa, Asien, Nordafrika • Auf Böschungen, Schuttplätzen, an Wegrändern
Humorale Qualitäten	Warm 1–2, trocken 3
Humorale Wirkungen	Fördert die Kochungen und die Krisis • Erwärmt Magen, Leber, Milz und Gebärmutter • Zerteilt zähe Feuchtigkeit • Leitet übermässige Gelbgalle/Schwarzgalle und Schärfen aus • Fördert den Konsensus von Magen, Leber, Milz • Fördert die Spiritus-Verteilung • Antidyskratisch • Deplethorisierend • Sthenisierend
Gestirne[1]	**Jupiter**, Merkur
Tria Principia[1]	**Sulphur**
Inhaltsstoffe	**Bitterstoffe** • **Ätherische Öle** (Thujon u.a.) • Flavonoide • Gerbstoffe • Cumarine
Droge	Absinthii herba • Wermutkraut
Darreichungsformen	*Innerlich:* Tee, Tinktur, Urtinktur, Spagyrikum, Fertigarzneimittel *Äusserlich:* Bad, Auflage, Räucherung
Wirkungen	Verdauungsfördernd, appetitsteigernd, blähungswidrig, Leber-Galle-anregend, sekretionsfördernd, stimmungsaufhellend, immunstimulierend, menstruationsanregend, krampflösend, antimikrobiell, antiparasitär, tonisierend
Nebenwirkungen[2]	Abortiv
Kontraindikationen[2]	Verschluss der Gallenwege, Magen-Darm-Geschwüre, Schwangerschaft, Stillzeit, Korbblütlerallergie
Anwendungsbereiche Indikationen	**Verdauung** – *Innerlich:* Dyspepsie, Appetitlosigkeit, Verdauungsschwäche, Funktionsschwäche von Leber und Gallenblase, Krämpfe, Parasiten **Frauenheilkunde** – *Innerlich:* Schwache Menstruationsblutung, Menstruationskrämpfe **Immunsystem** – *Innerlich:* Abwehrschwäche, allgemeine Schwäche, Rekonvaleszenz **Nervensystem/Psyche** – *Innerlich:* Depressive Verstimmung, Antriebslosigkeit
Weiteres	

1 **Gestirne** und **Tria Prinzipia:** Zuordnung betrifft Heilwirkung

2 **Nebenwirkungen** und **Kontraindikationen:** entfallen bei spagyrischen Anwendungen

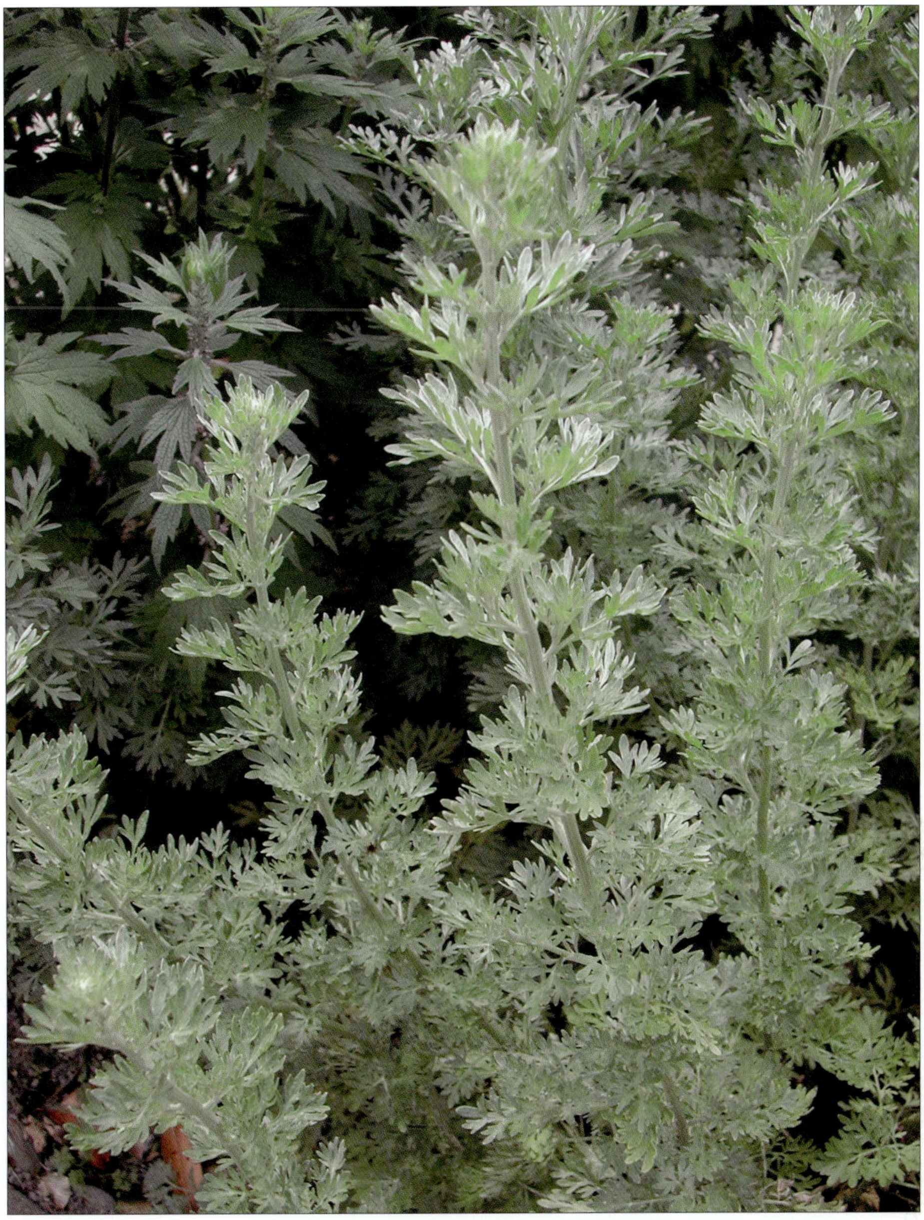

Artemisia absinthium

Wermut

Wermut weckt die Lebensgeister

Wermut belebt die Sinne, weckt die Lebensgeister und stärkt die Lebensfreude. Das bekannte Tabernaemontanus-Zitat fasst es in drei Worte: «*Wermut heilt Schwermut*». Wermut vermag den ganzen Stoffwechsel energetisch zu durchdringen und ist darum sehr gut für Menschen mit Tonusmangel geeignet. Anders ausgedrückt: Wenn es dem Menschen an Interesse und Begeisterungsfähigkeit mangelt, weil die Verstoffwechslung von physischer und energetischer Nahrung nicht in genügendem Ausmass gelingt. Die Lebensgeister sind dann nicht wach genug, dass sich der betroffene Mensch wirklich für sein Leben interessiert und er sein Leben aktiv selber gestalten will.

Klassischerweise ist Wermut auch eines der besten Mittel bei Appetitlosigkeit. Im übertragenen Sinn auch dann, wenn der Mensch von sich aus keinen Appetit auf die kleinen Freuden im Alltag, auf sinnliche Erlebnisse und auf innere und äussere Freude hat.

Wermut ist ein starkes Tonikum, das bevorzugt in tiefer Dosierung angewendet wird. Wermut ist die wichtigste Pflanze für Absinth, den mythenumwobenen Schnaps mit dem schönen Namen «die grüne Fee». Absinth war in vielen Ländern lange verboten, auch die Schweiz hat die grüne Fee erst im Jahr 2005 legalisiert. Allerdings hat sich das Absinth-Brennen in einigen Regionen im Verborgenen gehalten, berühmt-berüchtigt dafür ist das Val des Travers im schweizerischen Jura.

Gedanken zu Artemis siehe Artemisia annua und Artemisa abrotanum.

chg

Artemisia annua
Beifuss, einjähriger

Pflanzenfamilie	Asteraceae • Korbblütler
Vorkommen	Europa, Asien, Nordafrika • Auf Schuttplätzen, an Bahnarealen, teilweise kultiviert
Humorale Qualitäten	Warm 2–3, trocken 3
Humorale Wirkungen	Fördert die Kochungen und Krisis • Erwärmt und öffnet Magen, Darm, Leber und Milz • Leitet übermässige Gelbgalle/Schwarzgalle und Schärfen aus • Zerteilt zähe Feuchtigkeit • Fördert die Spiritus-Verteilung • Deplethorisierend • Sthenisierend • Antidyskratisch
Gestirne[1]	**Mars,** Merkur
Tria Principia[1]	**Sulphur,** Mercurius
Inhaltsstoffe	**Bitterstoffe** (Artemisinin u.a.) • **Ätherische Öle** • Flavonoide
Droge	Artemisiae annuae herba • Beifusskraut, einjähriges
Darreichungsformen	Tee, Tinktur, Urtinktur, Spagyrikum, Fertigarzneimittel
Wirkungen	Verdauungsfördernd, appetitsteigernd, blähungswidrig, Leber-Galle-anregend, sekretionsfördernd, krampflösend, fiebersenkend, antimikrobiell, antiparasitär (Plasmodien u.a.), immunstimulierend, tonisierend
Nebenwirkungen[2]	Abortiv
Kontraindikationen[2]	Verschluss der Gallenwege, Magen-Darm-Geschwüre, Schwangerschaft, Stillzeit, Korbblütlerallergie
Anwendungsbereiche Indikationen	**Verdauung** *Innerlich:* Dyspepsie, Appetitlosigkeit, Verdauungsschwäche, Krämpfe, Hypoazidität des Magens, Funktionsschwäche von Leber und Gallenblase, Parasiten **Immunsystem** *Innerlich:* Fieber, Abwehrschwäche, adjuvant bei Malaria, Malariaprophylaxe
Weiteres	

1 **Gestirne** und **Tria Prinzipia:** Zuordnung betrifft Heilwirkung

2 **Nebenwirkungen** und **Kontraindikationen:** entfallen bei spagyrischen Anwendungen

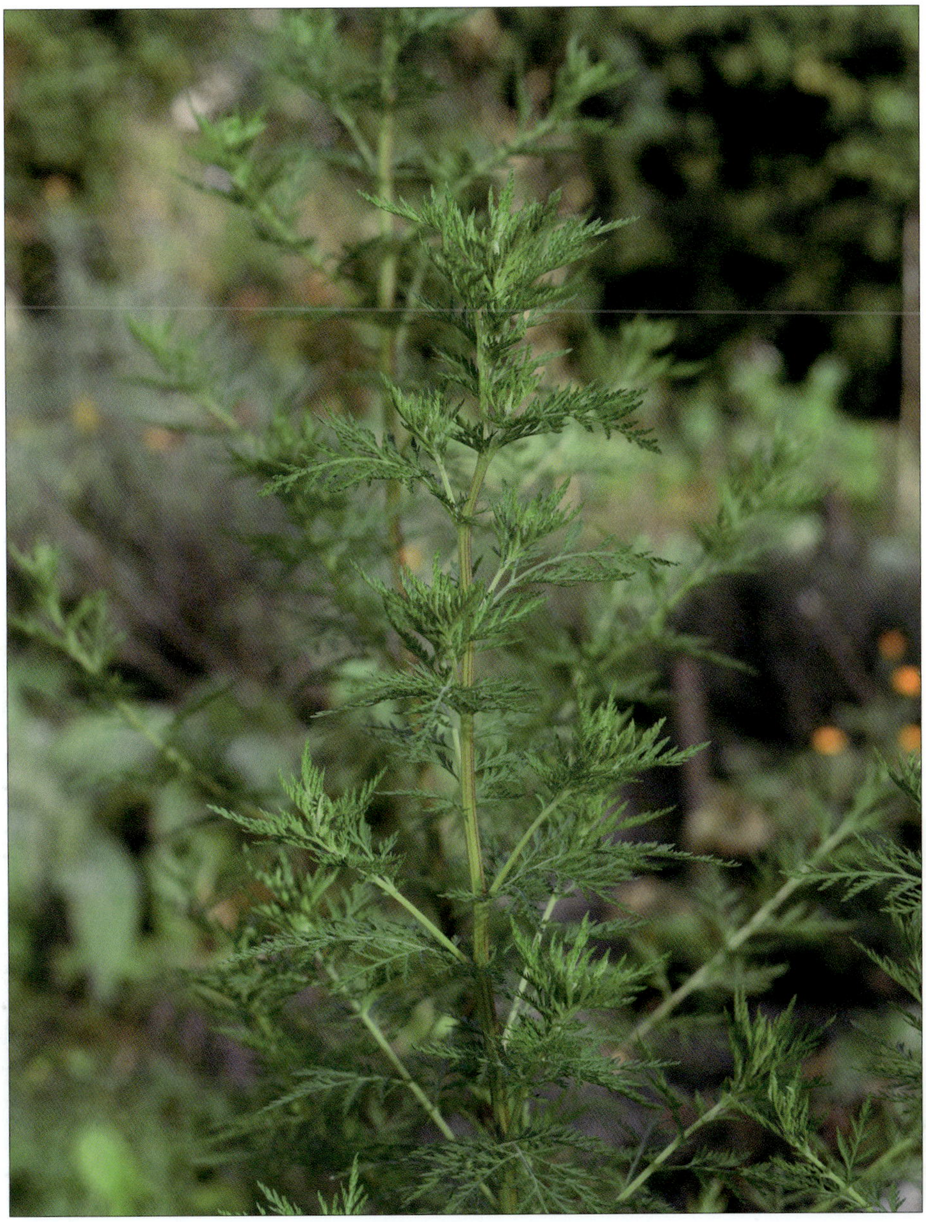

Artemisia annua

Einjähriger Beifuss

Die Nobelpreisträgerin

In der TCM wird der einjährige Beifuss seit 2000 Jahren heilkundlich genutzt, im Westen erst seit der Jahrtausendwende, v.a. in der Malariatherapie. Das Wirkprinzip des gut erforschten Inhaltstoffes Artemisinin ist folgendes: im Plasmodium (dem Malariaerreger) bildet Artemisinin (indem es das intrazelluläre Eisen beeinflusst) freie Radikale, die das Plasmodium zerstören und das Blut innerhalb von 7–10 Tagen von Plasmodien reinigt. Im Jahr 2015 erhielt Artemisia annua resp. Youyou Tou, die Entdeckerin von Artemisinin, den Nobelpreis für Medizin.

Wir stellen in diesem Buch vier Vertreterinnen der Artemisia-Pflanzen vor. Aus diesen Grund hier nachfolgend ein paar Gedanken zu Artemis: In der griechischen Mythologie ist Artemis die Göttin der Jagd, des Waldes, der Natur und Wildnis und des Mondes. Sie ist die Hüterin der Fruchtbarkeit, der Frauen, der Kinder und Herrin der Tiere. Ihre Totemtiere sind die Hirschkuh, der Eber und der Bär. Sie ist auch die Hüterin der Jungfräulichkeit, wobei hier dahingestellt bleibe, ob damit wirklich gemeint ist, sie achte sorgsam auf ihre sexuelle Unberührtheit – oder ob hier nicht eher ein anderes Verständnis von Jungfräulichkeit gemeint ist: Die Jungfrau als sexuell unabhängige Frau, die aber keinesfalls keusch durchs Leben geht, sondern ihre Sexualität frei und kraftvoll lebt, sich (noch) nicht an einen Mann gebunden hat und sich ihm schon gar nicht unterordnet.

Weitere Gedanken zu Artemis siehe Artemisia abrotanum. chg

Artemisia vulgaris
Beifuss

Pflanzenfamilie	Asteraceae • Korbblütler
Vorkommen	Europa, Asien, Nordafrika und Nordamerika • Auf sandigen Böden, Ödplätzen, an Wegrändern, Böschungen
Humorale Qualitäten	Warm 2 , trocken 2–3
Humorale Wirkungen	Fördert die Kochungen und Krisis • Erwärmt und öffnet Magen, Darm, Leber und Gebärmutter • Leitet übermässige Gelbgalle/Schwarzgalle und Schärfen aus • Löst zähe Feuchtigkeit • Fördert den Konsensus von Magen, Leber und Gebärmutter • Deplethorisierend • Dekongestiv • Tonusregulierend
Gestirne[1]	**Merkur,** Mond
Tria Principia[1]	**Mercurius**
Inhaltsstoffe	**Bitterstoffe** • Ätherische Öle • Flavonoide
Droge	Artemisiae herba • Beifusskraut
Darreichungsformen	*Innerlich:* Tee, Tinktur, Urtinktur, Spagyrikum, Fertigarzneimittel *Äusserlich:* Bad, Auflage, Räucherung
Wirkungen	*Innerlich:* Appetit- und verdauungsfördernd, Leber-Galle-anregend, sekretionsfördernd, krampflösend, antimikrobiell, antiparasitär, menstruationsanregend, fördert die Empfängnisbereitschaft, geburtseinleitend
Nebenwirkungen[2]	Allergiepotential, abortiv
Kontraindikationen[2]	Korbblütlerallergie, Schwangerschaft, Stillzeit
Anwendungsbereiche Indikationen	**Verdauung** *Innerlich:* Appetitlosigkeit, Verdauungs- und v.a. Fettverdauungsstörungen, Funktionsschwäche von Leber und Gallenblase, Krämpfe, Parasiten **Frauenheilkunde** *Innerlich:* Schwache oder ausbleibende Menstruationsblutung, PMS, Postpill-Syndrom, unerfüllter Kinderwunsch, Menstruationskrämpfe, Unterleibskälte, in der Geburtsheilkunde
Weiteres	Kult- und Räucherpflanze

1 **Gestirne** und **Tria Prinzipia:** Zuordnung betrifft Heilwirkung

2 **Nebenwirkungen** und **Kontraindikationen:** entfallen bei spagyrischen Anwendungen

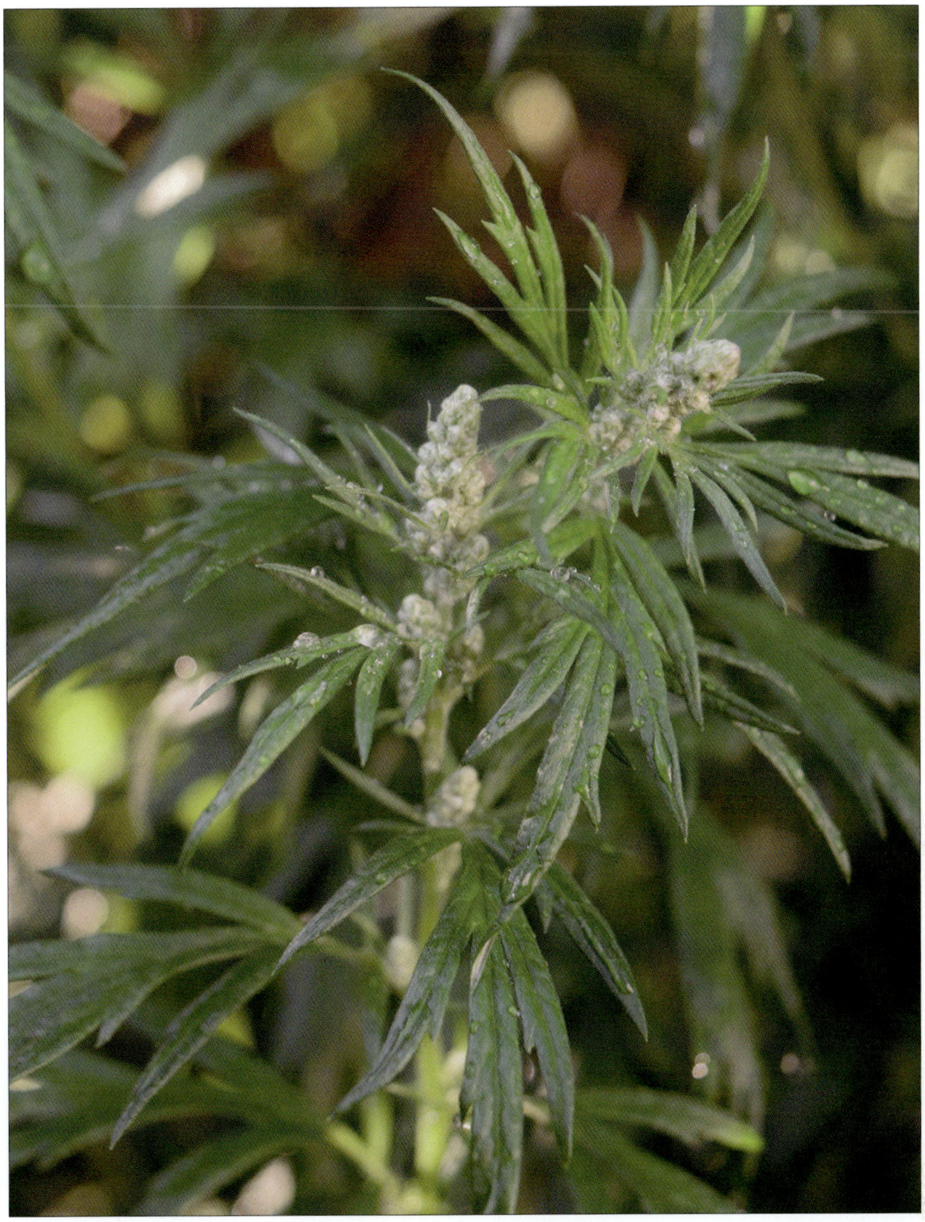

Artemisia vulgaris

Beifuss

«Mutter aller Pflanzen» (Walafrid Strabo)

Beifuss wurde seit jeher in der Frauen- und Geburtsheilkunde sowie für Rituale verwendet. Die gebärende Frau hielt Beifuss in der linken Hand, damit die grosse Göttin präsent war und Mutter und Kind schützte. Der Raum und das Lager der Gebärenden wurde mit verschiedenen Kräutern geräuchert – Beifuss als Schutz gegen Dämonen und Johanniskraut als Lichtbringer gehörten dazu.

Beifuss war auch eine der wichtigsten Kräuter für den Sonnwendgürtel. Wolf-Dieter Storl schreibt: *«Trockener Beifuss, das heilsame, «heisse» Kraut (...) kam in das Feuer, so dass eine hohe, helle, violette Lohe entstand. Durch diese Lohe sprangen die Feiernden, einer nach dem anderen, einzeln oder händehaltend. Im Beifuss war die Göttin, die Frau Holle, die Artemis, die Dea-Ana oder wie immer sie genannt wurde, persönlich anwesend. Man sprang, bloss mit Beifuss umgürtelt, einen Gundermannkranz in den Haaren und etwas Eisenkraut in der Hand, durch die reinigenden Flammen von der einen Jahreshälfte in die andere.»*

Die Anwendung als Gewürz für die Martins-/Weihnachtsgans hat weit grössere Bedeutung als nur die bessere Verdaubarkeit. Die nordeuropäischen Schamanen opferten zum Winteranfang eine Gans, um die Naturgeister, die sich bis zum nächsten Frühling in die Unterwelt zurückzogen, zu ehren und ihnen zu danken. Die Opfergans, eingerieben und geräuchert mit Beifuss, war ein Dank an Frau Holle (Mother Goose), die mit den Symbolen Gans und Schwan die schamanische Reise hütet. Gedanken zu Artemis siehe Artemisia annua und Artemisia abrotanum. chg

Asplenium scolopendrium (Syn. Phyllitis scolopendrium)
Hirschzungenfarn

Pflanzenfamilie	Aspleniaceae • Streifenfarngewächse
Vorkommen	Europa, Nordamerika, Ostasien • Auf Felsschutt, in schattigen Laubwäldern und an Mauern
Humorale Qualitäten	Warm 1, trocken 1–2
Humorale Wirkungen	Erwärmt Milz, Leber und Lungen • Leitet übermässige Schwarzgalle und Schärfen aus • Fördert den Konsensus von Milz und Lungen • Deplethorisierend • Tonusausgleichend
Gestirne[1]	**Saturn,** Merkur
Tria Principia[1]	**Mercurius**
Inhaltsstoffe	**Schleimstoffe** • Gerbstoffe
Droge	Scolopendrii herba • Hirschzungenfarnkraut
Darreichungsformen	Tee, Tinktur, Urtinktur, Spagyrikum, Fertigarzneimittel
Wirkungen	Schleimlösend, harntreibend, schweissfördernd Volksheilkundlich: Leber-Galle-anregend
Nebenwirkungen[2]	
Kontraindikationen[2]	
Anwendungsbereiche Indikationen	**Verdauung** *Innerlich:* Funktionsschwäche der Leber **Atemwege** *Innerlich:* Husten, Asthma, Funktionsschwäche der Lungen
Weiteres	Die humoralmedizinische Bedeutung lässt sich nicht aus den Inhaltsstoffen / phytotherapeutischen Wirkungen herleiten.

1 **Gestirne** und **Tria Prinzipia:** Zuordnung betrifft Heilwirkung

2 **Nebenwirkungen** und **Kontraindikationen:** entfallen bei spagyrischen Anwendungen

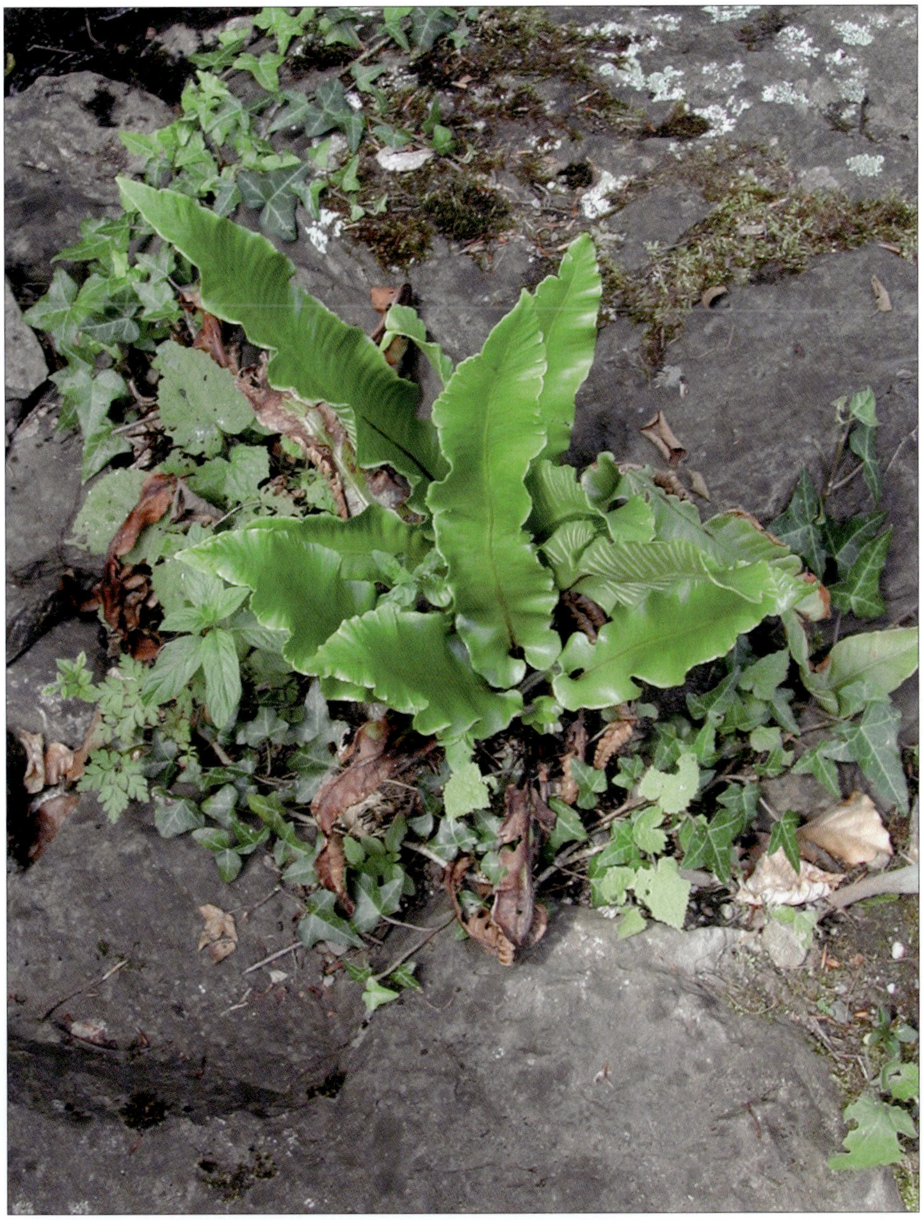

Asplenium scolopendrium
Hirschzungenfarn

Die Kraft des Hirsches (König unserer Wälder) für die Milz

Die Heilpflanze hat in der modernen Heilpflanzenkunde keine Bedeutung mehr, ihre phytotherapeutischen Wirkungen gelten heute als vernachlässigbar. Allerdings ist sie in der Humoralmedizin als Milzpflanze von grosser Bedeutung. So wird die Heilpflanze im Volksmund auch Milzkraut genannt. Das Blatt des Hirschzungenfarns ist im Gegensatz zu vielen anderen Farnen ganzrandig und ungeteilt. Diese Zungenform des Blattes gab der Pflanze ihren Namen.

Die Milzblätter ähneln in ihrer Gestalt aber nicht der Milz (auch wenn das in der Signaturenlehre manchmal so gesagt wird), sondern eher der Bauchspeicheldrüse. Das Pankreas ist jedoch in alten Schriften kaum ein Thema. Betrachtet man aber die funktionellen Zusammenhänge von Magen, Milz und Pankreas, zeigt sich auch hier die Bedeutung des Hirschzungenfarn bei übermässiger Schwarzgalle.

In der Heilkunde von Hildegard von Bingen ist der Hirschzungentrank eines der grossen Universalmittel zur Verbesserung des Wohlbefindens, zur Reinigung der Lunge, zur Entgiftung des Magen-Darm- und Leber-Galle-Systems und zur Regulation der Hormondrüsen. Der Hirschzungentrunk enthält Hirschzungenfarn, Zimt und langen Pfeffer sowie Wein und Honig. Hildegard von Bingen schreibt dazu: «...*Trinke davon oft vor und nach dem Essen. Es hilft der Leber, reinigt die Lunge und heilt die Eingeweideleiden und es beseitigt innere Eiterungen (Fäulnis) und Verschleimung.*»

chg

Avena sativa
Hafer

Pflanzenfamilie	Poaceae • Süssgräser
Vorkommen	In Europa, Nordamerika und Asien kultiviert
Humorale Qualitäten	**Kraut:** Neutral, feucht 1 **Stroh:** Neutral, neutral
Humorale Wirkungen	**Kraut:** Nährt und kräftigt die Nerven • Mildert übermässige Gelbgalle/Schwarzgalle und Schärfen • Tonusregulierend **Stroh:** Mildert Schärfen und vermindert Ersatzausscheidungen auf Haut • Antiskrofulös • Tonusregulierend
Gestirne[1]	**Kraut: Sonne,** Venus **Stroh: Saturn,** Sonne
Tria Principia[1]	**Kraut: Mercurius** **Stroh: Sal**
Inhaltsstoffe	**Kraut: Flavonoide** • Kieselsäure • Saponine **Haferstroh: Kieselsäure** • Saponine • Flavonoide
Droge	Avenae herba / stramentum • Haferkraut / Haferstroh
Darreichungsformen	**Kraut,** *Innerlich:* Tee (grüner Hafertee), Tinktur, Urtinktur, Spagyrikum, Fertigarzneimittel **Stroh,** *Äusserlich:* Bad, Auflage
Wirkungen	**Kraut,** *Innerlich:* Nervenstärkend, beruhigend, mild harntreibend **Stroh,** *Äusserlich:* Entzündungshemmend, juckreizstillend, bindegewebsfestigend, pilzhemmend
Nebenwirkungen[2]	
Kontraindikationen[2]	
Anwendungsbereiche Indikationen	**Nervensystem/ Psyche:** **Kraut,** *Innerlich:* Nervosität, Erschöpfung, Nervenschwäche, Spannungszustände, Schlaflosigkeit, vegetative Dystonie, nervöse Herz-Kreislaufbeschwerden, übermässige Reizempfindlichkeit **Haut:** **Stroh,** *Äusserlich:* Milchschorf, Hautentzündungen, Ekzeme, Juckreiz, Neurodermitis, Pilze
Weiteres	

1 **Gestirne** und **Tria Prinzipia:** Zuordnung betrifft Heilwirkung

2 **Nebenwirkungen** und **Kontraindikationen:** entfallen bei spagyrischen Anwendungen

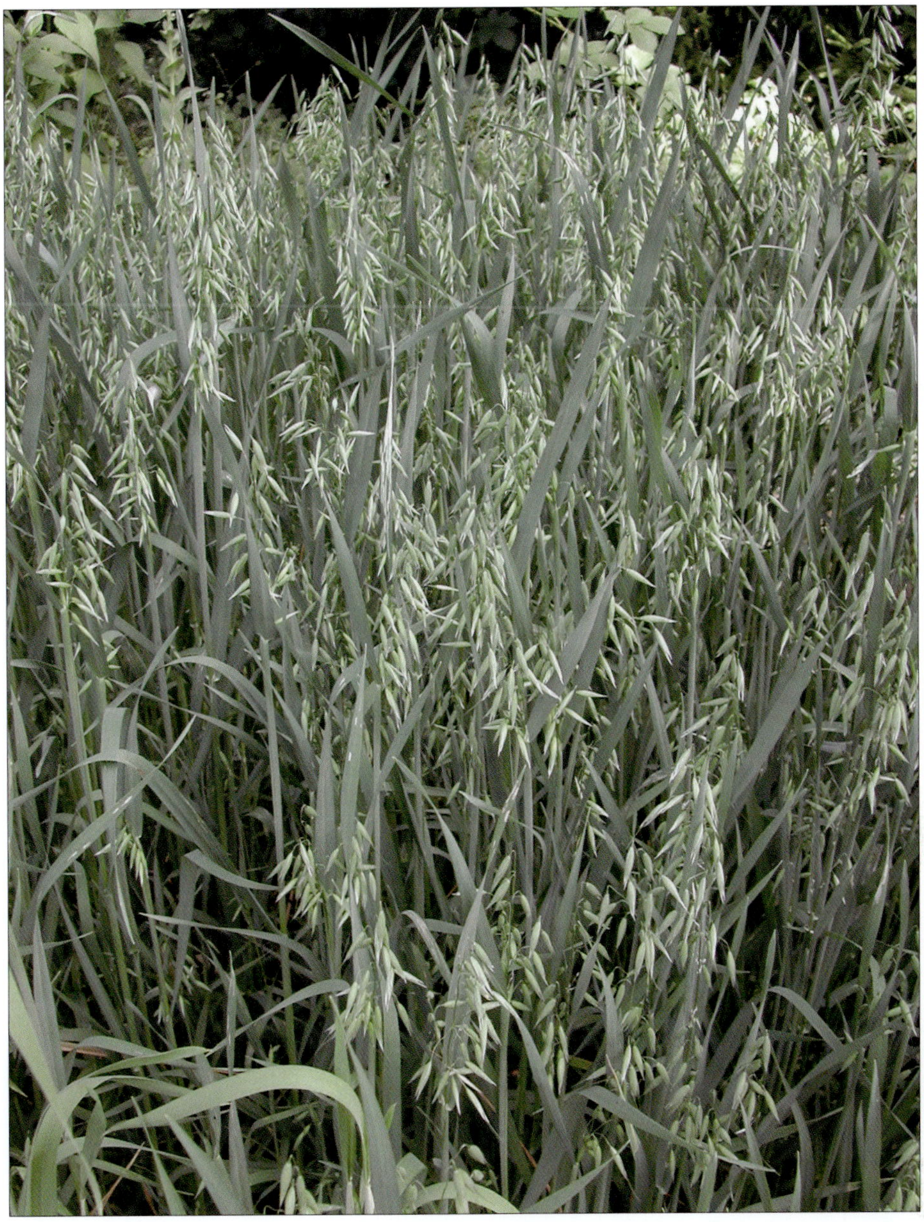

Avena sativa

Hafer

Hafer macht starke und belastbare Nerven

Hafer ist eine bewegliche und elastische Pflanze. Wenn es windet, tanzen die filigranen Haferhalme leicht und fröhlich im Wind und lassen sich nicht knicken. Der Hafer mit seinem hohlen und rundlichen Halm findet auch nach einem Sturm wieder in seine stabile Mitte. Nach einem schweren Gewitter liegen oft ganze Felder von Weizen- und Roggenhalmen geknickt am Boden. Der Hafer hingegen versteht es, sich in seiner Elastizität im Wind zu bewegen und nicht zu brechen. Wenn sich Menschen durch den Alltag bedrängt und gehetzt fühlen, wenn ihnen zwischenmenschliche Konflikte über den Kopf wachsen, stärkt der Hafer die innere Ruhe, Gelassenheit und richtet den Menschen wieder auf. Denn je elastischer und beweglicher ein Mensch auf Erschütterungen seines Lebens reagieren kann, desto weniger «bricht» er und desto schneller findet er seine eigene Mitte und Kraft wieder. Alle Situationen von Überforderung gleicht der Hafer sowohl körperlich wie auch psychisch aus. Hafer schenkt Beweglichkeit und Elastizität, fängt Erschütterungen auf und stabilisiert Rhythmen.

Im Gegensatz zu seinem feingliedrigen Halm bildet Hafer ein stark verzweigtes Wurzelwerk, um die Wasserversorgung sicherzustellen. Der Hafer lagert viel Feuchtigkeit in die Früchte ein. Diese «Saftigkeit» unterstützt die Elastizität des Halmes zusätzlich und erklärt, warum Hafer aus humoralmedizinischer Sicht nicht nur die Nerven, sondern alle Säfteprinzipien nährt.

chg

Bambusa arundinacea
Bambus

Pflanzenfamilie	Poaceae • Süssgräser
Vorkommen	Süd-, Südostasien • In tropischen Gebieten weltweit kultiviert
Humorale Qualitäten	Neutral, feucht 1
Humorale Wirkungen	Fördert die 3. Kochung und die nährenden Säfte • Fördert die Widerstandskraft des Bindegewebes und stabilisiert es • Reguliert Wärme und Feuchtigkeit • Leitet übermässige Gelbgalle/Schwarzgalle und Schärfen aus • Fördert den Konsensus von Nieren und Bindegewebe • Tonusregulierend
Gestirne[1]	**Merkur,** Saturn
Tria Principia[1]	**Mercurius,** Sal
Inhaltsstoffe	**Kieselsäure** (Knoten) • Flavonoide (Blätter)
Droge	Bambusa nodium / Bambusa folium • Bambusknoten / -blatt (Daneben existieren zahlreiche andere Drogenbezeichnungen)
Darreichungsformen	*Innerlich:* Tee, Tinktur, Urtinktur, Spagyrikum, Fertigarzneimittel *Äusserlich:* Auflage, Salbe, Bad
Wirkungen	*Innerlich:* Bindegewebsstärkend, schmerzlindernd, entzündungshemmend, antioxidativ, knorpelregenerierend, harntreibend *Äusserlich:* Wundheilend, bindegewebsstärkend
Nebenwirkungen[2]	
Kontraindikationen[2]	
Anwendungsbereiche Indikationen	**Bewegungsapparat** *Innerlich/Äusserlich:* Rheumatische Erkrankungen, Wirbelsäulenbeschwerden, Osteoporose, Bindegewebsschwäche **Haut und Hautanhangsgebilde** *Innerlich/Äusserlich:* Altershaut, rissige Haut, Cellulite, spröde Haare, brüchige Nägel
Weiteres	Verwendet werden auch weitere Bambus-Arten und andere Pflanzenteile.

1 **Gestirne** und **Tria Prinzipia:** Zuordnung betrifft Heilwirkung

2 **Nebenwirkungen** und **Kontraindikationen:** entfallen bei spagyrischen Anwendungen

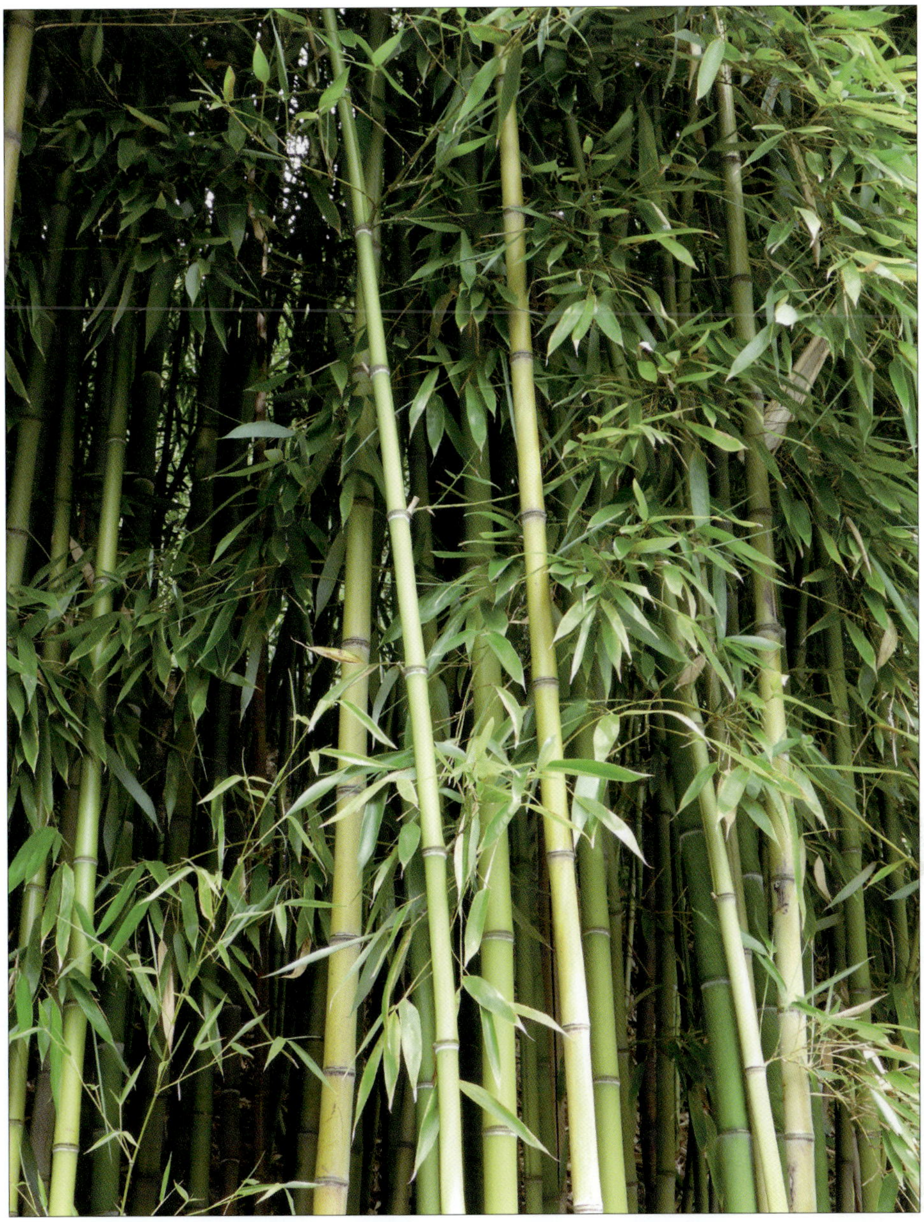

(Hier: Bambus sp.)

Bambusa arundinacea

Bambus

Baum gewordenes Gras

Bambus ist ein Baum-artiges Wesen – und gleichzeitig ein Gras. Obwohl Bambus sehr gross werden kann, hat er keinen Stamm im herkömmlichen Sinne, sondern wie andere Süssgräser einen Halm. Wie die Gräser sind die Bambushalme aus hohlen Abschnitten, den Internodien, aufgebaut, die in regelmässigen Abständen von einer Art Trennwänden, den Nodien, unterbrochen sind.

Wenn die Halme aus dem Boden spriessen, wachsen sie nur noch in die Höhe. Es gibt Bambusarten, die 25cm und mehr pro Tag wachsen können. Die unscheinbaren Blüten, die mehrere Jahre blühen können, schwächen die Pflanze, so dass sie nach der Blüte abstirbt. Allerdings blühen sie, je nach Art, nur alle 25–140 Jahre. Da sie sich über Schösslinge aus dem Rhizom vermehren, gab es bei einigen Bambusarten ein böses Erwachen für die Gartenbesitzer/innen. Hat sich die Wurzel nämlich erst mal ausgebreitet, lässt sich das harte Wurzelwerk nicht mehr ausstechen. Bambus wird man darum kaum mehr los.

Bambus symbolisiert in seiner asiatischen Heimat Durchhalte- und Aufrichtekräfte und eignet sich besonders für Momente des «Durchhängens», wenn jegliche Energie weiterzumachen, fehlt. Er steht für Ausdauer und Hartnäckigkeit, aber auch für Nachgeben. Selbst bei starken Stürmen bricht Bambus nicht, sodass die Menschen seit jeher in Bambuswäldern Schutz suchten. Bambus hält den Körper geschmeidig und beweglich und stärkt die Resistenz des Bindegewebes.

chg

Bellis perennis
Gänseblümchen

Pflanzenfamilie	Asteraceae • Korbblütler
Vorkommen	Weltweit in gemässigten Zonen • Auf Wiesen, Weiden, an Waldrändern, in Pärken
Humorale Qualitäten	Warm 1, trocken 1
Humorale Wirkungen	Fördert die Kochungen • Erwärmt und öffnet die Gebärmutter • Löst zähe Feuchtigkeit und vermindert Ersatzausscheidungen über Haut und Schleimhaut • Lymphflussfördernd • Leitet übermässige Gelbgalle/Schwarzgalle und Schärfen aus • Antidyskratisch • Antiskrofulös • Tonusregulierend
Gestirne[1]	**Venus,** Sonne
Tria Principia[1]	**Mercurius**
Inhaltsstoffe	**Saponine** • Gerbstoffe • Bitterstoffe • Schleimstoffe • Flavonoide
Droge	Bellidis flos / herba • Gänseblümchenblüte / -kraut
Darreichungsformen	*Innerlich:* Tee, Tinktur, Urtinktur, Spagyrikum, Fertigarzneimittel *Äusserlich:* Salbe, Auflage, Bad
Wirkungen	*Innerlich:* Entzündungshemmend, verdauungsfördernd, schleimlösend, auswurffördernd, hautstoffwechselregulierend *Äusserlich:* Wundheilungsfördernd, juckreizlindernd, entzündungshemmend
Nebenwirkungen[2]	
Kontraindikationen[2]	Korbblütlerallergie
Anwendungsbereiche Indikationen	**Verdauung** *Innerlich:* Verdauungsbeschwerden, Durchfall, Stoffwechselschwäche **Atemwege** *Innerlich:* Husten, Erkältungen **Haut** *Innerlich/Äusserlich:* Ekzeme, Neurodermitis, Hautentzündungen, Hämatome, Akne, Milchschorf, Herpes labialis, Wunden, Furunkel, Abszesse, Juckreiz **Lymphsystem** *Innerlich:* Lymphknotenschwellungen, Lymphstauungen **Frauenheilkunde** *Innerlich/Äusserlich:* Menstruationsbeschwerden, Krämpfe, Dammriss/-schnitt, Unterstützung der Gebärmutterrückbildung
Weiteres	Wird auch «Arnika der «Gebärmutter» genannt

1 **Gestirne** und **Tria Prinzipia:** Zuordnung betrifft Heilwirkung

2 **Nebenwirkungen** und **Kontraindikationen:** entfallen bei spagyrischen Anwendungen

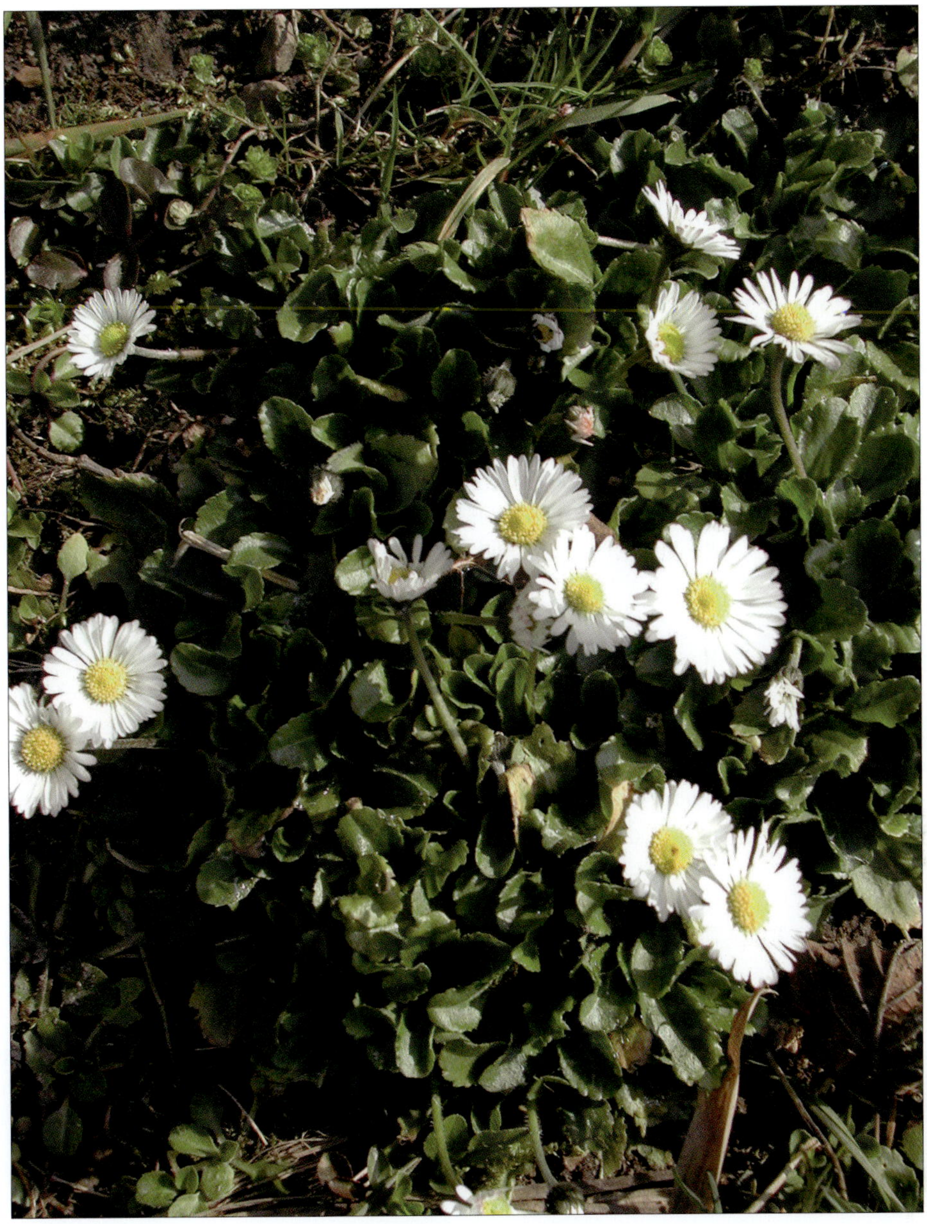

Bellis perennis
Gänseblümchen

Das kindliche Wiesenblümchen mit aussergewöhnlicher Regenerationskraft

Für die Germanen war das Gänseblümchen heilig, da es mit seiner liebevollen Ausstrahlung die Seele berührt. Es repräsentierte die Augen des Baldur, des Gottes der Güte, Reinheit und der Auferstehung. Der offene Blütenkopf verkündete den Germanen die Anwesenheit ihres Sonnengottes. Gänseblümchen sollen auch zu den Lieblingsblumen der Ostara, der germanischen Frühlingsgöttin, gehören. Ostara zeigte den Menschen, wie sie die Erde bearbeiten mussten, damit die Samen keimen und wachsen konnten. Ebenso offenbarte sie den Menschen, wie sie ihre noch schlummernden Fähigkeiten entwickeln und ausbilden konnten.

Kinder lieben Gänseblümchen und sammeln Sträusschen, flechten Kränze und kochen die Blüten in ihren Spielsuppen. Das Gänseblümchen ist auf vielen Produkten wie Naturejoghurt, Taschentücher, Tampons etc. abgebildet, denn sein Wesen ist Reinheit, Unversehrtheit, Unschuld und Kindlichkeit.

Das Gänseblümchen beeindruckt vor allem durch seine grosse Regenerationskraft. Es erträgt Temperaturen bis minus 15°C und stellt kaum Ansprüche an den Boden. Wenn es zertreten wird, steht es wieder auf. Und wenn der Rasen gemäht wird, dauert es nicht lange, bis die Massliebchen die Wiese wieder mit ihren leuchtend gelb-weissen Blütenköpfen verzieren. Diese Ausdauer, den Kopf nach jedem Tritt darauf sofort wieder aufzurichten, als wäre nichts geschehen, ist Ausdruck einer aussergewöhnlichen Vitalität und Regenerationskraft. chg

Berberis vulgaris
Berberitze, gemeine

Pflanzenfamilie	Berberidaceae • Sauerdorngewächse
Vorkommen	Mittel-, Südeuropa, Nordafrika • An Waldrändern, in Hecken, auf Schutthalden und felsigen Hängen
Humorale Qualitäten	**Rinde/Wurzel:** Warm 1, trocken 2 • **Frucht:** Neutral—kalt 1, trocken 1
Humorale Wirkungen	**Rinde/Wurzel:** Fördert die Kochungen • Erwärmt und öffnet Leber, Milz, Nieren und fördert ihren Konsensus • Leitet Gelbgalle/Schwarzgalle und Schärfen aus • Zerteilt zähe Feuchtigkeit • Antidyskratisch • Tonusregulierend **Frucht:** Mildert Gelbgalle und Schärfen • Detonisierend
Gestirne[1]	**Rinde/Wurzel: Mars,** Jupiter
Tria Principia[1]	**Rinde/Wurzel: Sulphur,** Mercurius
Inhaltsstoffe	**Rinde/Wurzel: Alkaloide** • Gerbstoffe • Flavonoide **Frucht: Fruchtsäuren** • Gerbstoffe • Flavonoide • Alkaloide in Spuren
Droge	Berberidis cortex / radix / fructus • Berberitzenrinde / -wurzel / -frucht
Darreichungsformen	**Rinde/Wurzel:** Tee (selten), Tinktur, Urtinktur, Spagyrikum, Fertigarzneimittel **Frucht:** Tee
Wirkungen	**Rinde/Wurzel:** Leber-Galle-anregend, krampflösend, verdauungsfördernd, sekretionsfördernd, harntreibend, entzündungshemmend, leicht abführend, antimikrobiell **Frucht:** Verdauungsfördernd, harntreibend, entzündungshemmend, leicht abführend, fiebersenkend
Nebenwirkungen[2]	Die Rinde ist ab 4g täglich giftig
Kontraindikationen[2]	**Rinde/Wurzel:** Schwangerschaft, Nierenentzündung
Anwendungsbereiche Indikationen	**Verdauung** *Innerlich:* Appetitlosigkeit, Verdauungsstörung, Funktionsschwäche von Leber und Gallenblase, Verstopfung **Bewegungsapparat** *Innerlich:* Unterstützend bei rheumatischen Erkrankungen, Gicht **Nieren-Blase** *Innerlich:* Funktionsschwäche von Nieren und Blase, Steinbildung **Haut** *Innerlich:* Unterstützend bei Hautausschlag, Nesselfieber
Weiteres	

1 **Gestirne** und **Tria Prinzipia:** Zuordnung betrifft Heilwirkung

2 **Nebenwirkungen** und **Kontraindikationen:** entfallen bei spagyrischen Anwendungen

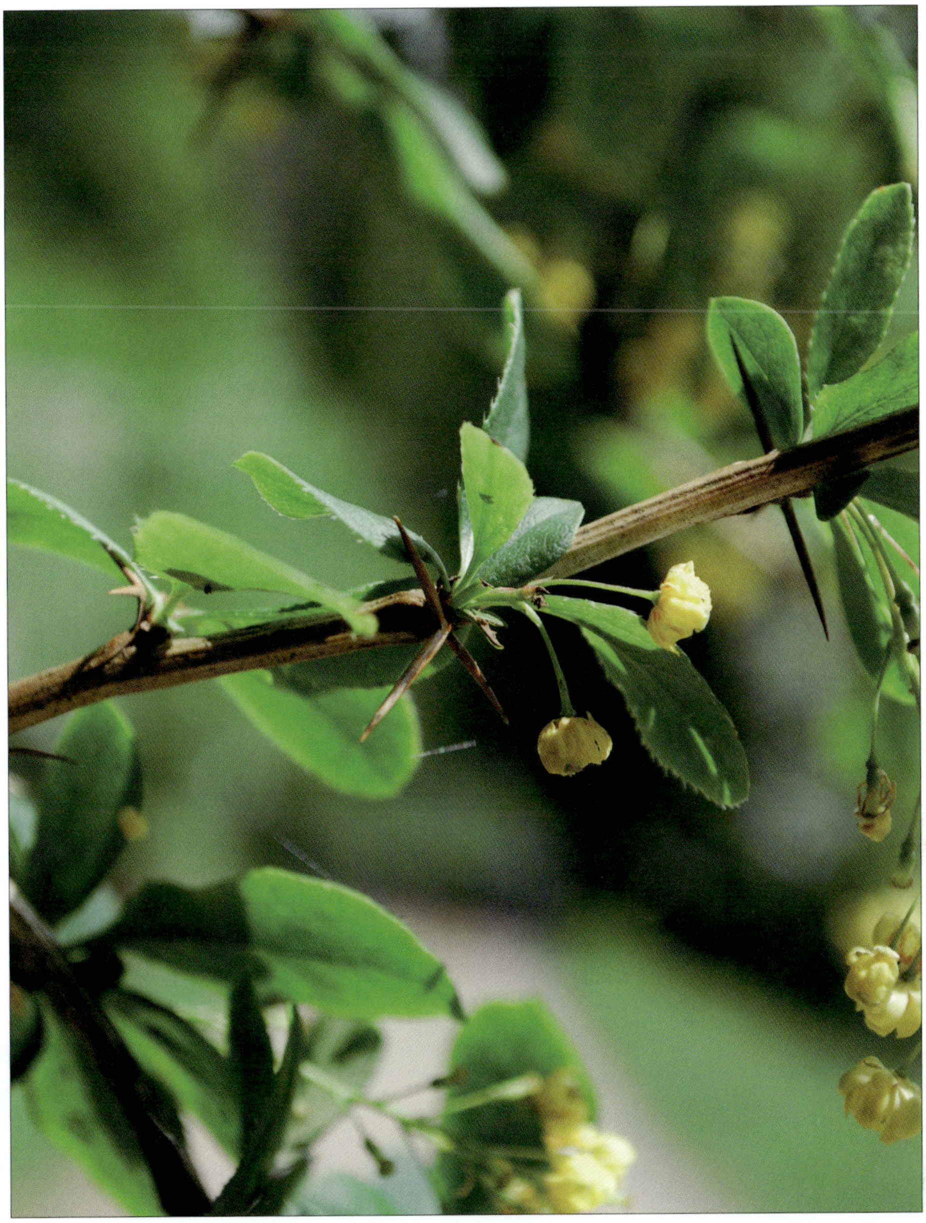

Berberis vulgaris
Gemeine Berberitze

Ein reizbarer Choleriker

Die Begegnung mit dem auch Sauerdorn genannten Strauch war in vielen Gegenden für lange Zeit eine Seltenheit. Jahrhunderte lang wurde er als Zwischenwirt eines Getreidepilzes (Schwarzrost) geächtet und deshalb vernichtet. Da heute vermehrt die positiven Eigenschaften als wertvolle Heil- und Heckenpflanze in den Vordergrund gerückt sind, hat sich der Bestand wieder erholt. Ihre wehrhaften Zweige sind mit dreiteiligen Dornen bestückt, welche schmerzhafte Verletzungen verursachen können. Weitere Analogien zum gelbgalligen Prinzip zeigen sich in den gelben Blüten und in der leuchtend gelben, inneren Rindenschicht. Eine weitere Eigenheit zeigt die hohe Reizbarkeit der Berberitze: Bei Berührung der ausgebreiteten Staubblätter in der Blüte durch ein Insekt (oder mit einem Zahnstocher herbeigeführt) schnellen diese in Sekundenbruchteilen zur Mitte, um den potenziellen Bestäuber mit einer Pollenfracht zu beladen.

Die Früchte sind der kühlende Gegenpol – aus ihnen lässt sich ein säuerlich schmeckender Tee, Sirup oder Likör herstellen. Sie können als Wildfrucht genossen werden und sind als Zutat ein Bestandteil der persischen Küche.

Alles in allem ein wehrhafter Geselle, welcher seine Wirkung optimal bei gereizten und aufbrausenden Patienten entfaltet. Für Menschen, die zu Überreaktionen, zu stechenden Schmerzen, akuten Entzündungen, Ausschlägen und Steinbildung neigen.

cr

Betula pendula
Birke

Pflanzenfamilie	Betulaceae • Birkengewächse
Vorkommen	Nord- und Mitteleuropa, Asien • Auf Kahlschlägen, Brachflächen, in lichten Wäldern, Mooren, an Ufern
Humorale Qualitäten	Neutral, neutral—trocken 1
Humorale Wirkungen	Leitet übermässige Gelbgalle/Schwarzgalle, Feuchtigkeit und Schärfen aus • Löst zähe Feuchtigkeit • Säftebewegend und lymphflussfördernd • Vermindert Ersatzausscheidungen über die Haut und Schleimhaut • Fördert den Konsensus von Haut, Nieren und Lymphe • Antiskrofulös • Antidyskratisch • Tonusregulierend
Gestirne[1]	**Venus,** Merkur
Tria Principia[1]	**Mercurius**
Inhaltsstoffe	**Flavonoide** • **Saponine** • Gerbstoffe • Bitterstoffe • Wenig ätherische Öle
Droge	Betulae folium • Birkenblatt
Darreichungsformen	*Innerlich:* Tee, Tinktur, Urtinktur, Spagyrikum, Fertigarzneimittel *Äusserlich:* Bad, Haarwasser
Wirkungen	*Innerlich:* Harntreibend, leicht harndesinfizierend, leicht krampflösend, entzündungshemmend im Harntrakt *Äusserlich:* Gewebe straffend, lymphflussfördernd
Nebenwirkungen[2]	
Kontraindikationen[2]	Keine Durchspülungstherapie bei Ödemen infolge Herz- oder Niereninsuffizienz
Anwendungsbereiche Indikationen	**Nieren-Blase** *Innerlich:* Harnwegsinfekte, Funktionsschwäche von Nieren und Blase, Nierengriess **Bewegungsapparat** *Innerlich:* Unterstützend bei rheumatischen Erkrankungen **Haut** *Innerlich:* Ödeme, Cellulite, chronische Hauterkrankungen, Schuppen
Weiteres	

1 **Gestirne** und **Tria Prinzipia:** Zuordnung betrifft Heilwirkung

2 **Nebenwirkungen** und **Kontraindikationen:** entfallen bei spagyrischen Anwendungen

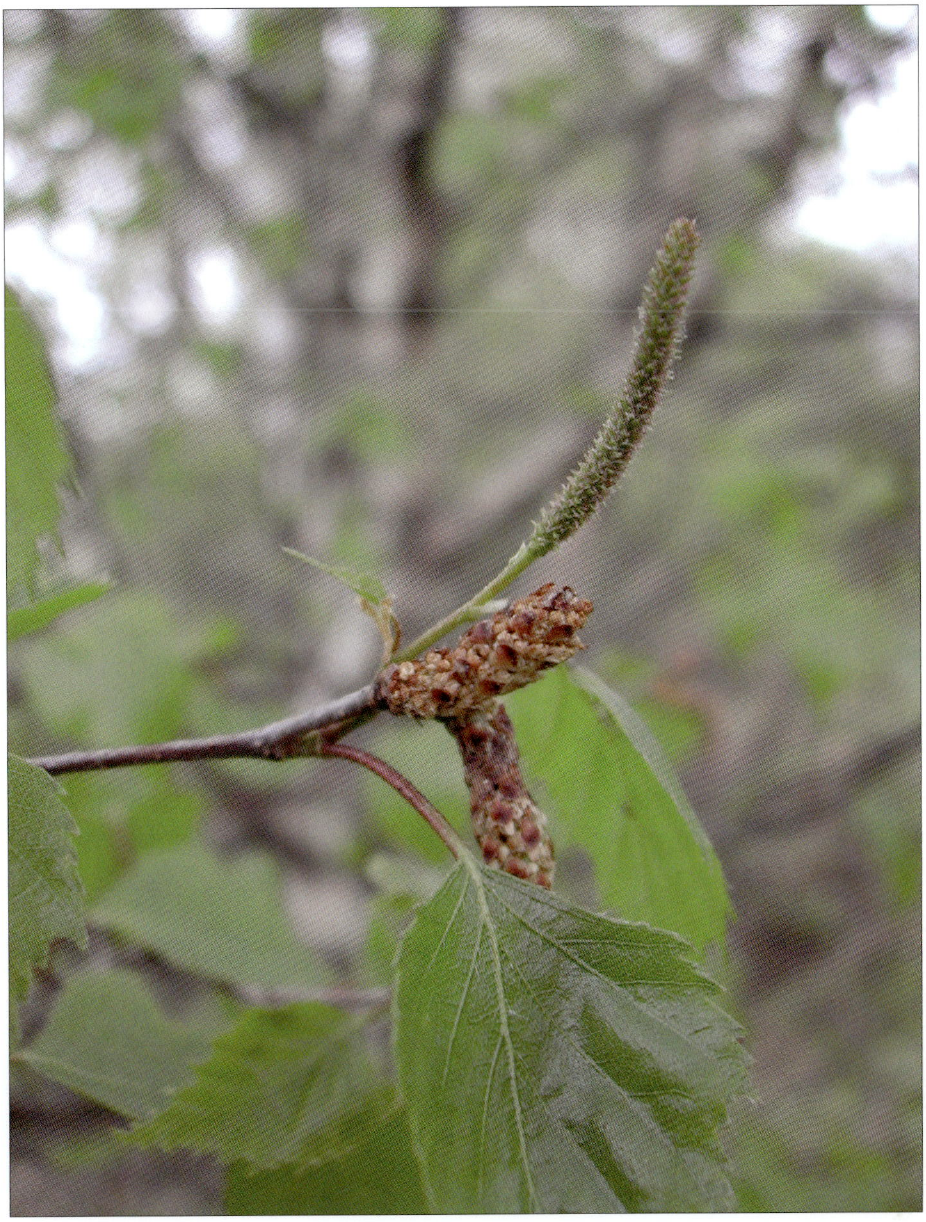

Betula pendula

Birke

Baum gewordene Frühlingsgöttin

Die lateinische Bezeichnung «Betula» kommt aus dem Hebräischen und heisst «junges Mädchen». Im germanischen Volksglauben galt die Birke als Frühlingsbaum, als Symbol des immer wiederkehrenden Frühlings, der Beweglichkeit und der Jugend. Die Kelten nannten sie «Braut des Waldes» und begrüssten den Frühling mit Birkenzweigen, dem Symbol der nordischen Göttin «Freya» und der keltischen Lichtgöttin «Brigid».

Wie die Frühlingsgöttin die Samen weckt, das Grün keimen und die Säfte wieder fliessen lässt, bringen Birkenblätter auch den menschlichen Wasserhaushalt in Bewegung und reinigen den Körper. Die reinigende Qualität ist auch im Volksbrauch sichtbar, wenn mit Birkenreisig der Weg zum eigenen Haus gereinigt wird, damit die guten Götter gerne zu Besuch kommen.

Die Birke fördert die Beweglichkeit in Körper, Seele und Geist und bringt ein Gefühl von Anmut und Schönheit. Wenn die Welt nur noch grau und matt ist, wenn sich alles erstarrt und kalt anfühlt, wenn der jugendliche Schwung in Gedanken und Gefühlen verloren gegangen ist, hilft die Birke dem Menschen, Farben leuchtender, Töne klangvoller und Düfte aromatischer zu empfinden. Mit ihrer Kraft erscheinen Gestalten lebendiger und unsere Sinne nehmen Ästhetik und Harmonie (wieder) wahr.

Wer es noch nie getan hat: Lauscht den Birkenblättern im Wind, sie singen das Lied der Leichtigkeit, des Tanzes, der Frühlingsfreude und des Neuanfangs.

chg

Borago officinalis
Borretsch

Pflanzenfamilie	Boraginaceae • Borretschgewächse
Vorkommen	Süd- und Mitteleuropa, Nordafrika • Häufig aus Kultur verwildert, auf Brachflächen und Schutthalden
Humorale Qualitäten	**Kraut:** Warm 1, neutral—feucht 1 **Same:** Warm 1, feucht 1
Humorale Wirkungen	Fördert die nährenden Säfte • Erwärmt und öffnet Milz • Erheitert Herz und Gemüt • Leitet übermässige Gelbgalle/Schwarzgalle und Schärfen aus • Fördert den Konsensus von Milz und Herz • Tonusregulierend
Gestirne[1]	**Venus,** Saturn
Tria Principia[1]	**Mercurius**
Inhaltsstoffe	**Kraut: Kieselsäure** • Schleimstoffe • Gerbstoffe • Saponine • Pyrrolizidin-Alkaloide (PA) **Same: Essentielle Fettsäuren** (Gamma-Linolensäure u.a.) • Schleimstoffe • Gerbstoffe
Droge	Boraginis herba / semen • Borretschkraut / -same
Darreichungsformen	**Kraut,** *Innerlich:* Tee, Tinktur, Urtinktur, Spagyrikum, Fertigarzneimittel **Samen,** *Innerlich:* Fertigarzneimittel **Samen,** *Äusserlich:* Fertigarzneimittel
Wirkungen	**Kraut:** Entzündungshemmend, leicht harntreibend **Same,** *Innerlich:* Antioxidativ, entzündungshemmend, leicht schmerzlindernd, Hautstoffwechsel regulierend, stimmungsaufhellend, antiallergisch, juckreizlindernd **Same,** *Äusserlich:* Juckreizlindernd, entzündungshemmend, Hautstoffwechsel regulierend, antiallergisch
Nebenwirkungen[2]	**Kraut:** Wegen PA keine Langzeittherapie aufgrund möglicher Leberschädigung
Kontraindikationen[2]	**Kraut:** Schwangerschaft, Stillzeit wegen PA
Anwendungsbereiche Indikationen	**Nervensystem/Psyche** *Innerlich:* Depressive Verstimmung, Nervosität **Immunsystem** *Innerlich:* Allergien **Haut** *Innerlich/Äusserlich:* Neurodermitis, Psoriasis, Juckreiz **Frauenheilkunde** *Innerlich:* PMS, Wechseljahrsbeschwerden, Endometriose
Weiteres	Die humoralmedizinische Bedeutung des Krautes lässt sich nicht aus den Inhaltsstoffen / phytotherapeutischen Wirkungen herleiten.

1 **Gestirne** und **Tria Prinzipia:** Zuordnung betrifft Heilwirkung

2 **Nebenwirkungen** und **Kontraindikationen:** entfallen bei spagyrischen Anwendungen

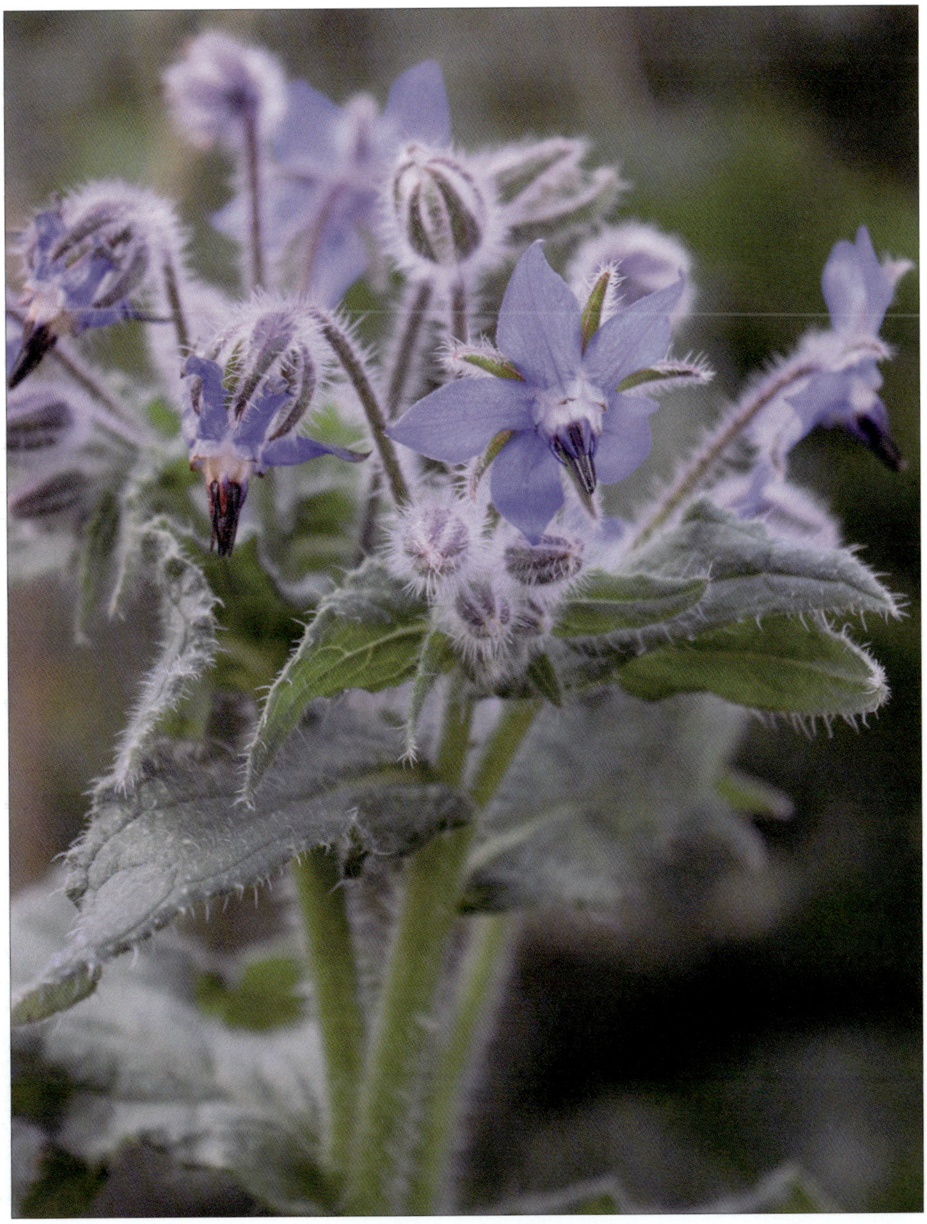

Borago officinale

Borretsch

Blaue Sterne im Garten trösten das Herz

Der Borretsch ist mit Ausnahme der Blüten an allen oberirdischen Pflanzenteilen rau behaart. Wer Stängel oder Blätter berührt, spürt den hohen Gehalt an Kieselsäure deutlich. Ganz anders die Blüte: ein lila-bläulicher Fünfstern, der mit seiner äusserst filigranen Art und der auffälligen Farbe auf sich aufmerksam macht. Im Borretsch begegnen sich Saturn (raue Blätter, Kieselsäure) und Venus (erweichende, befeuchtende Qualität und feine Blüten).

Die Anthocyane der Blüten sind je nach äusseren Einflüssen bläulich, lila oder rot. Die filigrane Blüte neigt sich zur Erde, als hätte die Pflanze den Kopf hängen lassen, was den Bezug zur Melancholie aufzeigt. Die Heilpflanze wird in der Humoralmedizin darum bei übermässiger Schwarzgalle und zur Stärkung der Milz verwendet. Hildegard von Bingen setzte Borretsch ein, um «*den verzagten, traurigen Menschen zur Freude zu erwecken*». So wird Borretsch im Volksmund auch Herzenstrost, Herzfreude, aber auch Blauhimmelstern, Gurkenkraut genannt.

In der modernen Phytotherapie verwendet man Borretschkraut kaum mehr, hingegen aber die Samen aufgrund ihrer essentiellen Fettsäuren.

Patrick Baumann schreibt über Borretsch: «*Gerade in einer so materialistisch geprägten Welt wie der unseren, wird Borago zu einem wichtigen wesenheitlichen Mittel: Es hilft, das Herz zu entlasten und zu öffnen für eine seiner wichtigsten Funktionen: das Wahrnehmen.*»

chg

Boswellia serrata
Weihrauch, indischer

Pflanzenfamilie	Burseraceae • Balsambaumgewächse
Vorkommen	Indien, arabische Halbinsel, Ostafrika (weitere Boswellia-Arten) • In Wüstenregionen
Humorale Qualitäten	Warm 2, trocken 1–2
Humorale Wirkungen	Fördert die Kochungen und Krisis • Erwärmt und öffnet Milz und Lungen • Mildert übermässige Gelbgalle/Schwarzgalle und Schärfen • Erheitert Herz und Gemüt • Zerteilt zähe Feuchtigkeit • Fördert die Spiritus-Bildung und -verteilung • Antidyskratisch • Deplethorisch • Dekongestiv • Tonusregulierend
Gestirne[1]	**Sonne**
Tria Principia[1]	**Mercurius**
Inhaltsstoffe	**Harze mit Boswelliasäure** • Ätherische Öle
Droge	Boswelliae resina / Olibanum • Weihrauchharz
Darreichungsformen	*Innerlich:* Tinktur, Urtinktur, Spagyrikum, Fertigarzneimittel *Äusserlich:* Salbe, Räucherung
Wirkungen	*Innerlich:* Immunmodulierend, knorpelprotektiv, antioxidativ, entzündungshemmend, schmerzlindernd, krampflösend, antimikrobiell, stimmungsaufhellend, leicht beruhigend, adstringierend *Äusserlich:* Schmerzlindernd, entzündungshemmend, antimikrobiell, adstringierend
Nebenwirkungen[2]	Magen-Darmbeschwerden möglich
Kontraindikationen[2]	Vorsicht in der Schwangerschaft, Stillzeit
Anwendungsbereiche Indikationen	**Immunsystem** – *Innerlich:* Allergien, Autoimmunerkrankungen **Verdauung** – *Innerlich:* Chronische Darmentzündungen, Darmmykosen, Schleimhautentzündungen **Haut** – *Innerlich/Äusserlich:* Psoriasis, Hautentzündungen, Ekzeme, Pilzerkrankungen **Bewegungsapparat** – *Innerlich/Äusserlich:* Rheumatische Erkrankungen, Schmerzen nach Traumata **Nervensystem/Psyche** – *Innerlich:* Depressive Verstimmungen, Nervosität
Weiteres	Verwendet werden auch andere Arten wie Boswellia carteri oder sacra. Kult- und Räucherpflanze.

1 **Gestirne** und **Tria Prinzipia:** Zuordnung betrifft Heilwirkung

2 **Nebenwirkungen** und **Kontraindikationen:** entfallen bei spagyrischen Anwendungen

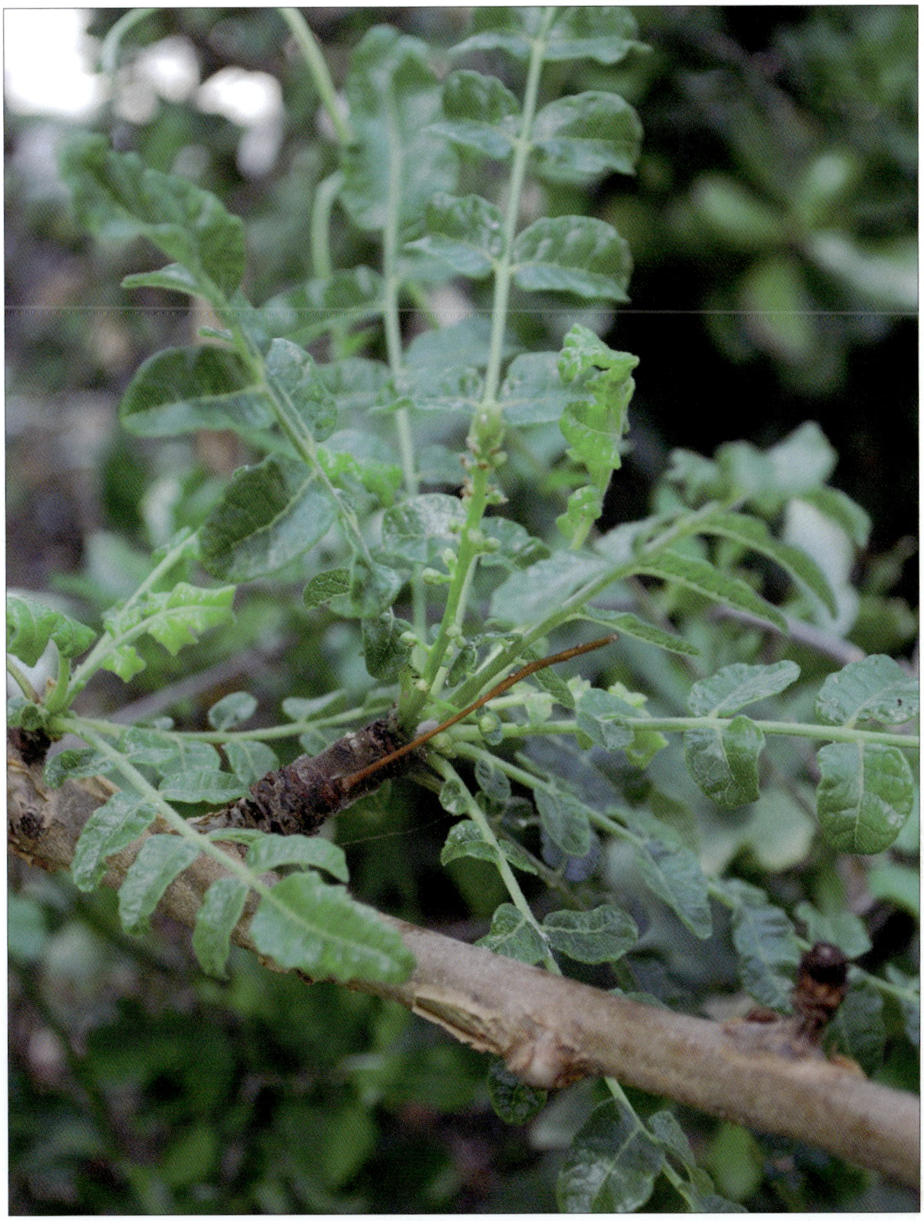

Boswellia serrata
Weihrauch

Das göttliche Harz

Hoch gelobt war Weihrauch bereits in der traditionellen indischen Heilkunst, wo er auch in sakralen Handlungen verwendet wurde. Bis Mitte des 19. Jahrhunderts wurde «der geweihte Rauch» auch in unserem Kulturkreis medizinisch verwendet, verschwand aber danach aus dem europäischen Arzneimittelschatz und blieb den Menschen vorwiegend als rituelle Räucherungen in der katholischen Kirche erhalten (was der Grund ist, warum einige Menschen eine Abneigung gegen Weihrauch haben). Das Wort «Weihrauch» bedeutet in der ägyptischen Sprache «der Stoff, der göttlich macht» und beschreibt damit seine Wirkung: Der Rauch vertieft die Verbindung zum Göttlichen. Der Weihrauchbaum fühlt sich in extremen klimatischen Bedingungen (sehr trockenes Klima mit wenig Niederschlägen) wohl. Der Baum ist trocken, knorrig, bizarr geformt und der steinigen, wüstenartigen Landschaft, wo er heimisch ist, angepasst. Alles am Weihrauchbaum ist gegen innen gerichtet und zusammengezogen. Sein Potential zeigt er nicht im Aussen, nicht in einer eindrucksvollen Baumgestalt oder in reicher Fruchternte, sondern in seinem aussergewöhnlichen Harz.

Wie wertvoll Weihrauch war, zeigt sich auch in der Tatsache, dass die älteste Welthandelsstrasse zwischen Südarabien und Mittelmeer «Weihrauchstrasse» genannt wurde.

«Des Weihrauch zarte Säule steigt empor, durchsichtig schimmernd wie Kristall, duftblau wie ferner Horizont, vibrierend wie ein Geigenton.» Lama Anagarika Govinda

chg

Brassica nigra
Senf, schwarzer

Pflanzenfamilie	Brassicaceae • Kreuzblütler
Vorkommen	Ursprünglich Mittelmeerraum • Weltweit angebaut
Humorale Qualitäten	Warm 4, trocken 4
Humorale Wirkungen	Fördert die Kochungen und Krisis • Erwärmt und öffnet Verdauungs- und Atemwege • Zerteilt zähe Feuchtigkeit • Leitet übermässige Schwarzgalle und Schärfen aus • Bringt die Säfte an die Oberfläche • Fördert die Spiritus-Verteilung • Deplethorisierend • Kongestiv • Sthenisierend
Gestirne[1]	**Mars**
Tria Principia[1]	**Sulphur**
Inhaltsstoffe	**Senfölglykoside** • Fette Öle • Flavonoide • Schleimstoffe
Droge	Sinapis nigrae semen • Senfsame, schwarzer
Darreichungsformen	*Innerlich:* Einnahme ganzer Samen, Tinktur, Urtinktur *Äusserlich:* Fussbad, Auflage. Zur Ableitung oder Reflexzonentherapie.
Wirkungen	*Innerlich:* Verdauungsfördernd, appetitanregend, Leber-Galle-anregend, sekretionsfördernd, schweisstreibend, entzündungshemmend, antimikrobiell *Äusserlich:* Durchblutungsfördernd, wärmend, reizend, schmerzstillend
Nebenwirkungen[2]	Vorsicht bei empfindlicher Haut: Verbrennungen möglich.
Kontraindikationen[2]	*Innerlich/Äusserlich:* Kinder unter sechs Jahren, Nierenerkrankungen *Äusserlich:* Krampfadern, diabetische Neuropathie, offene Wunden *Ausserdem:* St. Galler Bratwurst
Anwendungsbereiche Indikationen	**Verdauung** – *Innerlich:* Appetitlosigkeit, hypoazider Magen, Funktionsschwäche von Leber und Gallenblase **Atemwege** – *Innerlich/Äusserlich:* Sinusitis, Bronchitis, subakute Pneumonie **Nervensystem/Psyche** – *Äusserlich:* Neuralgien, Ischalgien, Kopfschmerzen **Bewegungsapparat** – *Äusserlich:* Chronisch degenerative rheumatische Beschwerden
Weiteres	Ebenso verwendet wird Brassica alba, weisser Senf, dieser ist aber milder. Äusserliche Anwendungen: max. 15 Minuten tgl. innerhalb zwei Wochen.

1 **Gestirne** und **Tria Prinzipia:** Zuordnung betrifft Heilwirkung

2 **Nebenwirkungen** und **Kontraindikationen:** entfallen bei spagyrischen Anwendungen

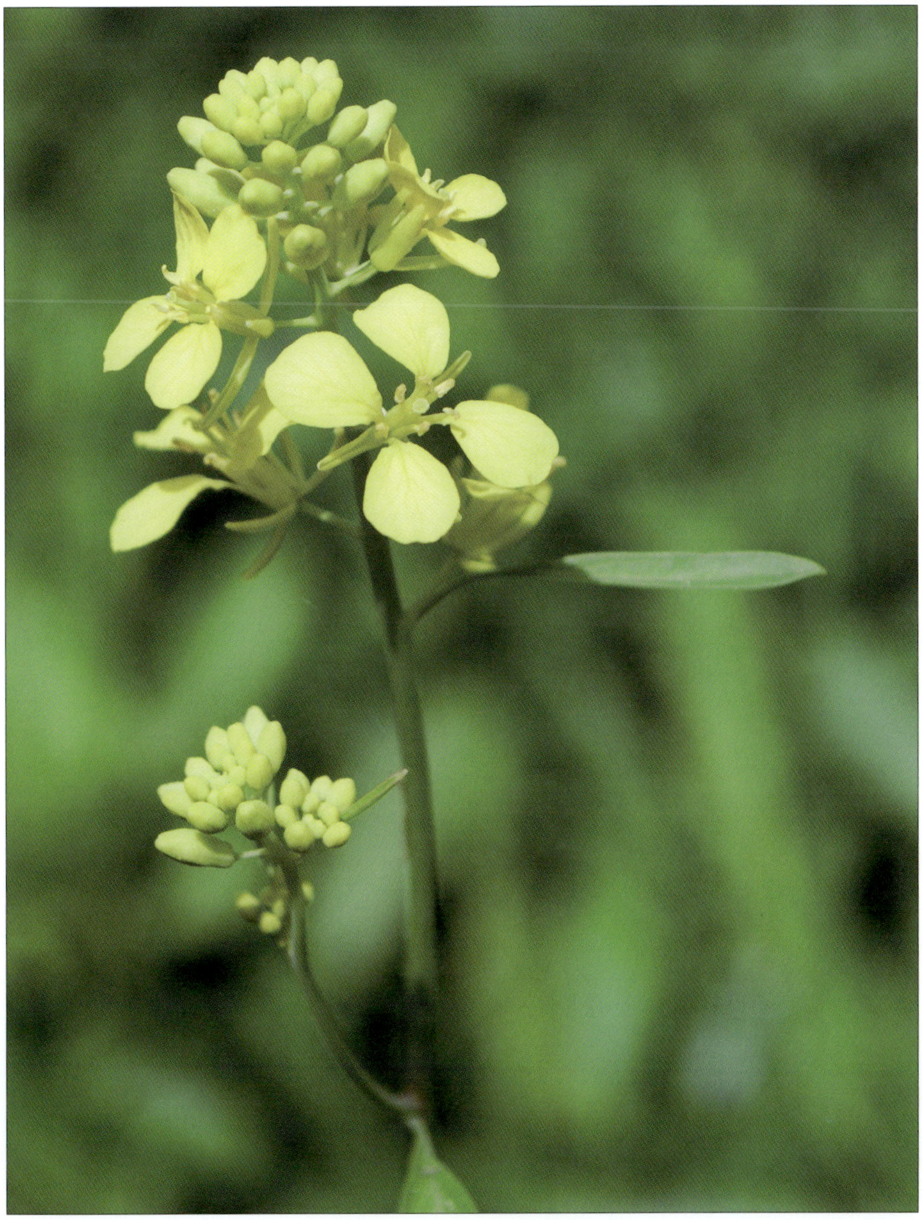

Brassica nigra
Schwarzer Senf

Durchdringende Wärme

Aus der Ernährung ist der weisse Senf (Sinapis alba) bekannter als der schwarze. Die beiden Senfarten unterscheiden sich deutlich und sind auch verschiedene Pflanzen (im Gegensatz zum Pfeffer, wo weisser und schwarzer Pfeffer von derselben Pflanze stammen, aber zu verschiedenen Zeitpunkten geerntet werden). Der weisse Senf ist viel milder und hat wenig Geruch. Der schwarze Senf hingegen ist ein stark reizendes Mittel, dessen Senfölglykoside beim Mahlen der Senfkörner flüchtig werden (Allylsenföl).

In der Bachblütentherapie unterstützt Senf (Mustard, wilder Senf) den Menschen, dass er mit heiterer Gelassenheit und innerer Stabilität durch leichte und schwere Zeiten gehen kann. Wenn sich aus dem Nichts eine grosse Schwermut im Menschen ausbreitet und ein grosser Seelenschmerz die Verbindung vom Ich zum Gegenüber verunmöglicht, dann wird die Bachblüte Mustard gerne eingesetzt. Sie ist eine Lichtblüte, die das Dunkel im eigenen Seelenschmerz erhellt und die Seele gross und weit werden lässt. Zwar sind die dunklen Wolken noch da, aber dank Mustard wird der Mensch nicht mehr von ihnen niedergedrückt. Menschen, die sehr tiefgründig und gefühlsreich sind, werden in ihrer Affirmation «Ich bin leicht und heiter» von Mustard unterstützt. Das Licht der Bachblüte durchdringt das Dunkel, ähnlich wie eine Senfauflage auf Stirn und Wangen den stockenden Schleim einer Sinusitis durchdringt. chg

Calendula officinalis
Ringelblume

Pflanzenfamilie	Asteraceae • Korbblütler
Vorkommen	Süd-, Mitteleuropa, Nordafrika, Westasien • Meist angebaut, selten verwildert
Humorale Qualitäten	Warm 1–2, trocken 2
Humorale Wirkungen	Fördert die Kochungen • Leitet übermässige Gelbgalle und Schärfen aus • Bewegt Feuchtigkeit • Lymphflussfördernd • Fördert Konsensus von Haut und Lymphe • Antiskrofulös • Detonisierend
Gestirne[1]	**Sonne,** Merkur
Tria Principia[1]	**Mercurius,** Sulphur
Inhaltsstoffe	**Ätherische Öle** (v.a. in den Blütenkelchen) • **Flavonoide** • Saponine • Schleimstoffe
Droge	Calendulae flos • Ringelblumenblüte
Darreichungsformen	*Innerlich:* Tee, Tinktur, Urtinktur, Spagyrikum, Fertigarzneimittel *Äusserlich:* Bad, Salbe, Auflage, Öleinreibung
Wirkungen	*Innerlich:* Entzündungshemmend, leicht Leber-Galle-anregend, lymphflussfördernd, schleimhautregenerierend, Narbenbildung unterstützend *Äusserlich:* Wundheilend, entzündungshemmend, antimikrobiell, Narbenbildung unterstützend
Nebenwirkungen[2]	
Kontraindikationen[2]	Korbblütlerallergie
Anwendungsbereiche Indikationen	**Haut** *Äusserlich:* Hautentzündungen, Ekzem, Wunden, Narben, Pilzerkrankungen, Verbrennungen, Windeldermatitis **Lymphsystem** *Innerlich:* Lymphstauungen, Lymphknotenschwellungen, Entzündungen **Verdauung** *Innerlich:* Verdauungsschwäche, Schleimhautentzündungen
Weiteres	Kardinalmittel der Haut

1 **Gestirne** und **Tria Prinzipia:** Zuordnung betrifft Heilwirkung

2 **Nebenwirkungen** und **Kontraindikationen:** entfallen bei spagyrischen Anwendungen

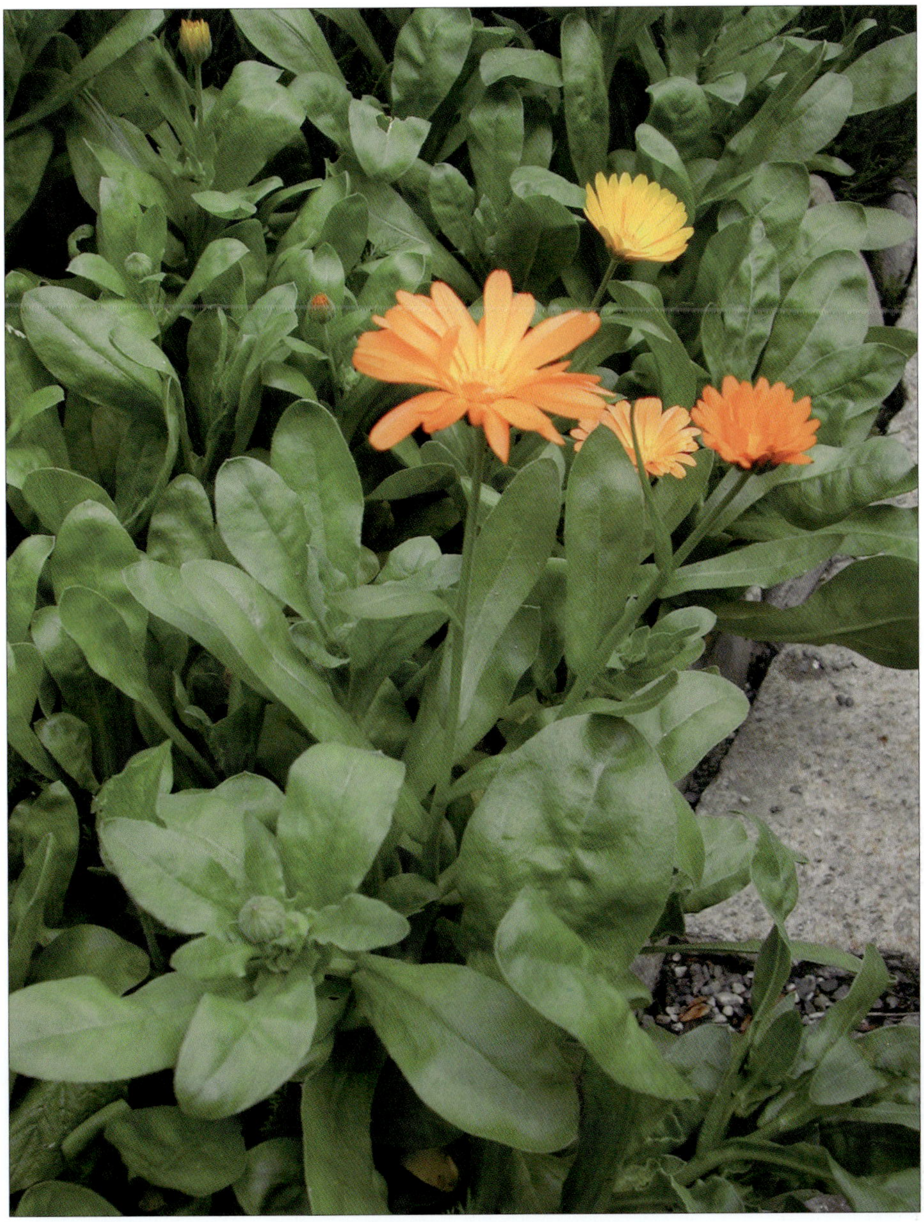

Calendula officinalis
Ringelblume

Balsam für Haut und Seele

Stehen einige blühende Ringelblumen nebeneinander, so leuchtet dem Menschen eine grosse Lebendigkeit, Vitalität und gelb-orange Sonnenkraft entgegen. Die Ringelblume blüht fast das ganze Jahr über, darum auch der Name «Calendula». «Calendae» ist der erste Tag des Monates im römischen Kalender.

Die Ringelblume stellt wenig Ansprüche an ihren Standort oder an den Gärtner/ die Gärtnerin und gilt als Bodenverbesserin. Nimmt man wenig Einfluss auf die Blume, gedeiht sie wunderbar und sät ihre Samen auch gleich selber wieder aus. Der deutsche Name Ringelblume geht auf das eigentümliche Aussehen ihrer geringelten Früchte zurück, die ganz unterschiedlich geformt sind. Da gibt es lange, gezackte Bögen, Seepferdchen, kleine Kringel, gespitzte Hörnchen... Der Grund, warum die Pflanze in der Bildung der Samenformen so phantasievoll ist, betrifft die Verbreitung der Samen: Die einen fallen direkt bei der Pflanze zu Boden, andere ein wenig weiter weg, einige werden von vorbeistreifenden Tieren mitgenommen.

Ihre grosse Kraft ist die Regeneration und Wundheilung bei Verletzungen der Haut. Diese Kraft des «Wieder-Ganz-Machens» betrifft jedoch nicht nur die Haut, sondern ebenso die Psyche. Calendula heilt auch bei seelischen Verletzungen. Sie beschenkt den Menschen mit ihrer balsamischen Art und bringt Gesundheit, Lebendigkeit, Vitalität und Unversehrtheit für Haut und Seele. Sie ist in ihrem ganzen Wesen eine Lichtblume.

chg

Calluna vulgaris
Besenheide / Heidekraut

Pflanzenfamilie	Ericaceae • Heidekrautgewächse
Vorkommen	Nordeuropa, Nordamerika, Nordasien • In Heide-, Sumpfgebieten, auf kargen Bergwiesen
Humorale Qualitäten	Warm 1, trocken 2
Humorale Wirkungen	Fördert die Kochungen • Leitet übermässige Gelbgalle/Schwarzgalle und Schärfen aus • Vermindert Ersatzausscheidungen über Haut und Schleimhaut • Antidyskratisch • Antiskrofulös • Tonusregulierend
Gestirne[1]	**Merkur,** Venus
Tria Principia[1]	**Mercurius**
Inhaltsstoffe	**Gerbstoffe** • Phenol-Glykoside (Arbutin u.a.) • Flavonoide
Droge	Callunae flos • Besenheideblüte
Darreichungsformen	*Innerlich:* Tee, Tinktur, Urtinktur, Spagyrikum, Fertigarzneimittel *Äusserlich:* Bad, Auflage
Wirkungen	*Innerlich:* Harndesinfizierend, harntreibend, entzündungshemmend, beruhigend, schlafördernd *Äusserlich:* Antimikrobiell, wundheilend
Nebenwirkungen[2]	
Kontraindikationen[2]	
Anwendungsbereiche Indikationen	**Nervensystem/Psyche** *Innerlich:* Nervosität, Schlafstörungen **Nieren-Blase** *Innerlich:* Harnwegsentzündungen, Blasenschwäche **Bewegungsapparat** *Innerlich:* Unterstützend bei rheumatischen Erkrankungen **Haut** *Innerlich:* Unterstützend bei chronischen Hauterkrankungen; *Äusserlich:* Wunden, Hautausschläge **Stoffwechsel** *Innerlich:* Stoffwechselschwäche, Gicht
Weiteres	Verwendet werden teilweise auch Callunae herba, Heidekraut, und Ericae flos, Erikablüten.

1 **Gestirne** und **Tria Prinzipia:** Zuordnung betrifft Heilwirkung

2 **Nebenwirkungen** und **Kontraindikationen:** entfallen bei spagyrischen Anwendungen

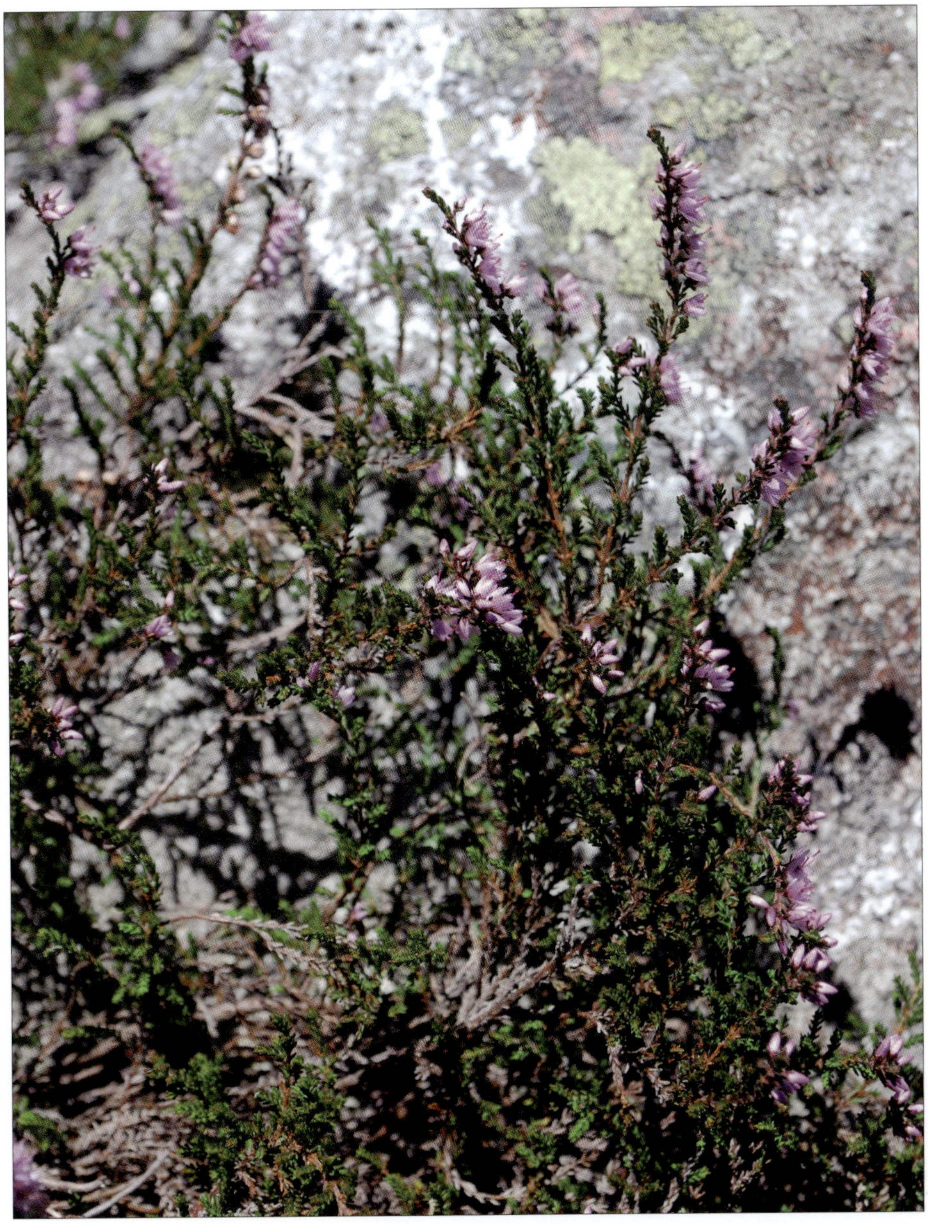

Calluna vulgaris

Besenheide / Heidekraut

Pflanze gewordene Alchemistin

Das Heidekraut ist ein immergrüner verholzter Zwergstrauch mit tiefen und weitläufigen Wurzeln, der von Meeresküsten bis in Bergregionen (sogar bis über die Baumgrenze) anzutreffen ist. Calluna ist eine Bodenheilerin, die nährstoffarmen, sauren Boden verbessert, ihm Humus zuführt und ihn für andere Pflanzen bereit macht.

Obwohl sie auf saurem Boden steht, macht sie aus dem Licht und der Wärme der Sonne einen sehr süssen Nektar. Sie ist dadurch eine wichtige Futterpflanze für Insekten, insbesondere für Bienen.

In der Verbesserung der Bodenqualität wie auch in der Herstellung ihres Nektars zeigt sich ihre grosse Fähigkeit: Sie ist eine aussergewöhnliche Alchimistin, die Rohes in etwas viel Edleres transformiert.

Die psychisch-seelische Qualität des Heidekrautes ist die Fähigkeit zu Empathie und sozialer Kompetenz in Verbindung zum eigenen Selbstgefühl. So kennt man Calluna vulgaris auch in der Bachblütentherapie. Die Bachblüte Heather wird in Lebenssituationen, in denen der Mensch wie ein bedürftiges Kleinkind agiert und sich alles nur noch um ihn selber dreht, zur Entwicklung des Seelenpotenzials von Selbstgefühl und Einfühlungsvermögen eingesetzt.

Der Name Calluna kommt vom griechischen «kallynein», was «schön machen, ausfegen, putzen, reinigen» bedeutet. Das Reisig des Heidekrauts wurde früher zu Besen gebunden und zum Kehren verwendet (Besenheide). Der Begriff «Heide» bezeichnet ursprünglich wildes und unbebautes Land.

chg

Cannabis sativa
Hanf

Pflanzenfamilie	Cannabaceae • Hanfgewächse
Vorkommen	Weltweit kultiviert
Humorale Qualitäten	Warm 1, trocken 1
Humorale Wirkungen	Entspannt die Nerven • Mildert übermässige Gelbgalle/Schwarzgalle und Schärfen • Fördert die Spiritus-Verteilung • Dekongestiv • Detonisierend
Gestirne[1]	**Merkur**
Tria Principia[1]	**Mercurius**
Inhaltsstoffe	**Cannabinoide:** THC (in CBD-Hanf nur in Spuren), Ätherische Öle, Flavonoide
Droge	Cannabis summitas • Hanfspitze
Darreichungsformen	*Innerlich:* Tee, Tinktur, Urtinktur, Spagyrikum, Inhalation, Öl, Fertigarzneimittel *Äusserlich:* Salbe THC-Hanf fällt unter das Betäubungsmittelgesetz
Wirkungen	*Innerlich:* Angstlösend, antidepressiv, euphorisierend, schmerzstillend, muskelentspannend, krampfstillend, appetitanregend, bronchienerweiternd, gefässerweiternd, blutdrucksenkend, Augeninnendruck senkend, brechreizlindernd *Äusserlich:* Entzündungshemmend, schmerzlindernd
Nebenwirkungen[2]	Selten Übelkeit, Unruhe, Schlafstörungen, Gereiztheit, Appetitstörungen
Kontraindikationen[2]	Vorsicht bei psychischen Erkrankungen!
Anwendungsbereiche Indikationen	**Nervensystem/Psyche:** *Innerlich:* Angstzustände, Schlafstörungen, Spannungszustände, depressive Verstimmungen, Schmerzen, Kopfschmerzen, Migräne, Neuralgien, Spasmen, Multiple Sklerose **Atemwege:** *Innerlich:* Asthma, krampfartige Bronchitis **Sinnesorgane:** *Innerlich:* Erhöhter Augeninnendruck **Bewegungsapparat:** *Innerlich/Äusserlich:* Schmerzen **Verdauung:** *Innerlich:* Appetitlosigkeit, Brechreiz, Reizmagen
Weiteres	Es werden verschiedene Arten verwendet. Auch als Nahrungspflanze und Faserlieferant wertvoll. Kultpflanze.

1 **Gestirne** und **Tria Prinzipia:** Zuordnung betrifft Heilwirkung

2 **Nebenwirkungen** und **Kontraindikationen:** entfallen bei spagyrischen Anwendungen

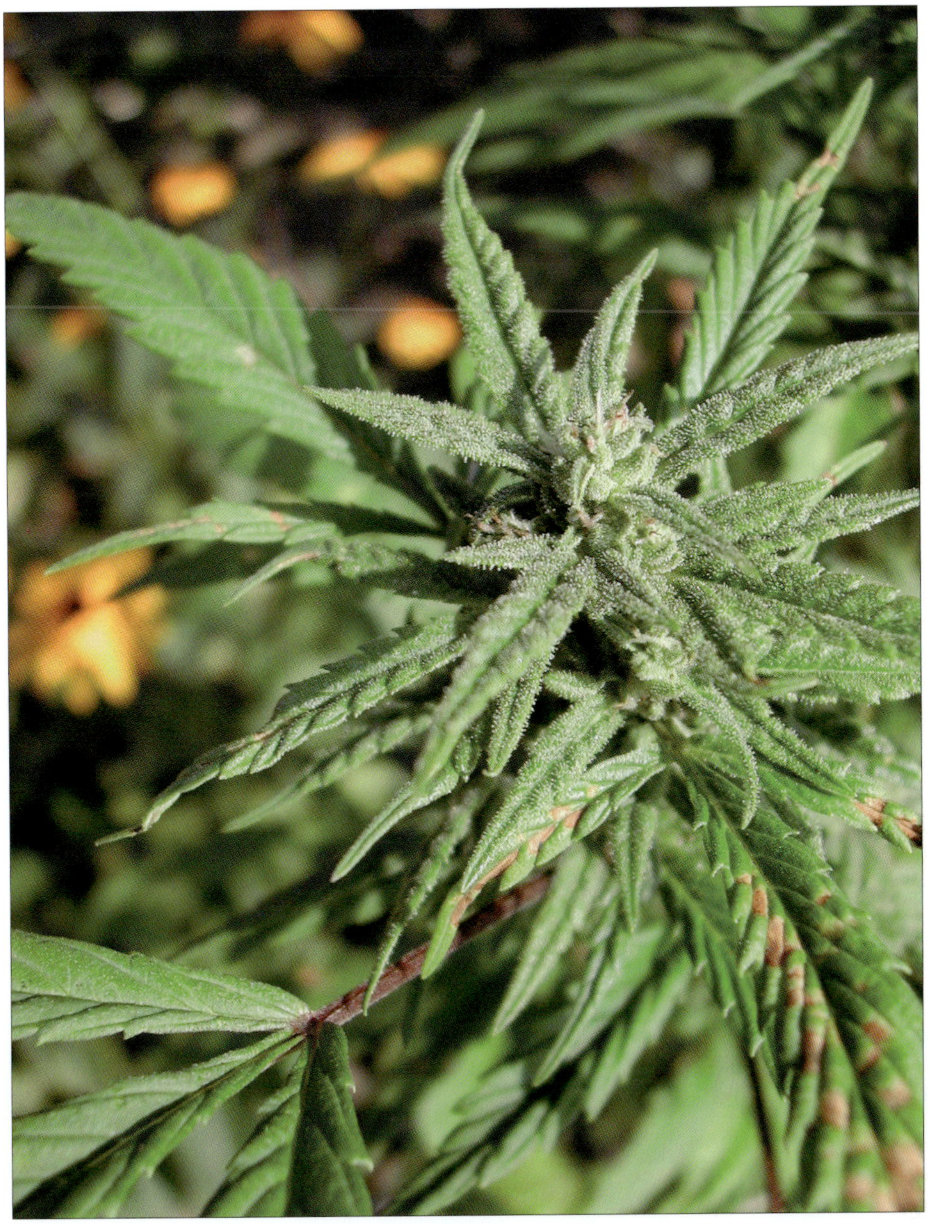

Cannabis sativa
Hanf

Freund des Menschen

Hanf ist eine der am vielfältigsten verwendbaren Pflanzen. Er ist Industriepflanze (Faserlieferant), Speisepflanze (Öllieferant), Gewürzpflanze (Aromalieferant), Medizinalpflanze (z.B. krampflösend), Kultpflanze (z.B. im Rastafarianismus), Giftpflanze (Überdosierungen gewisser Hanfprodukte können zu ernsthaften Vergiftungserscheinungen führen), Genusspflanze (z.B. Hanfriegel), Rauschpflanze (durch THC), Bodenregenerierer (Einsatz bei verseuchten Böden) und vieles andere mehr. Hanf ist eine Pflanze, die den Menschen seit Jahrtausenden begleitet und sich willig von ihm, seinen Bedürfnissen entsprechend, formen lässt. Trotzdem ist er die wahrscheinlich am meisten kontrovers diskutierte Pflanze der letzten Jahrzehnte wegen der berauschenden Wirkung, die gewisse Sorten haben. Segensreich erweisen sich neue Züchtungen der Pflanze, die arm an THC und reich an CBD (Cannabinoide) sind, womit die berauschende Wirkung bei Erhalt anderer wertvollen medizinischen Wirkungen wegfällt.

Hanf steht ganz im Zeichen merkurieller Kräfte. Er wächst schnell, erreicht in einem Jahr eine Wuchshöhe von bis zu fünf Metern, seine Blätter sind handförmig, er teilt sich in männliche, weibliche und beidgeschlechtliche Exemplare und wird vom Wind bestäubt. Diese bewegende merkurielle Eigenschaft wirkt sich verteilend auf den Spiritus aus, lässt die Säfte durch den entspannenden Effekt leichter fliessen.

lh

Capsella bursa-pastoris
Hirtentäschel

Pflanzenfamilie	Brassicaceae • Kreuzblütler
Vorkommen	Mitteleuropa • An Wegrändern, auf Wiesen, Äckern und Brachflächen
Humorale Qualitäten	Kalt 1–2, trocken 2
Humorale Wirkungen	Reguliert Sanguis und den Gefässtonus • Dekongestiv • Tonusregulierend
Gestirne[1]	**Merkur,** Mond
Tria Principia[1]	**Mercurius**
Inhaltsstoffe	**Flavonoide** • Gerbstoffe • Amine (Acetylcholin u.a.) • Senfölglykoside
Droge	Bursae pastoris herba • Hirtentäschelkraut
Darreichungsformen	*Innerlich:* Tee, Tinktur, Urtinktur, Spagyrikum, Fertigarzneimittel *Äusserlich:* Auflage, Tamponade, Bad
Wirkungen	*Innerlich:* Zusammenziehend, blutstillend, hemmt übermässige Menstruationsblutung *Äusserlich:* Blutstillend
Nebenwirkungen[2]	
Kontraindikationen[2]	Wegen der Oxytozin-ähnlichen Wirkung raten einige Autoren und Autorinnen von der Anwendung in der Schwangerschaft ab.
Anwendungsbereiche Indikationen	**Frauenheilkunde** *Innerlich:* Übermässige Menstruationsblutung **Haut** *Äusserlich:* Wunden **Herz-Kreislauf** *Äusserlich:* Blutungen, Nasenbluten
Weiteres	

1 **Gestirne** und **Tria Prinzipia:** Zuordnung betrifft Heilwirkung

2 **Nebenwirkungen** und **Kontraindikationen:** entfallen bei spagyrischen Anwendungen

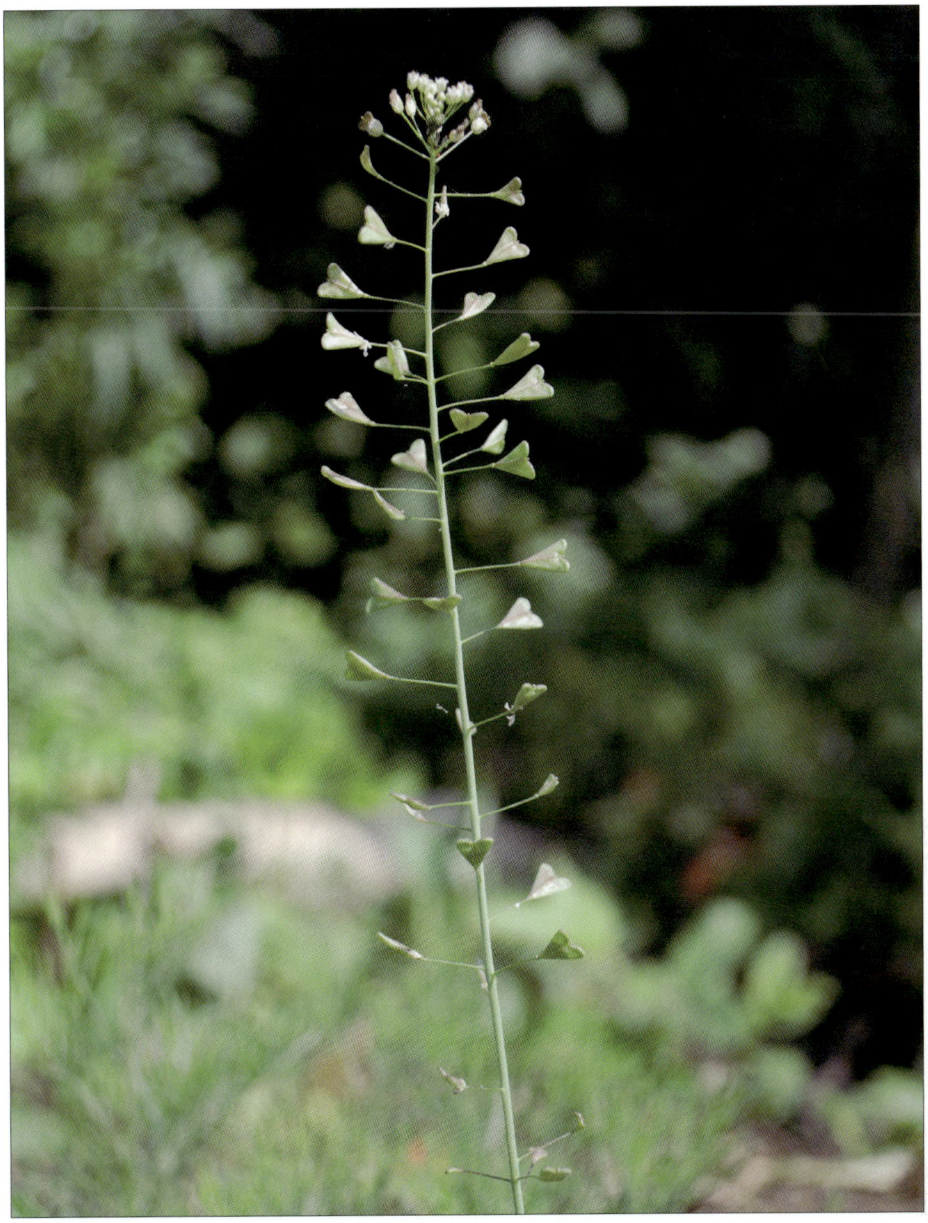

Capsella bursa-pastoris

Hirtentäschel

Nicht die äussere Schönheit zählt, sondern wie ich mit meiner Lebenskraft haushalte

Das Hirtentäschel ist eine unscheinbare Pflanze, die eine enorme Vitalität im Inneren trägt. Beispielsweise produziert sie bis zu 60‘000 Samen in einer Vegetationsperiode. Ihre Lebendigkeit zeigt sie aber nicht im Aussen. Im Gegenteil, man könnte meinen, die Pflanze wolle keinerlei Energie in Äusserlichkeiten verschwenden. Einzig ihre herzförmigen Blütenschoten machen auf sich aufmerksam und erinnern an die ledernen Umhängetaschen der Hirten.

Die Blütenschoten richten sich wie kleine Pfeile gegen das Innere der Pflanze, was eigentlich ungewöhnlich ist. Pfeile schickt man normalerweise gegen Aussen und nicht gegen Innen. Hier wird deutlich sichtbar, wie das Hirtentäschel das Prinzip des Bewahrens lebt: Sorgsam achtet es darauf, die eigene Vitalität zu bewahren und einen Kraftverlust zu verhindern. Genauso wird Hirtentäschel auch eingesetzt: Zum Einschränken einer Blutung, d.h. die Lebenskraft, die den Menschen bei einer zu starken Blutungen verlässt, wird zurückgehalten und eingeschränkt. Dies gilt auch bei seelischem Blutverlust. Wer sich verausgabt hat und einen Verlust der Lebenskraft erlitten hat, wer zu hilfsbereit und aufopfernd war, tut gut daran, sich der Haltung des Hirtentäschel zu erinnern: Sich selbst nähren, bevor man andere nährt.

Die herzförmigen Früchte rufen den Menschen geradezu auf, auf sein Herz zu hören und die eigenen Bedürfnisse zu beachten. Nicht die äussere Schönheit zählt, sondern wie ich mit meiner Lebenskraft haushalte. chg

Capsicum frutescens
Cayennepfeffer

Pflanzenfamilie	Solanaceae • Nachtschattengewächse
Vorkommen	Ursprünglich Südamerika, heute weltweit kultiviert
Humorale Qualitäten	Warm 4, trocken 4
Humorale Wirkungen	Fördert die Kochungen und Krisis • Erwärmt und öffnet Gefässe, Verdauungs- und Atemwege • Zerteilt zähe Feuchtigkeit • Bringt Säfte an die Oberfläche • Deplethorisierend • Sthenisierend
Gestirne[1]	**Mars**
Tria Principia[1]	**Sulphur**
Inhaltsstoffe	**Alkaloide** (Capsaicinoide u.a.) • Flavonoide • Carotinoide • Saponine • Ätherische Öle
Droge	Capsici fructus • Paprikafrucht
Darreichungsformen	*Innerlich:* Tinktur, Urtinktur, Spagyrikum, Fertigarzneimittel *Äusserlich:* Pflaster, Salbe
Wirkungen	*Innerlich:* Verdauungsfördernd, wärmend, blähungswidrig, sekretionsfördernd, antimikrobiell, Herz-Kreislauf-anregend, koronardilatorisch, durchblutungsfördernd, entzündungshemmend, antiarteriosklerotisch, abwehrstärkend. *Äusserlich:* Hyperämisierend, desinfizierend, schmerzlindernd, entzündungshemmend
Nebenwirkungen[2]	Haut-, schleimhautreizend
Kontraindikationen[2]	Kleinkinder, Schwangerschaft, Hypertonie, offene Wunden, Neuropathie. Vorsicht bei hitzigen Konstitutionen.
Anwendungsbereiche Indikationen	**Verdauung** *Innerlich:* Verdauungsbeschwerden, Appetitlosigkeit **Herz-Kreislauf** *Innerlich:* Herz-Kreislaufschwäche, Hypotonie, Arteriosklerose **Immunsystem** *Innerlich:* Infektanfälligkeit **Bewegungsapparat** *Äusserlich:* Krämpfe, chronisch-degenerative Beschwerden, Rückenschmerzen, Verspannungen
Weiteres	Ebenfalls verwendet wird Capsicum annuum.

1 **Gestirne** und **Tria Prinzipia:** Zuordnung betrifft Heilwirkung

2 **Nebenwirkungen** und **Kontraindikationen:** entfallen bei spagyrischen Anwendungen

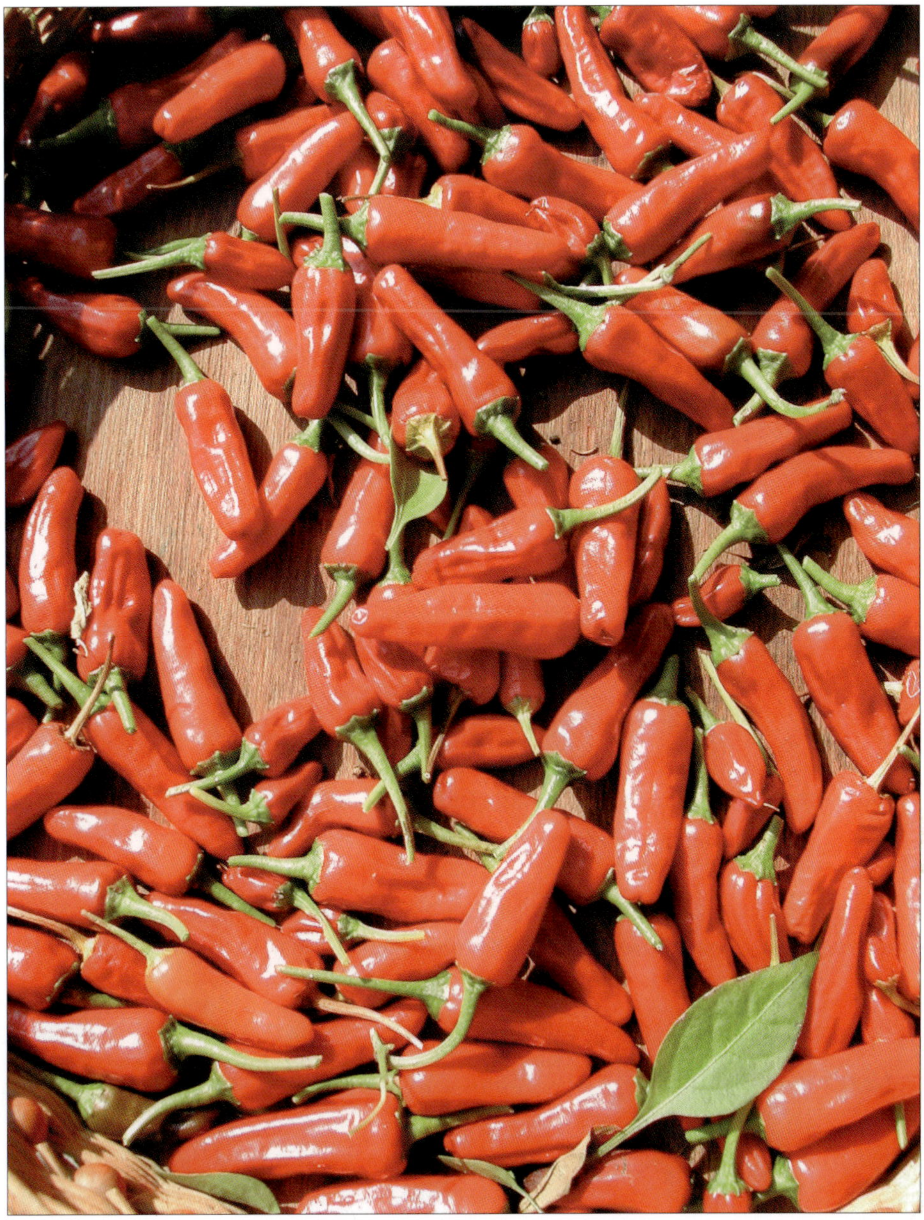

Capsicum fructescens
Cayennepfeffer

Some like it hot

Cayennepfeffer ist nicht nur Arznei- und Nahrungsmittel, sondern ebenso eine chemische Waffe – denn auch ein Pfefferspray enthält Capsaicinoide, die schon in kleiner Menge Augen und Schleimhäute reizen. Capsaicin, eines der Capsaicinoide, ist farb- und geruchlos, stark lipophil und nicht wasserlöslich. Seine Schärfe wird nicht über die Geschmacksnerven auf der Zunge wahrgenommen, sondern über einen Hitzereiz. Cayennepfeffer reizt einen Rezeptor im Gewebe, der eigentlich auf Hitze und Schmerz anspricht. Darum empfindet man Cayennepfeffer im Essen als heiss.

Eine hohe Dosis von Capsaicin meldet dem Hirn fälschlicherweise, dass es einen starken Schmerz bekämpfen soll. Sofort schüttet der Körper Endorphine aus, was Euphorie und ein verstärktes Glücksempfinden auslösen kann. Der Mensch erlebt ein «Pepper-High». Reflektorisch werden dabei eine Hyperämie und vermehrte Schweissaussonderung ausgelöst.

Die Nervenzellen der Haut werden bei Kontakt mit Capsaicin gereizt, ein brennender Schmerz entsteht. Paradoxerweise hilft dieser neu entstanden Schmerz einem Patienten/einer Patientin gegen bereits bestehende Schmerzen. Das ist der sogenannte Counter-Irritant-Effekt: Schmerz lässt sich mit einem Schmerz-Gegenreiz lindern.

Cayennepfeffer soll auch aphrodisierend wirken, ganz dem saloppen Leitsatz entsprechend: Scharfes macht scharf.

chg

Cardiospermum halicacabum
Ballonrebe / Herzsame

Pflanzenfamilie	Sapindaceae • Seifenbaumgewächse
Vorkommen	Indien, Afrika und Südamerika • In tropisch-subtropischen Regionen
Humorale Qualitäten	Warm 1, neutral
Humorale Wirkungen	Mildert übermässige Gelbgalle/Schwarzgalle und Schärfen • Vermindert Ersatzausscheidungen über die Haut • Antiskrofulös • Detonisierend
Gestirne[1]	**Merkur,** Venus
Tria Principia[1]	**Mercurius**
Inhaltsstoffe	**Saponine** • Halicarsäure • Gerbstoffe • Flavonoide
Droge	Cardiospermi herba • Ballonrebenkraut
Darreichungsformen	*Innerlich:* Tee, Tinktur, Urtintur, Spagyrikum, Fertigarzneimittel *Äusserlich:* Salbe, Auflage
Wirkungen	*Innerlich/Äusserlich:* Entzündungshemmend, juckreizlindernd, hautstoffwechselanregend, antiekzematös, antiallergisch, kortisonähnlich
Nebenwirkungen[2]	
Kontraindikationen[2]	
Anwendungsbereiche Indikationen	**Haut** *Innerlich/Äusserlich:* Dermatitis, Pruritus, Intervallbehandlung bei Neurodermitis, trockene, chronische Ekzeme, Psoriasis, Nesselfieber, allergische Hauterkrankungen, Juckreiz, Akne
Weiteres	

1 **Gestirne** und **Tria Prinzipia:** Zuordnung betrifft Heilwirkung

2 **Nebenwirkungen** und **Kontraindikationen:** entfallen bei spagyrischen Anwendungen

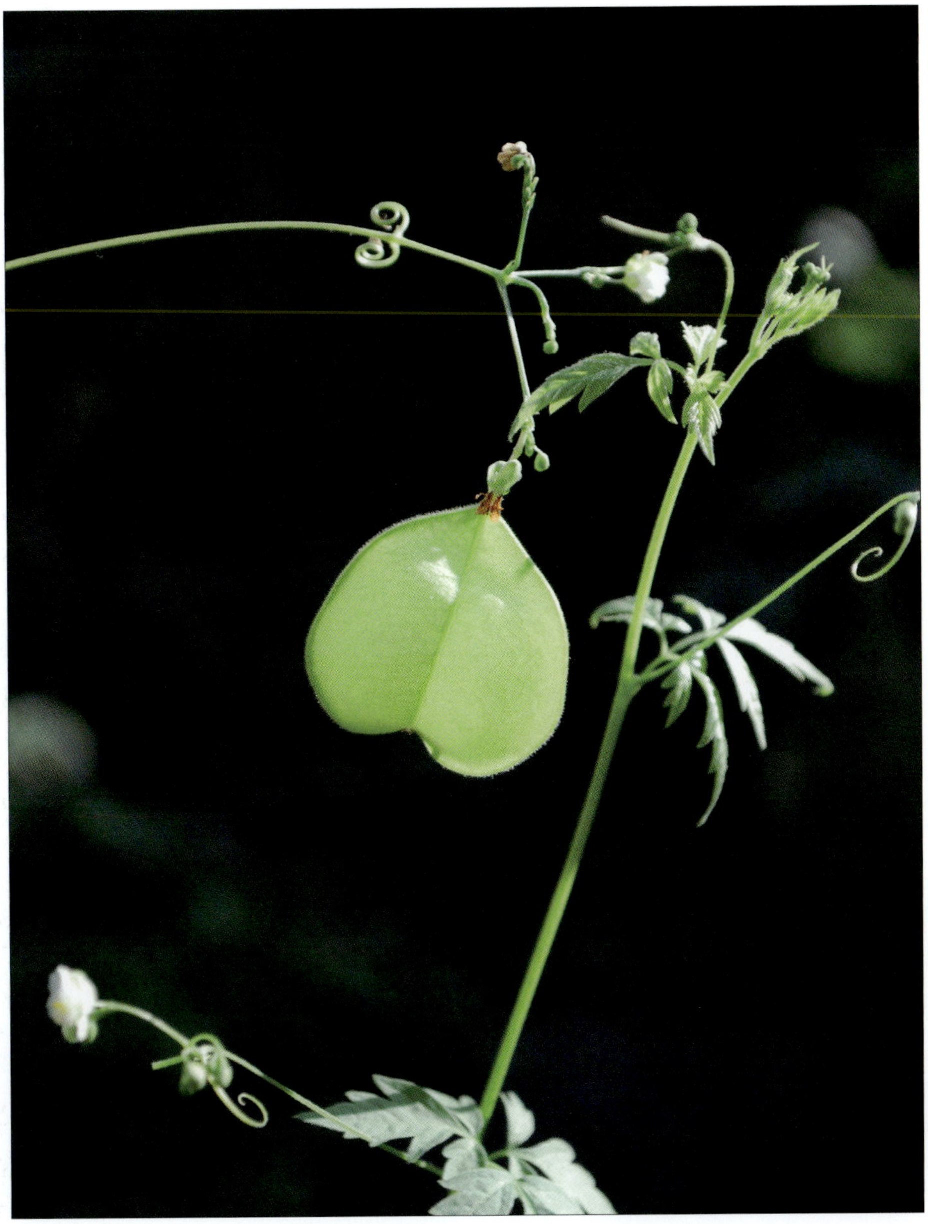

Cardiospermum halicacabum

Ballonrebe

Ein Herz für die Haut

Die Ballonrebe ist eine einjährige, krautige Kletterpflanze mit behaarten Zweigen, feinen, membranartigen Blättchen und unauffälligen kleinen, weissen Blüten.

Ursprünglich war sie in Texas, Florida und auf den Bermudas heimisch. Heutige Anbaugebiete erstrecken sich bis nach Indien, Südamerika und Afrika. Cardiospermum wächst sehr schnell und wird darum gerne als rankende Zierpflanze auf Balkon, Pergola oder an Zäunen gesetzt

Drei erbsengrosse Samen wachsen in einem grossen Ballon, der im Vergleich zu den unscheinbaren Blüten äusserst auffällig und dekorativ ist (Ballonrebe). Im reifen Zustand sind die Samen dunkelbraun bis schwarz, bis auf ein kleines weisses Herz, das am Ort, wo der Same vom Stiel gelöst wird, bestehen bleibt. Das ist der charakteristische herzförmige weisse Fleck, der der Pflanze den Namen Herzsame / Cardiospermum gab. Herzsame war den alten Kräuterkundigen Europas nicht bekannt. Ein erstes Mal wird sie von Leonard Fuchs im Jahre 1543 im «New Kreüterbuch» beschrieben. Er nannte zwar keine medizinischen Einsatzgebiete, fand aber, dass er diese schöne Pflanze erwähnen wolle, damit andere Menschen über sie nachdenken würden. Ein aus heutiger Sicht sehr spannender Gedanke! Willmar Schwabe brachte 1956 erstmals Cardiospermumpflanzen nach Deutschland und führte sie in den homöopathischen Arzneimittelschatz ein.

Cardiospermum hat ein besänftigendes und beruhigendes Wesen.

chg

Carum carvi
Kümmel

Pflanzenfamilie	Apiaceae • Doldenblütler
Vorkommen	Europa, Asien • Auf Wiesen und Weiden, vielerorts kultiviert
Humorale Qualitäten	Warm 2–3, trocken 2–3
Humorale Wirkungen	Fördert die Kochungen • Erwärmt und öffnet die Verdauungswege • Mildert Schärfen • Zerteilt zähe Feuchtigkeit • Tonusregulierend
Gestirne[1]	**Merkur,** Jupiter
Tria Principia[1]	**Mercurius,** Sulphur
Inhaltsstoffe	**Ätherische Öle** • Gerbstoffe • Flavonoide • Cumarine • Fette Öle
Droge	Carvi fructus • Kümmelfrucht
Darreichungsformen	*Innerlich:* Tee, Tinktur, Urtinktur, Spagyrikum, Fertigarzneimittel Äusserlich: Auflage, Öleinreibung
Wirkungen	*Innerlich:* Verdauungsfördernd, blähungswidrig, antimikrobiell, krampflösend, entzündungshemmend, milchbildungsfördernd bei Stillenden Äusserlich: Durchblutungsfördernd
Nebenwirkungen[2]	
Kontraindikationen[2]	
Anwendungsbereiche Indikationen	**Verdauung** *Innerlich:* Dyspepsie, Krampf, Schleimhautentzündungen, Völlegefühl, Reizmagen, Candidose, Reizdarm, Roemheld-Syndrom *Äusserlich:* Krämpfe **Bewegungsapparat** *Äusserlich:* Rheumatische Erkrankungen **Frauenheilkunde** *Innerlich:* Milchmangel bei Stillenden
Weiteres	

1 **Gestirne** und **Tria Prinzipia:** Zuordnung betrifft Heilwirkung

2 **Nebenwirkungen** und **Kontraindikationen:** entfallen bei spagyrischen Anwendungen

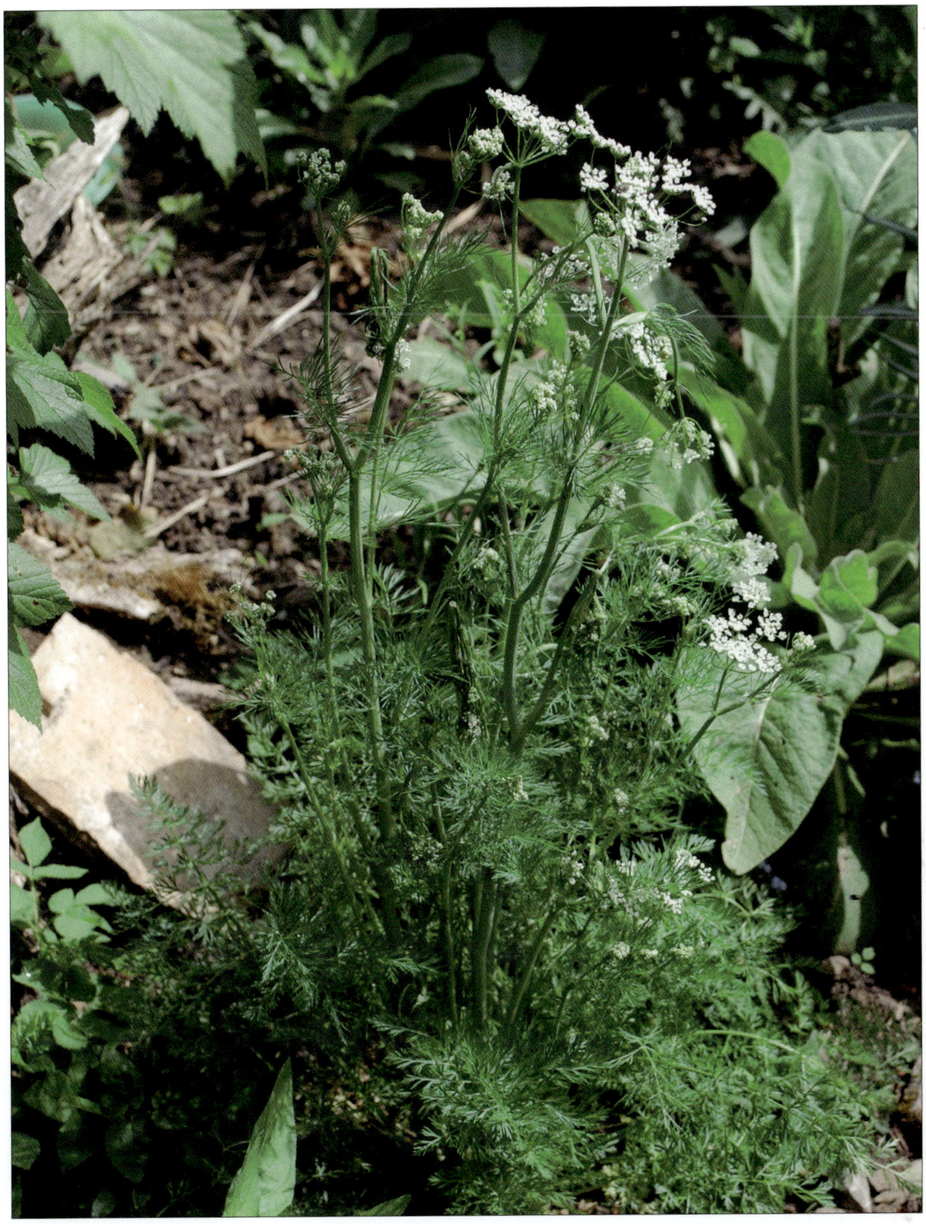

Carum carvi
Kümmel

Stärkungsmittel aus Licht und Wärme

Dem Kümmel sagt man magische Kräfte nach – er vertreibe Dämonen und helfe gegen Zauberei. Aus diesem Grunde stellte man unruhigen Kindern eine Schale mit Kümmel für einen tiefen und erholsamen Schlaf unter das Bett. Überhaupt gilt Kümmel als gutes Stärkungsmittel für schwächliche Kinder.

Ähnlich wie Kümmel übersäuerte und überdüngte Böden regeneriert, besitzt er auch die Fähigkeit, den menschlichen Darm zu sanieren. Kümmel verhindert Fäulnisprozesse im Darm und bringt die Verdauungssäfte ins Fliessen, was die gesamte Verdauungssituation verbessert. Kümmel spricht dabei die bewusste wie auch die unbewusste Wahrnehmung im Verdauungstrakt an, die dem Menschen hilft, körperfremde Stoffe körpereigen zu machen.

Die filigranen Blätter zeigen den Bezug zu feinfühligen Menschen, die Sinneseindrücke sehr intensiv wahrnehmen, diese aber nicht immer gut verdauen können.

Cathrin Cohnen schreibt über den Kümmel:

«Kümmel atmet auf besondere Weise: Im ersten Jahr seines zweijährigen Lebens saugt er quasi die Sonnenkräfte ein, konzentriert sie in seiner rübenartigen Wurzel und bereitet sich auf das grosse Ausatmen im zweiten Jahr vor. Zu Beginn des zweiten Sommers hat er seine Blütendolden ausgebreitet, um mit ihnen erneut das Sonnenlicht zu sammeln und in seinen Früchten zu bündeln. Kümmel ist eine Lichtpflanze, die erwärmt und einen erschlafften Stoffwechsel anregt und kräftigt.»

chg

Caulophyllum thalictroides

Nur in spagyrischer/potenzierter Form

Frauenwurz

Pflanzenfamilie	Berberidaceae • Berberitzengewächse
Vorkommen	Nordamerika
Humorale Qualitäten	Warm 1–2, neutral–feucht 1
Humorale Wirkungen	Fördert die nährenden Säfte • Mildert übermässige Gelbgalle/Schwarzgalle und Schärfen • Dekongestiv • Deplethorisierend • Tonusregulierend
Gestirne[1]	**Venus,** Mond
Tria Principia[1]	**Mercurius**
Inhaltsstoffe	**Alkaloide** • Saponine • Glykoside • Gerbstoffe
Droge	Caulophylli radix • Frauenwurzel
Darreichungsformen	Spagyrikum, Fertigarzneimittel
Wirkungen	Reguliert die Hypothalamus-Hypophysen-Gonadenachse der Frau, menstruationsregulierend, beruhigend, krampflösend, wehenregulierend, entzündungshemmend, schmerzlindernd
Nebenwirkungen[2]	
Kontraindikationen[2]	

Anwendungsbereiche Indikationen		
	Nervensystem/ Psyche	*Innerlich:* Neuralgien, Erschöpfung, Schwäche
	Frauenheilkunde	*Innerlich:* Entzündungen, Fehlgeburtsneigung, in der Geburtsheilkunde, zu starke/schwache Menstruationsblutung, Krämpfe, Wechseljahrbeschwerden, Unterleibskälte
	Bewegungsapparat	*Innerlich:* Rheumatische Erkrankungen

Weiteres	In stofflicher Anwendung früher als geburtserleichterndes Frauenheilmittel indigener Völker Nordamerikas verwendet.

1 **Gestirne** und **Tria Prinzipia:** Zuordnung betrifft Heilwirkung

2 **Nebenwirkungen** und **Kontraindikationen:** entfallen bei spagyrischen Anwendungen

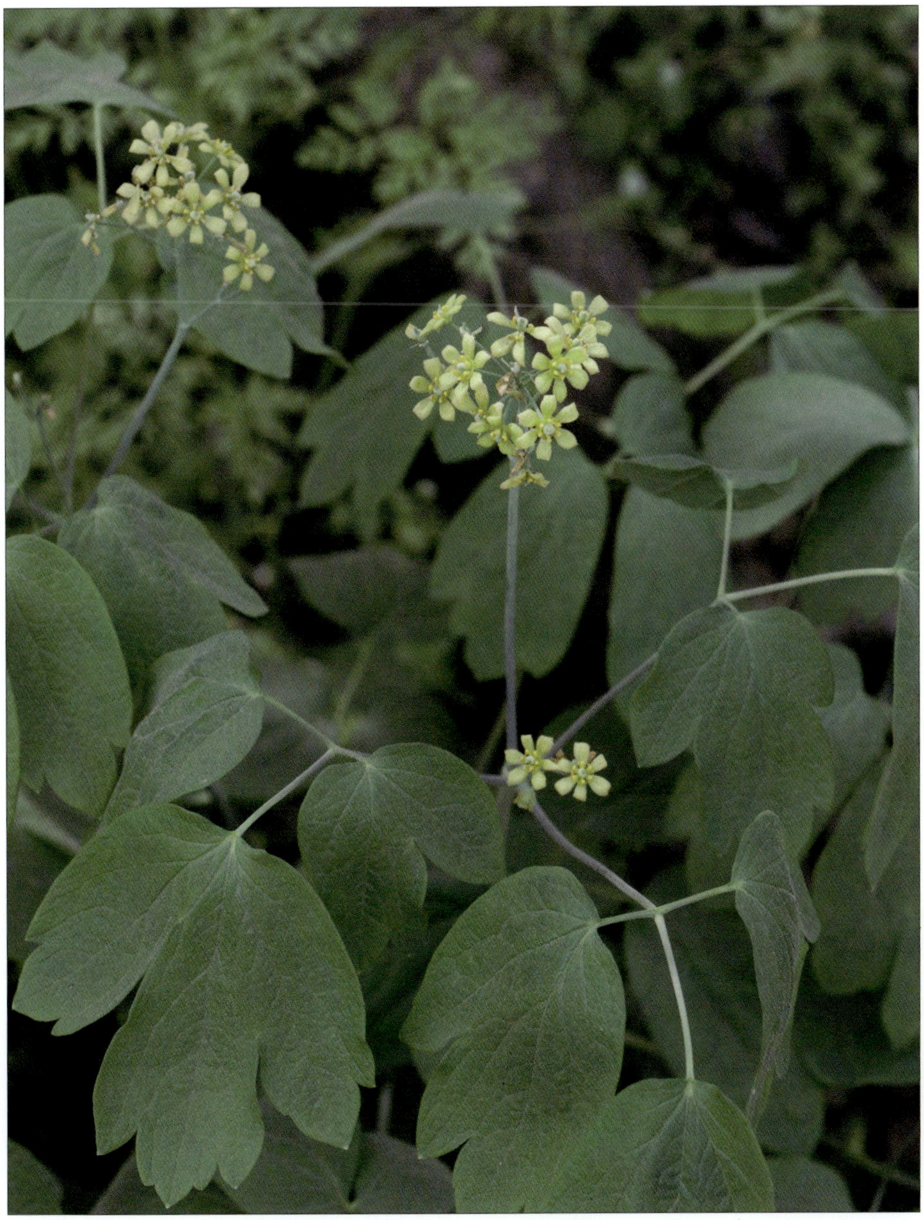

Caulophyllum thalictroides

Frauenwurzel

Die Frauenpflanze aus dem indianischen Heilmittelschatz

Die Frauenwurzel ist eine traditionelle Heilpflanze der indigenen Völker Nordamerikas. Sie wird auch blauer Hahnenfuss, blauer Ginseng und blauer Cohosh genannt. Cohosh, ein Begriff aus der Sprache der Algonkin, wird mit «Behütet Frauen» übersetzt. In der indianischen Volksmedizin ist Frauenwurzel eine der wichtigsten Heilpflanzen bei Frauenleiden (Squaw root).

Die Pflanze fühlt sich in schattigen Bergregionen wohl. Margrit Madejsky leitet daraus die Anwendung für den geheimnisvollen Ort der Frauen ab, nämlich den Unterleib.

Frauenwurzel wird aber nicht nur in der Frauenheilkunde, sondern auch als Heilmittel für den Bewegungsapparat und fürs Nervensystem eingesetzt – vor allem dann, wenn die Beschwerden in einem Zusammenhang mit dem weiblichen Zyklus stehen. In der Geburtsheilkunde unterstützt sie die Wehentätigkeit, wenn die Gebärenden erschöpft sind und das Voranschreiten der Niederkunft ins Stocken geraten ist. Ausserdem ist sie ein bewährtes Mittel bei drohender Frühgeburt.

Der Kraft, der Erschöpfung entgegen zu wirken, verdankt die Frauenwurzel auch den Namen blauer Ginseng. Caulophyllum wird gern bei einer erhöhten Empfindlichkeit, Reizbarkeit und Erschöpfung verordnet, vor allem wenn sie einen Bezug zum weiblichen Hormonsystem hat. Die erhöhte Sensibilität ist oft vergesellschaftet mit einer grossen emotionalen Verunsicherung und Angst vor Neuem und Ungewohntem. chg

Centaurium erythraea
Tausendgüldenkraut

Pflanzenfamilie	Gentianaceae • Enziangewächse
Vorkommen	Europa, Nordafrika, Nordamerika, Westasien • Auf sonnigen Wiesen, Waldrodungen, an Wegrändern
Humorale Qualitäten	Warm 1–2, trocken 2–3
Humorale Wirkungen	Fördert die Kochungen • Erwärmt und öffnet Magen, Leber, Milz und fördert ihren Konsensus • Leitet übermässige Gelbgalle/Schwarzgalle und Schärfen aus • Zerteilt zähe Feuchtigkeit • Deplethorisierend • Sthenisierend
Gestirne[1]	**Jupiter,** Sonne
Tria Principia[1]	**Sulphur**
Inhaltsstoffe	**Bitterstoffe** • Flavonoide • Xanthone
Droge	Centaurii herba • Tausendgüldenkraut
Darreichungsformen	Tee, Tinktur, Urtinktur, Spagyrikum, Fertigarzneimittel
Wirkungen	Verdauungsfördernd, sekretionsfördernd, appetitanregend, Leber-Galle-anregend, tonisierend, fiebersenkend, entzündungshemmend, abwehrsteigernd, stimmungsaufhellend
Nebenwirkungen[2]	
Kontraindikationen[2]	Magen-Darmgeschwüre, Verschluss der Gallenwege
Anwendungsbereiche Indikationen	**Verdauung** *Innerlich:* Verdauungsschwäche, Appetitlosigkeit, Verdauungsbeschwerden, Funktionsschwäche von Leber, Gallenblase und Pankreas, atonische Verstopfung **Nervensystem/Psyche** *Innerlich:* Nervenschwäche, depressive Verstimmung, Erschöpfung **Immunsystem** *Innerlich:* Fieber, Abwehrschwäche, Rekonvaleszenz
Weiteres	

1 **Gestirne** und **Tria Prinzipia:** Zuordnung betrifft Heilwirkung

2 **Nebenwirkungen** und **Kontraindikationen:** entfallen bei spagyrischen Anwendungen

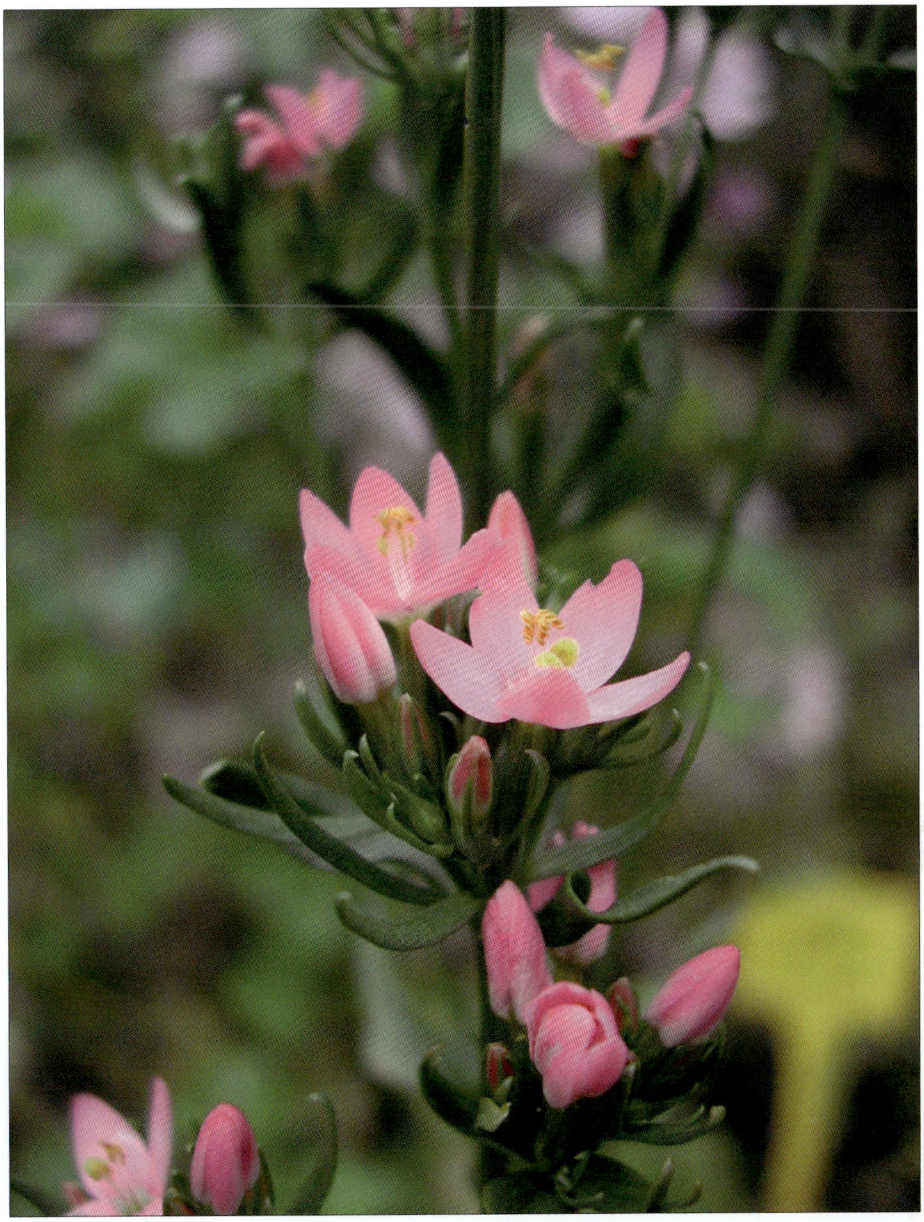

Centaurium erythraea
Tausendgüldenkraut

Im menschlichen Dasein verbinden sich Ideal und Realität

Centaurium geht auf den Zentauer (oder Kentauer) zurück, dem Mischwesen zwischen Pferd und Mensch aus der griechischen Mythologie. Der Zentauer ist ein Symbol für den Konflikt des Menschen zwischen Ideal und Realität. Einerseits sind da die körperlich-archaischen Bedürfnisse und Instinkte. Andererseits hat der Mensch auch Ideale, er trägt ein Seelenleben in sich, das nach Höherem strebt, sich nach Schönheit, Harmonie und Kultur sehnt. Das wilde Naturwesen (das Pferd im Kentauer) steht in einem dauerhaften Konflikt mit dem Streben nach Licht, Reinheit, Erkenntnis und der Sehnsucht nach höheren Werten (der Mensch im Kentauer).

Aus diesem Grund ist Centaurium ein gutes Heilmittel für Menschen, die mit sich selber in Konflikt stehen, sich nicht eins fühlen mit ihren auseinanderdriftenden Bedürfnissen und dieses Spannungsfeld nicht aushalten.

Tausendgüldenkraut hilft dem Menschen zu akzeptieren, dass er sich immer wieder mit Konflikten auseinandersetzen muss, insbesondere mit dem Konflikt zwischen Realität und Idealvorstellungen.

Tausendgüldenkraut hilft, das Miteinander und Nebeneinander von körperlichen Bedürfnissen und seelisch geistigen Idealvorstellungen zu einer alltagstauglichen Lebensform zu verbinden – wenn das nicht Tausend Gulden wert ist!

Die Bachblüte Centaury wird eingesetzt, wenn jemand aus lauter Idealismus nicht Nein sagen kann und damit Gefahr läuft, seinen eigenen Lebensauftrag zu verpassen.

chg

Cetraria islandica
Isländisch Moos

Pflanzenfamilie	Parmeliaceae • Strauchflechten
Vorkommen	Nord- und Mitteleuropa, Nordamerika • In hellen Kiefernwäldern, Heide-, Moor- und Tundralandschaften
Humorale Qualitäten	Warm 1, feucht 2
Humorale Wirkungen	Fördert die Kochungen und die nährenden Säfte • Erwärmt und öffnet Verdauungs- und Atemwege • Leitet übermässige Gelbgalle/Schwarzgalle und Schärfen aus • Vermindert Ersatzausscheidungen über die Schleimhaut • Regeneriert die Schleimhäute • Antiskrofulös • Tonusregulierend
Gestirne[1]	**Mond,** Sonne
Tria Principia[1]	**Mercurius**
Inhaltsstoffe	**Schleimstoffe** • **Flechtensäuren** • Bitterstoffe • Jod
Droge	Islandicus lichen • Isländisch Moos
Darreichungsformen	Tee, Tinktur, Urtinktur, Spagyrikum, Fertigarzneimittel
Wirkungen	Stärkend, immunmodulierend, hustenlindernd, krampflösend, entzündungshemmend, verdauungsfördernd, appetitanregend, sekretionsfördernd, Leber-Galle-anregend, phytobiotisch
Nebenwirkungen[2]	
Kontraindikationen[2]	
Anwendungsbereiche Indikationen	**Atemwege** *Innerlich:* Atemwegserkrankungen, Bronchitis, Angina, Halsschmerzen, Reizhusten, Erkältungen
	Verdauung *Innerlich:* Schleimhautentzündung, Appetitlosigkeit, Verdauungsschwäche, Funktionsschwäche von Leber und Gallenblase
	Immunsystem *Innerlich:* Abwehrschwäche, Erschöpfung, Rekonvaleszenz
	Herz-Kreislauf *Innerlich:* Anämie
Weiteres	

1 **Gestirne** und **Tria Prinzipia:** Zuordnung betrifft Heilwirkung

2 **Nebenwirkungen** und **Kontraindikationen:** entfallen bei spagyrischen Anwendungen

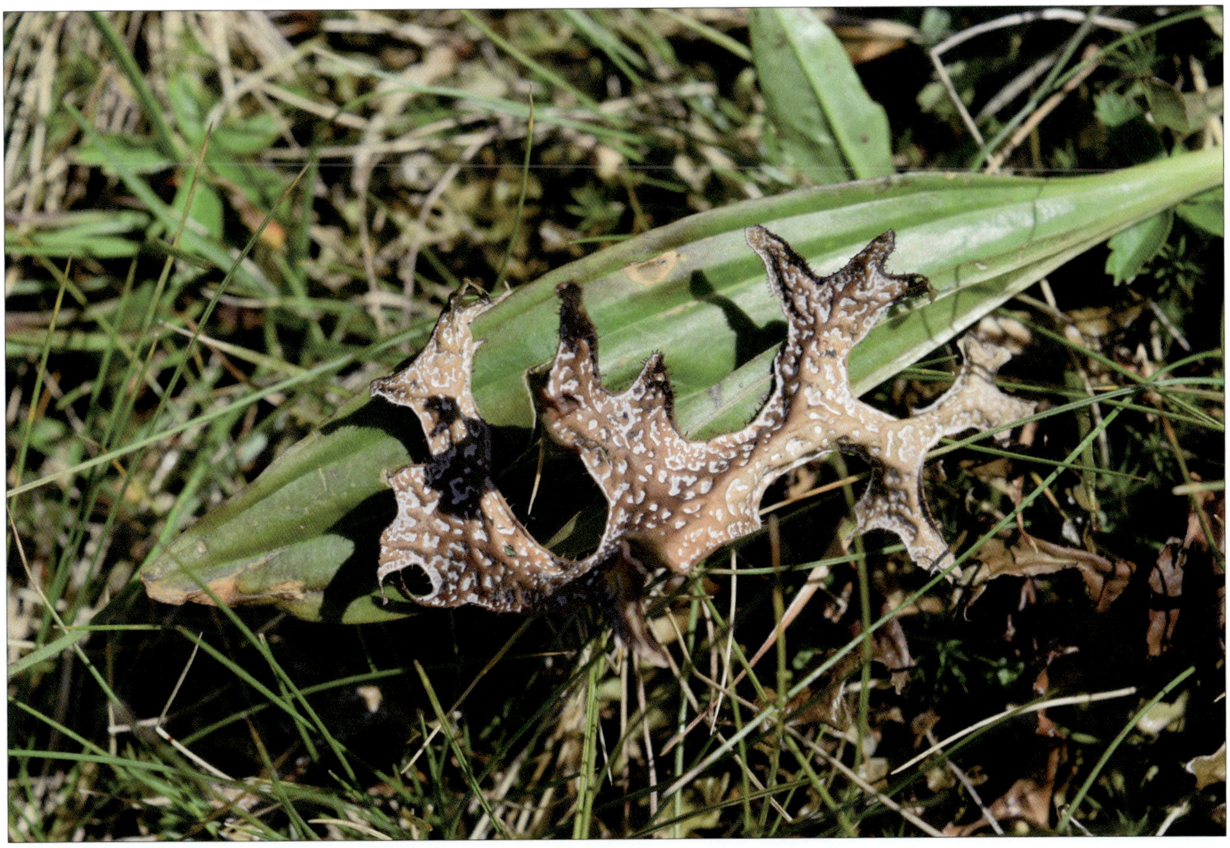

Cetraria islandica
Isländisch Moos

Kein Moos und auch nicht (ausschliesslich) aus Island

Isländisch Moos ist eine Flechte und kein Moos. Der irreführende Name kommt wohl aus einer Zeit, wo man kaum systematisches Wissen über Flechten, Moose und Algen hatte. Eine Flechte ist eine Symbiose zwischen einem Pilz und einer Alge, die ineinander übergehen und untrennbar miteinander verbunden sind.

Da Isländisch Moos eigenartig verdorrt aussieht, galt es früher als verwunschene Pflanze. In der Signaturenlehre bringt man ihr Aussehen mit der Struktur der Alveolen im Atemtrakt in Verbindung. In den nordischen Ländern war sie nicht nur Heilmittel, sondern auch Nahrungsmittel zur Kräftigung geschwächter Patienten/innen.

Isländisch Moos kommt nicht ausschliesslich in Island, sondern auf der ganzen nördlichen Halbkugel vor. Es ist die wichtigste Vertreterin der Amara mucilaginosa: Bittermittel, die neben den Bitter- auch noch Schleimstoffe enthalten. Isländisch Moos hat nicht nur eine Wirkung auf die Atemwege (Schleimstoffe), sondern ist zusätzlich ein tonisch-stärkendes Heilmittel (Bitterstoffe). Es bewährt sich bei atonischer Schwäche der Lungen und Bronchien und bei schlaffem Allgemeinbefinden. Die positive Reizkraft des Heilmittels regt kräftig an und verhilft auch «müde gewordenen» Entzündungsprozessen und «laschen» Eiterherden zu einer Heilung. Isländisch Moos weiss sehr gut, wie mit Kälte (= wenig Energie) umgegangen werden muss.

Flechten sind übrigens gute Indikatoren für die Luftqualität der Luft.

chg

Chelidonium majus
Schöllkraut

Pflanzenfamilie	Papaveraceae • Mohngewächse
Vorkommen	Europa, Asien, Nordamerika • An Mauern und in Hecken, Pionierpflanze
Humorale Qualitäten	Warm 3, trocken 3
Humorale Wirkungen	Fördert die Kochungen • Erwärmt und öffnet Leber, Milz und fördert ihren Konsensus • Zerteilt zähe Feuchtigkeit • Leitet übermässige Gelbgalle/Schwarzgalle und Schärfen aus • Vermindert Ersatzausscheidungen über Haut und Schleimhaut • Antidyskratisch • Antiskrofulös • Deplethorisierend • Dekongestiv • Tonusregulierend
Gestirne[1]	**Jupiter,** Mars
Tria Principia[1]	**Sulphur**
Inhaltsstoffe	**Alkaloide** (Chelidonin u.a.) • Flavonoide • Saponine
Droge	Chelidonii herba • Schöllkraut
Darreichungsformen	*Innerlich:* Heute selten (max. 10% in Rezepturen) als Tee, Tinktur, Urtinktur, Spagyrikum, Fertigarzneimittel *Äusserlich:* frischer Saft zur Warzenbehandlung
Wirkungen	*Innerlich:* Leber-Galle-Pankreas-anregend, krampflösend auf oberen Verdauungstrakt und Bronchien, entzündungshemmend, leicht schmerzlindernd, beruhigend, antimikrobiell *Äusserlich:* Antiviral, proteolytisch, warzenhemmend
Nebenwirkungen[2]	
Kontraindikationen[2]	Hepatitis, Schwangerschaft, Stillzeit, Kinder unter 12 Jahren, Verschluss der Gallenwege, Magen-Darmgeschwüre
Anwendungsbereiche Indikationen	**Verdauung** *Innerlich:* Magen-, Darmkrämpfe, Krämpfe im Bereich der Gallenwege, Funktionsschwäche von Magen, Leber, Gallenblase und Pankreas, spastische Obstipation **Atemwege** *Innerlich:* Reizhusten, spastische Bronchitis, Krampfhusten **Haut** *Innerlich:* Unterstützend bei Hauterkrankungen, Psoriasis *Äusserlich:* Warzen
Weiteres	Sehr wichtige Leberpflanze der Humoralmedizin. Tee und Tinktur werden kontrovers diskutiert – max. 10% in Mischungen sind unproblematisch.

1 **Gestirne** und **Tria Prinzipia:** Zuordnung betrifft Heilwirkung

2 **Nebenwirkungen** und **Kontraindikationen:** entfallen bei spagyrischen Anwendungen

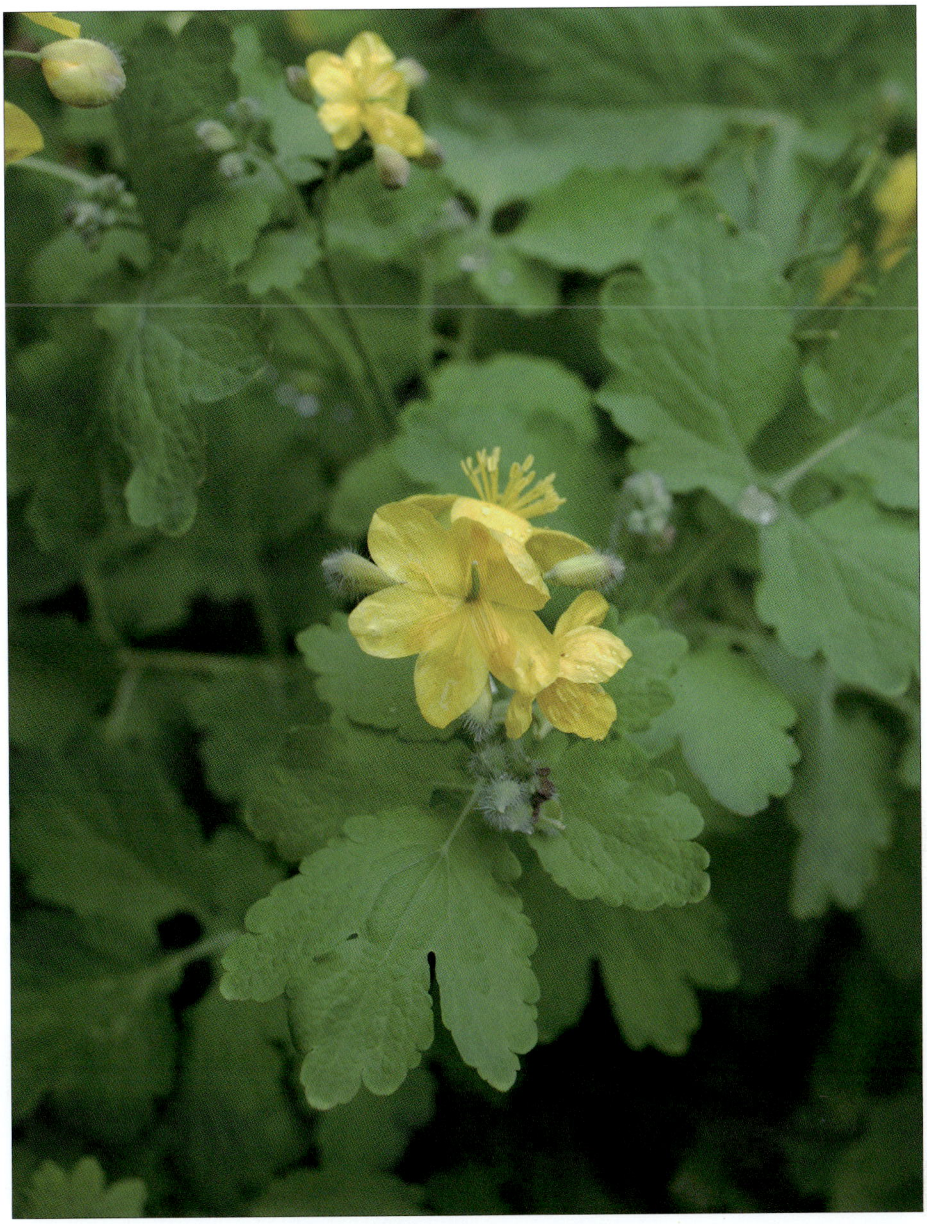

Chelidonium majus

Schöllkraut

Sanftmut für den Choleriker und die Cholerikerin

Chelidonium gedeiht auf stickstoffreichen Böden in der Nähe der Menschen und zeigt eine aussergewöhnliche Vitalität. Johann Isaac Hollandus, ein flämischer Alchemist (16./17. Jh.), nennt Chelidonium die mächtigste Pflanze überhaupt. Ihre volkstümlichen Namen Goldkraut, Hexenmilch und Hexenblut zeigen diese Ehrbekundung.

Chelidonium geht auf das griechische «Chelidon» (= Schwalbe) zurück. Schöllkraut beginnt zu blühen, wenn die Schwalben im Frühling wiederkommen, und blüht aus, wenn sie im Herbst wieder gen Süden fliegen. Schwalben sollen ausserdem ihren Jungen die Augen mit Schöllkrautsaft öffnen.

Mancherorts wir Chelidonium auch mit «Coeli donum» (= Gabe des Himmels) übersetzt. Dies geht auf Alchemistenkreise zurück, die Schöllkraut für ihre Suche nach dem Stein der Weisen verwendet haben sollen.

Wegen ihrer gelben Blüten, dem gelb gefärbten Milchsaft und der dreifach gelappten Blätter setzt man Chelidonium mit Leber und Gallenblase in Verbindung. Ihre entkrampfende und anregende Wirkung auf Leber und Gallenwege bestätigt dies. So wird denn auch der/die Choleriker/in mit Chelidonium besänftigt, sodass er/sie Friedfertigkeit, Sanftmut und Ausgeglichenheit erfahren.

Patrick Baumann schreibt zum Chelidonium: «*Die Augen (vor allem im metaphorischen Sinn) gehören eng zum Thema der Mohngewächse. Bei Chelidonium majus ist es das Augen-Öffnen, beim Schlafmohn das Augen-Schliessen.*»

chg

Chrysanthellum americanum
Chrysantheme, amerikanische

Pflanzenfamilie	Asteraceae • Korbblütler
Vorkommen	Südamerika • In Afrika angebaut
Humorale Qualitäten	Warm 1–2, trocken 1
Humorale Wirkungen	Fördert die Kochungen • Erwärmt und öffnet Magen, Leber und Milz • Leitet übermässige Gelbgalle/Schwarzgalle und Schärfen aus • Deplethorisierend • Tonusregulierend
Gestirne[1]	**Jupiter**, Merkur
Tria Principia[1]	**Sulphur**
Inhaltsstoffe	**Saponine** • Flavonoide
Droge	Chrysanthelli herba • Chrysanthemenkraut, amerikanisches
Darreichungsformen	Tee, Tinktur, Urtinktur, Fertigarzneimittel
Wirkungen	Leberzellschützend, Leber-Galle-Pankreas-anregend, entzündungshemmend, Fettstoffwechsel regulierend, verdauungsfördernd, antiarteriosklerotisch, antioxidativ, fördert den venösen Rückfluss, mikrozirkulationsfördernd
Nebenwirkungen[2]	
Kontraindikationen[2]	Verschluss der Gallenwege, Magen-Darmgeschwüre
Anwendungsbereiche Indikationen	**Verdauung** *Innerlich:* Funktionsschwäche von Leber, Gallenblase und Pankreas, chronische Pankreatitis **Stoffwechsel** *Innerlich:* Fettstoffwechselstörungen, metabolisches Syndrom **Herz-Kreislauf** *Innerlich:* Venenbeschwerden
Weiteres	

1 **Gestirne** und **Tria Prinzipia:** Zuordnung betrifft Heilwirkung

2 **Nebenwirkungen** und **Kontraindikationen:** entfallen bei spagyrischen Anwendungen

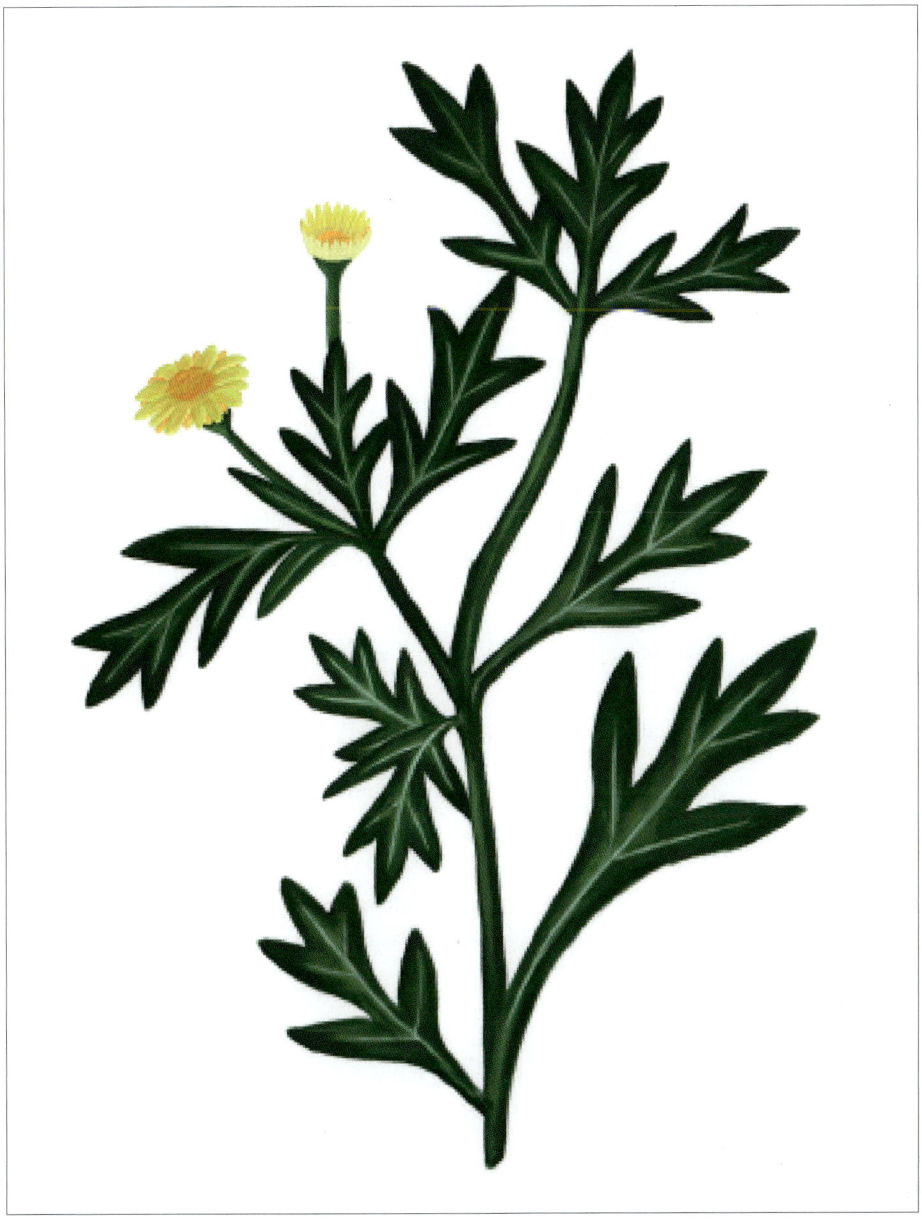

Chrysanthellum americanum

Amerikanische Chrysantheme

Eine (bei uns) noch nicht so bekannte Expertin für die Blutreinigung

Die amerikanische Chrysantheme ist eine Heilpflanze aus den Bergregionen Mittel- und Südamerikas, die in der europäischen Naturheilkunde wenig bekannt ist und in Europa erst seit einigen Jahren verwendet wird. Einige Heilwirkungen sind bekannt, vieles darf aber noch erforscht werden. Typische Indikationen aus der traditionellen Heilkunde Mittel- und Südamerikas sind Beschwerden von Leber und Gallenblase.

Im speziellen wird berichtet, dass der Körper dank Chrysanthellum Leber-belastende Stoffe (wie Nikotin, Alkohol oder auch verdorbene Lebensmittel) besser verstoffwechseln kann und die Entgiftung stark angeregt wird. So werden diese bei Gabe von Chrysantheme doppelt so schnell abgebaut und das Blut nachhaltig gereinigt. Dies zeigt ihren Jupiter-Charakter. Ist doch gerade Jupiter der Herr über Erkrankungen (und die entsprechenden Heilmittel), die auf Missbrauch oder Exzesse zurückzuführen sind (besonders was Essen und Trinken angeht) wie Übergewicht, Alkoholmissbrauch, Selbstvergiftung, aber auch Blutwertanomalien. Therapeuten/innen mit Erfahrung in der Heilanwendung von Chrysantheme berichten, dass die Heilpflanze in den ersten 3–4 Wochen einen grossen Teil der Cholesterinablagerungen in den Gefässen löst, was den Cholesterinspiegel erst ansteigen lässt. Erst nach etwa 2–3 Monaten sinkt er. Aus diesem Grund werden gleichzeitig gerne ab- und ausleitende Verfahren verordnet. chg

Cichorium intybus
Wegwarte

Pflanzenfamilie	Asteraceae • Korbblütler
Vorkommen	Europa, Asien, Nordafrika • An Wegrändern, auf Brachland und Schuttplätzen
Humorale Qualitäten	Warm 1, trocken 1
Humorale Wirkungen	Fördert die Kochungen • Erwärmt und öffnet die Milz, Leber und fördert ihren Konsensus • Leitet übermässige Gelbgalle/Schwarzgalle und Schärfen aus • Antidyskratisch • Deplethorisierend • Sthenisierend
Gestirne[1]	**Jupiter**
Tria Principia[1]	**Sulphur**
Inhaltsstoffe	**Bitterstoffe** • Flavonoide • Inulin (Wurzel)
Droge	Cichorii radix / herba • Wegwartenwurzel / -kraut
Darreichungsformen	*Innerlich:* Tee, Tinktur, Urtinktur, Spagyrikum, Fertigarzneimittel
Wirkungen	*Innerlich:* Verdauungsfördernd, appetitanregend, Leber-Galle-anregend, tonisierend, Fettstoffwechsel regulierend
Nebenwirkungen[2]	
Kontraindikationen[2]	Magen-Darmgeschwüre, Verschluss der Gallenwege, Korbblütlerallergie
Anwendungsbereiche Indikationen	**Verdauung** *Innerlich:* Appetitlosigkeit, Dyspepsie, Verstopfung, Funktionsschwäche von Leber, Gallenblase und Pankreas
	Stoffwechsel *Innerlich:* Fettstoffwechselstörungen, metabolisches Syndrom
Weiteres	

1 **Gestirne** und **Tria Prinzipia:** Zuordnung betrifft Heilwirkung

2 **Nebenwirkungen** und **Kontraindikationen:** entfallen bei spagyrischen Anwendungen

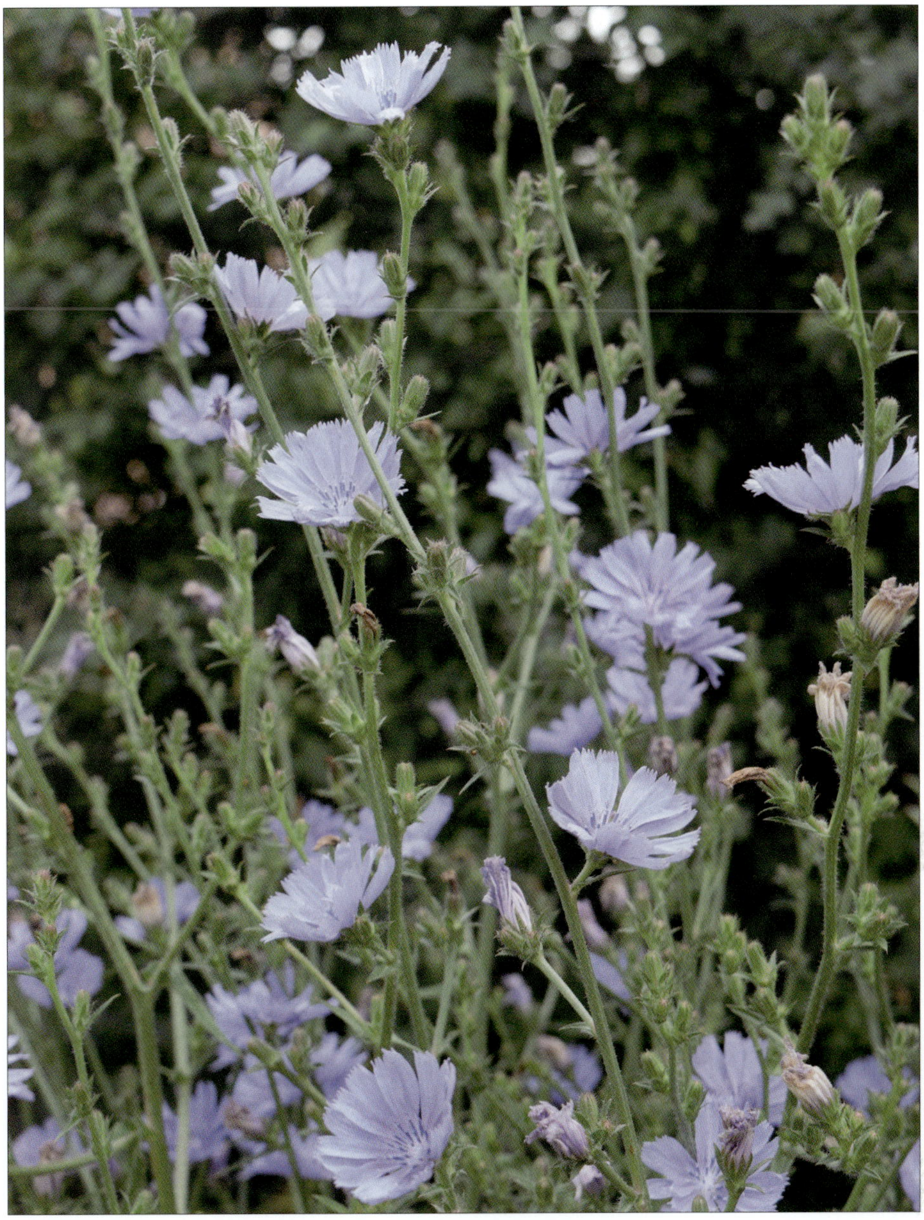

Cichorium intybus

Wegwarte

Das leuchtende Ja zur Gegenwart

Die Wegwarte imponiert mit ihren auffällig blauen Blüten. Blaue Wildblumen findet man nicht oft, noch seltener blaue Korbblütler. Ihre blauen Blüten richtet die Wegwarte immer der Sonne entgegen. Eine einzelne Blüte blüht nur einen Tag lang und nur bei Sonnenschein.

Die Wegwarte hat die Kraft, den Menschen mit beiden Beinen ins Jetzt dieses Augenblickes zu stellen, ihn aus der Schwärmerei zu wecken und ihn mit dem Moment zu verbinden – das Ja zur Gegenwart, die Kraft des Momentes. Nicht durch die Vergangenheit, nicht durch die Zukunft, sondern durch den jetzigen Moment ist der Mensch mit seiner Mitte und seinem inneren Wissen verbunden. Treten Magen-Darm- Beschwerden aufgrund von schwierigen Lebenssituationen auf, ist die Wegwarte Mittel erster Wahl, da sie den Menschen (wieder) sein inneres Ich spüren lässt. Die Heilkraft von Chichorium intybus war auch als Mittel gegen Melancholie hoch geschätzt. Das Sommerhimmelblau der Blüten symbolisiert die seelische Tiefe, erfreut unsere Augen und erhellt das Gemüt.

Volkstümliche Namen der Wegwarte wie Sonnenbraut oder Sonnenwirbel zeigen die mit Leichtigkeit erfüllte Erhellung. Für die vorchristlichen Völker in Europa war die Wegwarte eine pflanzliche Verkörperung der weissen Göttin, die nach ihrem Geliebten Ausschau hält. Ihr Geliebter ist nach ihrer Mythologie der Sonnengott und der Hirschkönig mit seinen Attributen Gold und Hirschhorn.

chg

Cimicifuga racemosa (Syn. Actaea racemosa)
Traubensilberkerze

Pflanzenfamilie	Ranunculaceae • Hahnenfussgewächse
Vorkommen	Nordamerika • Feuchte Standorte, in lichten Wäldern • in Europa kultiviert
Humorale Qualitäten	Neutral—kalt 1, neutral—feucht 1
Humorale Wirkungen	Fördert die nährenden Säfte • Mildert übermässige Gelbgalle/Schwarzgalle und Schärfen • Tonusregulierend
Gestirne[1]	**Mond,** Venus
Tria Principia[1]	**Mercurius**
Inhaltsstoffe	**Glycoside** (Actein u.a.) • **Flavonoide** • Bitterstoffe • Gerbstoffe
Droge	Cimicifugae rhizoma • Traubensilberkerzenrhizom
Darreichungsformen	Tinktur, Urtinktur, Spagyrikum, Fertigarzneimittel
Wirkungen	Reguliert die Hypothalamus-Hypophysen-Gonaden-Achse der Frau, senkt die LH-Ausschüttung und wirkt dadurch östrogenregulierend, osteoprotektiv
Nebenwirkungen[2]	Sehr selten Schleimhautreizung der Verdauungswege
Kontraindikationen[2]	Schwangerschaft, Stillzeit
Anwendungsbereiche Indikationen	**Frauenheilkunde** *Innerlich:* Wechseljahrbeschwerden, Menstruationsbeschwerden, PMS, hormonell bedingte Stimmungsschwankungen, Osteoporose-Prophylaxe
Weiteres	

1 **Gestirne** und **Tria Prinzipia:** Zuordnung betrifft Heilwirkung

2 **Nebenwirkungen** und **Kontraindikationen:** entfallen bei spagyrischen Anwendungen

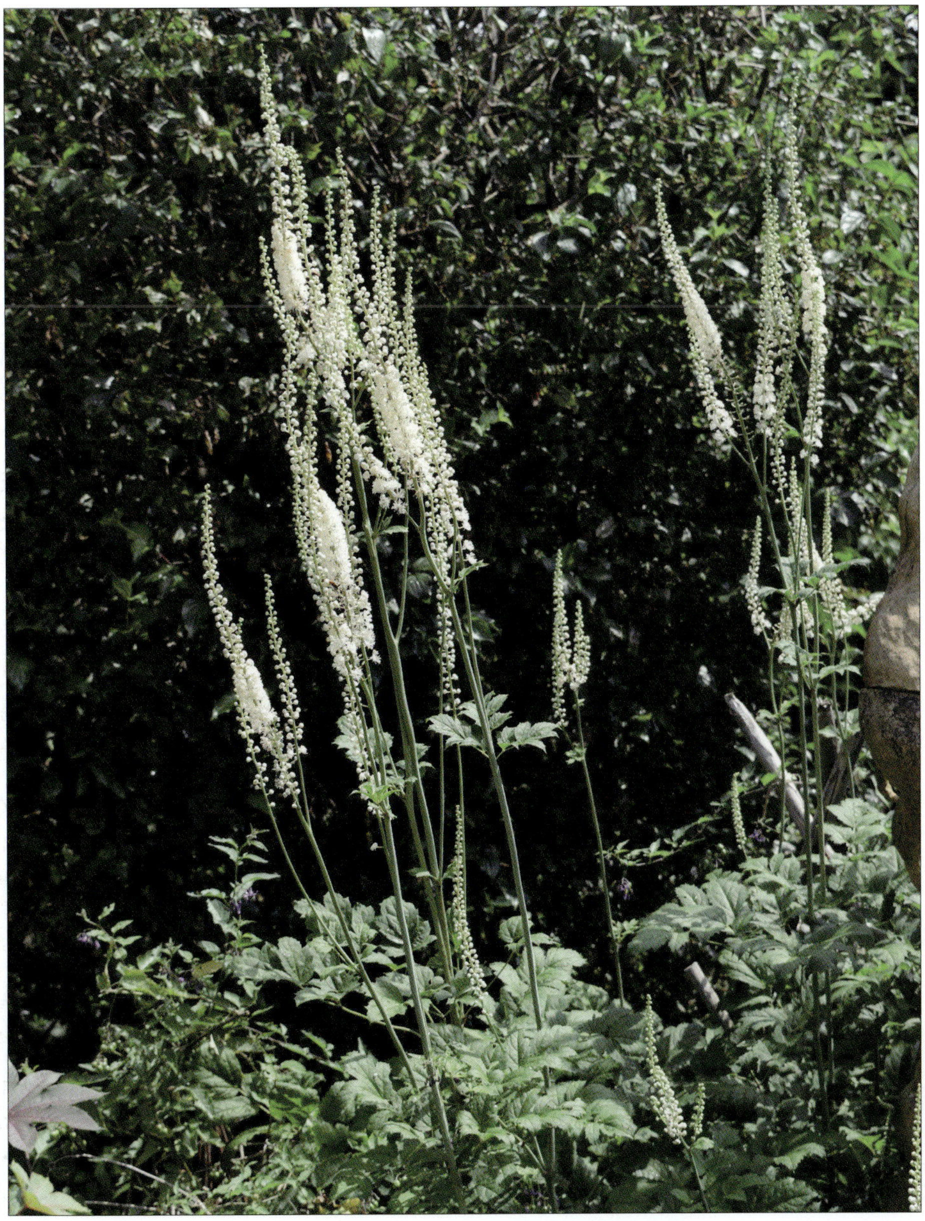

Cimicifuga racemosa
Traubensilberkerze

Mondlicht für den weiblichen Körper

Wie Caulophyllum thalictroides ist auch Cimicifuga racemosa eine Heilpflanze der kanadischen First Nations. Sie wird in der indianischen Medizin Black Cohosh genannt (im Gegensatz zu Blue Cohosh = Caulophyllum). Cohosh bedeutet «Behütet Frauen».

Die Traubensilberkerze behütet vor allem Frauen, deren Östrogenspiegel unterstützt werden soll. Zwar enthält sie selber keine Phytoöstrogene, sondern reguliert das hormonelle Gleichgewicht über den selektiven Estrogen-Rezeptor-Modulator (SERM) durch eine verminderte Ausschüttung des Hypophysenhormons LH.

Cimicifuga ist eine grosse Heilerin bei überreizten Nerven, überhitztem Körper, innerer Unruhe, Antriebsmangel und depressiver Verstimmungen aufgrund von hormonellem Ungleichgewicht. Sie durchlichtet den weiblichen Körper mit Mondlicht und schenkt ihm ruhige, innere Spannkraft. Die Silberkerze wird gern als mondhaftes Gegenüber zu den sonnenhaften Königskerzen gesehen.

Cimicifuga blüht im Sommer, was einen schönen Bezug zu den Wechseljahren der Frau macht. Wenn die physische Fruchtbarkeit der Frau (die fruchtbare Frühlingszeit) verblüht ist, verhilft Cimicifuga nochmals zum Blühen.

Der Name Cimicifuga leitet sich vom lateinischen «cimex» (= Wanze) und von «fugare» (= vertreiben) ab. Die Pflanze wird nämlich wegen des abstossenden Geruches der Blütenstände von Blattwanzen gemieden. Racemosa bedeutet «traubenartig».

chg

Cinnamomum verum (Syn. Cinnamomum ceylanicum)
Zimtbaum

Pflanzenfamilie	Lauraceae • Lorbeergewächse
Vorkommen	Sri Lanka • Heute in Asien und anderen tropischen Ländern kultiviert
Humorale Qualitäten	Warm 3, trocken 3
Humorale Wirkungen	Fördert die Kochungen • Erwärmt und öffnet Magen und Gebärmutter • Erheitert Herz und Gemüt • Leitet übermässige Schwarzgalle und Schärfen aus • Zerteilt zähe Feuchtigkeit • Fördert die Spiritus-Verteilung • Deplethorisierend • Sthenisierend
Gestirne[1]	**Sonne,** Venus
Tria Principia[1]	**Sulphur,** Mercurius
Inhaltsstoffe	**Ätherische Öle** (Eugenol v.a. in Cinnamomum verum) • Gerbstoffe • Cumarine (v.a. in Cinnamomum cassia)
Droge	Cinnamomi cortex • Zimtrinde
Darreichungsformen	*Innerlich:* Tee, Tinktur, Urtinktur, Spagyrikum, Fertigarzneimittel *Äusserlich:* Salbe, Räucherung
Wirkungen	*Innerlich:* Verdauungsfördernd, krampflösend, blähungswidrig, entzündungshemmend, Herz-Kreislauf-anregend, durchblutungsfördernd, blutzuckersenkend, antimikrobiell, entspannend, uteruskontrahierend *Äusserlich:* Durchblutungsfördernd
Nebenwirkungen[2]	Abortiv. Allergiepotential
Kontraindikationen[2]	Magen-Darmgeschwüre, Schwangerschaft *Interaktionen:* Antidiabetika
Anwendungsbereiche Indikationen	**Verdauung** *Innerlich:* Blähungen, Verdauungsbeschwerden, Appetitlosigkeit **Herz-Kreislauf** *Innerlich:* Herz-Kreislaufschwäche, Hypotonie **Stoffwechsel** *Innerlich:* Stoffwechselschwäche, innere Kälte, Diabetes mell. II **Immunsystem** *Innerlich:* Erkältungen, Erschöpfung, Rekonvaleszenz **Frauenheilkunde** *Innerlich:* Unterleibskälte, ausbleibende oder zu schwache Menstruationsblutung
Weiteres	Verwendet wird auch Cinnamomum cassia, Kassiazimtbaum/Chinazimt.

1 **Gestirne** und **Tria Prinzipia:** Zuordnung betrifft Heilwirkung

2 **Nebenwirkungen** und **Kontraindikationen:** entfallen bei spagyrischen Anwendungen

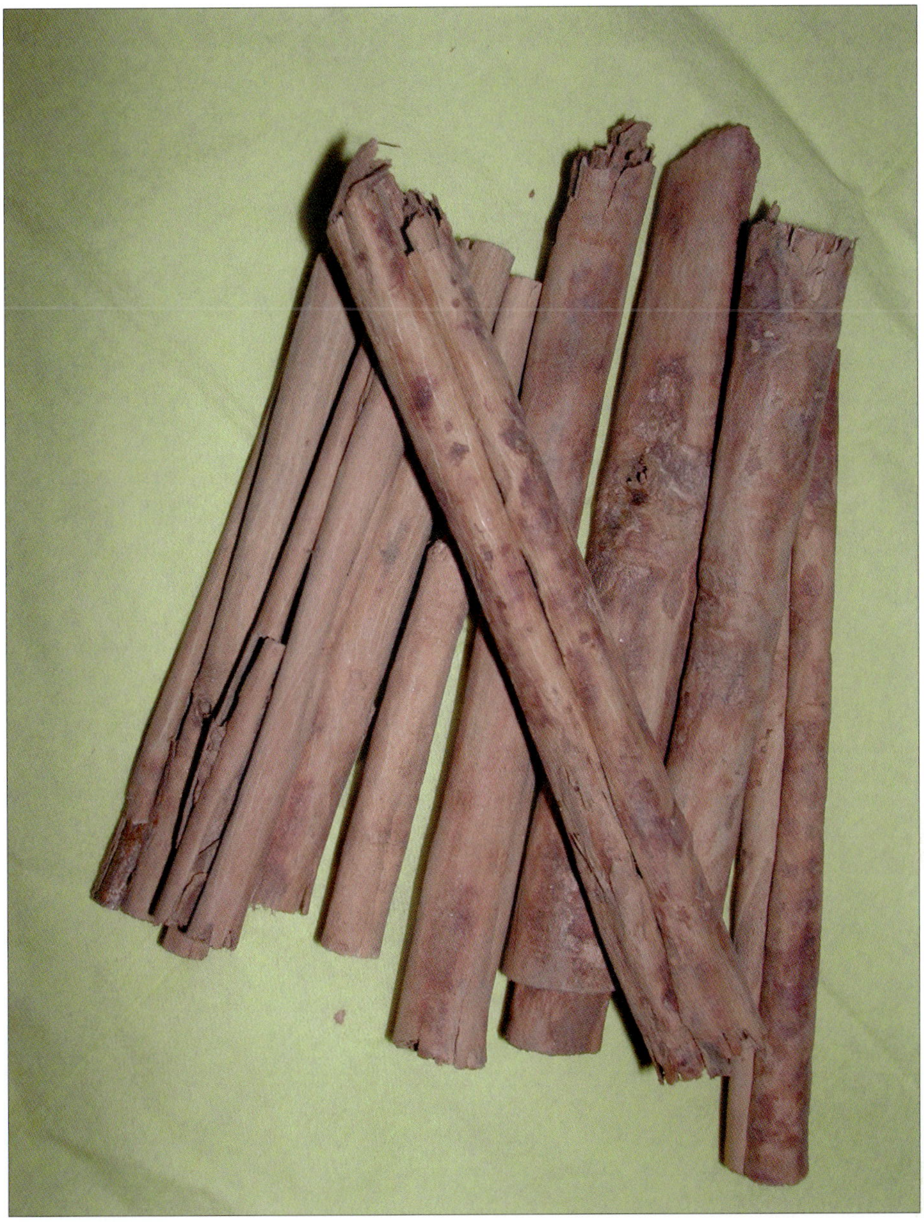

Cinnamomum verum

Zimtbaum

Der warme Duft von Geborgenheit

Wenn sich das Jahr dem Ende zuneigt, wenn die Bäume ihre Blätter abgeworfen haben und die Natur ihre Farben verliert, wenn es draussen kalt und nass ist, dann beginnt die grosse Zeit von Zimt. Nichts lässt sich mit dem Duft von Zimt in der warmen Stube vergleichen, wenn die Kälte des Winters gekommen ist und die Menschen sich in ihr Haus zurückziehen. Zimt bringt Wohlgefühl und innere Wärme. Zimt bringt Sternenglanz und Weihnachtsfreude. Zimt ist der warme Duft von Geborgenheit und Zugehörigkeit.

Wenn wir frösteln, wenn wir uns kränklich fühlen, wenn unser Herz oder unsere Seele friert oder wir tatsächlich eine Erkältung durchleben, dann entfaltet Zimt seine tröstende Kraft und wärmt Leib und Seele. Zimt wirkt wie eine duftende Umarmung, wenn wir uns alleine und einsam fühlen. Dann ist Zimt der wärmende Arm, der sich um den Menschen legt und ihm eine wohltuende Entspannung schenkt.

Zimt schmeckt und riecht süss, warm und würzig und wirkt entkrampfend, beruhigend und gleichzeitig belebt er die Sinne. Aus diesem Grund gilt er auch als Aphrodisakum. Auch in der Räucherheilkunde ist Zimt wohlbekannt. Er ist einer der acht Wohlgerüche des Moses und Bestandteil der heiligen Räucherungen in den Tempeln. Verschiedene Zimtarten wurden auch dem heiligen Salbungsöl zugegeben.

»Darum hat Dich der Herr, dein Gott, gesalbt mit Freudenöl vor deinen Genossen. Von Myrrhe, Aloe, von Cassia duftet dein Gewand.» (Psalm 45, 8–9)

chg

Cnicus benedictus (Syn. Centaurea benedicta)
Kardobenediktenkraut

Pflanzenfamilie	Asteraceae • Korbblütler
Vorkommen	Mittelmeerraum, Osteuropa, Vorderasien, Amerika, Naher Osten • Auf Brach- und Schuttflächen
Humorale Qualitäten	Warm 2, trocken 2
Humorale Wirkungen	Fördert die Kochungen • Erwärmt und öffnet Magen, Leber, Milz und fördert ihren Konsensus • Löst zähe Feuchtigkeit • Leitet übermässige Gelbgalle/ Schwarzgalle und Schärfen aus • Deplethorisierend • Antidyskratisch • Tonisierend
Gestirne[1]	**Jupiter,** Sonne
Tria Principia[1]	**Sulphur**
Inhaltsstoffe	**Bitterstoffe** • Flavonoide • Ätherische Öle
Droge	Cnici herba • Kardobenediktenkraut
Darreichungsformen	Tee, Tinktur, Urtinktur, Spagyrikum, Fertigarzneimittel
Wirkungen	Appetit- und verdauungsfördernd, sekretionsfördernd, Leber-Galle-anregend, tonisierend, Herz-Kreislauf-stärkend, durchblutungsfördernd, fiebersenkend
Nebenwirkungen[2]	Schwaches Allergiepotenzial
Kontraindikationen[2]	Korbblütlerallergie, Magen-Darmgeschwüre, Verschluss der Gallenwege
Anwendungsbereiche Indikationen	**Verdauung** *Innerlich:* Appetitlosigkeit, Verdauungsschwäche, Funktionsschwäche von Leber, Gallenblase und Pankreas **Immunsystem** *Innerlich:* Allgemeine Schwäche, Fieber **Herz-Kreislauf** *Innerlich:* Kältegefühl der Extremitäten, Herz-Kreislaufschwäche, Anämie
Weiteres	

1 **Gestirne** und **Tria Prinzipia:** Zuordnung betrifft Heilwirkung

2 **Nebenwirkungen** und **Kontraindikationen:** entfallen bei spagyrischen Anwendungen

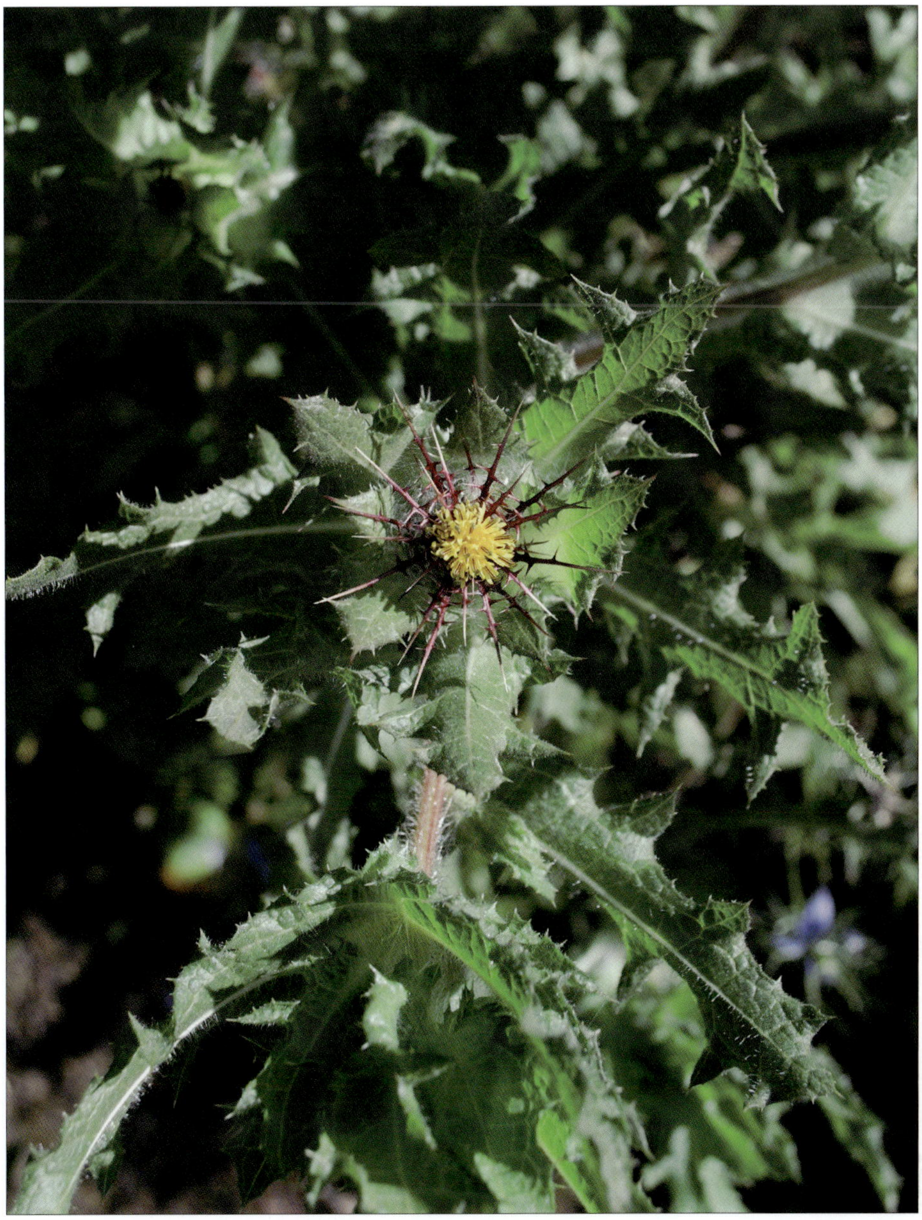

Cnicus benedictus
Kardobenediktenkraut

Die gesegnete Distel

Der Name «Cnicus» kommt vom griechischen Wort «knizein» = «quälen», wahrscheinlich wegen der Stacheln der Heilpflanze. «Bendictus» bedeutet «gesegnet», was sich möglicherweise direkt auf die grosse Heilkraft der Pflanze bezieht. Andere Quellen begründen den Namen mit der Überlieferung, dass Benediktinermönche die Pflanze im Mittelalter gegen die Pest eingesetzt haben. Aber Achtung, die Namen Benedicta (nach Hildegard v.B.) oder Benediktenwurz werden auch für die Nelkenwurz (Geum urbanum) verwendet.

Benediktenkraut gehört zu den reinen Bittermitteln (Amara pura), bringt wie andere Bitterpflanzen die Verdauungssäfte ins Fliessen und regt die Kochungen an (Bitterdistel). Dadurch erfährt der Mensch eine Tonussteigerung im physischen und psychischen Sinne, was die breiten Indikationsgebiete des Kardobenediktenkrauts (und den Begriff «gesegnet») erklärt. Die gesegnete Distel ist in der Volksheilkunde bis heute ein bewährtes Mittel als Stärkungs- und Aufbaumittel, Tonikum, Lebenskraftspender und zur Blutreinigung (Heildistel).

Benediktenkraut wird sie seit dem 17. Jh. von vielen Pflanzenkundigen als grosse Heilerin bei Krebsleiden gerühmt. Eine wachstumshemmende Wirkung auf wuchernde Körperzellen wird vermutet, das krebsfeindliche Prinzip konnte aber nicht ergründet werden, so dass die Verwendung bei Tumoren Teil der Erfahrungsheilkunde und Begleittherapie bleibt.

chg

Cola nitida
Kolanussbaum

Pflanzenfamilie	Malvaceae • Malvengewächse
Vorkommen	Afrika, südlich der Sahara • Kultiviert in tropischen Regionen
Humorale Qualitäten	Warm 3, trocken 2
Humorale Wirkungen	Erwärmt und öffnet die Nerven • Zerteilt zähe Feuchtigkeit • Fördert die Spiritus-Verteilung • Sthenisierend
Gestirne[1]	**Merkur**, Mars
Tria Principia[1]	**Mercurius**
Inhaltsstoffe	**Alkaloide** (Koffein u.a.) • Gerbstoffe • Flavonoide
Droge	Colae semen • Kolasame
Darreichungsformen	*Innerlich:* Tinktur, Urtinktur, Spagyrikum, Fertigarzneimittel
Wirkungen	*Innerlich:* ZNS und Herz-Kreislauf stimulierend, Blutdruck erhöhend, harntreibend, konzentrationsfördernd, verdauungsfördernd
Nebenwirkungen[2]	
Kontraindikationen[2]	Bluthochdruck, Magen-Darm-Geschwüre
Anwendungsbereiche Indikationen	**Nervensystem/Psyche:** *Innerlich:* Allgemeine Schwäche, Müdigkeit, Antriebslosigkeit, Konzentrationsschwäche, Kopfschmerzen (gewisse Formen)
	Herz-Kreislauf: *Innerlich:* Herz-Kreislaufschwäche, Hypotonie, Bradykardie
Weiteres	Cola acuminata und weitere Arten werden gleich verwendet.

1 **Gestirne** und **Tria Prinzipia:** Zuordnung betrifft Heilwirkung

2 **Nebenwirkungen** und **Kontraindikationen:** entfallen bei spagyrischen Anwendungen

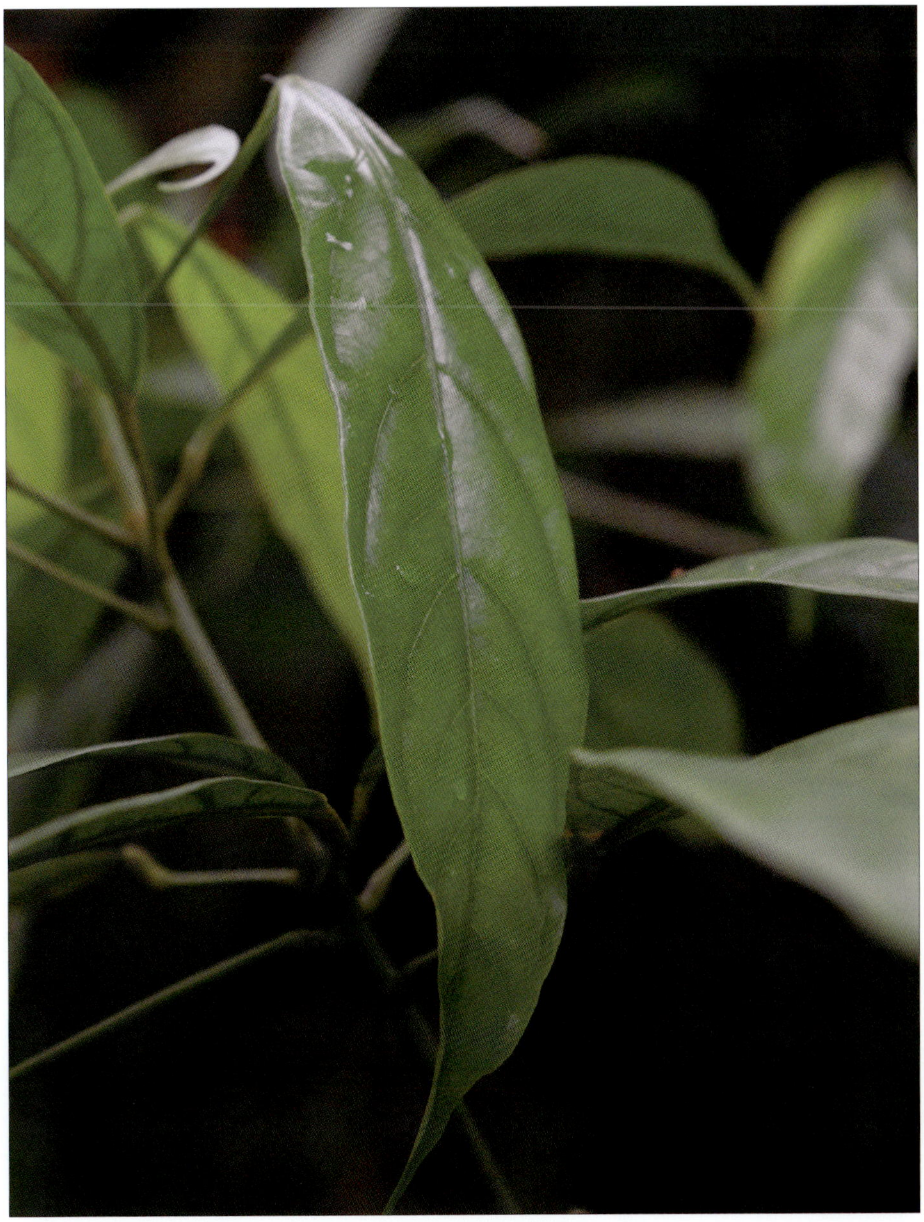

Cola nitida
Kolanuss

Reizendes Genussmittel

Die Kolanuss ist in vielen afrikanischen Völkern südlich der Sahara von besonderer soziokultureller Bedeutung. Sie wird dort als gemeinschaftsförderndes Genussmittel in Gesellschaft gekaut. Dabei werden die frischen Samen des um die 20 Meter hoch werdenden Baumes aus ihren fast handgrossen, länglichen Früchten herausgeschält und frisch konsumiert. Getrocknet sind sie viel zu hart und können, zu Pulver gemahlen, in Form eines Aufgusses eingenommen werden. Die Wirkung ist allgemein belebend, stimulierend und kommunikationsfördernd. Diese Wirkung geht hauptsächlich auf das Koffein zurück, das aber im Gegensatz zu gerösteten Kaffeebohnen stärker an Gerbstoffe gebunden ist und im Vergleich zu diesen eine gleichmässigere und länger anhaltende Wirkung entfaltet. Kolanuss gehört zu den Exitantien mit langanhaltender Reizwirkung und Spiritusverteilung fördernder Wirkung. Diese Arzneigruppe wirkt sthenisierend, aber nicht roborierend (kräftigend). Ihre Anwendung ist bei Asthenie und verschleimten Nerven kurzzeitig gerechtfertigt, sollte aber nach einer gewissen Zeit von einem Roborans (Kräftigungsmittel) abgelöst oder zumindest begleitet werden. Exitantien regen zwar die Lebenskraft, darunter wird hier die Summe der Spiritūs verstanden, an, verbrauchen sie aber gleichzeitig auch wieder. Sie sollen also nur als kurzfristige «Anfeurer» der Lebenskraft dienen.

lh

Colchicum autumnale

Nur in spagyrischer/potenzierter Form

Herbstzeitlose

Pflanzenfamilie	Colchicaceae • Zeitlosengewächse
Vorkommen	Gemässigtes Europa • Auf feuchten Magerwiesen
Humorale Qualitäten	Warm 1, trocken 1
Humorale Wirkungen	Fördert die Krisis • Mildert übermässige Gelbgalle/Schwarzgalle und Schärfen • Detonisierend
Gestirne[1]	**Merkur**
Tria Principia[1]	**Mercurius**
Inhaltsstoffe	**Alkaloid** (Colchicin)
Droge	Colchici semen / tuber • Herbstzeitlosensame / -knolle
Darreichungsformen	*Innerlich:* Spagyrikum, Fertigarzneimittel *Äusserlich:* Salbe
Wirkungen	*Innerlich:* Entzündungshemmend, schmerzlindernd
Nebenwirkungen[2]	
Kontraindikationen[2]	
Anwendungsbereiche Indikationen	**Stoffwechsel** *Innerlich:* Gicht **Bewegungsapparat** *Innerlich:* Rheumatische Erkrankungen
Weiteres	

1 **Gestirne** und **Tria Prinzipia:** Zuordnung betrifft Heilwirkung

2 **Nebenwirkungen** und **Kontraindikationen:** entfallen bei spagyrischen Anwendungen

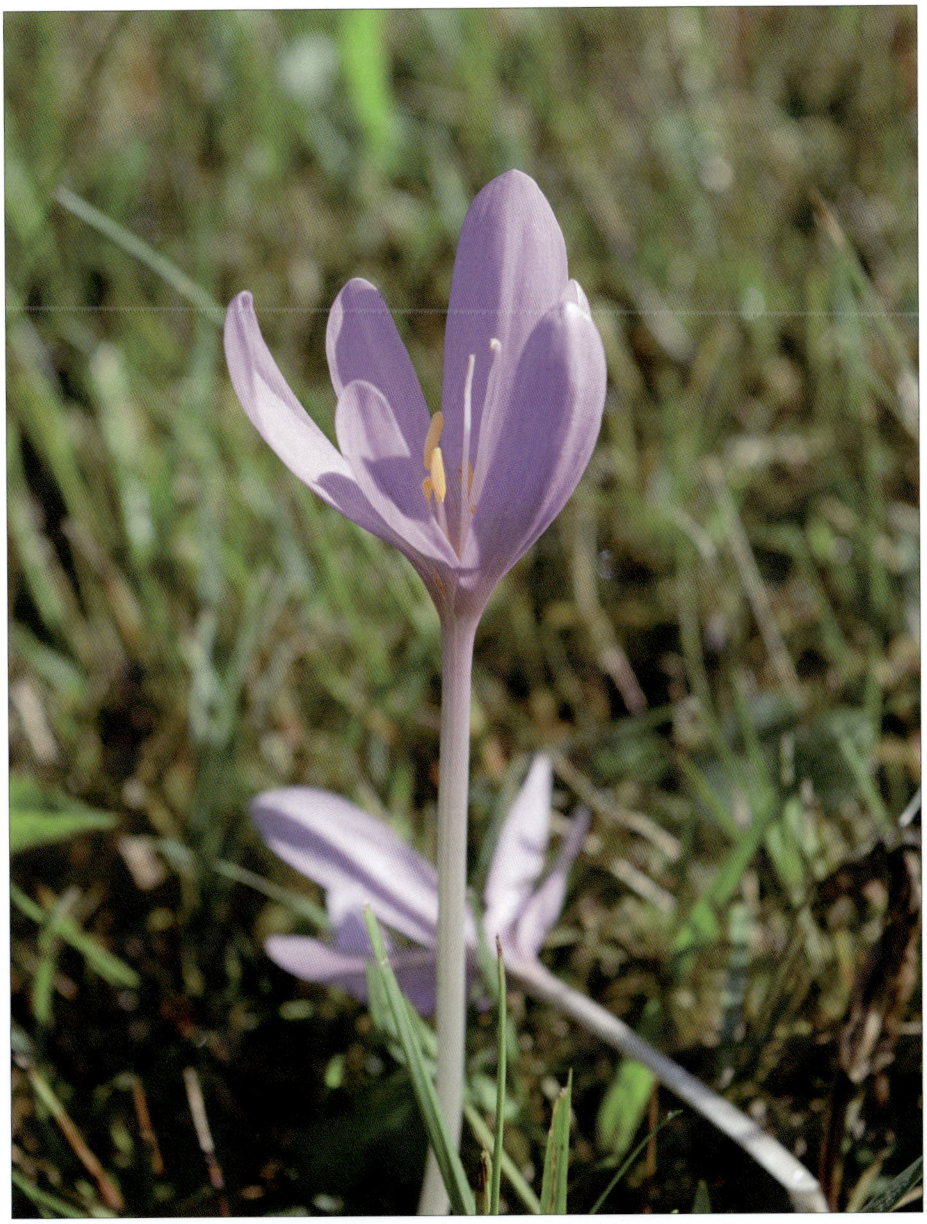

Colchicum autumnale

Herbstzeitlose

Die Herbstzeitlose entzieht sich den Jahreszeiten

Die Giftpflanze ist benannt nach der antiken Landschaft Kolchis (zwischen Kaukasus und Schwarzem Meer). «Autumnalis» bezieht sich auf die Jahreszeit Herbst. Im Spätsommer und Frühherbst kündigt die Natur mit den ersten Herbstzeitlosenblüten an, dass der Sommer zuneige geht. Die stark giftige Pflanze ist der Herbstzwilling des Frühlings-Krokus und ein melancholischer Vorbote der dunklen Jahreszeit.

Die Herbstzeitlose gehört zu den seltenen Pflanzen, die im Herbst blühen. Auch ihre Pflanzenfamilie, die Zeitlosengewächse, tragen in ihrem Namen einen Aspekt der Zeit resp. Zeitlosigkeit. Dies zeigt zweifach auf, wie sehr sich die Pflanze der natürlichen Ordnung der Pflanzenwelt entzieht. Der Lebensrhythmus der Pflanze scheint aus der Zeit gefallen zu sein – ohne Zeit springt sie über die natürlichen Zyklen hinweg. Es erstaunt darum nicht, dass nur eine aussergewöhnliche Pflanze sich dem Sonnenrhythmus derart konträr entgegenstellen kann – im Falle der Herbstzeitlose eine aussergewöhnlich starke Giftpflanze. Die tödliche Dosis liegt bereits bei 5 g der Samen. Auch alle anderen Pflanzenteile sind giftig.

Die Hüterin der Herbstzeitlosen ist Medea, eine Zauberin und Giftmischerin aus der griechischen Mythologie und Jüngerin der schwarzen, dreiköpfigen Hexenmutter Hekate. Die erste Herbstzeitlose soll aus einem Tropfen gewachsen sein, der Medea beim Umschütten eines Zaubertrunks auf die Erde gefallen sei. chg

Commiphora molmol (Syn. Commiphora myrrha)
Myrrhenbaum

Pflanzenfamilie	Burseraceae • Balsambaumgewächse
Vorkommen	Ostafrika, arabische Halbinsel
Humorale Qualitäten	Warm 2–3, trocken 3
Humorale Wirkungen	Fördert die Kochungen • Mildert Schärfen • Stillt übermässige Flüsse • Zerteilt zähe Feuchtigkeit • Vermindert Ersatzausscheidungen über Haut und Schleimhaut • Fördert die Spiritus-Verteilung • Antiskrofulös • Sthenisierend
Gestirne[1]	**Saturn,** Mars
Tria Principia[1]	**Sal**
Inhaltsstoffe	**Ätherische Öle** • Harze
Droge	Myrrhae resina / Myrrha • Myrrhenharz
Darreichungsformen	*Innerlich:* Tinktur, Urtinktur, Spagyrikum, Fertigarzneimittel *Äusserlich:* Salbe, Spülung, Fertigarzneimittel, Suppositorium, Räucherung
Wirkungen	*Innerlich:* Entzündungshemmend, schmerzlindernd, antimikrobiell, zusammenziehend *Äusserlich:* Entzündungshemmend, schmerzlindernd, antimikrobiell, zusammenziehend, wundheilungsfördernd.
Nebenwirkungen[2]	Abortiv
Kontraindikationen[2]	*Innerlich:* Schwangerschaft, Stillzeit
Anwendungsbereiche Indikationen	**Verdauung** *Innerlich:* Akute/chronische Entzündungen (Mund, Rachen, Darm), Pilzerkrankungen, Aphten, Paradontose, Schleimhautläsionen **Haut** *Äusserlich:* Wunden, Pilzerkrankungen **Frauenheilkunde** *Äusserlich:* Ausfluss, Entzündungen **Immunsystem** *Innerlich:* Abwehrschwäche **Atemwege** *Innerlich/Äusserlich:* Bronchitis, Angina, Husten
Weiteres	Wichtige Kult- und Räucherpflanze

1 **Gestirne** und **Tria Prinzipia:** Zuordnung betrifft Heilwirkung

2 **Nebenwirkungen** und **Kontraindikationen:** entfallen bei spagyrischen Anwendungen

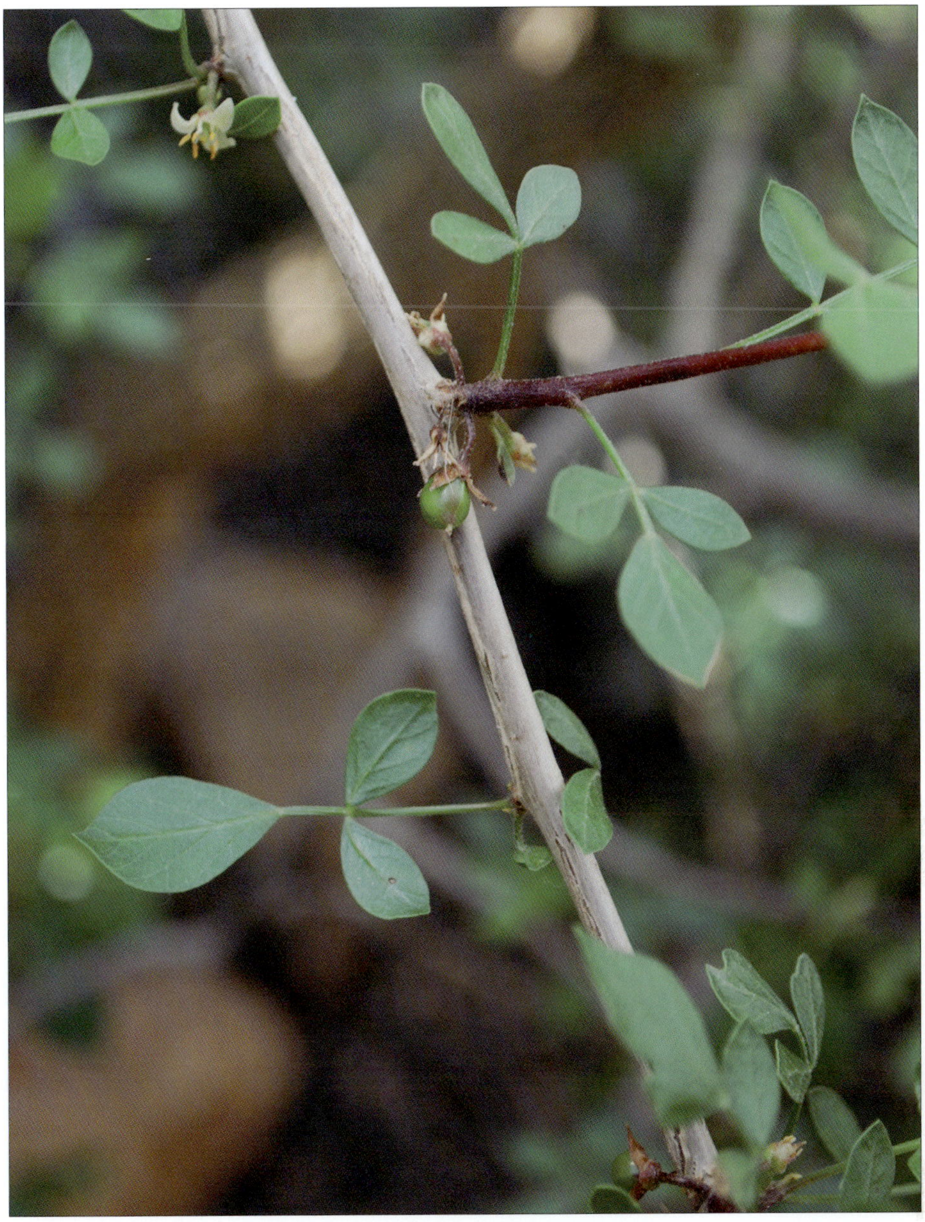

(Hier: Commiphora abyssinica)

Commiphora molmol
Myrrhe

Der Duft der sinnlichen Erde

Weihrauch und Myrrhe verstärken die Tiefe einer Meditation. Darum brachten die drei Weisen aus dem Morgenland sie als Geschenke zu Christi Geburt. Die beiden Räucherharze werden darum auch als «pflanzlich gewordenes» Gold bezeichnet. Was zur christlichen Heilsgeschichte gut passt: Gold, Weihrauch und Myrrhe werden dem Lichtbringer Jesus Christus zu seiner Geburt in der längsten Nacht (wenn das Licht wiedergeboren wird) gebracht. Das Räuchern beider Harze wird als göttlicher Wohlgeruch beschrieben und vertieft die spirituelle Verbindung mit den höchsten göttlichen Energien.

Weihrauch steht dabei für das männliche und Myrrhe für das weibliche Prinzip. Der Myrrhenharz erzählt von Sinnlichkeit, Erde und Körper, während Weihrauch dem Himmel, dem höchsten geistigen Prinzip zugewandt ist. Räucherungen mit Myrrhe werden darum auch zur Erdung, zur Beruhigung und zur Anregung der Sinnlichkeit verwendet, denn die Myrrhe trägt in konzentrierter Form die Energie der Erde in sich. Aus der hebräischen Kultur ist der Brauch überliefert, dass sich Frauen ein ganzes Jahr lang mit täglichen Einreibungen mit Myrrhenöl auf die Hochzeit vorbereiten. Myrrhe galt als Schlüssel für den Eintritt ins Reich der weiblichen Sinnlichkeit und das Eintauchen ins Mysterium der alten Göttinnen.

Myrrhe war im alten Ägypten ein wichtiges Mittel für die Einbalsamierung der Toten, damit die Seele der Verstorbenen mit Licht erfüllt wird.

chg

Convallaria majalis
Maiglöckchen

Pflanzenfamilie	Asparagaceae • Spargelgewächse
Vorkommen	Mittel- und Osteuropa, Nordasien und -amerika • Auf Bergwiesen und in lichten Laubwäldern
Humorale Qualitäten	Warm 1–2, trocken 1–2
Humorale Wirkungen	Erwärmt Herz und Kreislauf • Zerteilt zähe Feuchtigkeit • Leitet übermässige Gelbgalle/Schwarzgalle und Schärfen aus • Deplethorisierend • Tonusregulierend
Gestirne[1]	**Sonne,** Merkur
Tria Principia[1]	**Mercurius**
Inhaltsstoffe	**Digitalisglykoside** • Saponine • Flavonoide
Droge	Convallariae herba • Maiglöckchenkraut
Darreichungsformen	Tinktur, Urtinktur, Spagyrikum, Fertigarzneimittel Bitte nationale Gesetze beachten! In der Schweiz rezeptpflichtig.
Wirkungen	Herzmuskelkontraktionskraft stärkend, Herz-Kreislauf-stärkend, Herzrhythmusregulierend, venentonisierend, harntreibend
Nebenwirkungen[2]	Vorsicht schmale therapeutische Breite: Übelkeit, Erbrechen Durchfall, Herzrhythmusstörungen
Kontraindikationen[2]	Digitalismedikation, Hypokaliämie *Interaktionen:* Wirkungssteigerung und Verstärkung der Nebenwirkungen bei gleichzeitiger Gabe von Chinidin, Kalzium, Saluretika, Laxanzien und bei Langzeittherapie mit Glukokortikoiden
Anwendungsbereiche Indikationen	**Herz-Kreislaufsystem** — *Innerlich:* Herzrhythmusstörungen, Herzinsuffizienz, Altersherz, Bradykardie, nervöse Herzbeschwerden, Cor pulmonale, Ödeme, Schwindel, Hypotonie
Weiteres	

1 **Gestirne** und **Tria Prinzipia:** Zuordnung betrifft Heilwirkung

2 **Nebenwirkungen** und **Kontraindikationen:** entfallen bei spagyrischen Anwendungen

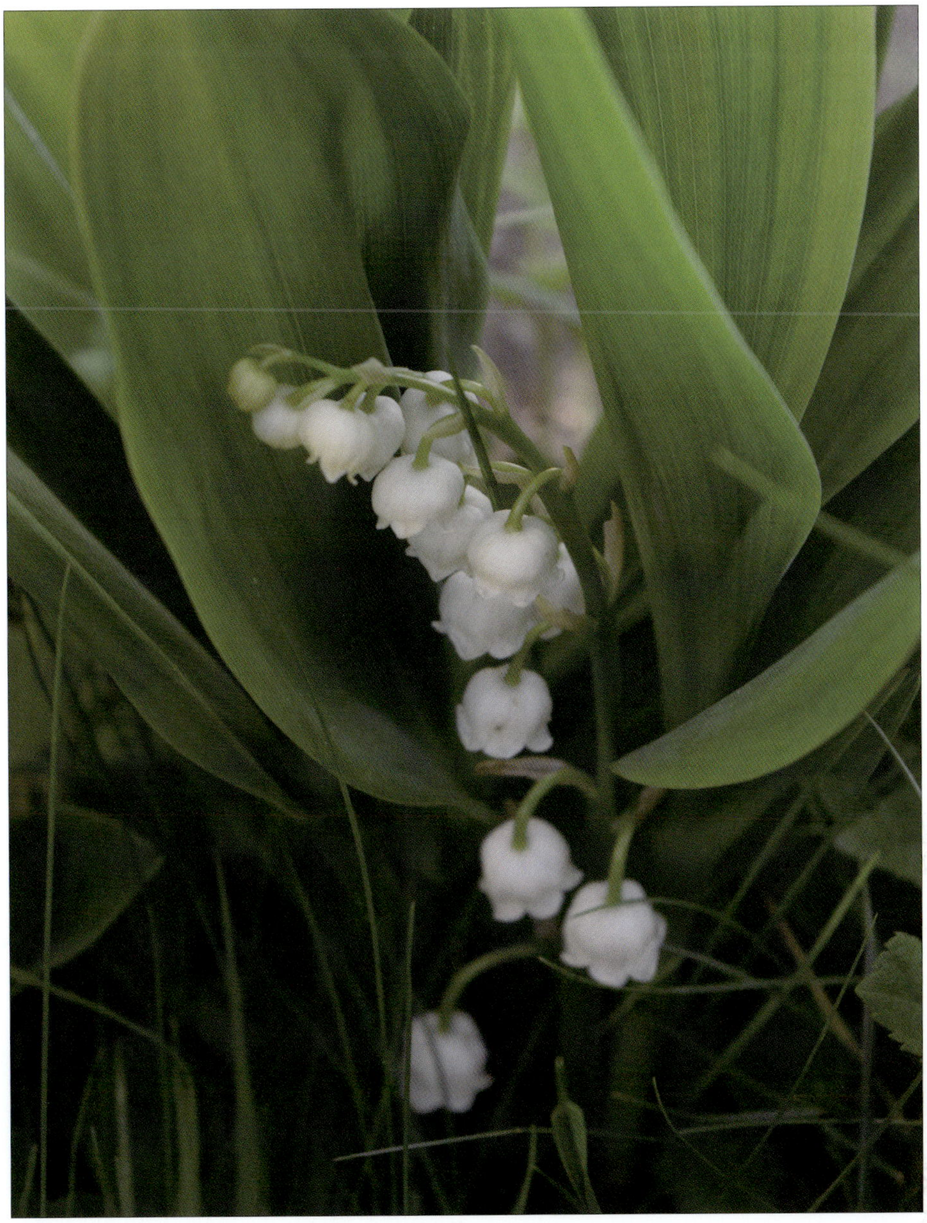

Convallaria majalis

Maiglöckchen

Die Frühlingsbotin fürs Herz

Die früher weit herum geschätzte Heilpflanze fürs Herz ist heute fast nur noch als Frühlingssträusschen oder als synthetisch nachgebildeter Geruch in Frischsprays bekannt. Im 16./17. Jh. hingegen war Convallaria derart beliebt, dass sie viele Wappen von Ärzten zierte.

Wie viele andere typische Frühlingspflanzen auch vereint das Maiglöckchen die polaren Qualitäten des Frühlings: Licht und Schatten wie auch Wärme und Kühle. Das frühlingshafte, leichte und erheiternde Wesen des Maiglöckleins feiert die Freude auf den kommenden Sommer und trägt noch die Erinnerung an die kalten Wintermonate in sich. Aus diesen beiden Qualitäten entwickelt Convallaria einen aussergewöhnlichen Duft – es ist ein Duft von grosser Leichtigkeit, der gleichzeitig auf stille Weise süsslich und betörend ist.

So war denn das Maiglöckchen auch der germanischen Frühlingsgöttin Ostara, die das wieder erwachende Leben der Natur, die Lebensfreude, Sinnlichkeit und Fruchtbarkeit feiert, geweiht und war lange ein Glücks- und Liebessymbol. Erst im christlichen Kontext wurde das Maiglöckchen Symbol für die unbefleckte Empfängnis, für Bescheidenheit und Demut.

Nach der Blüte entwickeln sich aus den Maiglöckchen rote Beeren, deren Form an Herzen erinnern, Auch das Blatt hat eine Herzform und unterstreicht die Heilwirkung aufs Herz. Das Entrollen der Blätter im Frühling kann als Analogie zur Wirkung auf die Gefässe interpretiert werden.

chg

Coriandrum sativum
Koriander

Pflanzenfamilie	Apiaceae • Doldenblütler
Vorkommen	Weltweit angebaut
Humorale Qualitäten	Warm 2, trocken 2
Humorale Wirkungen	Fördert die Kochungen • Erwärmt Magen, Leber, Milz und Gebärmutter • Leitet übermässige Gelbgalle/Schwarzgalle und Schärfen aus • Löst zähe Feuchtigkeit • Fördert den Konsensus von Magen, Leber und Milz • Fördert die Spiritusverteilung • Tonusregulierend
Gestirne[1]	**Merkur,** Venus
Tria Principia[1]	**Mercurius,** Sulfur
Inhaltsstoffe	**Ätherische Öle** • Flavonoide • Cumarine
Droge	Coriandri fructus • Korianderfrucht
Darreichungsformen	Tee, Tinktur, Urtinktur, Spagyrikum, Fertigarzneimittel
Wirkungen	*Innerlich:* Verdauungsfördernd, blähungswidrig, antimikrobiell, entzündungshemmend, krampflösend, leicht stimmungsaufhellend
Nebenwirkungen[2]	
Kontraindikationen[2]	
Anwendungsbereiche Indikationen	**Verdauung** *Innerlich:* Schleimhautentzündungen, Verdauungsschwäche, Appetitlosigkeit, Blähungen, Magen-Darmkrämpfe **Frauenheilkunde** *Innerlich:* Krämpfe
Weiteres	Gemäss Dr. Klinghardt wird Korianderkraut zur Schwermetall-Ausleitung eingesetzt.

1 **Gestirne** und **Tria Prinzipia:** Zuordnung betrifft Heilwirkung

2 **Nebenwirkungen** und **Kontraindikationen:** entfallen bei spagyrischen Anwendungen

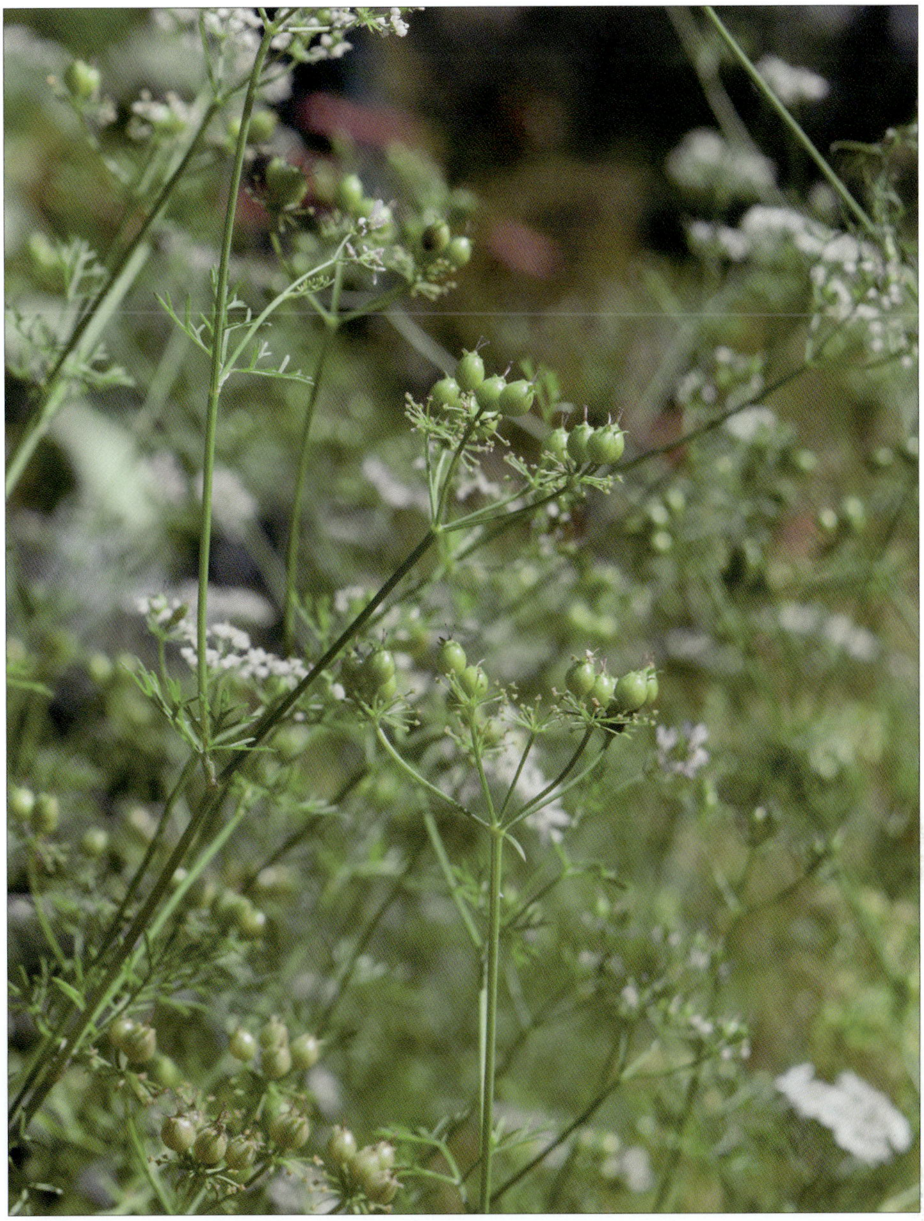

Coriandrum sativum

Koriander

Unterstützung für Reifungsprozesse

Neben den Blättern, die in der asiatischen Küche einen wichtigen Platz einnehmen (chinesische Petersilie), werden heilkundlich vor allem die Korianderfrüchte verwendet, denen die Alchemisten wärmende Sonnenkräfte nachsagten.

In der arabischen Welt ist Koriander ein Mittel, um Missstimmungen im menschlichen Umfeld auszugeichen. Ist ein Ungleichgewicht im sozialen Miteinander entstanden, so räuchert man Koriander für eine harmonische Atmosphäre. Insbesondere im Entwicklungsprozess eines Individuums, der in zwischenmenschlichen Beziehungen oft herausfordern und Streit auslösen kann, hilft Koriander als Unterstützung und Schutz für die persönliche Reifung. Koriander stärkt das innere Feuer, das als Grundvoraussetzung für Entwicklungsprozesse brennen muss.

Schaut man die Pflanze etwas genauer an, so deutet ihr Wachstum ebenfalls auf Reifung und Transformation hin – oder noch passender: auf Schutz und Unterstützung für Lebensphasen der Reifung und Entwicklung. Koriander bildet in Bodennähe runde, wenig ausgestaltete Blätter. Je höher die Pflanze wächst, umso mehr fiedern sich die Blätter auf. Sie werden immer feiner und filigraner, bis sie fast nur noch fadenförmig sind – fast als wolle sich das Blatt in die Luft hinein auflösen. An dieser Stelle bilden sich die Samen in einer fünfstrahligen Dolde und runden diesen Entwicklungsprozess in der kompakten Form der Fruchtbildung wieder ab. chg

Crataegus laevigata
Weissdorn, zweigriffeliger

Pflanzenfamilie	Rosaceae • Rosengewächse
Vorkommen	Europa, Nordafrika, Nordamerika • An Waldrändern, in Hecken
Humorale Qualitäten	**Blatt, Blüte:** Warm 1, trocken 2 **Früchte:** Neutral—warm 1, neutral
Humorale Wirkungen	Stärkt und reguliert Blut • Erwärmt und öffnet sanft Herz, Gefässe und Milz • Mildert übermässige Gelbgalle/Schwarzgalle und Schärfen • Deplethorisierend • Dekongestiv • Tonusregulierend
Gestirne[1]	**Sonne,** Venus
Tria Principia[1]	**Mercurius**
Inhaltsstoffe	**Flavonoide** (Hyperosid) • Procyanidine • Gerbstoffe • Polysaccharide
Droge	Crataegi folium cum flore / Crataegi fructus • Weissdornblatt mit -blüte / Weissdornfrucht
Darreichungsformen	Tee, Tinktur, Urtinktur, Spagyrikum, Fertigarzneimittel
Wirkungen	Herz-Kreislauf-stärkend, Herzmuskelkontraktionskraft stärkend, Herzrhythmusregulierend, durchblutungsfördernd (speziell Herzgefässe), blutdruckregulierend, antioxidativ, gefässwandschützend, tonisierend
Nebenwirkungen[2]	Selten Obstipation
Kontraindikationen[2]	
Anwendungsbereiche Indikationen	**Herz-Kreislauf** *Innerlich:* Herzinsuffizienz, Durchblutungsstörungen der Herzgefässe, Altersherz, nervöses Herz, Herzrhythmusstörungen, anginapektöse Beschwerden, Hypertonie, Hypotonie, Arteriosklerose **Immunsystem** *Innerlich:* Rekonvaleszenz
Weiteres	Ebenso wird der eingriffelige Weissdorn, C. monogyna, verwendet. Kardinalmittel des Herzens.

1 **Gestirne** und **Tria Prinzipia:** Zuordnung betrifft Heilwirkung

2 **Nebenwirkungen** und **Kontraindikationen:** entfallen bei spagyrischen Anwendungen

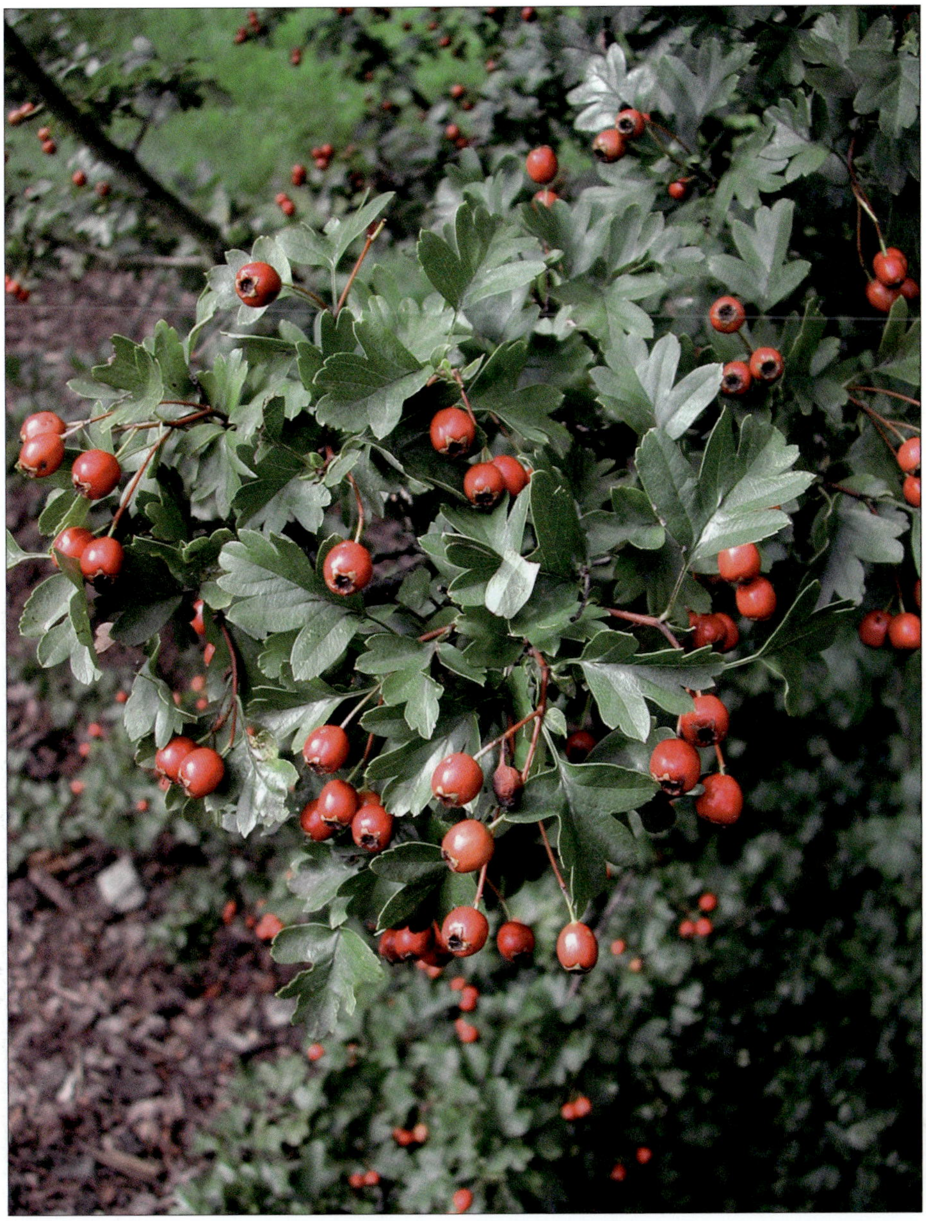

(Hier: Crataegus monogyna)

Crataegus laevigata

Weissdorn

Schutzzauber für Haus, Hof und Herz

Für unsere keltisch-germanischen Vorfahren war Weissdorn ein bedeutungsvolles Pflanzenwesen. Weissdorn galt als magischer Baum, lebte in ihm doch die Göttin der Wildnis und der Fruchtbarkeit. Um Haus und Hof bildeten Weissdornhecken (Hagedorn) einen lebendigen Schutzzaun gegen Dämonen, Krankheitsgeister und andere ungebetene Gäste. Man sagte der Weissdornhecke die Kraft nach, dass der Mensch, wenn er durch die Hecke kriecht, eine Krankheit abstreifen kann und diese dann an der Hecke hängen bleibt.

Weissdorn begegnet uns in der weissen Pracht des blühenden Frühlingsbaumes, als hätte die Frühlingsgöttin ihr Hochzeitskleid angezogen, und im Herbst in der Fülle der roten Früchte, die vielen Lebenwesen Nahrung schenkt. Auch die Menschen sammelten sie in kargen Zeiten, um damit ihr Mehl zu strecken (Mehlbeere).

Behütet vom Weissdorn lässt sich gut schlafen (Schlafdorn). Dornröschens Schlaf soll von einer Weissdornhecke umrankt gewesen sein. Die keltische Mythologie erzählt, dass der Druide Merlin unter einem Weissdornstrauch schläft, nachdem die schöne Fee Nimue/Viviane ihn dorthin gelockt, seine Geheimnisse erfahren und ihn mit einem Schlafzauber belegt hat.

Früher schützte eine Weissdornhecke gegen Bedrohungen von aussen, heute schützt Weissdorn eher gegen Krankheiten von innen. Weissdorn bewährt sich auch bei gebrochenem Herzen und nach emotionalen Enttäuschungen, indem er das schwere Herz leicht macht und es schützt.

chg

Cucurbita pepo
Kürbis

Pflanzenfamilie	Cucurbitaceae • Kürbisgewächse
Vorkommen	Heute weltweit kultiviert
Humorale Qualitäten	Warm 1, neutral
Humorale Wirkungen	Wärmt und öffnet das kleine Becken • Fördert die nährenden Säfte • Deplethorisierend • Dekongestiv • Tonusregulierend
Gestirne[1]	**Jupiter,** Venus
Tria Principia[1]	**Sulphur,** Mercurius
Inhaltsstoffe	**Phytosterine** • Fette Öle • Zink • Selen
Droge	Cucurbitae semen • Kürbissame
Darreichungsformen	Einnahme ganzer Samen oder Öl, Fertigarzneimittel
Wirkungen	Entzündungshemmend, abschwellend, harntreibend, tonisiert Harnwege und Prostata, lindert Miktionsbeschwerden, reizmildernd auf das kleine Becken, antiandrogen (DHT-Senkung, was die Zellproliferation vermindert)
Nebenwirkungen[2]	
Kontraindikationen[2]	
Anwendungsbereiche Indikationen	**Nieren-Blase** *Innerlich:* Reizblase, Inkontinenz, Bettnässen, Miktionsbeschwerden wie Nykturie, Pollakisurie u.a.
	Männerheilkunde *Innerlich:* Prostatavergrösserung und damit zusammenhängende Miktionsstörungen, Prostataentzündungen
	Herz-Kreislauf *Innerlich:* Arteriosklerose
	Stoffwechsel *Innerlich:* Fettstoffwechsel-Störungen
Weiteres	

1 **Gestirne** und **Tria Prinzipia:** Zuordnung betrifft Heilwirkung

2 **Nebenwirkungen** und **Kontraindikationen:** entfallen bei spagyrischen Anwendungen

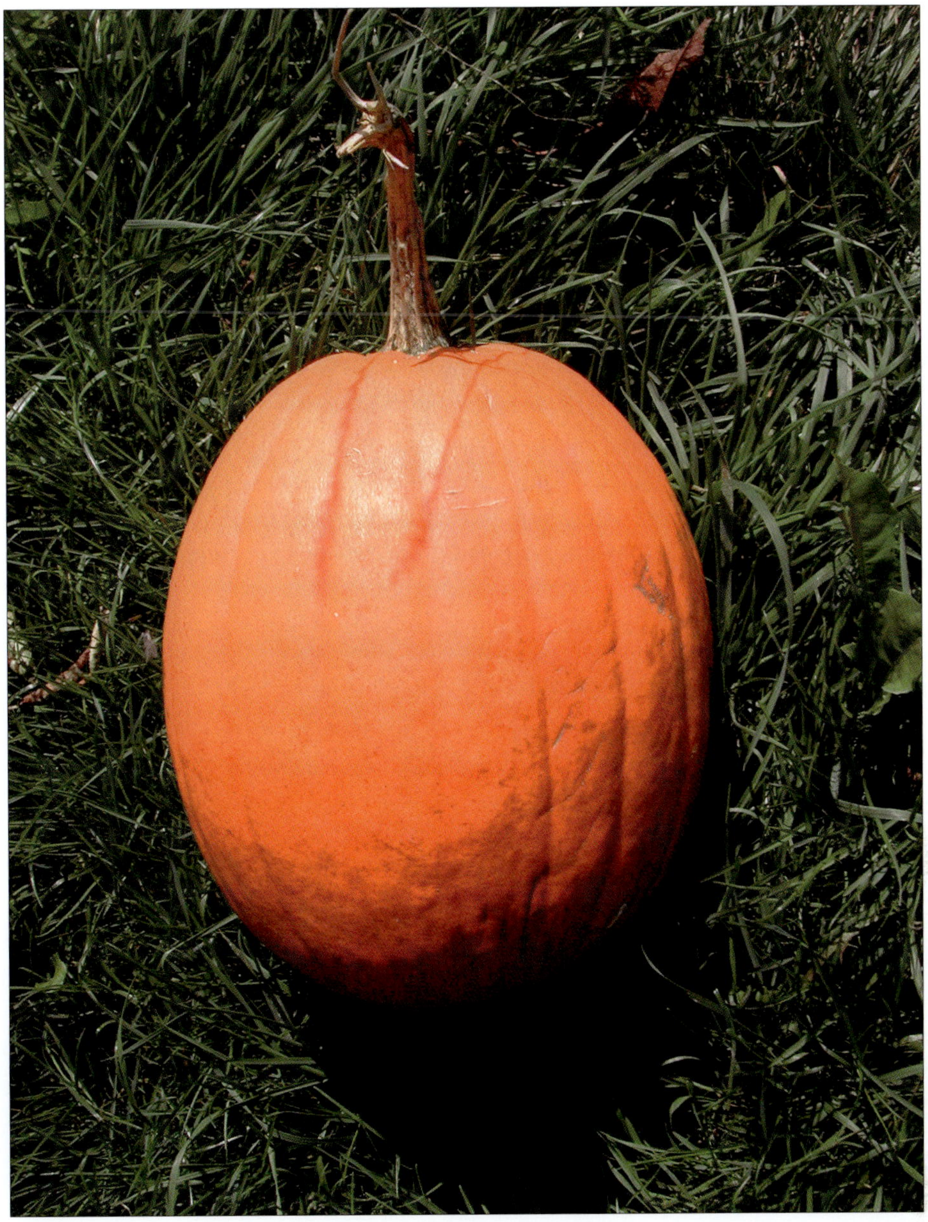

Cucurbita pepo

Kürbis

Die grösste Beere der Welt

Der Speisekürbis ist eine der ältesten Kulturpflanzen, kommt ursprünglich aus Südamerika und ist erst etwa vor 400 Jahren nach Europa gekommen. Er wächst gern auf nährstoffreichem Boden oder direkt auf dem Kompost. Er ist ein typisches Jupitergewächs, das sich in grossen Dimensionen ausdehnt und viel Platz beansprucht. Der Speisekürbis ist die grösste Beere der Welt.

Einzelne Sorten gleichen in ihrer Gestalt der Harnblase oder der Prostata, was die Signaturenlehre als Hinweis auf ihr Heilkraft auf diese Organe deutet. Das Urprinzip der Ausdehnung zeigt ebenfalls eine Analogie von der auffällig grossen Gestalt des Kürbis zu einer vergrösserten Prostata auf. Die Verbindung zur Harnblase sehen wir im pathophysiologischen Bezug zur Reizblase bei Mann und Frau. Kürbisse, die wie Gurken aussehen, erklären die medizinische Anwendung für die männlichen Genitalien.

Aus dem Fruchtfleisch des Kürbis lässt sich eine nahrhafte Speise zubereiten, die geradezu ein Spezifikum für den melancholischen Menschentypen ist, vor allem wenn der Kürbis als Suppe zubereitet wird und mit etwas Ingwer und Kürbiskernöl abgerundet wird. Eine solche Suppe bringt dem melancholischen Menschen Wärme für Leib und Seele in leicht verdaulicher Qualität. Gerade im Herbst, wenn die Natur manch einem Menschen durch das feucht-kalte Wetter eine melancholische Grundstimmung beschert, steht der Kürbis zur Ernte bereit. Auch hier zeigt sich das gutmütige und grosszügige Wesen des Jupiters.

chg

Curcuma xanthorrhiza
Gelbwurz, javanische

Pflanzenfamilie	Zingiberaceae • Ingwergewächse
Vorkommen	Südostasien • Weltweit kultiviert
Humorale Qualitäten	Warm 2, trocken 2
Humorale Wirkungen	Fördert die Kochungen und die Krisis • Zerteilt zähe Feuchtigkeit • Erwärmt und öffnet Magen, Darm, Leber und Milz und fördert ihren Konsensus • Leitet übermässige Gelbgalle/Schwarzgalle und Schärfen aus • Fördert die Spiritus-Verteilung • Deplethorisierend • Antidyskratisch • Tonusausgleichend
Gestirne[1]	**Sonne,** Jupiter
Tria Principia[1]	**Sulphur,** Mercurius
Inhaltsstoffe	**Ätherische Öle** (Curcumol u.a.) • Curcuminoide • Polysaccharide
Droge	Curcumae rhizoma • Gelbwurzrhizom
Darreichungsformen	*Innerlich:* Tee, Tinktur, Urtinktur, Spagrikum, Fertigarzneimittel
Wirkungen	Verdauungsfördernd, blähungswidrig, sekretionsfördernd, Leber-Galle-anregend, Leberzell-schützend, Fettstoffwechsel-regulierend, brechreizlindernd, entzündungshemmend, antiulzerogen, krampflösend, antiarteriosklerotisch, neuroprotektiv, antimikrobiell, antioxidativ, ein antitumoraler Effekt wird diskutiert
Nebenwirkungen[2]	
Kontraindikationen[2]	Verschluss der Gallenwege, Interaktionen mit Antikoagulantien möglich

Anwendungsbereiche Indikationen

Verdauung	*Innerlich:* Verdauungsbeschwerden, Appetitlosigkeit, Völlegefühl, Reizdarm, Reizmagen, chronische Darmentzündungen, Funktionsschwäche von Leber, Gallenblase und Pankreas, Fettstoffwechselstörung, nach Gallenblasen-Entfernung
Immunsystem	*Innerlich:* Abwehrschwäche
Herz-Kreislauf	*Innerlich:* Arteriosklerose
Bewegungsapparat	*Innerlich:* Rheumatische Erkrankungen
Stoffwechsel	*Innerlich:* Metabolisches Syndrom
Nervensystem/ Psyche	*Innerlich:* Demenzprophylaxe

Weiteres	Ebenfalls verwendet wird Curcuma longa (indische Gelbwurz). Volksheilkundliches Aphrodisiakum.

1 **Gestirne** und **Tria Prinzipia:** Zuordnung betrifft Heilwirkung

2 **Nebenwirkungen** und **Kontraindikationen:** entfallen bei spagyrischen Anwendungen

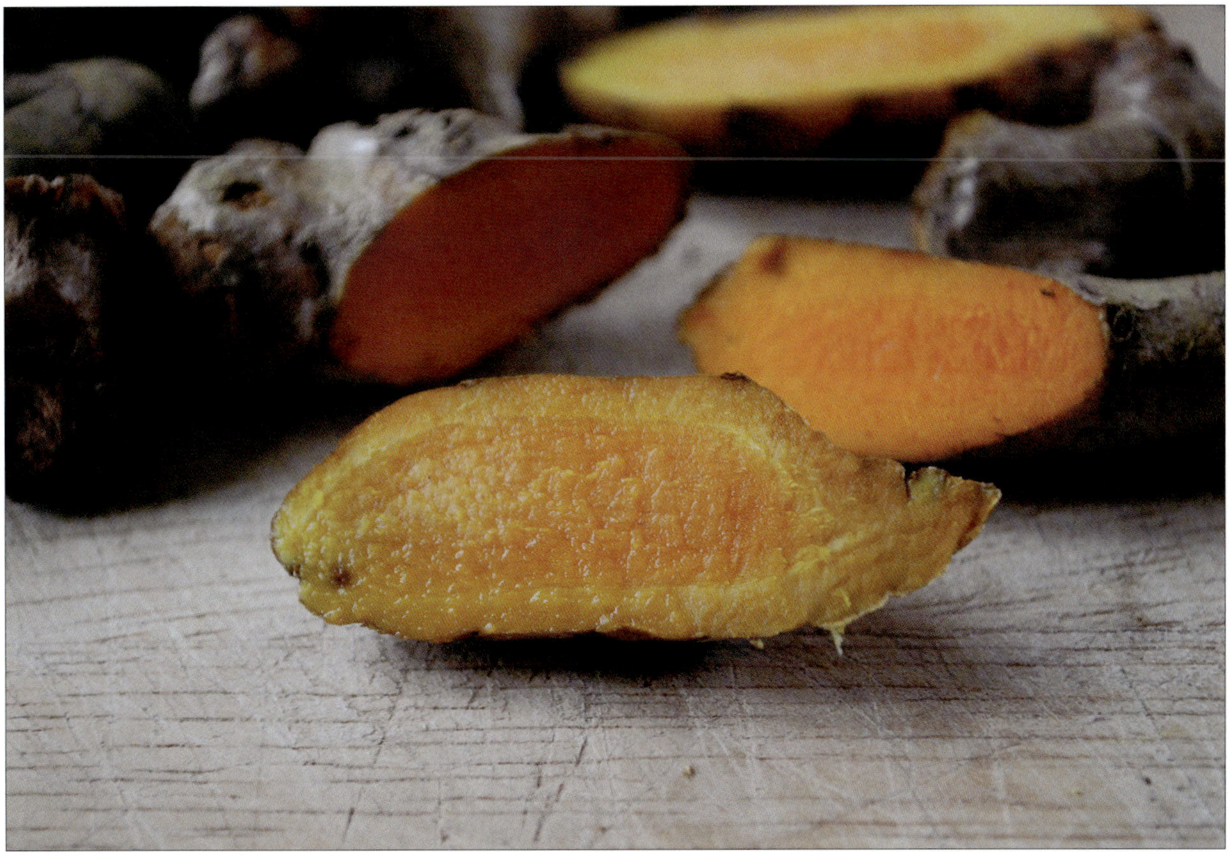

Curcuma xanthorhizza

Javanische Gelbwurz

Eine «Wurzel» voller Lebensfreude

Curcuma ist in tropischen Gebieten der alten und der neuen Welt heimisch, vor allem im tropischen Asien, wo Gelbwurz in der traditionellen Küche ein wichtiges Gewürz ist. Sie ist ein wichtiger Bestandteil der Currymischung und verantwortlich für deren intensive Gelbfärbung (gelber Ingwer).

Seit wann genau Curcuma vom Menschen medizinisch verwendet wird, ist nicht überliefert, einige Quellen belegen Heilanwendungen seit 4000 Jahren. Zwar erwähnt auch Hildegard von Bingen Curcuma, aber das indische Gold war in Europa lange Zeit eher als Färbe- denn als Heilmittel bekannt. Gelbwurz wurde aufgrund der ähnlichen Farbe zum Strecken von Safran verwendet (indischer Krokus, arabischer Safran). In der westlichen Medizin wird Curcuma erst seit einigen Jahrzehnten eingesetzt und unterdessen intensiv erforscht. Die Bioverfügbarkeit von Curcuma erhöht sich bei gleichzeitiger Gabe von Fett und Pfeffer (was in der Küche ja meist gemacht wird).

Curcuma reinigt und schenkt Energie, sie bringt dem Menschen Lebensfreude. So gibt es heute vielversprechende Forschungen für den Einsatz von Gelbwurz bei Depressionen. Aus naturheilkundlicher Sicht ist das wenig erstaunlich: Eine Pflanze, die derart viel Sonnenkraft in sich trägt, ausserdem das Jupiterprinzip stärkt (gelbe Farbe) und die Kochungen stark verbessert, muss eine Wirkung auf die Psyche haben. Im Ayurveda heisst es, Curcuma verhelfe zu einem langen und gesunden Leben.

chg

Cynara scolymus (Syn. Cynara cardunculus ssp. scolymus)
Artischocke

Pflanzenfamilie	Asteraceae • Korbblütler
Vorkommen	Mittelmeerraum, naher Osten, Nordafrika, Amerika • Kulturpflanze
Humorale Qualitäten	Warm 1–2, trocken 2
Humorale Wirkungen	Fördert die Kochungen • Erwärmt und öffnet Milz und Leber • Leitet übermässige Gelbgalle/Schwarzgalle und Schärfen aus • Zerteilt zähe Feuchtigkeit • Deplethorisierend • Sthenisierend
Gestirne[1]	**Jupiter**, Mars
Tria Principia[1]	**Sulphur**
Inhaltsstoffe	**Bitterstoffe** • Flavonoide
Droge	Cynarae folium • Artischockenblatt
Darreichungsformen	Tee, Tinktur, Urtinktur, Presssaft, Spagyrikum, Fertigarzneimittel
Wirkungen	Verdauungsfördernd, sekretionsfördernd, Leber-Galle-anregend, tonisierend, leberzellschützend, -regenerierend, krampflösend, Fettstoffwechsel regulierend
Nebenwirkungen[2]	
Kontraindikationen[2]	Korbblütler-, Artischockenallergie, Magen-Darm-Geschwüre, Verschluss der Gallenwege, Stillzeit
Anwendungsbereiche Indikationen	**Verdauung** *Innerlich:* Verdauungsschwäche, Appetitlosigkeit, Funktionsschwäche von Leber, Gallenblase und Pankreas, Leber unterstützend bei Arzneimittelbelastungen und Lebernoxen.
	Herz-Kreislauf *Innerlich:* Arteriosklerose
	Stoffwechsel *Innerlich:* Metabolisches Syndrom, Fettstoffwechselstörungen
Weiteres	Parenchym- und Kardinalmittel der Leber

1 **Gestirne** und **Tria Prinzipia:** Zuordnung betrifft Heilwirkung

2 **Nebenwirkungen** und **Kontraindikationen:** entfallen bei spagyrischen Anwendungen

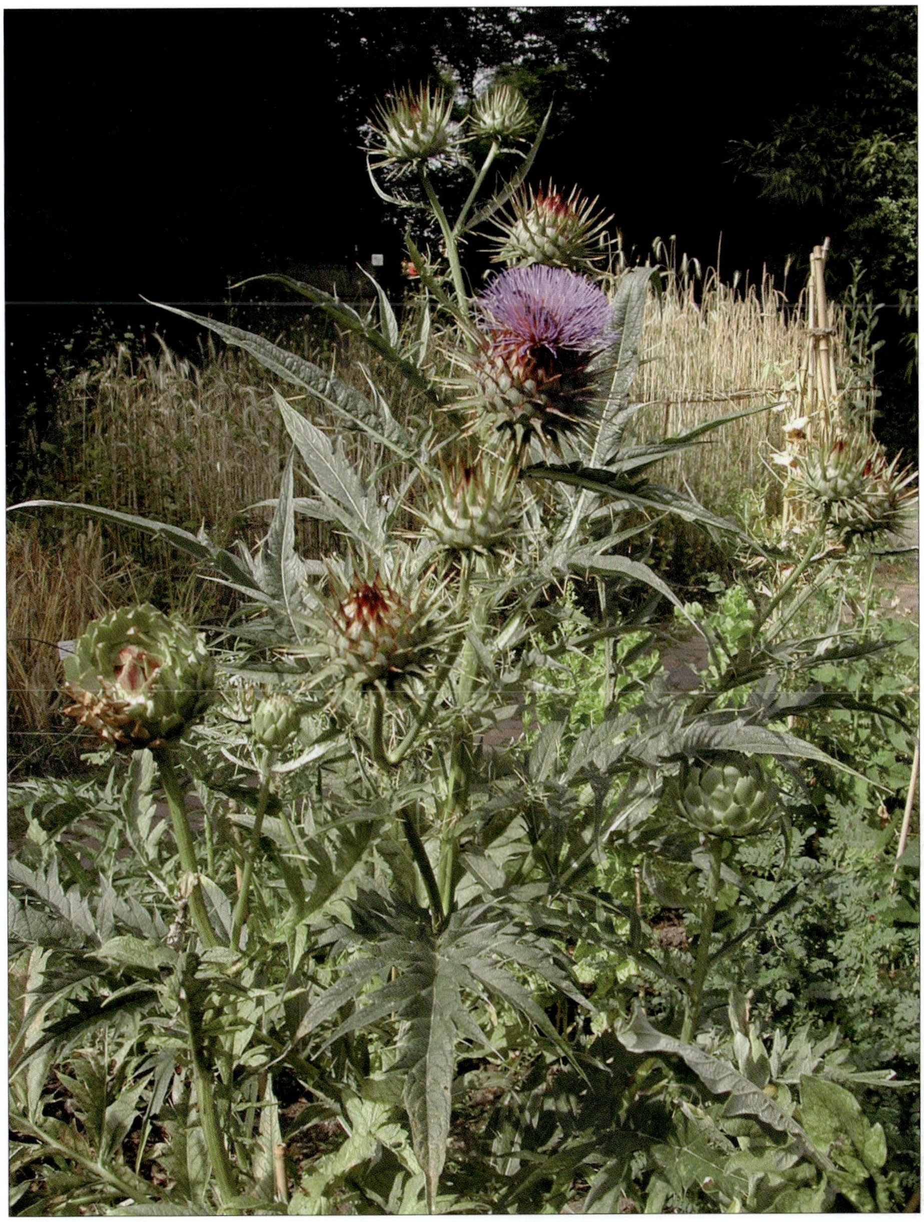

Cynara scolymus
Artischocke

Der goldene Mittelweg zwischen Ausschweifung und Askese

Die Artischocke war bereits im alten Ägypten und bei den Römern als Nahrungs- und Heilmittel beliebt und galt als gesunde und heilsame Delikatesse. Zahlreiche Abbildungen an den Wänden der Pharaonengräber zeugen davon, wie sehr die Menschen die Artischocke wertschätzten. In Mitteleuropa wurde sie im 17. /18. Jh. als «Königin der Gemüse» gefeiert. Goethe lobte das Feingemüse aus dem Mittelmeerraum als Aphrodisiakum – man sagt, der Ausdruck Artischockenherz für den essbaren Blütenboden gehe auf ihn zurück. Die distelartige Kulturpflanze liefert aber nicht nur die Artischockenherzen, sondern auch ihre Blätter, die in der Heilkunde grosse Bedeutung haben.

Die kräftige, mehrjährige Pflanze wird bis 2m hoch, bildet grosse Blätter und imposante Blütenköpfe. Die Pflanze strahlt in ihrer ganzen Gestalt Fülle und Üppigkeit, fast schon Masslosigkeit aus. Gleichzeitig schenkt sie dem Menschen das passende Heilmittel, wenn er das Mass verloren hat und aufgrund von Völlerei, Genussmittelmissbrauch und Exzessen krank geworden ist; typischerweise durch Zivilisationserkrankungen wie Übergewicht, Ungleichgewicht der Blutfette, Lebererkrankungen, Alkoholabusus etc. Die Artischocke unterstützt den Menschen, sein Leben in einem gesunden und lustvollen Mittelmass zwischen Ausschweifung und Verzicht, zwischen Masslosigkeit und Selbstbeschränkung, zwischen Völlerei und Askese zu gestalten.

chg

Dipsacus sylvestris (Syn. D. fullonum)
Karde, wilde

Pflanzenfamilie	Caprifoliaceae • Geissblattgewächse
Vorkommen	Europa, Nordamerika, Asien • Auf Ruderalflächen, Wegrändern und Schuttplätzen
Humorale Qualitäten	Warm 2, trocken 2–3
Humorale Wirkungen	Fördert die Kochungen und die Krisis • Erwärmt und öffnet Magen, Leber und Milz • Leitet übermässige Gelbgalle/Schwarzgalle und Schärfen aus • Zerteilt zähe Feuchtigkeit • Sthenisierend
Gestirne[1]	**Mars,** Jupiter
Tria Principia[1]	**Sulphur**
Inhaltsstoffe	**Iridoid-Glykoside** • Bitterstoffe • Gerbstoffe • Saponine
Droge	Dipsaci radix • Kardenwurzel
Darreichungsformen	*Innerlich:* Tee, Tinktur, Urtinktur, Spagyrikum, Fertigarzneimittel *Äusserlich:* Auflage
Wirkungen	*Innerlich:* Stoffwechselanregend, ausscheidungsfördernd, antioxidativ, Leber-Galle-anregend, schmerz- und entzündungshemmend *Äusserlich:* Reizmildernd, wundheilungsfördernd
Nebenwirkungen[2]	
Kontraindikationen[2]	
Anwendungsbereiche Indikationen	**Bewegungsapparat** *Innerlich:* Rheumatische Erkrankungen **Verdauung** *Innerlich:* Verdauungsbeschwerden, Appetitlosigkeit, Funktionsschwäche von Leber und Gallenblase **Haut** *Innerlich/Äusserlich:* Wunden, Hauterkrankungen, Akne, Abszesse, Ekzeme **Immunsystem** *Innerlich:* Unterstützend bei Borreliose
Weiteres	

1 **Gestirne** und **Tria Prinzipia:** Zuordnung betrifft Heilwirkung

2 **Nebenwirkungen** und **Kontraindikationen:** entfallen bei spagyrischen Anwendungen

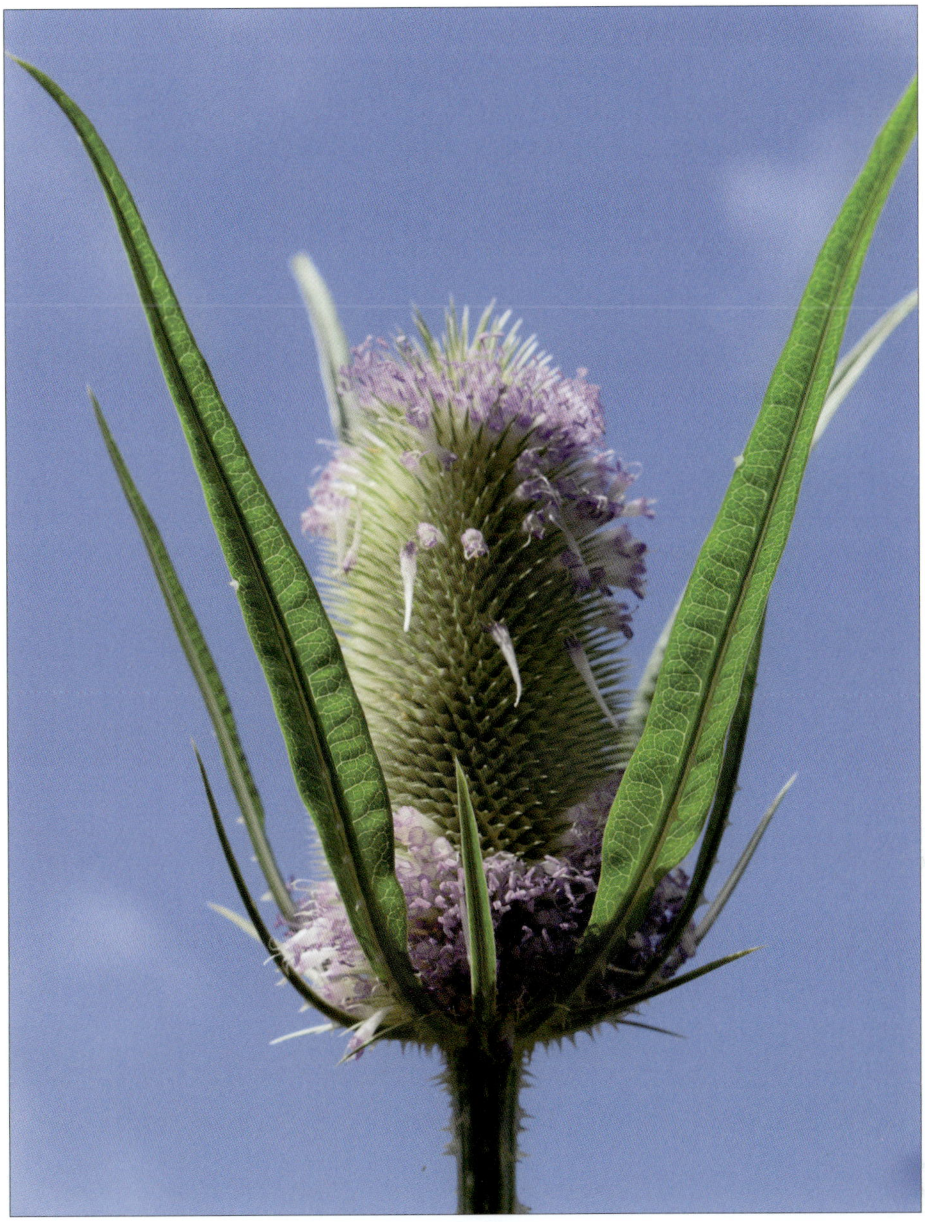

Dipsacus sylvestris
Wilde Karde

Eine äusserst heilsame Floristinnenpflanze

Die wilde Karde ist eine zweijährige distelähnliche Pflanze («Carduus» = Distel), die im ersten Jahr eine Rosette bildet, sich erst im 2. Jahr aufstängelt und eine Blüte bildet.

Auffällig ist ihre Grösse, die Stacheligkeit und ihre spezielle Blüte. Die Blütenähren sind eiförmig, jede Blüte sitzt auf einem borstigen Hochblatt, das in einen Stachel ausläuft.

Die Form und Struktur der Blüte bleibt auch nach dem Absterben bestehen, was sie zu einer beliebten Floristen-Pflanze für Trockengestecke macht.

Die Blüten in der Mitte der Blütenähren öffnen sich als erste und bilden einen Kranz um die Ähre. Im Verlauf der Zeit verschiebt sich die Zone der geöffneten Blüten nach oben und unten. Dies ist ein ungewöhnlicher Blüh-Verlauf und macht die Analogie zur Wanderröte (Erythema migrans), ein prägnantes Symptom bei Borreliose, deutlich. Die Kardentinktur als wichtiger Bestandteil einer naturheilkundlichen Borreliosetherapie wurde von Wolf-Dieter Storl erforscht und dokumentiert.

Der Name «Dipsacus» geht auf das griechische Wort «Dipsakos» zurück, was «durstig sein» bedeutet und sich auf das kleine Wasserbecken bezieht, dass die Pflanze bildet. Die gegenständigen Laubblätter verwachsen an ihren Rändern und sammeln in den so gebildeten Becken das Wasser. Nicolas Culpeper (englischer Apotheker, Arzt und Astrologe, 1616–1654) sah in diesem Wasser eine besonders heilende und stark reinigende Qualität. chg

Drosera rotundifolia
Sonnentau, rundblättriger

Pflanzenfamilie	Droseraceae • Sonnentaugewächse
Vorkommen	Europa, Asien, Nordamerika • In Sümpfen und Mooren
Humorale Qualitäten	Warm 3, trocken 3
Humorale Wirkungen	Fördert die Krisis • Erwärmt und öffnet die Atemwege • Zerteilt zähe Feuchtigkeit • Mildert übermässige Schwarzgalle und Schärfen • Vermindert Ersatzausscheidungen über die Schleimhaut • Deplethorisierend • Antiskrofulös • Detonisierend
Gestirne[1]	**Sonne,** Merkur
Tria Principia[1]	**Mercurius,** Sulphur
Inhaltsstoffe	**Naphthochinonderivate** • Flavonoide • Schleimstoffe
Droge	Droserae herba • Sonnentaukraut
Darreichungsformen	Tinktur, Urtinktur, Spagyrikum, Fertigarzneimittel
Wirkungen	*Innerlich:* Entzündungshemmend, krampflösend, schleimlösend, auswurffördernd, reizlindernd, antibakteriell
Nebenwirkungen[2]	
Kontraindikationen[2]	
Anwendungsbereiche Indikationen	**Atemwege** *Innerlich:* Schwere, zehrende Hustenerkrankungen, Keuchhusten, Reizhusten, Asthma, Pseudokrupp, spastische Bronchitis
Weiteres	

1 **Gestirne** und **Tria Prinzipia:** Zuordnung betrifft Heilwirkung

2 **Nebenwirkungen** und **Kontraindikationen:** entfallen bei spagyrischen Anwendungen

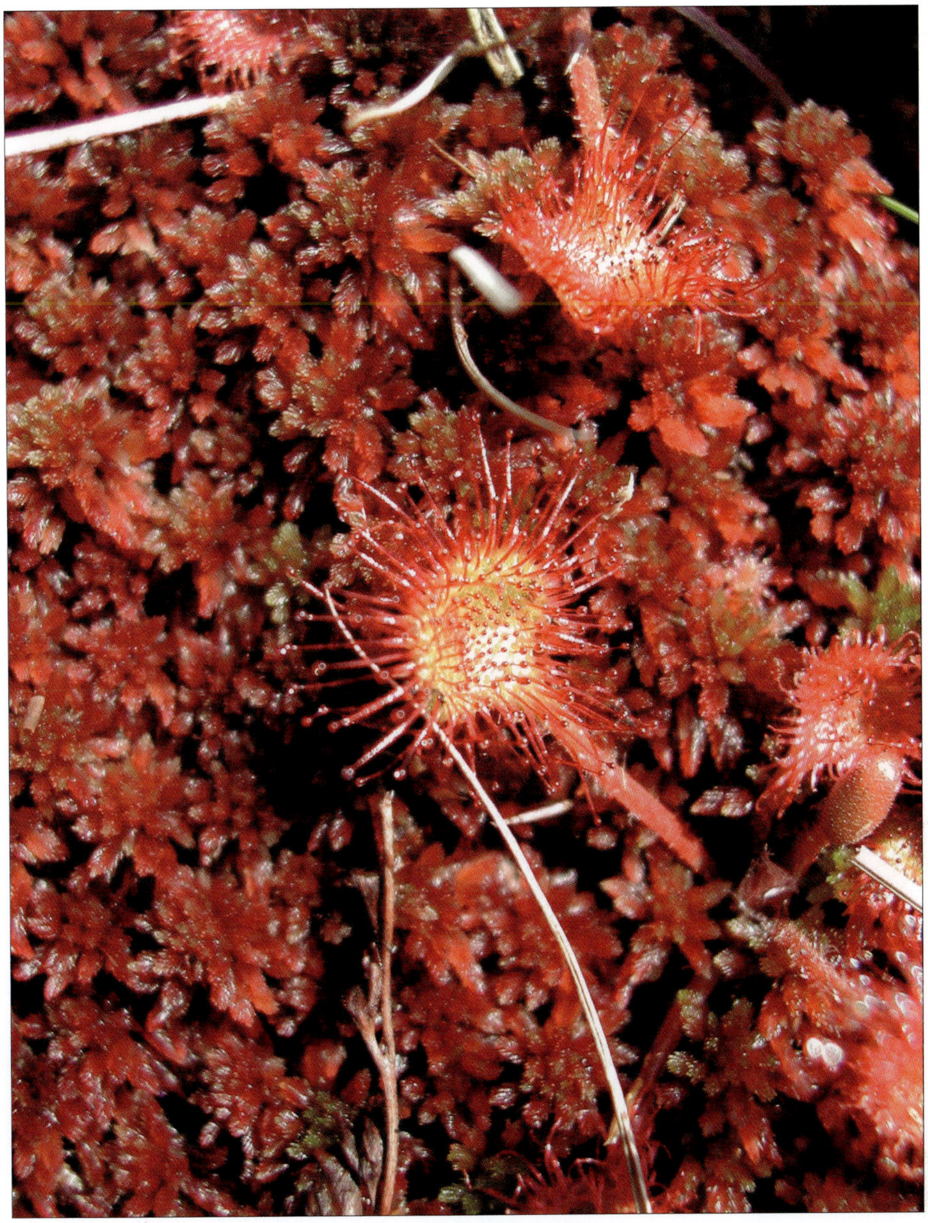

Drosera rotundifolia

Sonnentau

Kosmische Kräfte von einer aussergewöhnlichen Überlebenskünstlerin

Drosera ist eine kleine, hochinteressante Pflanze, die in Mooren, Torfwiesen und Sumpfgebieten bis 1800m ü.M. gedeiht. Die Pflanze steht unter Naturschutz, weshalb heute andere Drosera-Arten als Heilmittel verwendet werden (v.a. aus Madagaskar). Das Wort «Tau» im deutschen wie auch im botanischen Namen («drosos» griech. = Tau) bezieht sich auf die im Sonnenlicht hell glitzernden Sekrettröpfchen an den Blattdrüsen. Drosera ist eine Spezialistin für nährstoffarme Böden. Um genügend Stickstoff zu erhalten, hat sie (wie andere fleischfressende Pflanzen) ihre Blätter zum Verdauungsorgan weiterentwickelt und nimmt auf diese Weise tierisches Eiweiss als Nahrungsergänzung dazu.

Die rötlich schimmernden Drüsenhaare der Blätter locken Insekten an, die dann am klebrigen Sekret kleben bleiben. Auf diesen Reiz hin krümmen sich die Drüsenhaare zur Blattmitte, schliessen das Insekt ein und lösen die Weichteile des Tieres durch Enzyme auf.

Drosera war eine bedeutsame Alchemistenpflanze. Für den flämischen Alchemisten Johann Isaac Hollandus (16./17. Jh.) war Drosera eine der mächtigsten Heilpflanzen, da der «Tautropfen» (ähnlich wie der Guttationstropfen beim Frauenmantel) aus dem Bereich des Elementes Luft zu kommen, den Boden nicht berührt zu haben und so nie mit dem Element Erde in Verbindung gekommen zu sein scheint. Darum trägt er aus alchemistischer Sicht kosmische Kräfte in sich – was sich gerade bei zehrenden Atemwegserkrankungen sehr bewährt. chg

Echinacea purpurea
Sonnenhut, roter

Pflanzenfamilie	Asteraceae • Korbblütler
Vorkommen	Nordamerika • In Europa kultiviert
Humorale Qualitäten	Warm 3, trocken 1
Humorale Wirkungen	Fördert die Kochungen und die Krisis • Erwärmt die Abwehrkräfte und das Lymphsystem • Zerteilt zähe Feuchtigkeit • Leitet Schärfen aus • Säftebewegend • Lymphflussfördernd • Vermindert Ersatzausscheidungen über Haut und Schleimhaut • Sthenisierend
Gestirne[1]	**Mars,** Sonne
Tria Principia[1]	**Sulphur**
Inhaltsstoffe	**Polysaccharide** • **Flavonoide** • Ätherische Öle • Alkylamide
Droge	Echinaceae purpureae herba / radix • Sonnenhutkraut / -wurzel
Darreichungsformen	*Innerlich:* Tee, Tinktur, Urtinktur, Spayrikum, Fertigpräparate *Äusserlich:* Waschungen, Salbe
Wirkungen	*Innerlich:* Entzündungshemmend, antibakteriell, antiviral, immunmodulierend, lymphflussfördernd *Äusserlich:* Anästhesierend, wundheilungsfördernd, entzündungshemmend
Nebenwirkungen[2]	Selten allergische Reaktionen
Kontraindikationen[2]	Korbblütlerallergie, Autoimmunerkrankungen, Tbc, MS, AIDS, Leukämie, Chemotherapie, Organtransplantation, Schwangerschaft
Anwendungsbereiche Indikationen	**Immunsystem** *Innerlich:* Abwehrschwäche, akute Erkältung, Grippe, grippale Infekte **Nieren-Blase** *Innerlich:* Harnwegsinfekte, Prostataentzündungen **Haut** *Äusserlich:* Aphthen, chronische Wunden, Fieberblasen **Atemwege** *Innerlich:* Atemwegserkrankungen, Sinusitis **Lymphsystem** *Innerlich:* Lymphstau, Lymphknotenschwellungen
Weiteres	Keine Langzeittherapie, max. 4–6 Wochen

1 **Gestirne** und **Tria Prinzipia:** Zuordnung betrifft Heilwirkung

2 **Nebenwirkungen** und **Kontraindikationen:** entfallen bei spagyrischen Anwendungen

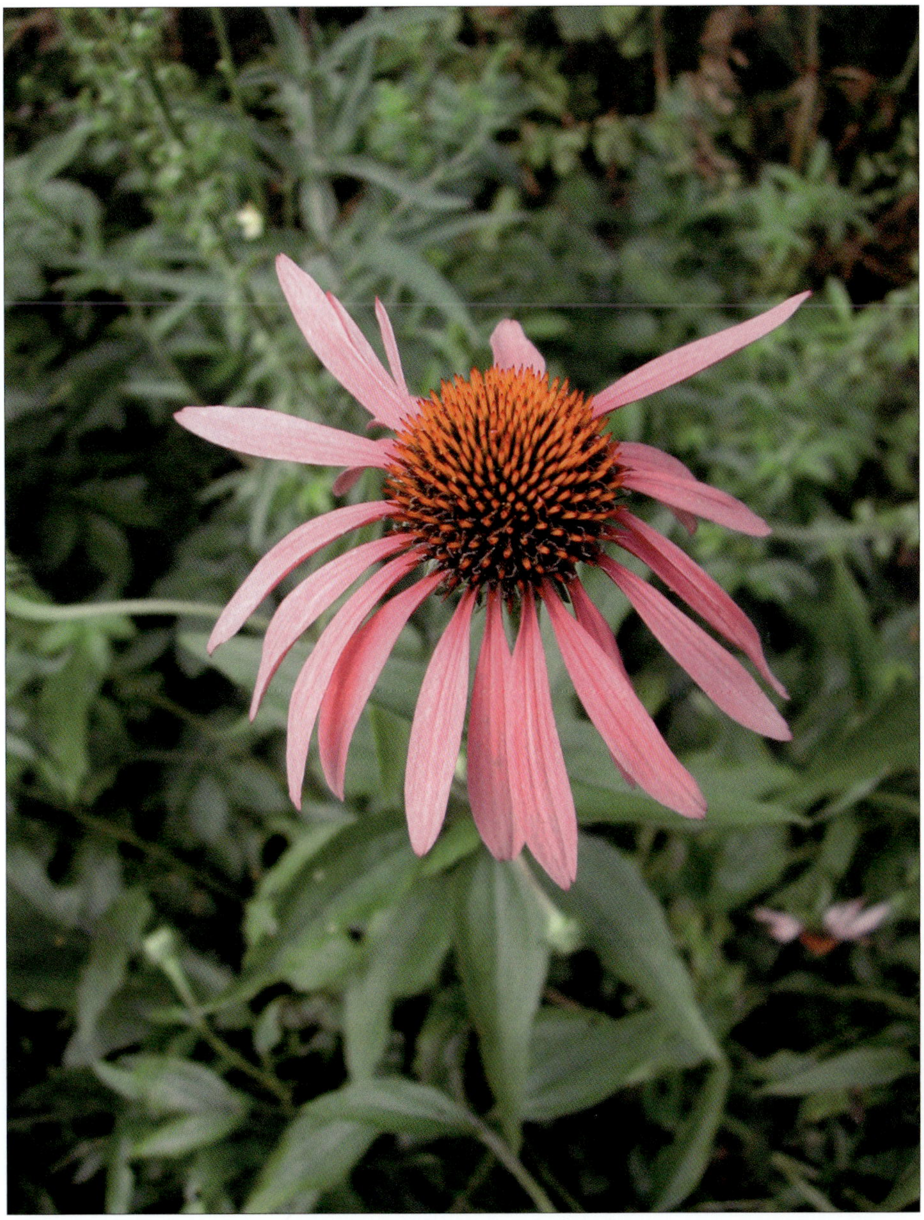

Echinacea purpurea
Roter Sonnenhut

Kriegerkraft fürs Immunsystem

Die aussergewöhnlich schöne und stolze Pflanze kommt ursprünglich aus der indianischen Volksmedizin Nordamerikas, wurde von Alfred Vogel in die Schweiz, von Gerhard Madaus in Deutschland eingeführt und ist heute eine naturwissenschaftlich sehr gut untersuchte Heilpflanze.

Das Wesen des Sonnenhutes erlebt man, wenn man den Blütenkopf resp. die Röhrenblüten berührt: Da ist es hart und stachelig – wie ein Igel mit aufgestellten Borsten, der sich gegen Aussen abgrenzt (Igelkopf, «Echinos» griech. = Igel). Der borstige Kopf, die rauen Blätter und das Rot der Blüte zeigen Marsqualitäten. Der Sonnenhut ist ein Krieger und regt das Immunsystem zum Kämpfen an. Die Tinktur schmeckt scharf und hinterlässt auf der Zunge für einen Moment ein taubes Gefühl. Schaut man sich diese Signatur an, wird offensichtlich, dass eine Langzeiteinnahme nicht sinnvoll ist... Welcher Krieger kann über Monate ununterbrochen kämpfen?

Echinacea ist eine Pflanze, die sich zu schützen weiss und ungebetene Gäste abwehrt (nur geladene Gäste wie Schmetterlinge, Hummeln, Wildbienen sind willkommen). Echinacea als Heilmittel hat einen ähnlichen Charakter: Was nicht eingeladen wurde (z.B. Krankheitserreger), wird abgewehrt und bekämpft.

Echinacea strahlt Kriegerkraft, Abschirmung und Unnahbarkeit aus und kann darum nicht nur eingesetzt werden, um sich körperlich gegen Krankheitserreger zu wehren, sondern auch, um die Psyche gegen Angriffe und Reize resistenter zu machen.

chg

Eleutherococcus senticosus
Taigawurzel

Pflanzenfamilie	Araliaceae • Efeugewächse
Vorkommen	Sibirien, China, Japan, Korea • In dichtem Unterholz von Koniferenwäldern
Humorale Qualitäten	Neutral, feucht 1
Humorale Wirkungen	Fördert die 3. Kochung und die nährenden Säfte • Erwärmt und öffnet die Nerven • Mildert übermässige Gelbgalle/Schwarzgalle und Schärfen • Zerteilt zähe Feuchtigkeit • Säftebewegend • Lymphflussfördernd • Fördert die Spiritus-Verteilung • Tonusregulierend
Gestirne[1]	**Sonne**
Tria Principia[1]	**Mercurius**
Inhaltsstoffe	**Saponine** (Eleutheroside) • **Polysaccharide** • Phytosterine • Lignane • Cumarine
Droge	Eleutherococci radix • Taigawurzel
Darreichungsformen	Tee, Tinktur, Urtinktur, Spagyrikum, Fertigarzneimittel
Wirkungen	Immunmodulierend, adaptogen, verbessert Sauerstoffversorgung, Stresstoleranz erhöhend, antioxidativ, resilienzsteigernd; körperliche, psychische, geistige Belastbarkeit erhöhend
Nebenwirkungen[2]	
Kontraindikationen[2]	Vorsicht bei Bluthochdruck, Schwangerschaft, Stillzeit.
Anwendungsbereiche Indikationen	**Nervensystem/ Psyche** *Innerlich:* Stress und seine Folgen, Müdigkeit, Erschöpfung, Adaptionssyndrom, Burnout, Demenz, Ängste, depressive Verstimmung, Konzentrationsstörungen, Aufmerksamkeitsdefizit, Schlafstörungen, Altersbeschwerden **Immunsystem** *Innerlich:* Abwehrschwäche, Grippe, Rekonvaleszenz, begleitend bei Chemotherapie
Weiteres	

1 **Gestirne** und **Tria Prinzipia:** Zuordnung betrifft Heilwirkung

2 **Nebenwirkungen** und **Kontraindikationen:** entfallen bei spagyrischen Anwendungen

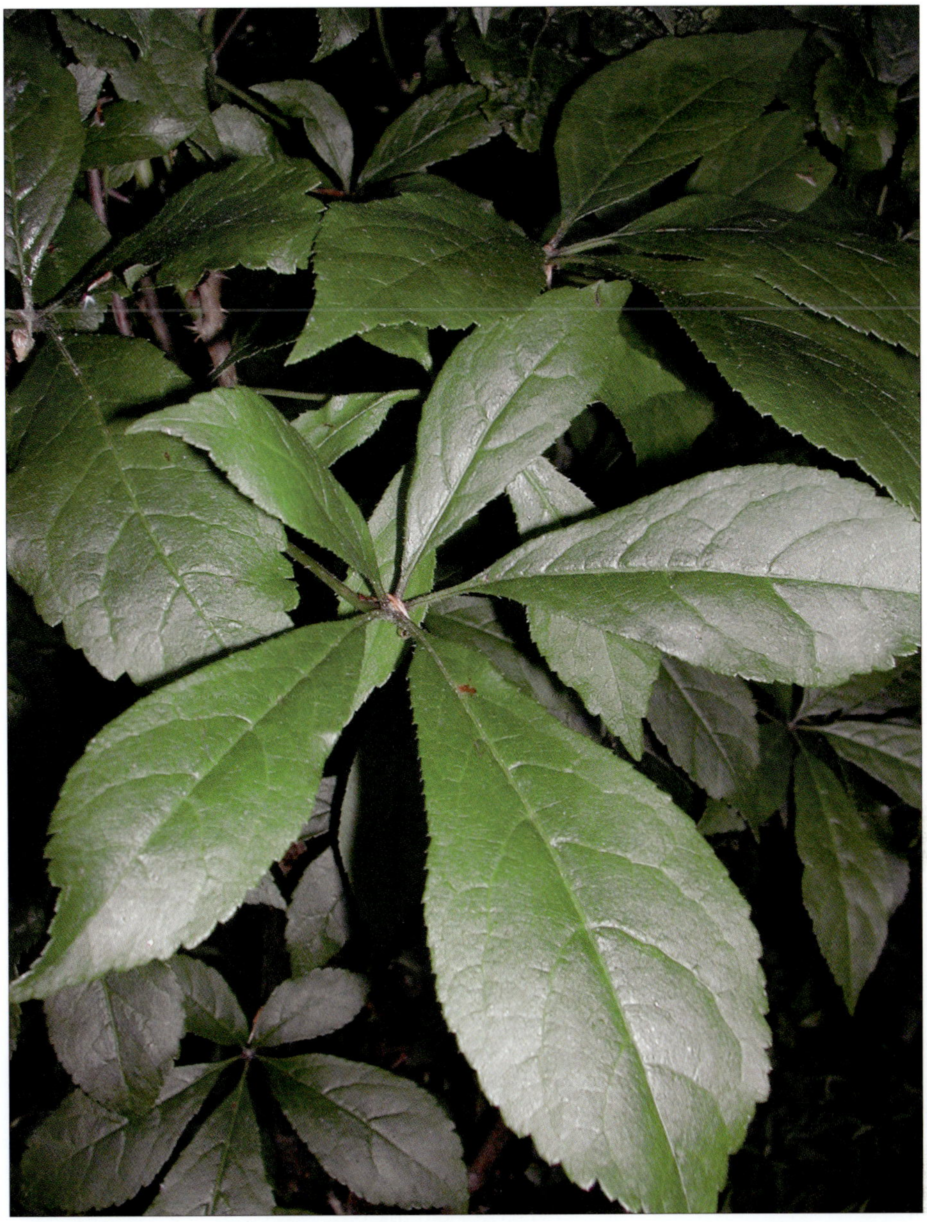

Eleutherococcus senticosus

Taigawurzel

Wer in der Taiga gedeiht, muss sich gut anpassen können

Die Taigawurz wird in Asien seit 3000 Jahren zur Steigerung der Lebenskraft und als Heilmittel bei Atemwegserkrankungen eingesetzt. Der 2–5m hohe schlanke Strauch hat schräg nach unten gerichtete Zweige mit nadelförmig verholzten Stachelborsten (Stachelpanax; «senticosus» lat. = reich an Stacheln) und fünfzählig gefingerte Blätter, die in ihrer Form an Ginsengblätter erinnern. Die schwarzen Beerenfrüchte sehen aus wie die Beeren unseres einheimischen Efeus.

Den Namen Taigawurz erhielt die Pflanze, da sie in den Waldgebieten im Osten Russlands in riesigen Beständen vorkommt. Taigawurz wirkt ähnlich wie Ginseng, ist aber nicht so rar und nicht so teuer (sibirischer Ginseng). In Russland wurde seine Wirkung beim Einsatz im Spitzensport und in der Raumfahrt erforscht.

In der Taiga muss sich der Strauch extremen klimatischen Bedingungen anpassen. Er erlebt dort starke Hitze und extreme Kälte (bis -20°C). Ausserdem weiss sich Taigawurz mit seinen verholzten Stachelborsten überaus gut zu wehren.

Taigawurz ist aufgrund ihres Standortes sowohl anpassungsfähig wie auch wehrhaft. Diese beiden Fähigkeiten gibt sie dem Menschen weiter. Sie unterstützt den Menschen, den Alltag auch in Belastungssituationen zu gestalten, die Lebensprozesse weiterzuführen, und verbessert das körperliche, seelische und geistige Wohlbefinden. Sie ermöglicht eine hohe Anpassungs- und Entwicklungsfähigkeit und hilft, die eigenen Kräfte einschätzen zu können. chg

Ephedra distachya

Meerträubchen

Nur in spagyrischer/potenzierter Form

Pflanzenfamilie	Ephedraceae • Meerträubchengewächse
Vorkommen	Europa, Nordafrika, Nord-, Südamerika, Asien • In sandigen oder felsigen Trockengebieten
Humorale Qualitäten	Warm 1, trocken 1
Humorale Wirkungen	Erwärmt und öffnet Atemwege und Herz-Kreislauf • Zerteilt zähe Feuchtigkeit • Mildert Schärfen • Fördert die Spiritus-Verteilung • Tonusregulierend
Gestirne[1]	**Merkur**
Tria Principia[1]	**Mercurius**
Inhaltsstoffe	**Alkaloid** (Ephedrin u.a.) • Wenig ätherische Öle
Droge	Ephedrae herba • Meerträubchenkraut
Darreichungsformen	Spagyrikum, Fertigarzneimittel
Wirkungen	Bronchospasmolytisch, schleimhautabschwellend, Herz-Kreislauf-anregend
Nebenwirkungen[2]	
Kontraindikationen[2]	
Anwendungsbereiche Indikationen	**Herz-Kreislaufsystem** *Innerlich:* Herz-Kreislaufschwäche **Atemwege** *Innerlich:* Asthma, Heuschnupfen, Krampfhusten, Pseudokrupp
Weiteres	

1 **Gestirne** und **Tria Prinzipia:** Zuordnung betrifft Heilwirkung

2 **Nebenwirkungen** und **Kontraindikationen:** entfallen bei spagyrischen Anwendungen

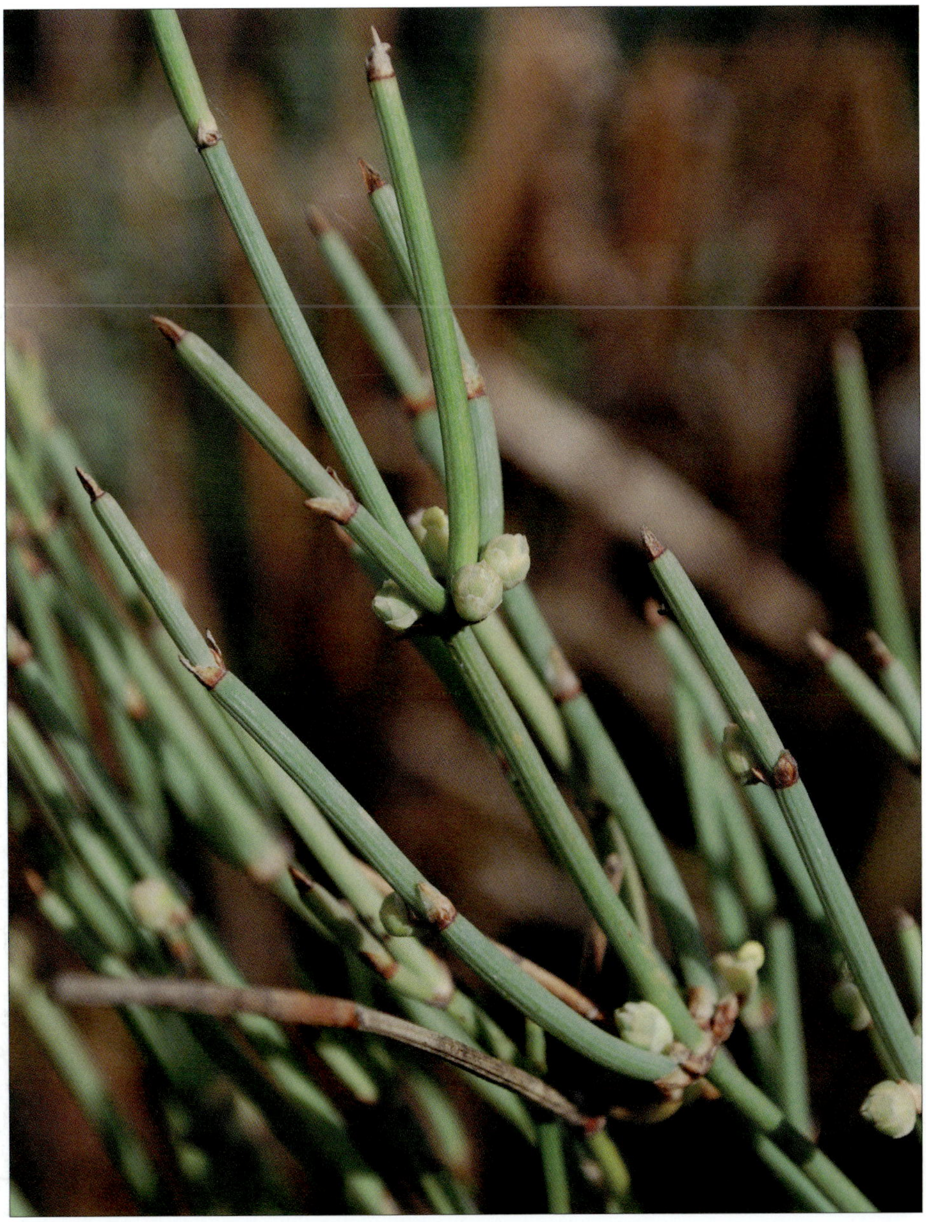

Ephedra distachya

Meerträubchen

Die Schlichtheit in Person

Auf den ersten Blick könnte dieser unauffällige Zwergstrauch, auch Meerträubel genannt, mit einer Schachtelhalm- oder auch Ginsterart verwechselt werden. Erst bei genauerem Hinsehen zeigen sich die charakteristischen Eigenheiten des Meerträubchens. Dieses stellt als Nacktsamer nicht nur entwicklungsgeschichtlich eine sehr alte Pflanze dar, sondern ist auch eine der ältesten, belegbaren Heil- und Ritualpflanzen, da sie in prähistorischen Gräbern als Beigabe gefunden wurde.

Auf verschiedenen Kontinenten vorkommende Arten des Meerträubchens werden sowohl als traditionelle Naturheilmittel als auch als pharmakologische Arzneimittel verwendet. Die moderne Medizin setzt die daraus gewonnene Reinsubstanz Ephedrin, welche seit 1887 bekannt ist, vor allem bei Herz-Kreislauf- und Atemwegsbeschwerden ein.

Meerträubchenpflanzen imponieren einerseits durch ihre schlichte Gestaltung und Gliederung, andererseits aber durch ihre kräftige, mittels Ausläufer teppichartige Bestände bildende Ausbreitung. Kraft und Durchsetzungsvermögen können nicht ausschliesslich aus Grösse und Geschwindigkeit, sondern auch aus Zurückhaltung und Einfachheit hervorgehen. Entsprechend erstaunt es nicht, dass Ephedra in potenzierter oder spagyrischer Arzneiform den Menschen in den zwei grundlegenden Lebensfunktionen, der Atmung und dem Kreislauf, unterstützt. cr

Epilobium parviflorum
Weidenröschen, kleinblütiges

Pflanzenfamilie	Onagraceae • Nachtkerzengewächse
Vorkommen	Europa, Asien, Nordamerika • In Hecken, auf Schutthalden und Brachflächen und an Bachufern
Humorale Qualitäten	Warm 1–2, trocken 1
Humorale Wirkungen	Erwärmt und öffnet das kleine Becken • Löst zähe Feuchtigkeit • Mildert Schärfen • Vermindert Ersatzausscheidungen über die Schleimhaut • Deplethorisierend • Tonusregulierend
Gestirne[1]	**Venus,** Jupiter
Tria Principia[1]	**Mercurius**
Inhaltsstoffe	**Flavonoide** • Gerbstoffe • Phytosterine
Droge	Epilobii herba • Weidenröschenkraut
Darreichungsformen	Tee, Tinktur, Urtinktur, Spagyrikum, Fertigarzneimittel
Wirkungen	Entzündungshemmend, antimikrobiell, tonusregulierend, krampflösend, abschwellend, antioxidativ, reizmildernd, Miktionsbeschwerden lindernd
Nebenwirkungen[2]	
Kontraindikationen[2]	
Anwendungsbereiche Indikationen	**Männerheilkunde** *Innerlich:* Prostatavergrösserungen und damit zusammenhängende Miktionsbeschwerden, Prostataentzündung, vegetative Dysfunktionen des kleinen Beckens
	Nieren-Blase *Innerlich:* Reizblase, Inkontinenz, Harnwegsinfekte
	Frauenheilkunde *Innerlich:* Vegetative Dysfunktionen des kleinen Beckens
Weiteres	Ebenfalls verwendet werden weitere Arten, v.a. Epilobium angustifolium, schmalblättriges Weidenröschen.

1 **Gestirne** und **Tria Prinzipia:** Zuordnung betrifft Heilwirkung

2 **Nebenwirkungen** und **Kontraindikationen:** entfallen bei spagyrischen Anwendungen

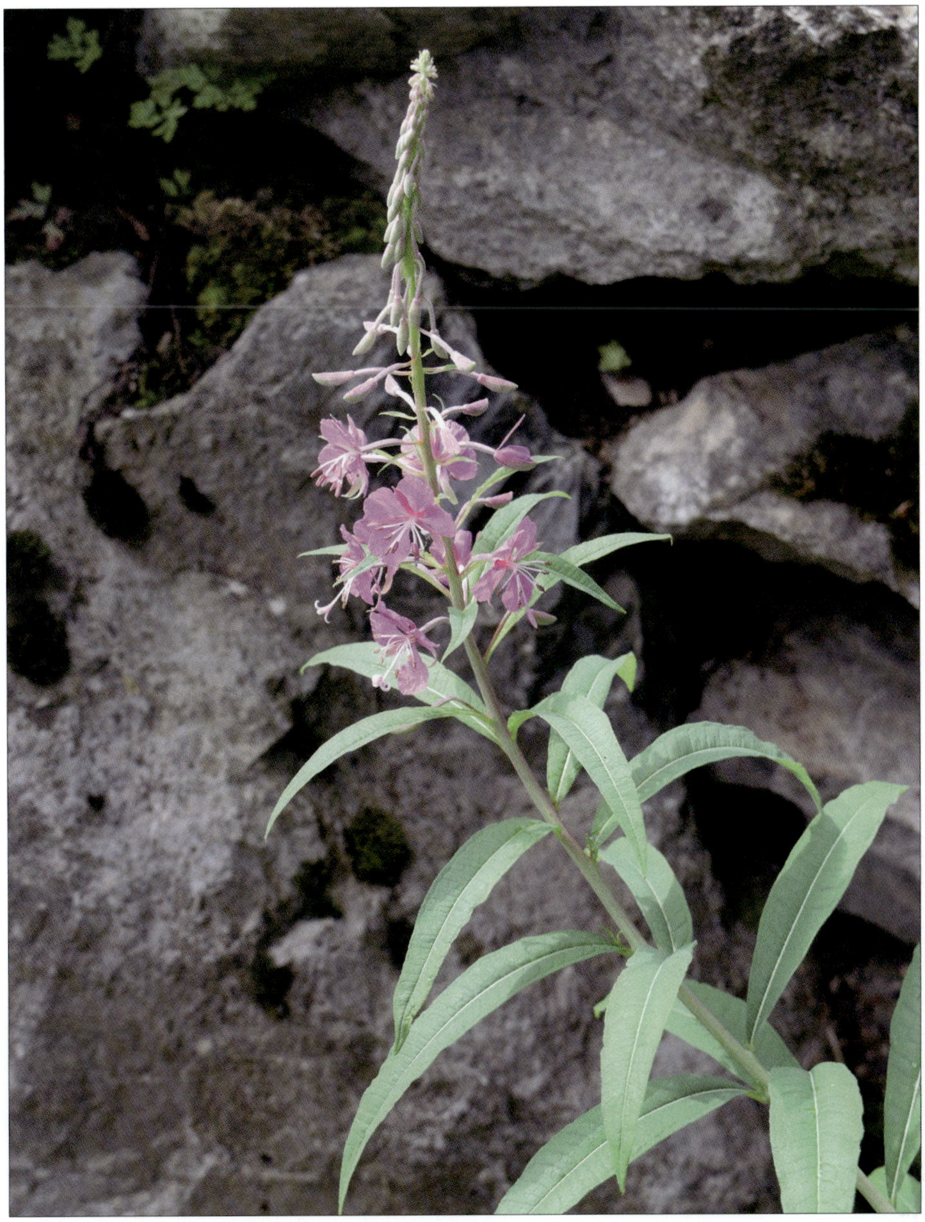

(Hier: *Epilobium angustifolium*)

Epilobium parviflorum
Kleinblütiges Weidenröschen

Pflanzliches Beckenbodentraining

Von den vielen Weidenröschenarten werden vorrangig zwei Arten heilkundlich verwendet, das kleinblütige und das schmalblättrige, welches auch Waldweidenröschen genannt wird. Beide Vertreterinnen zweigen in einer schönen Geste eine passende Entsprechung zu ihrer Wirkungsweise auf die Harnwege auf: An einem schmalen, rosafarbenen Stängel wächst die Blüte und später auch die Kapselfrucht heran. Danach öffnet sich dieser, spreizt die Frucht in vier Streifen auf und entlässt ein Gespinst von weissbehaarten Samen. Diese weitende, öffnende und entkrampfende Wirkung zeigt sich ebenfalls in der Linderung von Miktionsbeschwerden durch Weidenröschen-Anwendungen, sowohl bei Männern wie auch bei Frauen. Die unzähligen Samen werden vom Wind kilometerweit verbreitet und ermöglichen der Pflanze eine Besiedlung weit entfernter Standorte und grosser Flächen. Während die kleinblütige Variante dies eher als gefürchtete «Spontanvegetation» im heimischen Garten tätigt, besiedelt das Waldweidenröschen grossflächig bevorzugt Rodungsflächen und Waldränder. In Amerika wird diese Art deshalb auch Fireweed genannt, da sie riesige, leuchtend rosarote Bestände bildet und zusätzlich gerne als Pionierpflanze nach Waldbränden auftritt.

Es ist vor allem der Verdienst von Maria Treben, diese beinahe vergessene Heilpflanze wieder in Erinnerung gerufen zu haben.

cr

Equisetum arvense
Schachtelhalm / Ackerschachtelhalm

Pflanzenfamilie	Equisetaceae • Schachtelhalmgewächse
Vorkommen	Europa, Nordamerika, Nordasien, Nordafrika • An Wegrändern und Bahndämmen, auf Wiesen und Äckern
Humorale Qualitäten	Neutral, feucht 1
Humorale Wirkungen	Fördert die 3. Kochung und die nährenden Säfte • Fördert die Widerstandskraft des Bindegewebes und stabilisiert es • Leitet Gelbgalle/Schwarzgalle und Schärfen aus • Bewegt übermässige Feuchtigkeit • Vermindert Ersatzausscheidungen über die Haut und Schleimhaut • Fördert den Konsensus von Nieren und Bindegewebe • Tonusregulierend
Gestirne[1]	**Merkur,** Saturn
Tria Principia[1]	**Mercurius,** Sal
Inhaltsstoffe	**Kieselsäure** • **Flavonoide**
Droge	Equiseti herba • Schachtelhalmkraut
Darreichungsformen	*Innerlich:* Tee, Tinktur, Urtinktur, Spagyrikum, Fertigarzneimittel *Äusserlich:* Bad, Auflage
Wirkungen	*Innerlich:* Bindegewebsstärkend, harntreibend, leicht entzündungshemmend, antioxidativ antiarteriosklerotisch *Äusserlich:* Pilzhemmend, wundheilungsfördernd, bindegewebsstärkend
Nebenwirkungen[2]	
Kontraindikationen[2]	Keine Durchspülungstherapie bei Ödemen infolge Herz- oder Niereninsuffizienz
Anwendungsbereiche Indikationen	**Bewegungsapparat:** *Innerlich/Äusserlich:* Osteoporose, Bindegewebsschwäche, Knochenbrüche, rheumatische Erkrankungen, Wirbelsäulenbeschwerden **Nieren-Blase:** *Innerlich:* Harnwegsentzündungen, Bettnässen **Haut und Hautanhangsgebilde:** *Innerlich/Äusserlich:* Schlecht heilende Wunden, Frostbeulen, Ekzeme, Cellulite, Dekubitus, Pilzerkrankungen, brüchige Nägel, Haarausfall **Herz-Kreislauf:** *Innerlich:* Ödeme, Venenbeschwerden **Verdauung:** *Innerlich:* Hämorrhoiden
Weiteres	Kardinalmittel des Bindegewebes

1 **Gestirne** und **Tria Prinzipia:** Zuordnung betrifft Heilwirkung

2 **Nebenwirkungen** und **Kontraindikationen:** entfallen bei spagyrischen Anwendungen

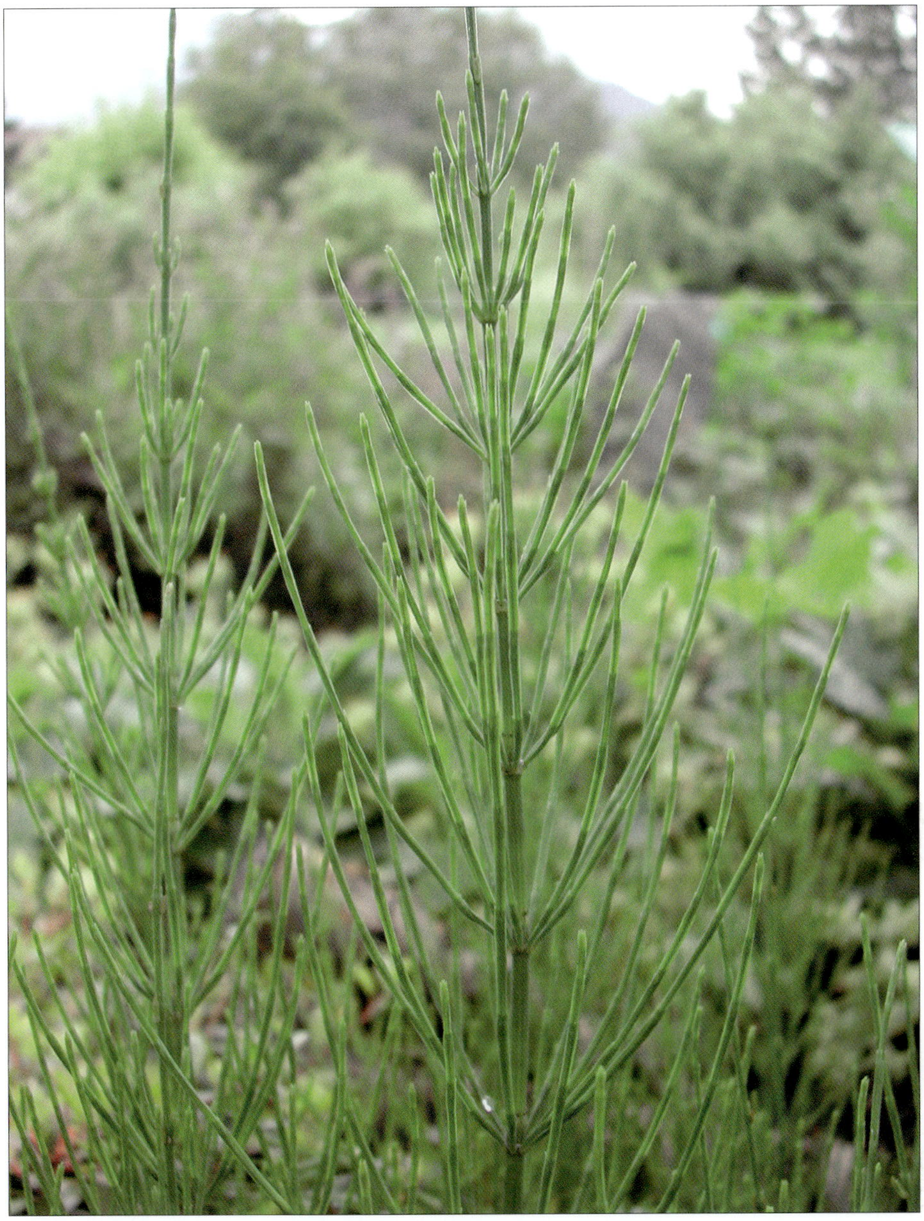

Equisetum arvense

Ackerschachtelhalm

Stabilität und Beweglichkeit

Unvorstellbar, dass diese einfachen Pflanzen zur Zeit der Dinosaurier ganze Wälder gebildet haben und später zu riesigen Kohlevorkommen verdichtet wurden. Sie bestehen aus einem beachtlichen Teil Kieselsäure, welche bei Pflanzen das «Skelett» bildet. Diese ist allerdings sehr stabil und kann zur Stärkung des menschlichen Bindegewebes nur teilweise gelöst werden. Optimal gelingt dies, wenn die Pflanze als Pulver eingenommen oder bei der Teezubereitung als Mazerations-Dekokt ausgezogen wird. Dabei wird Schachtelhalmkraut über Nacht kalt angesetzt und anschliessend 20–30 Minuten ausgekocht. Im humoralmedizinischen Sinn tritt dabei die gewebenährende, befeuchtende Wirkung in den Vordergrund.

Andererseits wird das Kraut auch als harntreibendes Heilmittel verwendet. Für diesen Zweck genügt die Zubereitung eines Teeaufgusses oder Alkoholauszugs.

Entsprechend zeigt sich auf diese Weise eine wärmere und trockenere Qualität. An diesem Beispiel lässt sich aufzeigen, wie die humoralen Qualitäten von Heilpflanzen durch verschiedene Zubereitungsarten modifizierbar sind.

Schachtelhalm imponiert nicht nur durch seine ungeheure Stabilität – er enthält auch erstaunlich viel Wasser, welches sich z.B. beim Zerdrücken des Stängels zeigt. So kann er auch als Vermittler zwischen Erde und Wasser, zwischen Starre und Flexibilität betrachtet werden.

cr

Eschscholzia californica
Goldmohn

Pflanzenfamilie	Papaveraceae • Mohngewächse
Vorkommen	Ursprünglich aus den USA, heute auch in Europa eingebürgert • Auf Ruderalflächen
Humorale Qualitäten	Neutral—warm 1, trocken 1
Humorale Wirkungen	Erwärmt und öffnet Milz und Nerven • Mildert Gelbgalle/Schwarzgalle und Schärfen • Detonisierend
Gestirne[1]	**Mond,** Merkur
Tria Principia[1]	**Mercurius**
Inhaltsstoffe	**Alkaloide** • Flavonoide (Rutosid u.a.)
Droge	Eschscholziae herba • Goldmohnkraut
Darreichungsformen	Tee (selten), Tinktur, Urtinktur, Spagyrikum, Fertigarzneimittel
Wirkungen	Beruhigend, schlaffördernd, mild schmerzlindernd, leicht antidepressiv, krampf- und angstlösend, entspannend, vegetativ ausgleichend
Nebenwirkungen[2]	
Kontraindikationen[2]	
Anwendungsbereiche Indikationen	**Nervensystem/ Psyche** *Innerlich:* Einschlaf- und Durchschlafstörungen, innere Anspannung, Unruhe, Kopfschmerzen, Reizüberempfindlichkeit, Wetterfühligkeit, Neuralgien, Aggressionen, Reizbarkeit
Weiteres	Wird umgangssprachlich «Schlafmützchen» genannt und ist auch für Kinder gut verträglich.

1 **Gestirne** und **Tria Prinzipia:** Zuordnung betrifft Heilwirkung

2 **Nebenwirkungen** und **Kontraindikationen:** entfallen bei spagyrischen Anwendungen

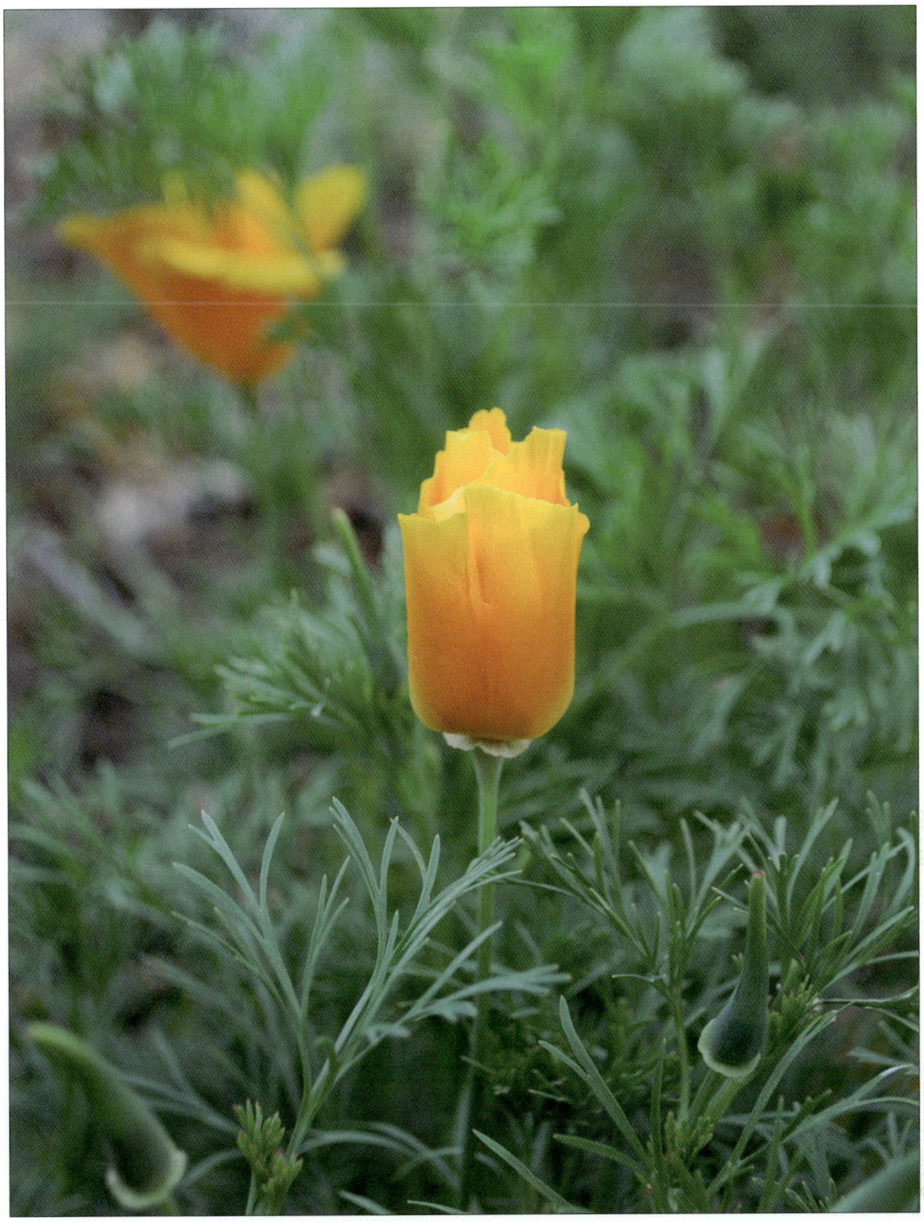

Eschscholzia californica

Goldmohn

Verträumtes Schlafmützchen

Die auch kalifornischer Mohn genannte Heilpflanze zeigt auf bildhafte Weise eine wunderbare Entsprechung zu ihrer Heilwirkung. Die leuchtend orangefarbenen Blüten öffnen sich nur bei Sonnenschein tagsüber. Dabei sitzen die zwei umhüllenden Kelchblätter anfänglich wie eine Schlafmütze auf der noch geschlossenen Knospe.

Die bevorzugt auf trockenen Böden wachsende Pflanze hat sich in den letzten Jahrzehnten auch in vielen warmen Regionen Europas festgesetzt. Bei ihr genehmen Bedingungen kann das ursprünglich einjährige Mohngewächs eine kräftige Pfahlwurzel entwickeln und eine mehrjährige Lebensdauer annehmen. Dabei kann der Goldmohn auch grossflächige Blütenteppiche bilden.

Wie bei den meisten Mohngewächsen ist die Lebenswärme beschränkt, was sich einerseits in der kühlen, graugrünen Farbe der Blätter und andererseits in der kurzen Lebensdauer der Blüte zeigt. Schon bald ermüdet diese, bildet eine längliche Fruchtschote, welche unter hoher Spannung steht und ihre kugeligen Samen schlussendlich fortschleudert. Entsprechend spiegelt sich im Goldmohn die Polarität von Hochspannung und Schwäche (Neurasthenie). Diese vermag die Heilpflanze durch ihre lösende und ausgleichende Wirkung zu entschärfen. Sie eignet sich daher speziell zur Behandlung von Spannungs-, Reizzuständen und Überempfindlichkeit gegenüber sensorischen Stimuli. cr

Eupatorium cannabinum
Wasserdost

Pflanzenfamilie	Asteraceae • Korbblütler
Vorkommen	Europa, Asien, Nordafrika • An Ufern, auf Schuttplätzen und feuchten Wiesen
Humorale Qualitäten	Warm 2, trocken 2
Humorale Wirkungen	Fördert die Kochungen und die Krisis • Erwärmt Leber, Milz und das Abwehrkräfte • Leitet übermässige Gelbgalle/Schwarzgalle und Schärfen aus • Vermindert Ersatzausscheidungen über die Schleimhaut • Zerteilt zähe Feuchtigkeit • Bringt die Säfte an die Oberfläche • Antiskrofulös • Sthenisierend
Gestirne[1]	**Mars,** Venus
Tria Principia[1]	**Sulphur,** Merkur
Inhaltsstoffe	**Polysaccharide** • Bitterstoffe • Gerbstoffe • Ätherische Öle • Flavonoide • Pyrrolizidinalkaloide (PA)
Droge	Eupatorii cannabini herba • Wasserdostkraut
Darreichungsformen	Tee, Tinktur, Urtinktur, Spagyrikum, Fertigarzneimittel
Wirkungen	Immunmodulierend, entzündungshemmend, fiebersenkend, tonisierend, Leber-Galle-anregend, harntreibend, schweisstreibend
Nebenwirkungen[2]	Lebertoxizität der PA wird kontrovers diskutiert und ist von der Verabreichungsdauer abhängig
Kontraindikationen[2]	Schwangerschaft, Stillzeit, Korbblütlerallergie, schwere Lebererkrankungen
Anwendungsbereiche Indikationen	**Immunsystem** *Innerlich:* Grippale Infekte, Erkältungen, Abwehrschwäche, Fieber, Morbus Pfeiffer, Rekonvaleszenz **Verdauung** *Innerlich:* Funktionsschwäche von Leber und Gallenblase **Atemwege** *Innerlich:* Bronchitis, chronischer Schnupfen, Sinusitis
Weiteres	Wegen PA wird empfohlen auf Eupatorium perfoliatum auszuweichen.

1 **Gestirne** und **Tria Prinzipia:** Zuordnung betrifft Heilwirkung

2 **Nebenwirkungen** und **Kontraindikationen:** entfallen bei spagyrischen Anwendungen

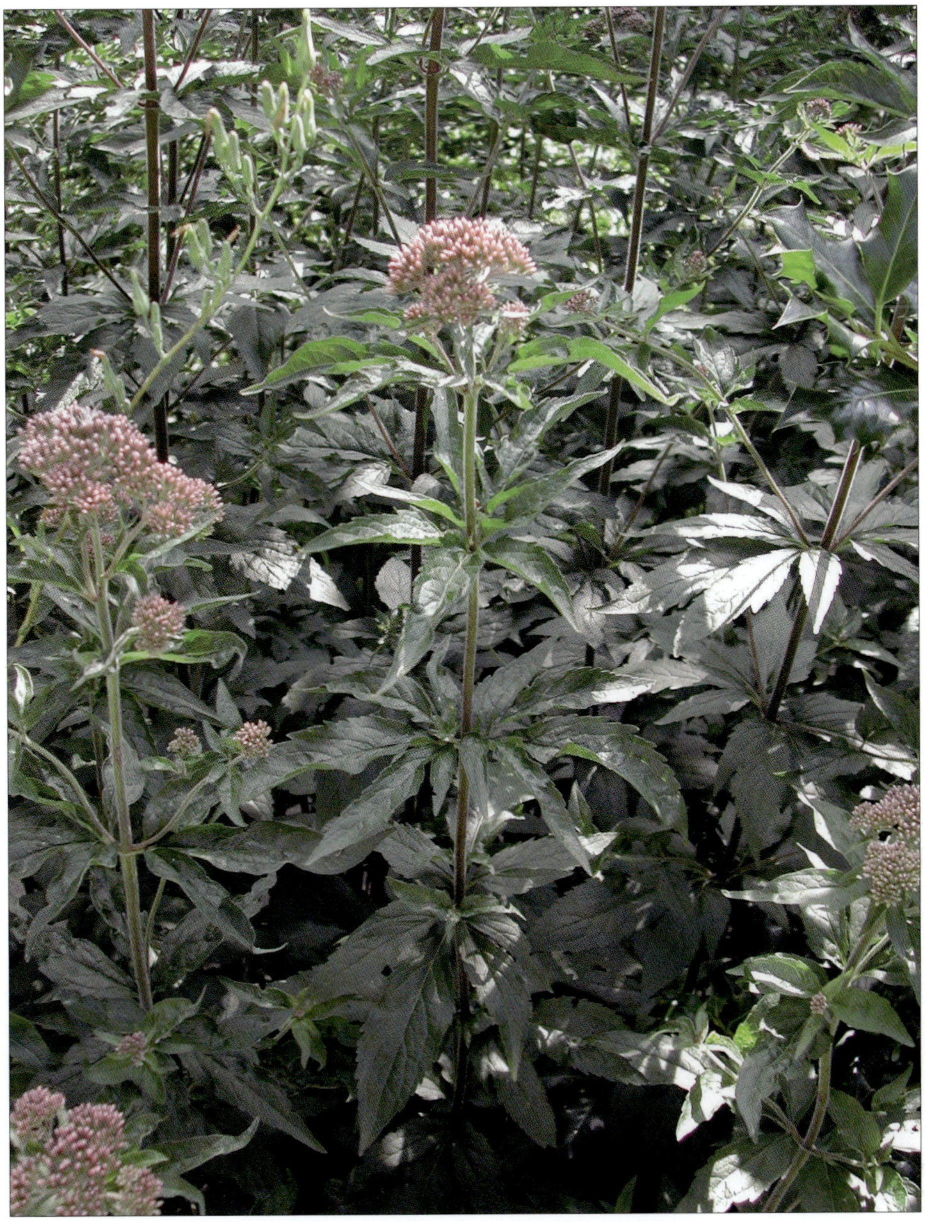

Eupatorium cannabinum

Wasserdost

Pflanzliches Schutzamulett gegen Unheil

Wasserdost oder -hanf lässt sich oft in grossen Beständen, gerne an feuchten Standorten, auf geopathischen Störzonen, Wasseradern oder anderswie unwirtlichen Plätzen finden. Ganz im Sinne des paracelsischen «Ubi malum ibi remedium – Wo die Krankheit, da das Heilmittel» – wächst die Pflanze auf potenziell pathogenen Standorten, welche Unheil und Krankheit mit sich bringen können. In der Volksheilkunde wurde sie deshalb Albkraut / Albdost genannt und als Schutz gegen böse Mächte in Haus und Stall geräuchert, in Büscheln aufgehängt oder eingenommen. In der Moderne sind an deren Stelle fieberhafte, infektiöse Erscheinungen, insbesondere virale Erkrankungen mit Glieder- oder Kopfschmerzen, getreten, welche Wasserdost zu lindern vermag. In manchen Regionen wird er auch Kunigundenkraut genannt, nach der heiligen Kundigunde, Schutzpatronin der kranken Kinder.

Wasserhanf hat mit der eigentlichen Hanfpflanze selbst keine Verwandtschaft – deren handförmig fiederteiligen Blätter waren nur der Ähnlichkeit wegen namensgebend. Der im späteren Sommer sanft rosafarben blühende Korbblütler ist eine wichtige Nahrungspflanze für vielerlei Insekten wie Bienen, Hummeln und Schmetterlinge.

Immer öfter wird jedoch an seiner Stelle der – wegen geringerem PA-Gehalt – unproblematischere, durchwachsene Wasserhanf, Eupatorium perfoliatum verwendet. cr

Euphrasia officinalis (v.a. E. rostkoviana)
Augentrost

Pflanzenfamilie	Orobanchaceae • Sommerwurzgewächse
Vorkommen	Europa • Auf kalkarmen Magerwiesen
Humorale Qualitäten	Warm 1–2, trocken 2
Humorale Wirkungen	Fördert die Kochungen und die Krisis • Erwärmt und öffnet Magen und Leber • Zerteilt zähe Feuchtigkeit • Leitet übermässige Gelbgalle und Schärfen aus • Lymphflussfördernd v.a. im Kopfbereich • Vermindert Ersatzausscheidungen über Schleimhaut und Bindehaut • Antiskrofulös • Tonusregulierend
Gestirne[1]	**Merkur,** Venus
Tria Principia[1]	**Mercurius**
Inhaltsstoffe	**Iridoidglykoside** (Aucubin u.a.) • Bitterstoffe • Flavonoide • Gerbstoffe
Droge	Euphrasiae herba • Augentrostkraut
Darreichungsformen	*Innerlich:* Tee, Tinktur, Urtinktur, Spagyrikum, Fertigarzneimittel *Äusserlich:* Auflage, Augenbad, -tropfen, Fertigarzneimittel
Wirkungen	*Innerlich:* Entzündungshemmend, verdauungsfördernd, schleimhautabschwellend, antimikrobiell *Äusserlich:* Entzündungshemmend
Nebenwirkungen[2]	
Kontraindikationen[2]	
Anwendungsbereiche Indikationen	**Sinnesorgane** *Innerlich/Äusserlich:* Alle Entzündungen am Auge und Anhangsorganen, gereizte und müde Augen, Heuschnupfen, Tränenabflusstörungen, Sinusitis **Verdauung** *Innerlich:* Magenschleimhautreizungen
Weiteres	Kardinalmittel der Augen, Halbschmarotzer

1 **Gestirne** und **Tria Prinzipia:** Zuordnung betrifft Heilwirkung

2 **Nebenwirkungen** und **Kontraindikationen:** entfallen bei spagyrischen Anwendungen

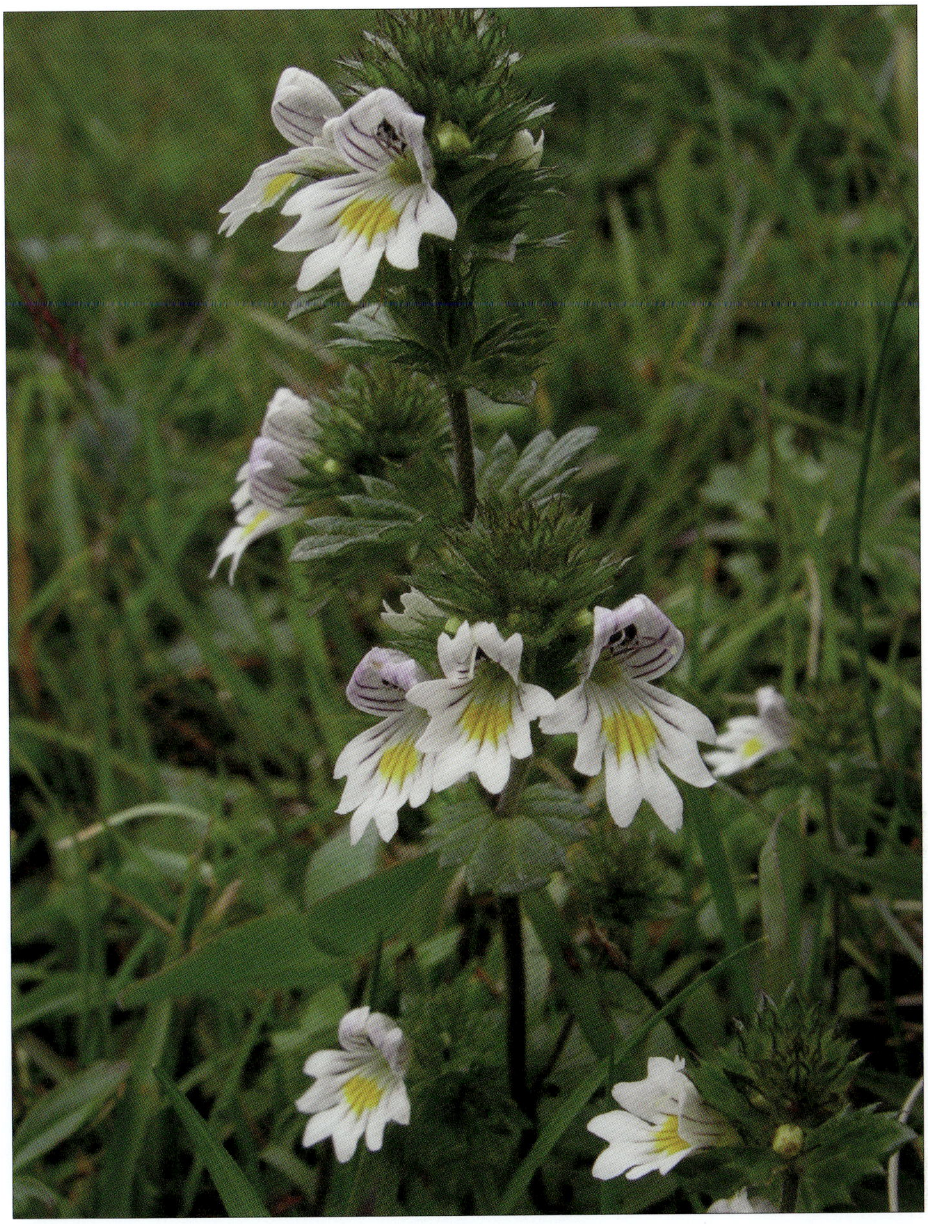

Euphrasia officinalis
Augentrost

Antikatarrhalischer Tausendsassa

Was gibt es für eine höhere Wertschätzung für eine Heilpflanze als ihre Heilwirkung bereits in ihrem Namen preiszugeben und zusätzlich noch als Tröster angesprochen zu werden? Und wie schön passt gleichsam die bildhafte Geste in der Blütengestaltung zu diesem Ehrentitel? Mit etwas Vorstellungskraft betrachtet, zeigt diese ein Auge mit Pupille und Wimpern. Doch mit der Linderung von Augenerkrankungen ist das Potenzial dieser Pflanze noch lange nicht ausgeschöpft: Weitere volkstümliche Namen wie Magentrost, Zahntrost oder Hirnkraut zeugen von einem viel breiteren Wirkungsspektrum. Dieses erschliesst sich eigentlich erst mit Hilfe der Humoralmedizin und ihres Skrofulose-Konzepts. Die Verwendung des Augentrosts auf rein äusserliche Anwendungen am Auge zu beschränken, wäre eine Verkennung ihrer tiefgreifenden Heilwirkung. Viele Beschwerden, welche auf der Basis von Feuchtigkeitsstauungen im Kopf- und Brustbereich entstehen, lassen sich mit dem Kraut behandeln, wenn sie u.a. als katarrhalische Ersatzausscheidungen über Binde- und Schleimhaut erkannt werden.

In Bezug auf seine Grösse ist Augentrost zwar ein Winzling (einzelne Arten werden 2–10cm hoch), in der Durchsetzungskraft jedoch mächtig! Dies zeigt sich einerseits in der Ausbreitungsfreudigkeit dieses Halbschmarotzers auf ihm genehmen Wiesen, andererseits aber auch in seiner Heilkraft. cr

Fagopyrum esculentum
Buchweizen

Pflanzenfamilie	Polygonaceae • Knöterichgewächse
Vorkommen	Ursprünglich aus der Mongolei • Heute weltweit kultiviert
Humorale Qualitäten	Warm 1, neutral
Humorale Wirkungen	Fördert die 3. Kochung • Erwärmt und öffnet die Gefässe • Verdünnt die Blutflüssigkeit und fördert die Blutverteilung • Mildert Schärfen • Deplethorisierend • Tonusregulierend
Gestirne[1]	**Merkur,** Sonne
Tria Principia[1]	**Mercurius,** Sulphur
Inhaltsstoffe	**Flavonoide** (Rutin u.a.) • Gerbstoffe • Phenolglykoside (Salicylate u.a.)
Droge	Fagopyri esculenti herba • Buchweizenkraut
Darreichungsformen	Tee, Tinktur, Urtinktur, Spagyrikum, Fertigarzneimittel
Wirkungen	Entzündungshemmend, venentonisierend, gefässabdichtend, ödemprotektiv, blutstillend, antioxidativ, Mikrozirkulation optimierend, senkt erhöhten Blutdruck, juckreizlindernd
Nebenwirkungen[2]	Allergiepotenzial
Kontraindikationen[2]	Salicylunverträglichkeit, Vorsicht in der Schwangerschaft
Anwendungsbereiche Indikationen	**Herz-Kreislauf** *Innerlich:* Bluthochdruck, Venenentzündung, Thrombophlebitis, Ödeme, Varikosen, Hämorrhoiden, Durchblutungsstörungen, Ulcus cruris, Arteriosklerose- und Thrombosen-Prophylaxe **Nervensystem/ Psyche** *Innerlich:* Schwindel, Tinnitus **Haut** *Innerlich:* Juckreiz
Weiteres	

1 **Gestirne** und **Tria Prinzipia:** Zuordnung betrifft Heilwirkung

2 **Nebenwirkungen** und **Kontraindikationen:** entfallen bei spagyrischen Anwendungen

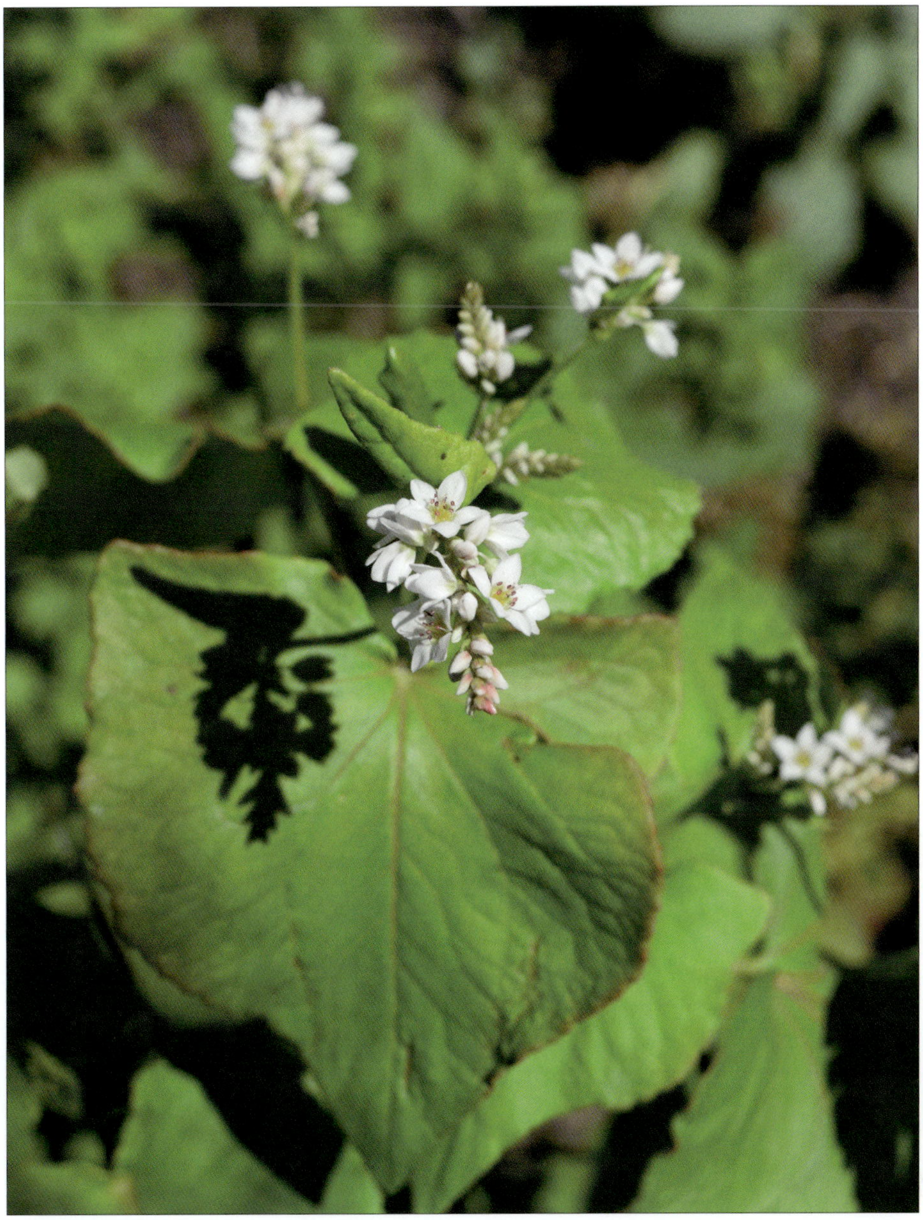

Fagopyrum esculentum

Buchweizen

Heilmittel für ein gutes Altern

In Vollreife dominiert im Erscheinungsbild des Buchweizens, in Entsprechung zu seiner Wirkung auf das Herz-Kreislaufsystem, die Farbe Rot der Stängel und welkenden Blätter. Diese Analogie wird zusätzlich durch die herzförmige Blattgestaltung verstärkt. Sogar die sehr selten beobachtete Nebenwirkung in Form einer Fotosensibilisierung würde in diese Assoziationskette passen: Buchweizenkraut stärkt die Herz-Kreislauf-Funktion und somit das Sonnenprinzip im Menschen – entsprechend kann dieses bei zusätzlich verstärkter Sonnenexposition überschiessend reagieren.

Buchweizen verbessert die Blutverteilung und die Versorgung von Geweben und Zellen im Körper gleich auf zweierlei Wegen. Einerseits wird der Nährstrom, ein Aspekt der 3. Kochung, durch die Optimierung der Gefässfunktion (v.a. Gefässabdichtung) und der Mikrozirkulation verbessert. Dr. Alfred Pischinger (1899–1982) liefert mit seinem System der Grundregulation die Grundlage für den zweiten Wirkungsmechanismus: Andererseits wird durch das antioxidative Wirkvermögen die Durchgängigkeit der Transitstrecke im Interstitium gesteigert. Derart lässt sich das breite Wirkungsspektrum des Buchweizenkrauts und sogar seine Anpreisung als «Anti-Aging-Heilmittel» – aus naturheilkundlicher Sicht ein unhaltbarer Begriff, der sinnvollerweise durch «Heilmittel für ein gutes Altern» ersetzt wird – erklären. cr

Filipendula ulmaria
Mädesüss

Pflanzenfamilie	Rosaceae • Rosengewächse
Vorkommen	Europa, Nordamerika, Asien • An Ufern, in Mooren und auf feuchten Wiesen
Humorale Qualitäten	Neutral—kalt 1, trocken 1
Humorale Wirkungen	Fördert die Krisis • Leitet übermässige Gelbgalle und Schärfen aus • Bringt die Säfte an die Oberfläche • Detonisierend
Gestirne[1]	**Venus,** Mond
Tria Principia[1]	**Mercurius**
Inhaltsstoffe	**Phenolglykoside** (Salicin u.a.) • Ätherische Öle • Flavonoide • Gerbstoffe • Schleimstoffe
Droge	Filipendulae ulmariae flos / Spiraeae flos • Mädesüssblüte Filipendulae ulmariae herba / Spiraeae herba • Mädesüsskraut
Darreichungsformen	*Innerlich:* Tee, Tinktur, Urtinktur, Spagyrikum, Fertigarzneimittel *Äusserlich:* Auflage, Bad
Wirkungen	*Innerlich:* Schmerzlindernd, fiebersenkend, entzündungshemmend, schweiss- und harntreibend *Äusserlich:* Leicht schmerzlindernd
Nebenwirkungen[2]	
Kontraindikationen[2]	Salicylunverträglichkeit
Anwendungsbereiche Indikationen	**Immunsystem** *Innerlich:* Erkältungen, Grippe, Fieber **Stoffwechsel** *Innerlich:* Gicht **Bewegungsapparat** *Innerlich/Äusserlich:* Rheumatische Erkrankungen, Muskelkater, Entzündungen **Nervensystem/ Psyche** *Innerlich/Äusserlich:* Neuralgien, Kopfschmerzen
Weiteres	

1 **Gestirne** und **Tria Prinzipia:** Zuordnung betrifft Heilwirkung

2 **Nebenwirkungen** und **Kontraindikationen:** entfallen bei spagyrischen Anwendungen

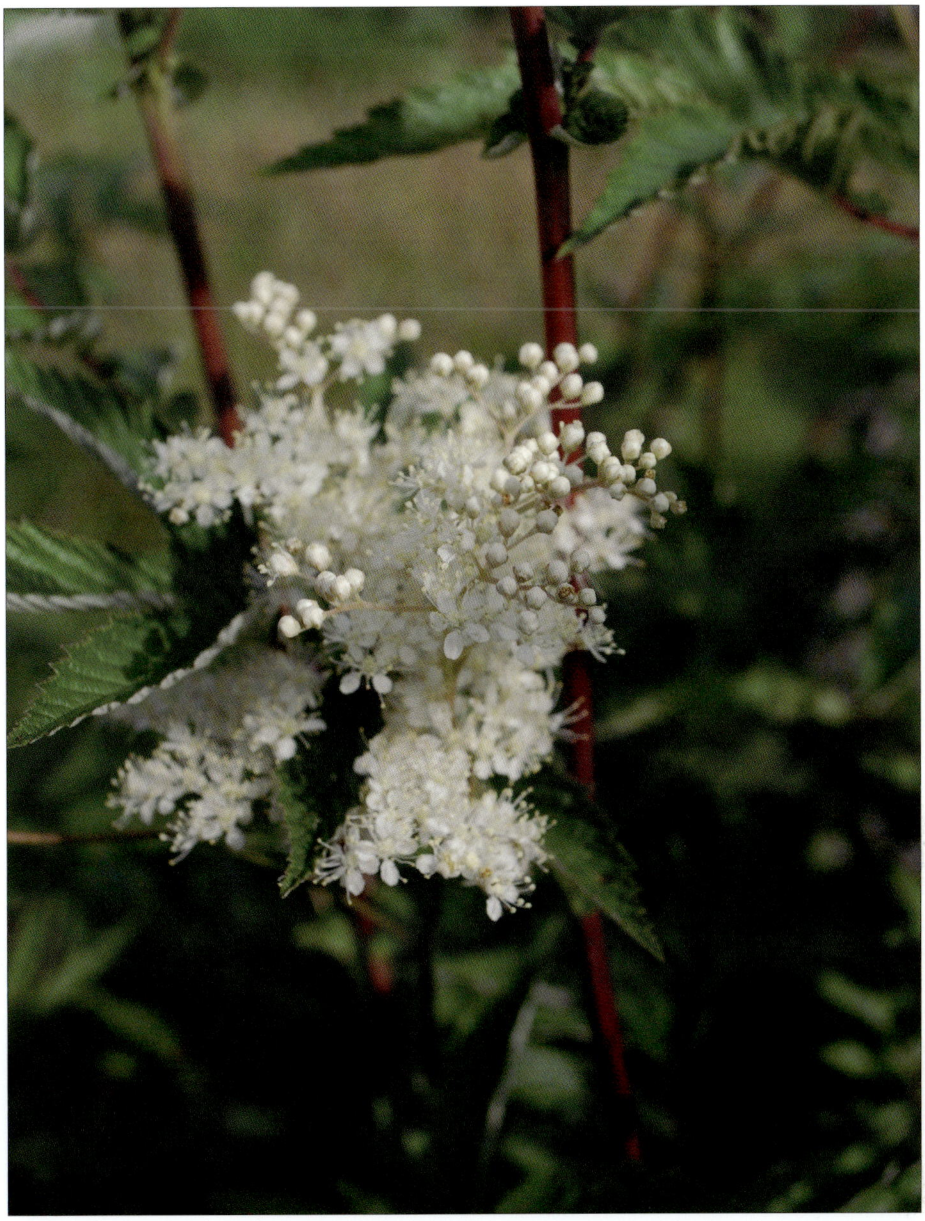

Filipendula ulmaria
Mädesüss

Mutter des Aspirins

Mädesüss ist eine der wenigen einheimischen Pflanzen, die vanilleähnliche Aromastoffe enthalten. Bei zurückhaltender Dosierung und kurzen Auszugszeiten lässt sich aus den Blüten ein schmackhafter Sirup oder Speiseeis herstellen. Da Muttermilch ebenfalls vanilleähnlichen Geschmack aufweist, können derartige Zubereitungen über das limbische System ein Gefühl des Wohlbehagens vermitteln. In höherer Dosierung treten allerdings weniger bekömmliche Aromen in den Vordergrund.

Die in grossen Beständen auftretende Heilpflanze liebt die Gesellschaft der Silberweide – wo die eine auftritt, ist die andere meist nicht weit. Beide sind typische Grundwasseranzeiger und lieben es, mit ihren Füssen im kühlen Wasser zu stehen. Beide vermögen Pathologien zu lindern, welche an genauso kühl-feuchten Standorten gefördert werden: rheumatische Schmerzen, Fieber, Erkältung und andere infektiöse Erkrankungen.

Das zarte Rosengewächs mit dem früheren lateinischen Namen Spirea ulmaria war Ausgangspunkt der Aspirin-Forschung und stand bei der Namensgebung des daraus hervorgegangenen Medikaments folglich Pate.

Neben den wohlriechenden Blüten und den kleinen, gesägten Nebenblättchen sind vor allem die kräftig rot gefärbten Stängel charakteristisch. Sie können als Analogie zur kühlenden, entzündungshemmenden und fiebersenkenden Wirkung des Mädesüss betrachtet werden. cr

Foeniculum vulgare
Fenchel

Pflanzenfamilie	Apiaceae • Doldenblütler
Vorkommen	Mittelmeergebiet, Vorderasien • An Wegrändern, auf Schuttplätzen und Magerwiesen
Humorale Qualitäten	Warm 2, trocken 1
Humorale Wirkungen	Fördert die Kochungen • Löst zähe Feuchtigkeit • Erwärmt und öffnet Magen, Leber, Milz und Atemwege • Fördert die Spiritus-Verteilung • Tonusregulierend
Gestirne[1]	**Merkur,** Sonne
Tria Principia[1]	**Mercurius,** Sulphur
Inhaltsstoffe	**Ätherische Öle** • Flavonoide • Cumarine • Fette Öle
Droge	Foeniculi fructus • Fenchelfrucht
Darreichungsformen	*Innerlich:* Tee, Tinktur, Urtinktur, Spagyrikum, Fertigarzneimittel *Äusserlich:* Auflage, Bad, Augenspülung, Öleinreibung
Wirkungen	*Innerlich:* Verdauungsfördernd, appetitanregend, blähungswidrig, krampflösend, entzündungshemmend, auswurffördernd, milchbildungsfördernd *Äusserlich:* Entzündungshemmend am Auge, krampflösend bei Verdauungskrämpfen
Nebenwirkungen[2]	
Kontraindikationen[2]	
Anwendungsbereiche Indikationen	**Verdauung** *Innerlich:* Verdauungsschwäche, Schleimhautentzündungen, Appetitlosigkeit, Reizmagen, Reizdarm **Atemwege** *Innerlich:* Husten, Bronchitis **Frauenheilkunde** *Innerlich:* Milchmangel bei Stillenden **Sinnesorgane** *Innerlich/Äusserlich:* Krämpfe *Äusserlich:* Bindehautentzündung, Lidrandentzündung
Weiteres	

1 **Gestirne** und **Tria Prinzipia:** Zuordnung betrifft Heilwirkung

2 **Nebenwirkungen** und **Kontraindikationen:** entfallen bei spagyrischen Anwendungen

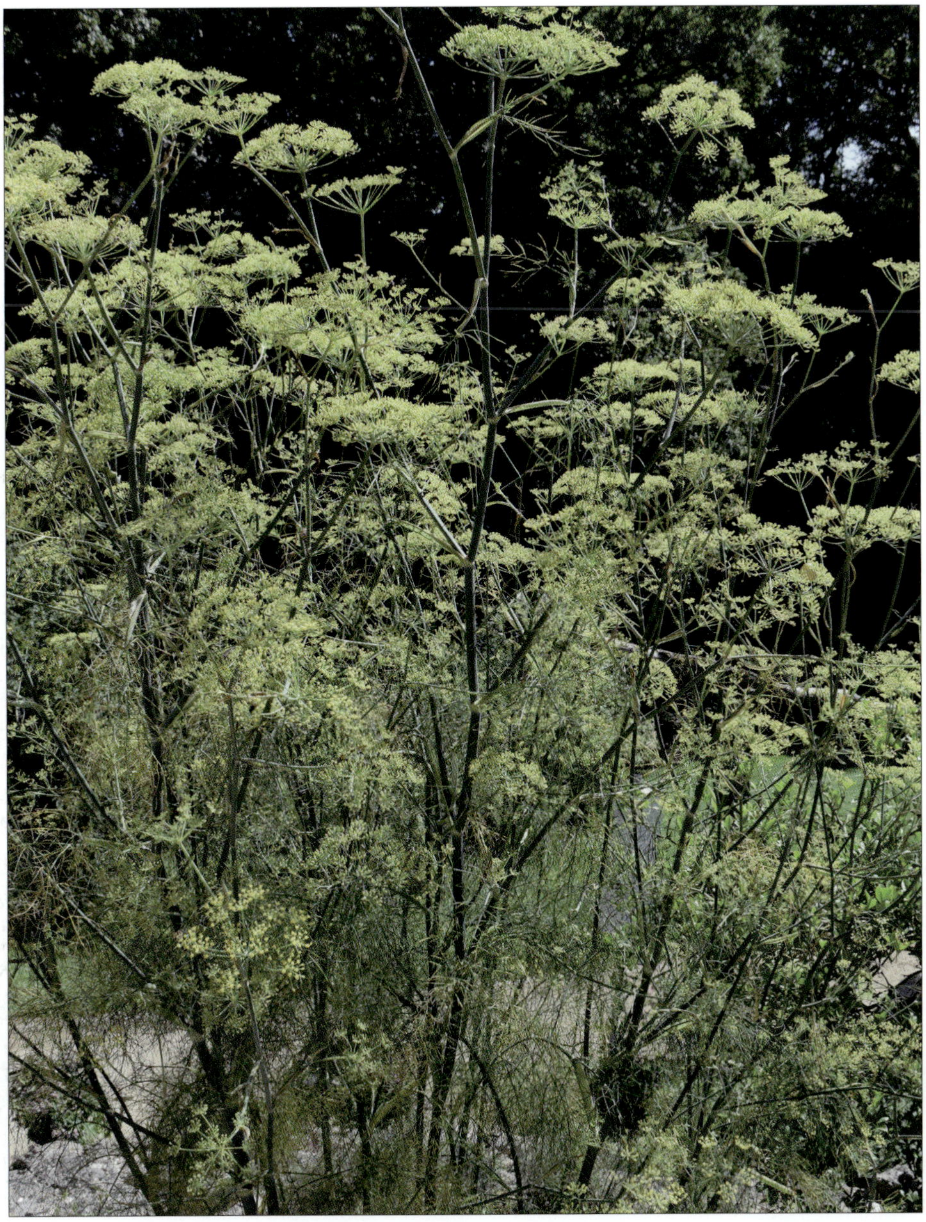

Foeniculum vulgare

Fenchel

Lebenslanger Vermittler

Kaum ein Vertreter der Doldenblütler sucht die Kommunikation mit seiner Umwelt derart wie der Fenchel. Alle seine Teile sind feingliedrig gestaltet – die Blüten, Blätter, Stängel und die Früchte – und derart strukturiert, dass sie möglichst grosse Kontaktfläche zur Aussenwelt ermöglichen. Auch sein Geruch und Geschmack stehen im Dienst dieses äusserst merkuriellen Austausches. Viele Tiere wie Schmetterlinge, Raupen, Bienen, Fliegen und andere Insekten lassen sich auf diesen ein und tummeln sich in grosser Zahl auf der Pflanze. Ganz ähnlich steht dieser vermittelnde Aspekt auch in seiner Heilwirkung im Vordergrund: Fenchelfrüchte harmonisieren die Auseinandersetzung mit unserer Umwelt in Bezug auf die Atmungs- und Verdauungsfunktion. Ist diese zu zaghaft, wird sie gefördert und gestärkt – hyperkinetische Symptomatik wie Krämpfe und Reizerscheinungen wird hingegen entspannt und gelöst.

Die heilsamen Fenchelfrüchte können den Menschen durch sein ganzes Leben begleiten. Sie eignen sich als eines der wenigen pflanzlichen Arzneimittel durch ihren süsslichen Geschmack bereits ab dem ersten Lebenstag in der Säuglings- und Kleinkinderzeit. Gleichsam sind sie auch als Heilmittel bei Verdauungs- und Atemwegsbeschwerden im Alter ein gerne eingenommenes und wirksames Heilmittel. Fenchel vermag sogar diese zwei Lebensphasen – Mond und Saturn – zu verbinden.

cr

Frangula alnus (Syn. Rhamnus frangula)
Faulbaum

Pflanzenfamilie	Rhamnaceae • Kreuzdorngewächse
Vorkommen	Europa, Nordwestasien, Nordafrika • An Hecken, in feuchten Wäldern und Sümpfen
Humorale Qualitäten	Warm 2, trocken 2
Humorale Wirkungen	Erwärmt und öffnet Leber, Milz und Darm • Leitet übermässige Gelbgalle/Schwarzgalle und Schärfen aus • Zerteilt zähe Feuchtigkeit • Antidyskratisch • Deplethorisierend • Sthenisierend
Gestirne[1]	**Merkur,** Mars
Tria Principia[1]	**Sulphur**
Inhaltsstoffe	**Anthrachinonglykoside** • Gerbstoffe • Bitterstoffe
Droge	Frangulae cortex • Faulbaumrinde
Darreichungsformen	Tee, Tinktur, Urtinktur, Spagyrikum, Fertigarzneimittel
Wirkungen	Abführend
Nebenwirkungen[2]	Abortiv, bei Langzeitanwendung (7–10 Tage): Gewöhnung, Elektrolytverlust
Kontraindikationen[2]	Schwangerschaft, Stillzeit, Kinder <12 Jahren, Ileus, M. Crohn, Colitis ulcerosa, Hypokaliämie
Anwendungsbereiche Indikationen	**Verdauung** *Innerlich:* Verstopfung, zur Stuhlerweichung bei Hämorrhoiden und Analfissuren
Weiteres	Frische Rinde löst Brechreiz aus. Die Rinde wird darum ein Jahr gelagert oder künstlich «gealtert».

1 **Gestirne** und **Tria Prinzipia:** Zuordnung betrifft Heilwirkung

2 **Nebenwirkungen** und **Kontraindikationen:** entfallen bei spagyrischen Anwendungen

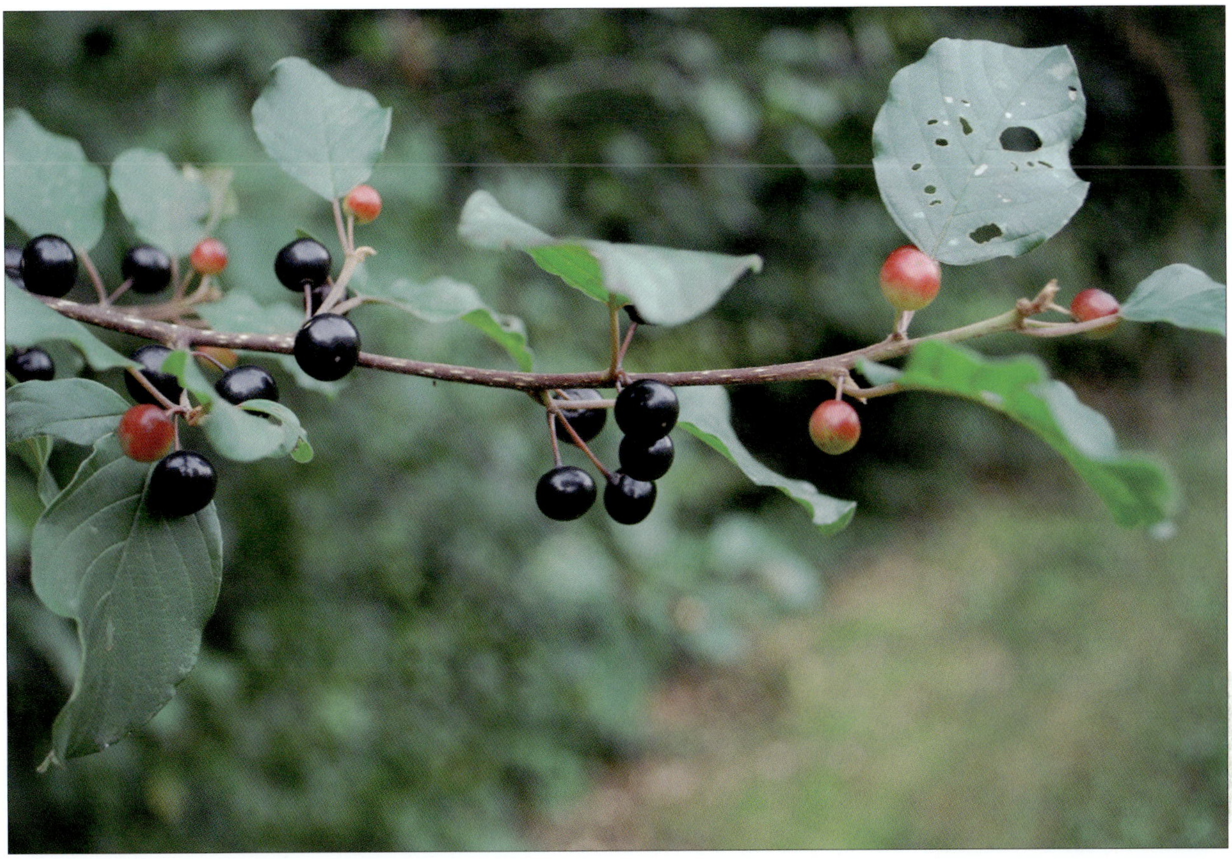

Frangula alnus

Faulbaum

Der Geruch des Abbaus

Dieser 2–6m hohe Strauch, selten auch kleine Baum, ist trotz seiner Häufigkeit ein unscheinbarer Geselle. Erst durch seine rundlichen Steinfrüchte, welche der unterschiedlichen Reifestadien wegen gleichzeitig grün, dann rot und schliesslich schwarz heranreifen, bekommt der Faulbaum eine eigenständige Charakteristik. Weitere Erkennungsmerkmale bietet die Rinde, wenn sie aus der Nähe betrachtet oder mit dem Fingernagel etwas aufgekratzt wird: Weissliche Punkte und Streifchen zeigen sich vor allem auf den jüngeren Zweigen – der faulige Geruch der Rinde ist namensgebend.

Der Faulbaum hat nicht nur im Namen und seinem muffigen Duft, sondern auch mit seiner Vorliebe für feuchte, sumpfige Standorte und seiner abführenden Heilwirkung ein starker Bezug zu den Abbauprozessen, zum Zerfallenden und Verrottenden. Eine weitere Eigenheit stellen seine kräftigen und deutlich hervortretenden Blattadern dar. Sie vermitteln dieser Pflanze ein rhythmisierendes Element. Dieses tritt bei vielen Pflanzen üblicherweise in der Abfolge der Blüten- und Fruchtbildung auf und fehlt beim Faulbaum, da die Früchte gleichzeitig in verschiedensten Reifegraden auftreten. Die Pflanze bietet auf diese Weise eine Analogie, wie das Spannungsfeld zwischen Rhythmus und Zufälligkeit gemeistert werden kann, ein überaus wichtiger Aspekt in Bezug auf das Ausscheidungsverhalten beim Stuhlen. cr

Fraxinus excelsior
Esche, gewöhnliche

Pflanzenfamilie	Oleaceae • Ölbaumgewächse
Vorkommen	Mitteleuropa • In Misch- und Auenwäldern
Humorale Qualitäten	Warm 1–2, neutral
Humorale Wirkungen	Fördert die nährenden Säfte • Zerteilt zähe Feuchtigkeit • Erwärmt und öffnet Leber und Milz • Leitet übermässige Gelbgalle/Schwarzgalle und Schärfen aus • Deplethorisierend • Antidyskratisch • Sthenisierend
Gestirne[1]	**Sonne,** Merkur
Tria Principia[1]	**Mercurius**
Inhaltsstoffe	**Flavonoide** • Gerbstoffe • Harze • Cumarine
Droge	Fraxini folium • Eschenblatt
Darreichungsformen	*Innerlich:* Tee, Tinktur, Urtinktur, Spagyrikum, Fertigarzneimittel
Wirkungen	Entzündungshemmend, schmerzlindernd, tonisierend, harntreibend
Nebenwirkungen[2]	
Kontraindikationen[2]	
Anwendungsbereiche Indikationen	**Bewegungsapparat** *Innerlich:* Rheumatische Erkrankungen Sehnenscheidenentzündungen
	Nieren-Blase *Innerlich:* Funktionsschwäche von Nieren und Blase, Ödeme
	Immunsystem *Innerlich:* Fieber, Abwehrschwäche
	Stoffwechsel *Innerlich:* Stoffwechselschwäche, Gicht
Weiteres	Verwendet wird ausserdem Fraxini cortex, die Eschenrinde.

1 **Gestirne** und **Tria Prinzipia:** Zuordnung betrifft Heilwirkung

2 **Nebenwirkungen** und **Kontraindikationen:** entfallen bei spagyrischen Anwendungen

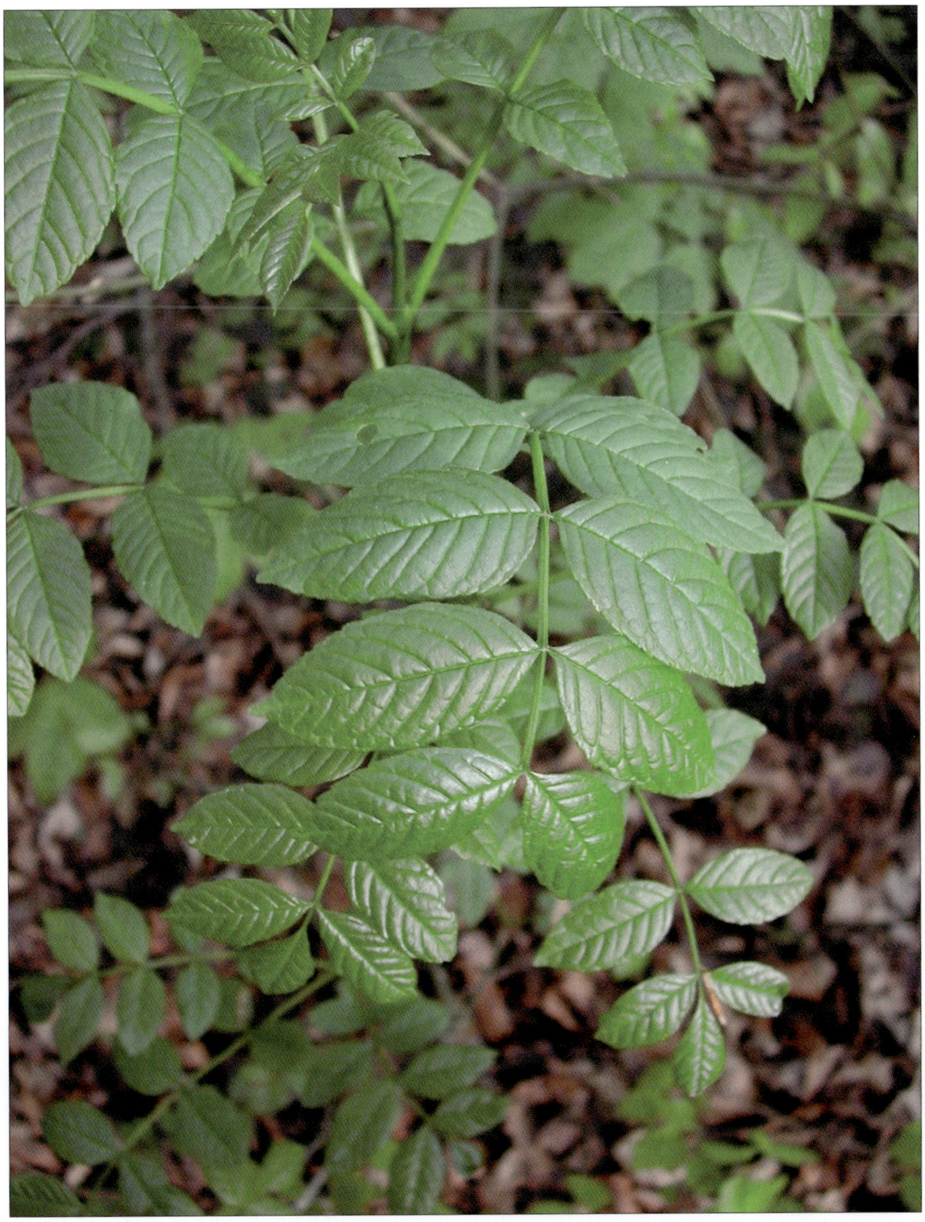

Fraxinus excelsior
Gewöhnliche Esche

Vermittelt Beweglichkeit

Die Esche besitzt einen genialen Verbreitungsmechanismus ihrer Samen. Diese hängen im Herbst leicht verdreht in Büscheln und warten dort, bis sie sich beim Erscheinen der neuen Blätter im Frühjahr endlich von den Bäumen lösen. Dabei kreisen sie beim Fallen in Spiralen und verhindern damit, in der Nähe ihrer Mutterpflanze zu Boden zu fallen und in Konkurrenz zu dieser keimen und wachsen zu müssen.

Auch in einem anderen Aspekt zeigt die Esche eine grosse Beweglichkeit und Flexibilität: Es lassen sich je nach Baumindividuum sowohl zwittrige wie auch rein männliche oder weibliche Blüten finden – die getrenntgeschlechtlichen können entweder auf ein und demselben Baum (einhäusig) oder auch auf verschiedenen Bäumen (rein weibliche / männliche Exemplare) zweihäusig auftreten.

Trotz ihrer Vitalität zeigt die Esche doch eine grosse Empfindlichkeit gegenüber Krankheitskeimen und äusseren Reizen wie Störzonen, letzteren versucht sie sich mit deutlichen Fluchtbewegungen (z.B. Biegungen der Zweige) zu entziehen.

Im germanischen Schöpfungsmythos der Edda wird die Weltenesche Yggdrasil als «erster und grösster aller Bäume» bezeichnet, der den Himmel überragt und die ganze Erde umspannt. Sie beherbergt und verbindet alle neun Weltenebenen, die Oberwelt der Götter und Göttinnen, die Erde als Heimat der Menschen und Riesen und die Unterwelt, das Reich der Zwerge und der Toten.

cr

Fumaria officinalis
Erdrauch

Pflanzenfamilie	Papaveraceae • Mohngewächse
Vorkommen	Mittel-/Südeuropa, Nordafrika, Westasien • Auf Äckern, Schuttplätzen, an Wegrändern, in Getreidefeldern
Humorale Qualitäten	Warm 1–2, trocken 2
Humorale Wirkungen	Fördert die Kochungen und die Krisis • Erwärmt und öffnet Magen, Leber und Milz • Zerteilt zähe Feuchtigkeit • Vemindert Ersatzausscheidungen über die Haut • Leitet übermässige Gelbgalle/Schwarzgalle sowie Schärfen aus • Fördert den Konsensus von Magen, Leber, Milz und Haut • Antidyskratisch • Antiskrofulös • Deplethorisierend • Tonusregulierend
Gestirne[1]	**Saturn,** Jupiter
Tria Principia[1]	**Mercurius**
Inhaltsstoffe	**Alkaloide** (Fumarin u.a.) • Flavonoide • Fumarsäure • Bitterstoffe • Schleimstoffe
Droge	Fumariae herba • Erdrauchkraut
Darreichungsformen	*Innerlich:* Tee, Tinktur, Urtinktur, Spagyrikum, Fertigarzneimittel *Äusserlich:* Auflage, Salbe
Wirkungen	*Innerlich:* Leber-Galle-anregend, reguliert Gallenbildung und -fluss, Fettstoffwechsel regulierend, entzündungshemmend, krampflösend *Äusserlich:* Hautstoffwechsel regulierend, antihistaminerg
Nebenwirkungen[2]	Bei Überdosierung: Haut- und Schleimhautreizung
Kontraindikationen[2]	Verschluss der Gallenwege
Anwendungsbereiche Indikationen	**Verdauung** *Innerlich:* Verdauungsbeschwerden, Magen-Darmkrämpfe, Gallenwegskrämpfe, Funktionsschwäche von Leber-, Gallenblase und Pankreas, nach Gallenblasenentfernung **Haut** *Innerlich/Äusserlich:* Ekzeme, Schuppenflechte
Weiteres	Kardinalmittel der Milz

1 **Gestirne** und **Tria Prinzipia:** Zuordnung betrifft Heilwirkung

2 **Nebenwirkungen** und **Kontraindikationen:** entfallen bei spagyrischen Anwendungen

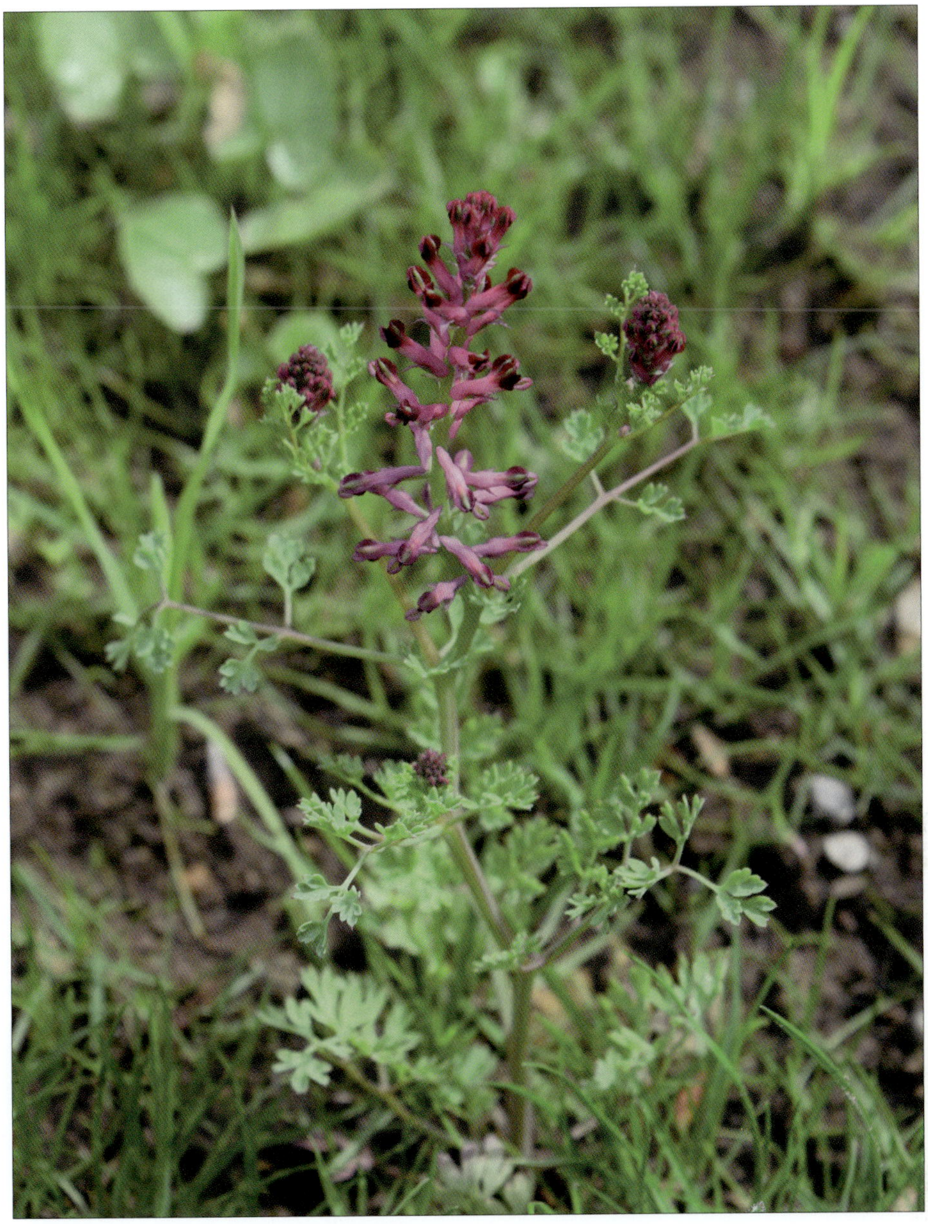

Fumaria officinalis

Erdrauch

Klein – aber mächtig!

Gerne wird der Erdrauch übersehen, wenn er als Begleitkraut auftritt. Seine Erscheinung ist klein und fein – seine Wirkung aber effizient und breiter als die einer reinen Bitterstoff-Pflanze. Sein Potenzial erschliesst sich jedoch erst im humoralmedizinischen Denk- und Arbeitsmodell. In diesem bietet er sich als bewährtes Heilmittel bei allen Beschwerden an, welche auf der Basis einer Säfteentgleisung und gelb- oder schwarzgalliger Schärfen entstehen. Zentraler Mechanismus dabei ist die Optimierung der Zusammenarbeit zwischen Magen, Leber und Milz. Diese synergetische und konsensuelle Wirkung zeigt sich als analoge Pflanzengeste im Verhalten des Erdrauchs. Gerne wächst er zwischen anderen Kräutern oder Sträuchern und stützt sich dabei auf deren Blätter und Zweige ab. Die Blattstiele besitzen dafür eine gewisse Empfindungsfähigkeit, mit deren Hilfe sie bei Kontakt andere Pflanzen sogar umwinden können. So bildet Erdrauch manchmal eine Art verbindendes, netzartiges Geflecht zwischen seinen Stützpflanzen.

Stabiler Bau und Langlebigkeit ist, wie bei anderen Mohngewächsen, nicht die Stärke von Fumaria – die Lebensdauer ist kurz, die an einem Stiel sitzenden Samen werden meist schnell selbst ausgesät, bevor sie gesammelt werden können. So wählt sich die Pflanze den Standort ihrer Nachkommen selbst, teilweise auch in Gartenwegen – ein Verpflanzen wird nicht so gerne geduldet.

cr

Galium odoratum
Waldmeister

Pflanzenfamilie	Rubiaceae • Rötegewächse
Vorkommen	Europa, Asien, Nordamerika • In Buchen- und Mischwäldern
Humorale Qualitäten	Neutral—warm 1, neutral—trocken 1
Humorale Wirkungen	Erwärmt und öffnet die Gefässe • Säftebewegend • Lymphflussfördernd • Bewegt übermässige Feuchtigkeit • Leitet übermässige Gelbgalle/Schwarzgalle und Schärfen aus • Erweichend • Deplethorisierend • Dekongestiv • Antiskrofulös • Detonisierend
Gestirne[1]	**Merkur,** Venus
Tria Principia[1]	**Mercurius**
Inhaltsstoffe	**Cumarine** • Ätherische Öle • Gerbstoffe
Droge	Galii odoratae herba • Waldmeisterkraut
Darreichungsformen	*Innerlich:* Tee, Tinktur, Urtinktur, Spagyrikum, Fertiggarzneimittel *Äusserlich:* Auflage, Bad
Wirkungen	*Innerlich:* Gefässpermeabilitätsregulierend, lymphflussfördernd, entzündungshemmend, leicht beruhigend, schlafanstossend *Äusserlich:* Abschwellend, entzündungshemmend
Nebenwirkungen[2]	
Kontraindikationen[2]	Vorsicht in der Schwangerschaft
Anwendungsbereiche Indikationen	**Herz-Kreislaufsystem** — *Innerlich/Äusserlich:* Venenbeschwerden, Wadenkrämpfe, Ödeme, Besenreiser **Lymphsystem** — *Innerlich/Äusserlich:* Lymphstauungen, Lymphknotenschwellungen, Ödeme **Verdauung** — *Innerlich:* Spannungszustände **Nervensystem/Psyche** — *Innerlich:* Kopfschmerzen, Migräne, Anspannung, Einschlafschwierigkeiten
Weiteres	

1 **Gestirne** und **Tria Prinzipia:** Zuordnung betrifft Heilwirkung

2 **Nebenwirkungen** und **Kontraindikationen:** entfallen bei spagyrischen Anwendungen

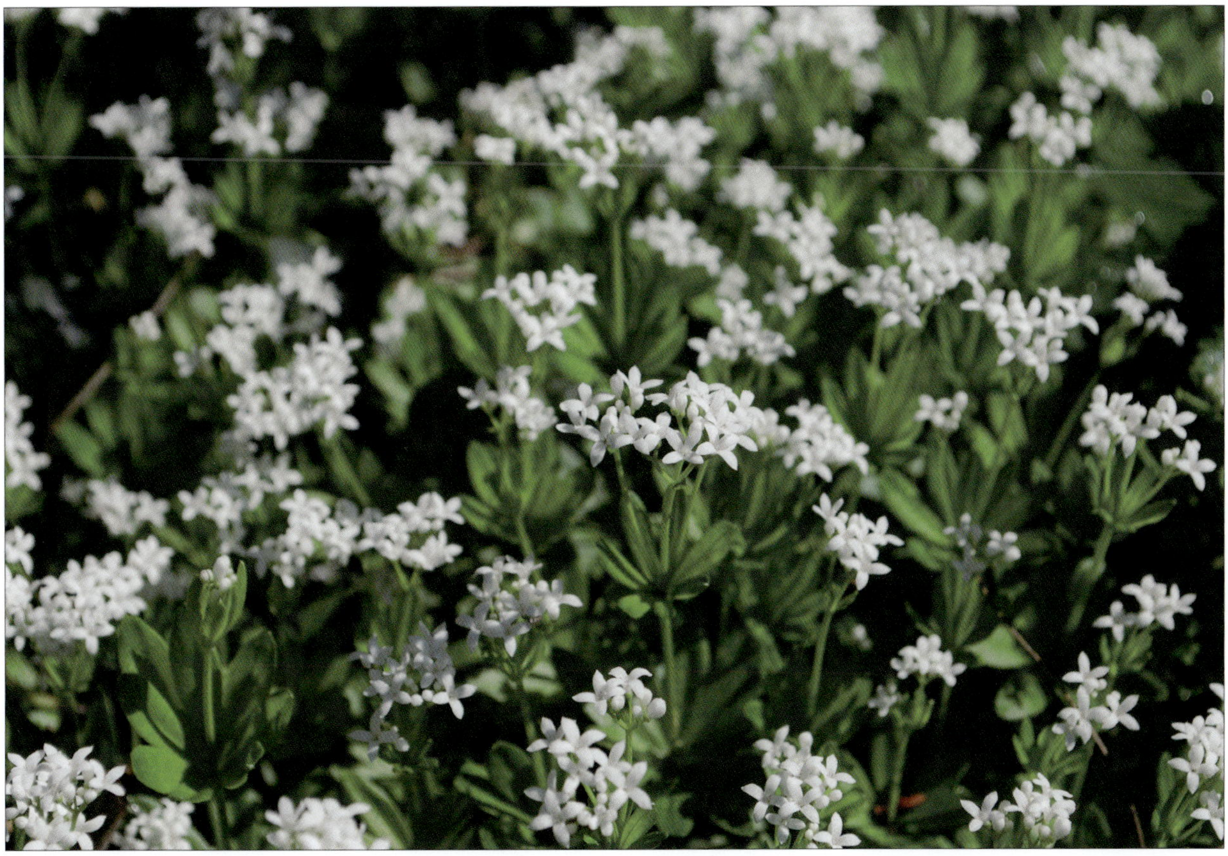

Galium odoratum
Waldmeister

Blühender Sternenhimmel

Flächendeckend kann Waldmeister gedeihen und mit seinen schneeweissen, vierzipfligen Blüten einen Sternenteppich auf ihm genehme Waldböden zaubern. Viriditas, die von Hildegard von Bingen beschriebene «Grünkraft» liegt hier sicht- und riechbar in der Luft.

Für diese vitale Ausbreitung hindert Waldmeister, wie Bärlauch und weitere Pflanzen, konkurrenzierende Nachbarpflanzen an ihrem Wachstum, indem seine Wurzeln keimungshemmende Stoffe ausscheiden.

Gerne wird er mit verschiedenen Labkrautarten verwechselt – diesen fehlt jedoch der charakteristische Geruch des welkenden Krauts, sie sind häufig höher gewachsen und weisen einen sich verzweigenden Stängel auf. Die Lymphwirkung zeigt sich jedoch sowohl bei Waldmeister wie auch bei den Labkräutern.

Für die Zubereitung einer Bowle genügen 5–10 Stängel Waldmeisterkraut, mehr kann das Risiko von Kopfschmerzen mit sich bringen. Das Kraut etwas anwelken lassen, um den charakteristischen Geruch und Geschmack hervorzubringen. Danach in einem Krug mit einer Flasche trockenem Weisswein übergiessen und nicht zu lange, sondern nur ca. 60 Minuten ausziehen. Danach kann abgeseiht und – falls erwünscht – mit einigen Spritzern Zitronensaft oder auch wenig Zucker abgeschmeckt und mit etwas gekühltem Sekt oder Mineralwasser aufgegossen werden. Für alkoholfreie Zubereitungen kann das Waldmeisterkraut auch in Apfel- oder Traubensaft ausgezogen werden. cr

Galium verum
Labkraut, echtes

Pflanzenfamilie	Rubiaceae • Rötegewächse
Vorkommen	Europa, Nordafrika, Asien • Auf sonnigen Wiesen und an Böschungen
Humorale Qualitäten	Warm 1, trocken 1
Humorale Wirkungen	Fördert die Kochungen und die Krisis • Erwärmt und öffnet Leber und Milz • Leitet Gelbgalle/Schwarzgalle und Schärfen aus • Vermindert Ersatzausscheidungen über Haut und Schleimhaut • Säftebewegend • Lymphflussfördernd • Erweichend • Bewegt übermässige Feuchtigkeit • Fördert den Konsensus von Lymphe und Haut • Antiskrofulös • Deplethorisierend • Dekongestiv • Detonisierend
Gestirne[1]	**Merkur,** Venus
Tria Principia[1]	**Mercurius,** Sulphur
Inhaltsstoffe	**Flavonoide** • Iridoidglykoside • Kieselsäure • Labfermente
Droge	Galii veri herba • Labkraut, echtes
Darreichungsformen	*Innerlich:* Tee, Tinktur, Urtinktur, Spagyrikum, Fertigarzneimittel *Äusserlich:* Auflage, Salbe, Bad
Wirkungen	*Innerlich:* Harntreibend, fördert den Eiweiss-Stoffwechsel, entzündungshemmend, bindegewebsstärkend, krampflösend, lymphflussfördernd *Äusserlich:* Entzündungshemmend, wundheilend, juckreizlindernd, lymphflussfördernd
Nebenwirkungen[2]	Selten Allergiepotenzial
Kontraindikationen[2]	
Anwendungsbereiche Indikationen	**Haut** *Innerlich/Äusserlich:* Hauterkrankungen, Ekzeme, Juckreiz, Akne, Schuppenflechte **Lymphsystem** *Innerlich:* Lymphknotenschwellungen **Nieren-Blase** *Innerlich:* Ödeme, Harnwegentzündungen **Stoffwechsel** *Innerlich:* Stoffwechselschwäche (Eiweiss-Stoffwechsel)
Weiteres	Ähnlich eingesetzt wird Galium aparine, Klettenlabkraut. Früher als Mariabettstrohkraut zur Füllung der Matratzen verwendet.

1 **Gestirne** und **Tria Prinzipia:** Zuordnung betrifft Heilwirkung

2 **Nebenwirkungen** und **Kontraindikationen:** entfallen bei spagyrischen Anwendungen

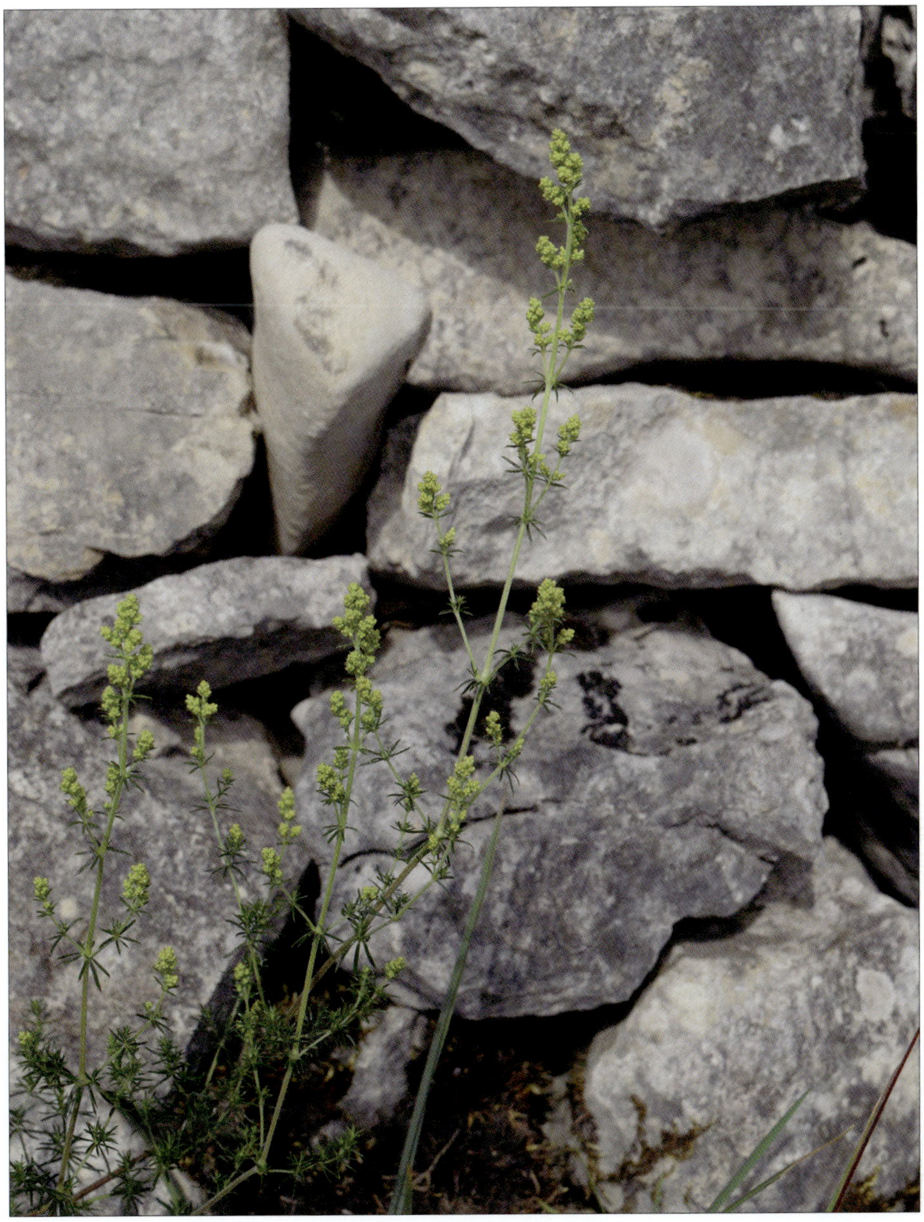

Galium verum

Echtes Labkraut

Goldgelbes Labferment für die Käseherstellung

Wie eine irdische Luftspiegelung der Sommersonne erscheinen mancherorts grosse Bestände des echten Labkrauts. Mit Hilfe von Ausläufern und borstigen Samen, welche an Tieren hängen bleiben und so verbreitet werden, erobert es nach und nach auf ganz unspektakuläre Art und Weise ihm genehme Standorte. Diese zarte Wiesenpflanze mit den goldgelben, honigartig riechenden Blüten und ihren feinen, tannennadelähnlichen Blättern offenbart ihre Stärke bereits in ihrem Namen: Wegen ihrer milchgerinnungsfördernden Enzyme wurde sie früher als pflanzliches Lab zur Herstellung von Käse verwendet, für gewisse Käsearten ist dies auch heute noch der Fall. Weitere Arten der Gattung Galium – hier ist das griechische Wort «Gala» für Milch namensgebend – besitzen diese Eiweisse aufspaltende Wirkung ebenfalls und werden deshalb ähnlich verwendet.

Auch hier erschliesst sich die heilkundliche Verwendung ohne Kenntnis des auf der Humoralmedizin aufbauenden Skrofulose-Konzepts nur schwerlich und ansatzweise. Kein Wunder ist diese ehemals hoch geachtete Heilpflanze in der heutigen Zeit beinahe in Vergessenheit geraten. Labkräuter lindern ursächlich Beschwerden, welche durch schärfenbelastete, gestaute Feuchtigkeit und deren Ersatzausscheidung verursacht werden. cr

Gentiana lutea
Enzian, gelber

Pflanzenfamilie	Gentianaceae • Enziangewächse
Vorkommen	Mittel-, Südosteuropa, Vorderasien • Auf Alpweiden, Bergwiesen, Geröllhalden
Humorale Qualitäten	Warm 2, trocken 2–3
Humorale Wirkungen	Fördert die Kochungen und die Krisis • Erwärmt und öffnet Magen, Leber, Milz und fördert ihren Konsensus • Leitet übermässige Gelbgalle/Schwarzgalle und Schärfen aus • Zerteilt zähe Feuchtigkeit • Deplethorisierend • Antidyskratisch • Sthenisierend
Gestirne[1]	**Jupiter,** Sonne
Tria Principia[1]	**Sulphur**
Inhaltsstoffe	**Bitterstoffe** • Flavonoide • Wenig ätherische Öle • Xanthone
Droge	Gentianae radix • Enzianwurzel, gelbe
Darreichungsformen	Tee, Tinktur, Urtinktur, Spagyrikum, Fertigarzneimittel
Wirkungen	Verdauungsfördernd, sekretionsfördernd, appetitanregend, magenstärkend, Leber-Galle-anregend, entzündungshemmend, tonisierend, immunregulierend, fiebersenkend, antimikrobiell, leicht stimmungsaufhellend
Nebenwirkungen[2]	
Kontraindikationen[2]	Magen-, Darmgeschwüre, hyperazide Gastritis, Verschluss der Gallenwege, Reizmagen, Schwangerschaft, Stillzeit, Vorsicht bei hyperkinetischen Zuständen
Anwendungsbereiche Indikationen	**Verdauung** *Innerlich:* Verdauungsbeschwerden, Völlegefühl, Appetitlosigkeit, Funktionsstörung von Leber, Gallenblase und Pankreas **Immunsystem** *Innerlich:* Fieber, Schwächezustände
Weiteres	

1 **Gestirne** und **Tria Prinzipia:** Zuordnung betrifft Heilwirkung

2 **Nebenwirkungen** und **Kontraindikationen:** entfallen bei spagyrischen Anwendungen

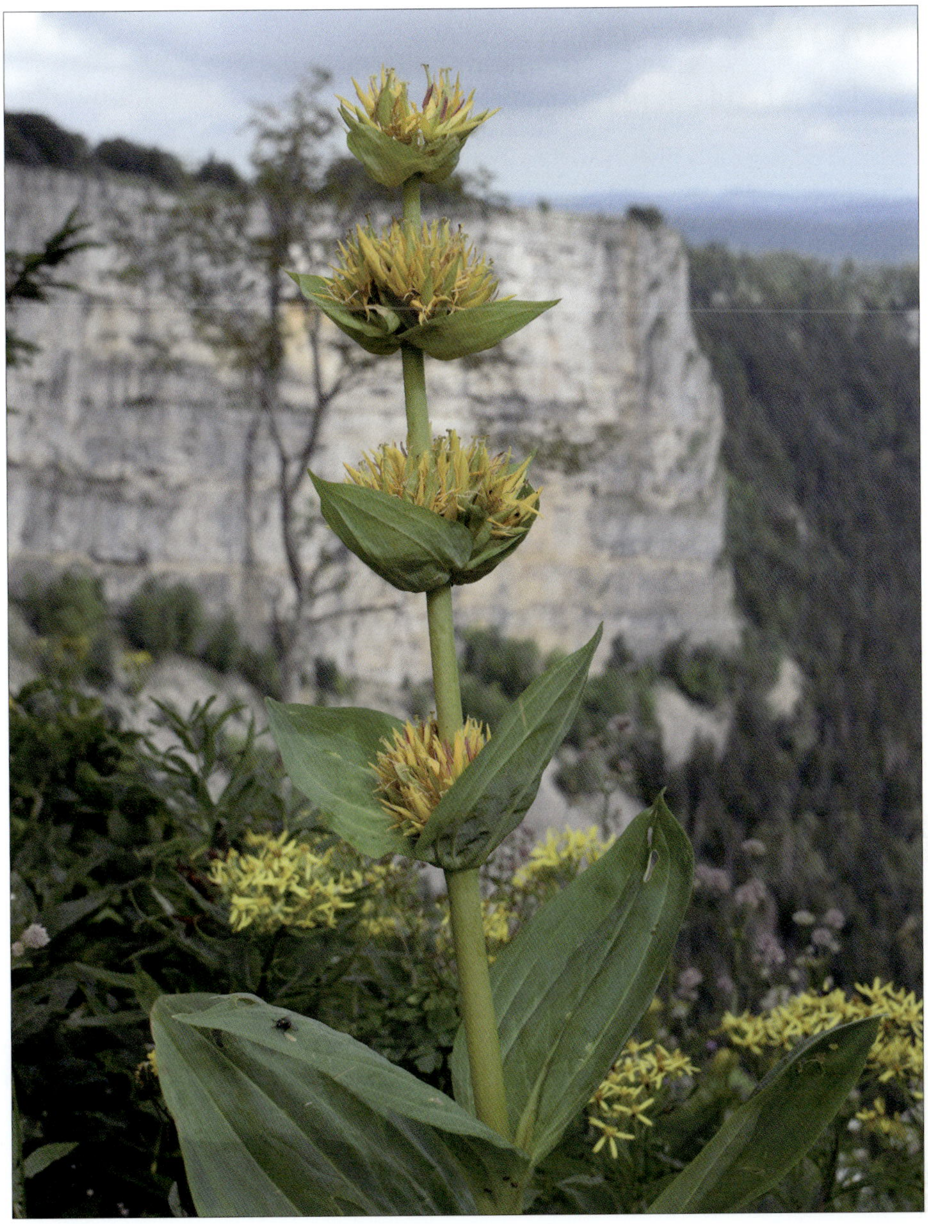

Gentiana lutea

Gelber Enzian

Vermittelt Spannkraft für Körper, Geist und Seele

Den gelben Enzian heilkundlich auf seine Verdauungsanregung und die Leber-Galle-Wirkung zu beschränken, käme einer frappanten Unterlassung gleich. Als Kardinalmittel für die Tonussteigerung erbringt er diese nicht nur auf der körperlichen Ebene, sondern auch in Bezug zur geistigen Aktivität und der gemütsmässigen Verfassung. Dies erklärt den traditionell vielfach überlieferten, stimmungsaufhellenden und nervenstärkenden Effekt.

In seinem gesamten Ausdruck zeigt sich, genau der Wirkung der Enzianwurzel entsprechend, ein zentriertes, einfach und gradlinig strukturiertes Wesen, das in sich selbst ruht. Aus diesem Grund spielt der Faktor Zeit, anders als bei vielen anderen Pflanzen, eine untergeordnete Rolle. Enzianpflanzen benötigen für das Hervorbringen der ersten Blüten 6–10 Jahre und können bis 70 Jahre alt werden. Die schalenförmigen Tragblätter in deren Achsen die kräftig gelben Blüten entspringen, sammeln deren Leuchtkraft und scheinen – Parabolspiegel in der Solartechnik gleich – die oben erwähnte aufhellende und zentrierende Wirkung zu verstärken.

Da der stark bittere Geschmack und die Energie des gelben Enzians von zarten Gemütern, Kindern oder sehr geschwächten Menschen sehr viel abverlangt, lohnt es sich, bei diesen allenfalls auf spagyrische und potenzierte Arzneimittelformen auszuweichen.

cr

Geranium robertianum
Storchschnabel, stinkender

Pflanzenfamilie	Geraniaceae • Geraniengewächse
Vorkommen	Europa, Asien, Nordamerika, Nordafrika • In Wäldern, auf Ruderalflächen und Schuttplätzen
Humorale Qualitäten	Warm 1, trocken 1
Humorale Wirkungen	Fördert die Kochungen und die Krisis • Säftebewegend • Lymphflussfördernd • Zerteilt zähe Feuchtigkeit • Stillt übermässige Flüsse • Vermindert Ersatzausscheidungen über Haut und Schleimhaut • Leitet Gelbgalle/Schwarzgalle und Schärfen aus • Fördert den Konsensus von Haut, Schleimhaut und Lymphe • Deplethorisierend • Antiskrofulös • Antidyskratisch • Sthenisierend
Gestirne[1]	**Venus,** Mond
Tria Principia[1]	**Mercurius**
Inhaltsstoffe	**Gerbstoffe** • **Ätherische Öle** • Bitterstoffe • Flavonoide
Droge	Geranii robertiani herba • Storchschnabelkraut, stinkendes
Darreichungsformen	*Innerlich:* Tee, Tinktur, Urtinktur, Spagyrikum, Fertigarzneimittel *Äusserlich:* Auflage, Salbe, Bad
Wirkungen	*Innerlich:* Zusammenziehend, durchfallhemmend, antimikrobiell, immunmodulierend, fördert die Empfängnisbereitschaft, antioxidativ, lymphflussfördernd, Schwermetall bindend und ausleitend *Äusserlich:* Entzündungshemmend, wundheilend
Nebenwirkungen[2]	
Kontraindikationen[2]	
Anwendungsbereiche Indikationen	**Verdauung** *Innerlich:* Durchfall, chronische Darmschleimhautentzündungen, Darmmykosen **Haut** *Innerlich/Äusserlich:* Chronische Hauterkrankungen, Akne, Juckreiz, Psoriasis, Neurodermitis, Wunden, Herpes **Frauenheilkunde** *Innerlich:* Unerfüllter Kinderwunsch **Lymphsystem** *Innerlich/Äusserlich:* Lymphknotenschwellungen, Entzündungen, Lymphstauungen **Stoffwechsel** *Innerlich:* Schwermetallbelastungen
Weiteres	Kardinalmittel der Lymphe. Laut Roger Kalbermatten ein Traumamittel.

1 **Gestirne** und **Tria Prinzipia:** Zuordnung betrifft Heilwirkung

2 **Nebenwirkungen** und **Kontraindikationen:** entfallen bei spagyrischen Anwendungen

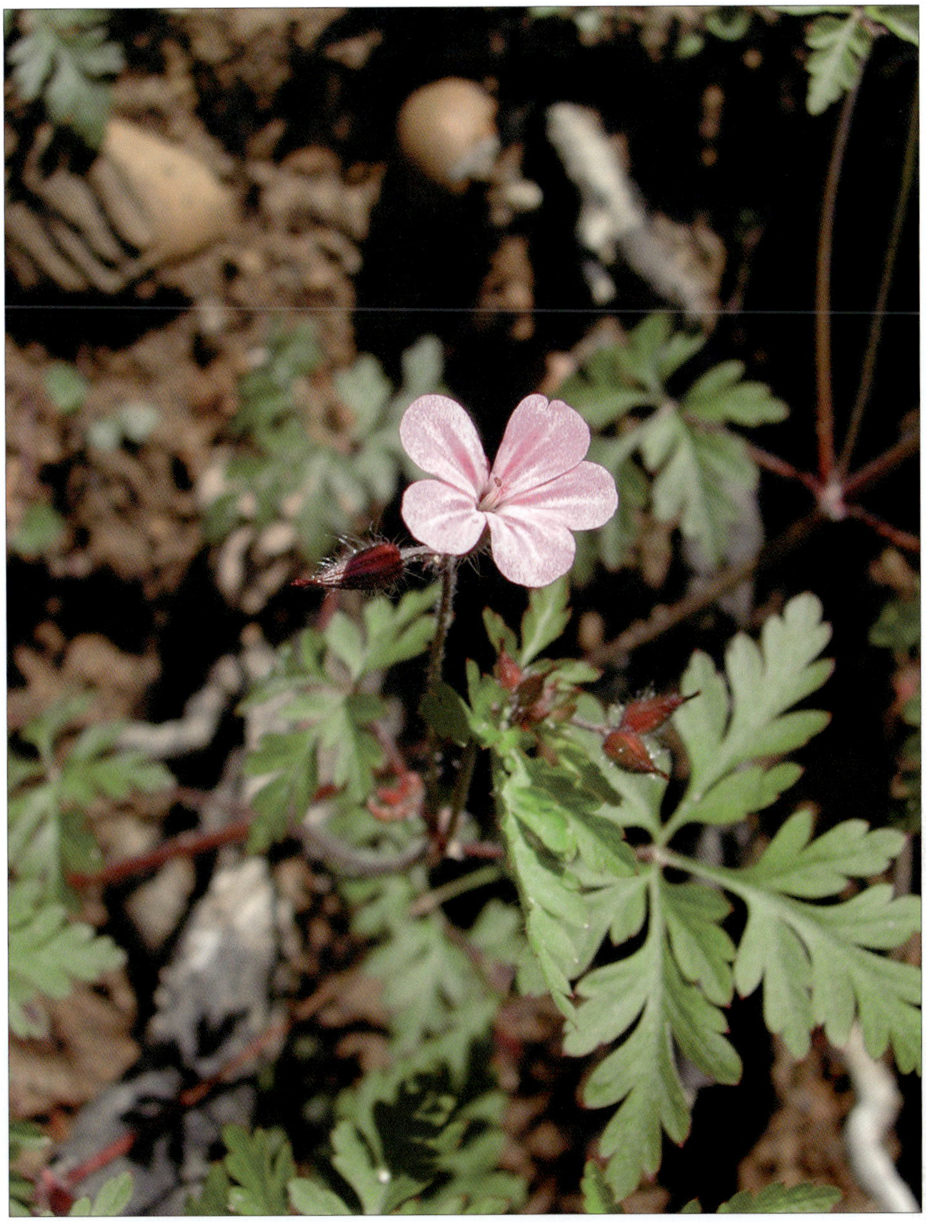

Geranium robertianum
Stinkender Storchschnabel

Genügsame Überlebenskünstlerin

Wunderbar welche Wandlung diese Heilpflanze in den letzten Jahrzehnten durchlaufen hat: Ursprünglich der grossen, unspezifischen Gruppe der wundheilenden und durchfallhemmenden Gerbstoffpflanzen zugehörig, hat sie sich zu einer modernen Heilpflanze mit viel differenzierterem Wirkungsprofil gemausert. Wunderschön zu erleben, wie sich die Heilpflanzenkunde trotz ihrer Altehrwürdigkeit ständig weiterentwickelt.

Imponierend am Storchschnabel ist seine beeindruckende Genügsamkeit. Ein paar verrottende Laubblätter auf einem Holzstapel genügen bereits als Substrat für einen seiner Samen, um zu einer vollwertigen Pflanze heranzuwachsen. Da diese keine tiefe Pfahlwurzel, sondern nur dünne, nahe der Erdoberfläche wachsende Wurzelfäden besitzt, stützt sie sich mit Hilfe der umgeformten Stiele der untersten Blätter auf dem Boden ab und vermittelt sich derart selbst Halt und Stabilität.

Andererseits ist auch sein Durchsetzungsvermögen und seine Vitalität erstaunlich – der Storchschnabel ist eine der wenigen Pflanzen, welche der mehrmals jährlich durchgeführten Herbizid-Dusche auf Bahntrassen widersteht. In Analogie zu seinem Gedeihen an derart lebensfeindlichen Standorten, zeigt sich die grosse «entgiftende», ausscheidungsfördernde Qualität des Storchschnabelkrauts, welche heute im Zentrum seiner Heilwirkung steht. cr

Geum urbanum
Nelkenwurz, echte

Pflanzenfamilie	Rosaceae • Rosengewächse
Vorkommen	Europa, Asien, Nordamerika • In Laubwäldern, an Waldrändern, in Hecken, auf Schutthalden
Humorale Qualitäten	Warm 2, trocken 2
Humorale Wirkungen	Fördert die Kochungen • Erwärmt und öffnet Magen, Leber, Milz und fördert ihren Konsens • Leitet übermässige Gelbgalle/Schwarzgalle und Schärfen aus • Stillt übermässige Flüsse • Deplethorisierend • Tonusregulierend
Gestirne[1]	**Jupiter**
Tria Principia[1]	**Merkur**
Inhaltsstoffe	**Gerbstoffe** • **Ätherische Öle** (Eugenol u.a.)
Droge	Gei urbani radix • Nelkenwurzel
Darreichungsformen	*Innerlich:* Tee, Tinktur, Urtinktur, Spagyrikum, Fertigarzneimittel *Äusserlich:* Spülungen, Bad
Wirkungen	*Innerlich:* Zusammenziehend, verdauungsfördernd, Leber-Galle-anregend, entzündungshemmend, magenstärkend, tonisierend, nervenstärkend *Äusserlich:* Zusammenziehend, wundheilend
Nebenwirkungen[2]	
Kontraindikationen[2]	
Anwendungsbereiche Indikationen	**Verdauung** *Innerlich:* Mund-Rachenentzündungen, Durchfall, Magen-Darm-Entzündungen, Reizdarm, Appetitlosigkeit *Äusserlich:* Hämorrhoiden **Nervensystem/ Psyche** *Innerlich:* Nervosität, Schwäche
Weiteres	Hildegard von Bingen empfahl Nelkenwurz als Aphrodisiakum.

1 **Gestirne** und **Tria Prinzipia:** Zuordnung betrifft Heilwirkung

2 **Nebenwirkungen** und **Kontraindikationen:** entfallen bei spagyrischen Anwendungen

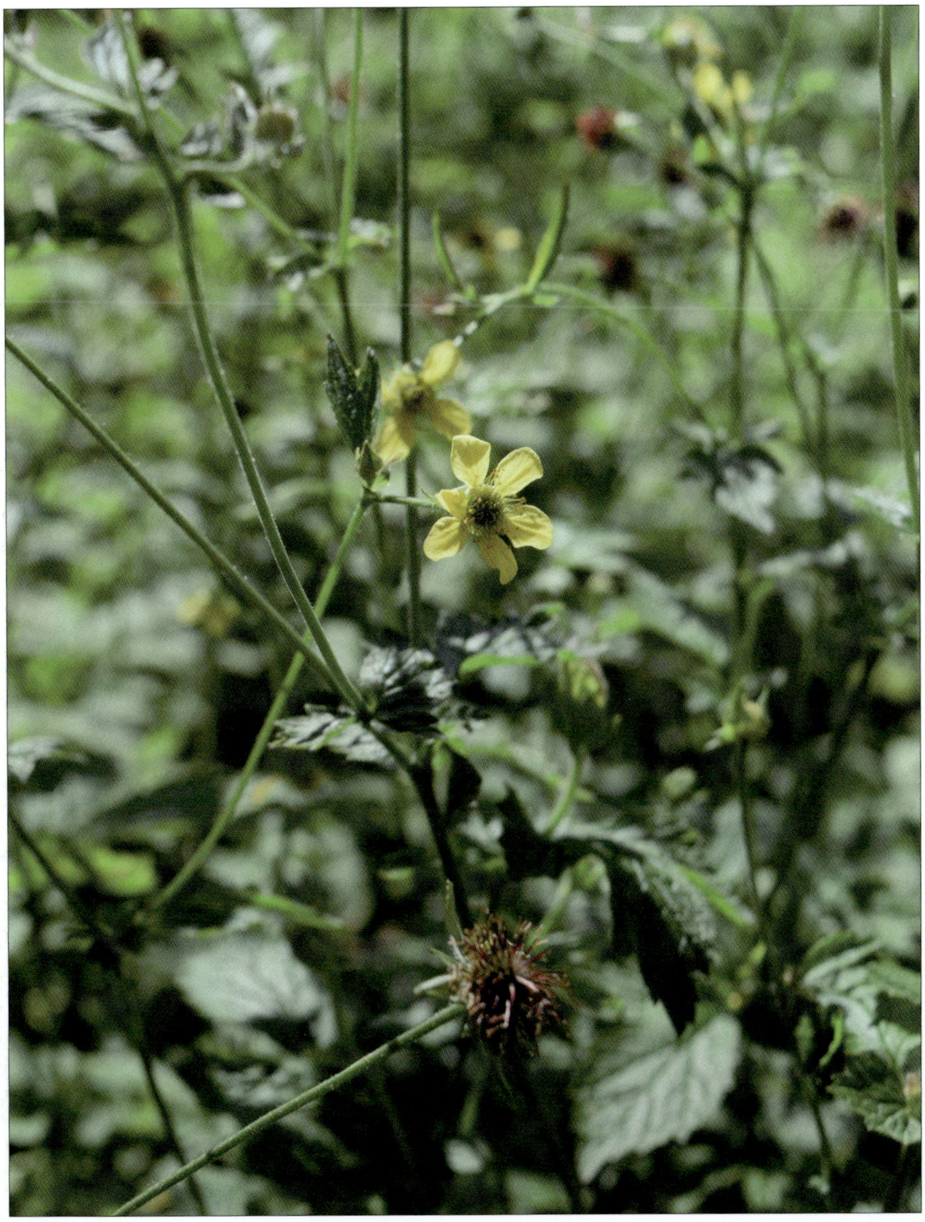

Geum urbanum

Echte Nelkenwurz

Stärkungsmittel im traditionellen Sinne

Die Gattung Nelkenwurz mit ihren Vertretern Bachnelkenwurz, Bergnelkenwurz und echte Nelkenwurz weist altbewährte Heilpflanzen mit einem interessanten Wirkungsspektrum auf: Sie sind gleichzeitig Stomachika und Nerventonika. Aufgrund ihrer Wirkung würden wir unter ihren Hauptinhaltsstoffen neben den ätherischen Ölen sicherlich Bitterstoffe erwarten, da diese in der Moderne wegen ihrer Verdauungsanregung und Tonussteigerung geschätzt werden. In alten Heilpflanzenbüchern werden jedoch häufig Gerbstoff-Drogen als Stärkungsmittel verwendet. Dies wegen ihres adstringierenden, zentrierenden und Kräfte bündelnden Wirkungsvermögens. Ganz im Sinne der heute noch gängigen Aufforderungen: «Jetzt reiss Dich doch zusammen» oder «Nimm Dich zusammen»! So lässt sich auch die Verwendung bei nervös bedingten Verdauungsbeschwerden nachvollziehen, indem das Nervenkostüm gestärkt wird.

Gerne wurde für diesen Zweck aus den Wurzeln «Nägeliwii» (Nelkenwein) hergestellt, indem die frischen Wurzeln geschnitten in einem Liter trockenen Weisswein für sieben Tage ausgezogen wurden. Abgeseiht und in eine dunkle Flasche abgefüllt, kann davon täglich ein Likörgläschen vor dem Mittagessen getrunken werden. Die Haltbarkeit des Weinauszugs variiert von mehreren Wochen bis max. drei Monaten – sie kann durch das Zufügen von etwas Zucker oder hochprozentigem Alkohol erhöht werden. cr

Ginkgo biloba
Ginkgo

Pflanzenfamilie	Ginkgoceae • Ginkgogewächse
Vorkommen	Ostasien • Vielerorts kultiviert
Humorale Qualitäten	Neutral—warm 1, feucht 1
Humorale Wirkungen	Fördert die 3. Kochung und die nährenden Säfte • Stärkt und reguliert Blut • Säftebewegend • Verdünnt Blutflüssigkeit und fördert Blutverteilung • Mildert Schärfen • Fördert die Spiritus-Verteilung • Deplethorisierend • Tonusregulierend
Gestirne[1]	**Merkur,** Saturn
Tria Principia[1]	**Mercurius**
Inhaltsstoffe	**Flavonoide** • Ginkgolide • Polysaccharide
Droge	Ginkgo folium • Ginkgoblatt
Darreichungsformen	Tee (schwache Wirksamkeit), Tinktur, Urtinktur, Spagyrikum, Fertigarzneimittel
Wirkungen	Mikrozirkulation optimierend, verbessert Blutfliessgeschwindigkeit, senkt arteriellen Gefässwiderstand, steigert die Elastizität der Gefässe, verbessert Sauerstoffversorgung der Zellen, adaptogen, resilienzsteigernd, antioxidativ, antiarteriosklerotisch, nervenzellschützend, Stresstoleranz erhöhend
Nebenwirkungen[2]	Selten Kopfschmerzen, Magen-Darmbeschwerden, Interaktion mit Antikoagulanzien möglich
Kontraindikationen[2]	Empfehlung: drei Tage vor Operation absetzen
Anwendungsbereiche Indikationen	**Herz-Kreislauf** — *Innerlich:* Durchblutungsstörungen, Claudicatio intermittens, Arteriosklerose, Schwäche **Nervensystem/ Psyche** — *Innerlich:* Konzentrationsstörungen, Vergesslichkeit, Demenz, Schwindel, Tinnitus, Kopfschmerzen, Stress, Altersbeschwerden
Weiteres	Kardinalmittel des Gehirns

1 **Gestirne** und **Tria Prinzipia:** Zuordnung betrifft Heilwirkung

2 **Nebenwirkungen** und **Kontraindikationen:** entfallen bei spagyrischen Anwendungen

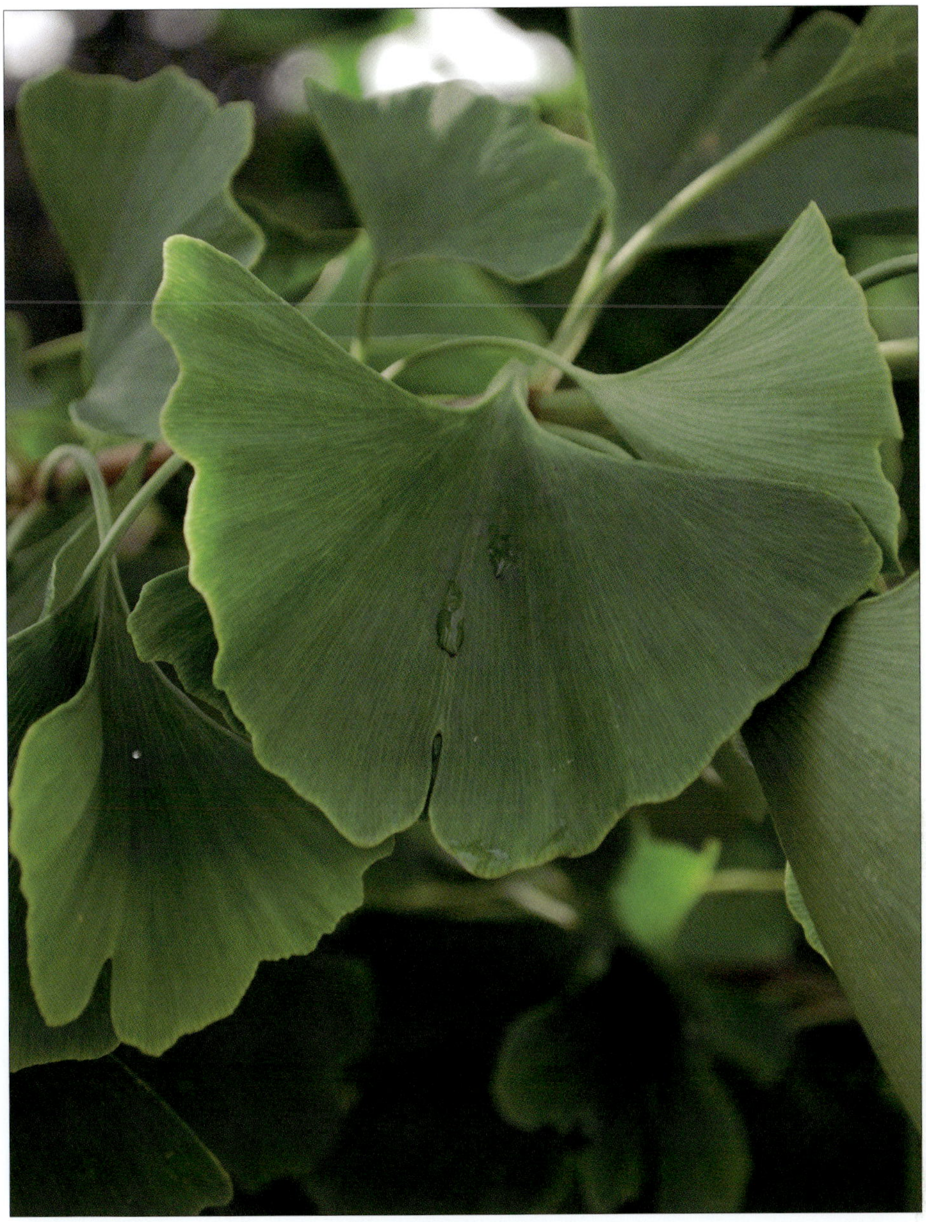

Ginkgo biloba
Ginko

Vitaler Überlebenskünstler aus dem Erdmittelalter

Bis 250 Millionen Jahre, in die Anfangszeiten der samenbildenden Pflanzen, lässt sich die die Geschichte dieses robusten Baumes zurückverfolgen. Er ist der einzige noch existierende Vertreter seiner Pflanzenfamilie – umso weniger erstaunt seine Widerstandskraft gegenüber Krankheitskeimen und Umweltverschmutzung. Selbst dem Stadtsmog von Grossstädten wie Tokio oder New York vermag der Baum zu widerstehen. Die ältesten Exemplare in Asien sind weit über 1000 Jahre alt und werden entsprechend als Symbole für Langlebigkeit verehrt. Gewisse Ginkgobäume werden dort ausserdem als Fruchtbarkeitsbäume hochgeachtet, da sie an Frauenbrüste erinnernde Ausstülpungen («Tschitschis») an ihren Ästen bilden.

Humoralmedizinisch bedeutsam ist die doppelte Wirkung der Ginkgoblätter auf das Interstitium und den Abschluss der Kochungsprozesse. Einerseits wird durch ihre antioxidative Wirkung die dortige Transitstrecke von Störfaktoren «entrümpelt» und damit ihre Durchgängigkeit optimiert. Andererseits wird durch die erhöhte Versorgung der Gewebe der Nährstrom zur Zelle gesteigert. Dies führt zu einer Verbesserung der Sanguifikation – Energiebereitstellung und Regeneration werden gesteigert.

Auf dieser Basis erstreckt sich das Wirkungsfeld des Ginkgos weit über eine blosse Steigerung der zerebralen Blutversorgung hinaus.

cr

Glechoma hederacea
Gundelrebe / Gundermann

Pflanzenfamilie	Lamiaceae • Lippenblütler
Vorkommen	Europa, Asien, Nordamerika • In Wiesen und Hecken
Humorale Qualitäten	Warm 2, trocken 2
Humorale Wirkungen	Fördert die Kochungen • Erwärmt und öffnet Leber, Milz, Nieren und Atemwege • Leitet Gelbgalle/Schwarzgalle und Schärfen aus • Vermindert Ersatzausscheidungen über Haut und Schleimhaut • Zerteilt zähe Feuchtigkeit • Lymphflussfördernd • Fördert den Konsensus von Milz und Nieren • Fördert die Spiritus-Verteilung • Antidyskratisch • Antiskrofulös • Tonusregulierend
Gestirne[1]	**Merkur,** Venus
Tria Principia[1]	**Mercurius,** Sulphur
Inhaltsstoffe	**Bitterstoffe** • Gerbstoffe • Flavonoide • Ätherische Öle
Droge	Glechomae herba • Gundelrebenkraut
Darreichungsformen	*Innerlich:* Tee, Tinktur, Urtinktur, Spagyrikum, Fertigarzneimittel *Äusserlich:* Auflage, Bad, Salbe
Wirkungen	*Innerlich:* Entzündungshemmend, verdauungsfördernd, harntreibend, antimikrobiell, schleimlösend, hustenlindernd, Schwermetall bindend und ausleitend *Äusserlich:* Wundheilungsfördernd, entzündungshemmend
Nebenwirkungen[2]	
Kontraindikationen[2]	
Anwendungsbereiche Indikationen	**Atemwege** *Innerlich:* Erkältungen, Husten, Schnupfen, Entzündungen, Asthma **Verdauung** *Innerlich:* Verdauungsbeschwerden, Durchfall, Entzündungen **Lymphsystem** *Innerlich:* Lymphstauungen, Lymphknotenschwellungen, Entzündungen **Nieren-Blase** *Innerlich:* Reizblase, Harnwegsinfekte **Haut** *Innerlich/Äusserlich:* Wunden, Furunkel, Entzündungen **Stoffwechsel** *Innerlich:* Schwermetallbelastungen
Weiteres	

1 **Gestirne** und **Tria Prinzipia:** Zuordnung betrifft Heilwirkung

2 **Nebenwirkungen** und **Kontraindikationen:** entfallen bei spagyrischen Anwendungen

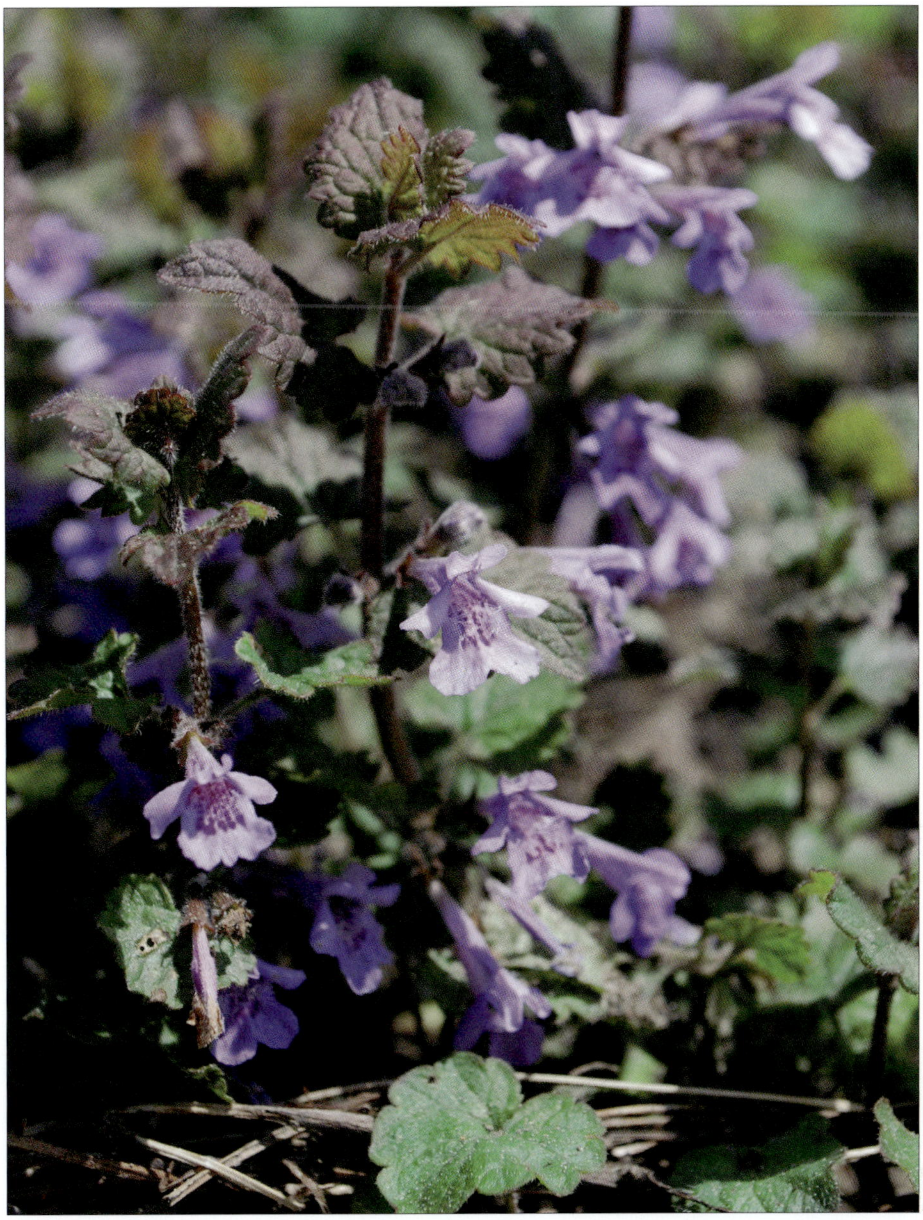

Glechoma hederacea

Gundelrebe

Lebenserweckende Naturkräfte

Die kleine Pflanze ist ein sehr lebendiges Lichtwesen, das viel Wärme in sich trägt, äusserst erdverbunden ist (Erdefeu) und eine nahe Verbindung zu Natur- und Elementarwesen hat. Ihr Geruch ist aussergewöhnlich erdig und tierisch-herb (Catsfoot, Catspaw). Wenn Prozesse (die eigentlich beweglich und veränderlich sein müssten) ins Stocken und Erstarren geraten sind, bringt die Gundelrebe ihre lebenserweckende und wärmende Kraft in die stagnierende Kälte und ermöglicht Loslassen und Erneuerung. Ausserdem löst sie Giftstoffe im Körper und ist darum auch wichtiger Bestandteil der Gründonnerstagssuppe (mit der sich die Menschen auf das Frühlings- und Fruchtbarkeitsfest der Ostara vorbereit haben). Die germanische Silbe «Gund» bedeutet Eiter, Beule, Gift, was die Gundelrebe auch zur Herrin und Bezwingerin des Eiters macht (Gundelrebe, Gundermann).

Roger Kalbermatten schreibt: «*Das Wesen der Gundelrebe greift nie forcierend ein. Es verkörpert Gelassenheit, Geduld und innere Ruhe und das Vertrauen in die helfenden Naturkräfte. Die Wesenskräfte der Heilpflanze stärken den Menschen in seinem Glauben an das Wunderbare, an das Leben selbst.*» Für Hildegard von Bingen ist Glechoma eine «Kraft aus der Ewigkeit».

Ein Gundelrebenkränzlein im Haar zeigt den Natur- und Elementarwesen an, dass man ihnen in Freundschaft und Respekt begegnen will und ihr uraltes Wissen ehrt. Wenn sie das Kränzlein sehen, geben sie sich dem Menschen leichter zu erkennen.

chg

Glycyrrhiza glabra
Süssholz

Pflanzenfamilie	Fabaceae • Hülsenfrüchtler
Vorkommen	Mittelmeergebiet, Südwestasien • Vielerorts kultiviert
Humorale Qualitäten	Neutral, feucht 1
Humorale Wirkungen	Fördert die 3. Kochung und die nährenden Säfte • Löst zähe Feuchtigkeit • Mildert übermässige Gelbgalle/Schwarzgalle und Schärfen • Tonusregulierend
Gestirne[1]	**Sonne,** Merkur
Tria Principia[1]	**Mercurius**
Inhaltsstoffe	**Saponine** (Glycyrrhizin u.a.) • Flavonoide • Polysaccharide • Cumarine • Phytosterine
Droge	Liquiritiae radix • Süssholzwurzel
Darreichungsformen	Tee, Tinktur, Urtinktur, Spagyrikum, Fertigarzneimittel
Wirkungen	Auswurffördernd, krampflösend, schmerzlindernd, entzündungshemmend, kortisonähnlich, antiallergisch, schleimhautschützend und -regenerierend
Nebenwirkungen[2]	Bei hoher Dosierung (>35% in Mischungen) über längere Zeit (4–6 Wochen): Kaliummangel, Ödeme, Hypertonie
Kontraindikationen[2]	Bei hoher Dosierung: Hypertonie, Leberzirrhose, Niereninsuffizienz, Herzinsuffizienz, Schwangerschaft
Anwendungsbereiche Indikationen	**Atemwege** *Innerlich:* Schleimhautentzündungen, Husten, Asthma **Verdauung** *Innerlich:* Magen-Darmgeschwüre, Magenschleimhautentzündungen, Sodbrennen **Bewegungsapparat** *Innerlich:* Rheumatische Erkrankungen
Weiteres	Harmonisiert Einzelsubstanzen in Drogenmischungen und verstärkt deren Wirkung.

1 **Gestirne** und **Tria Prinzipia:** Zuordnung betrifft Heilwirkung

2 **Nebenwirkungen** und **Kontraindikationen:** entfallen bei spagyrischen Anwendungen

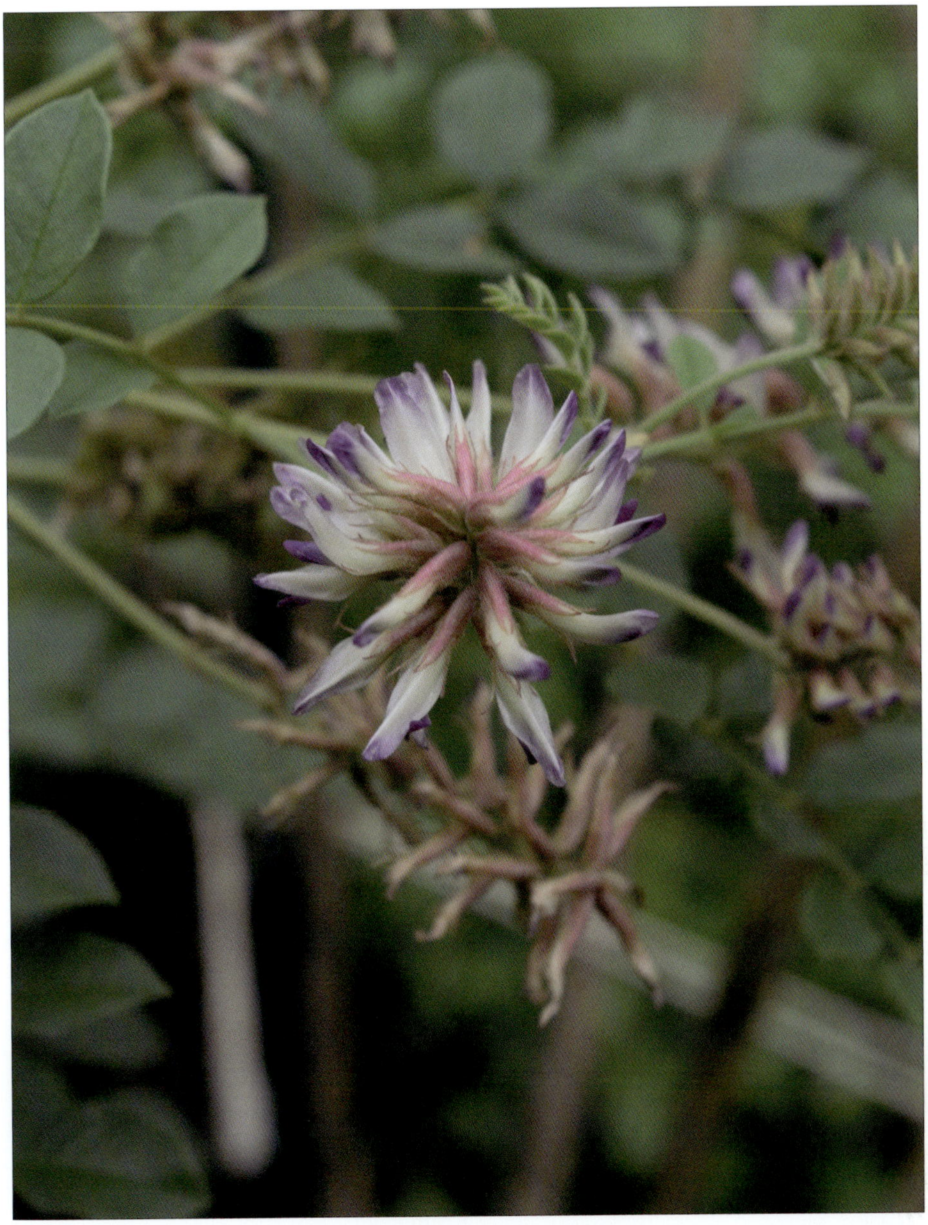

Glycyrrhiza glabra

Süssholz

Arbeitssamer Synergist

Die Süssholzwurzel wird manchmal mit einem kräftestrotzenden Stallpferd verglichen, welches geduldig in seiner Box bereitsteht und auf die nächste Aufgabe wartet. Je nachdem vor welches Arbeitsgerät – Kutsche, Pflug, Heuwagen o.ä. – der Bauer es einspannt, wird seine Stärke auf eine andere Art und Weise zum Tragen kommen. Genauso kommt die Kraft der Süssholzwurzel, je nach Rezeptur in einem anderen Organsystem oder Gewebe zur Wirkung: Als Bestandteil von Hustenmischungen in den Atemwegen, bei Rheumamischungen in Teilen des Bewegungsapparats, bei Verdauungsmischungen auf den dortigen Schleimhäuten. Aus pharmakologischer Sicht lässt sich dieses Phänomen heute durch die Herabsetzung der Oberflächenspannung im Darm durch die Saponine und damit einer erleichterten Resorption der Haupt- und Unterstützungsmittel einer Rezeptur erklären. Aus diesem Grund lässt sich z.B. auch der Anteil anthrachinonhaltiger Rezepturbestandteile, wie Sennesblätter o.ä. in Abführtees, herabsetzen und das Risiko von Krämpfen verringern.

Humoralmedizinisch wird die Süssholzwurzel gerne wegen ihrer dämpfenden Wirkung auf Hitze oder Trockenheit von Schärfen, vor allem im Bereich der Schleimhäute, eingesetzt. In diesem Sinne kann es in entsprechender Dosierung auch als Unterstützungstherapie bei der Einnahme magenschädigender Arzneimittel wie Aspirin empfohlen werden.

cr

Graminis flos
Heublumen

Pflanzenfamilie	V.a. Poaceae • Süssgräser
Vorkommen	Europa, Asien, Nordamerika • Auf artenreichen Magerwiesen
Humorale Qualitäten	Warm 2, trocken 2
Humorale Wirkungen	Fördert lokal die 3. Kochung und Krisis • Leitet Schärfen aus • Zerteilt zähe Feuchtigkeit • Säftebewegend • Lymphflussfördernd • Deplethorisierend • Detonisierend
Gestirne[1]	**Venus,** Merkur
Tria Principia[1]	**Mercurius**
Inhaltsstoffe	**Cumarine** • Flavonoide • Ätherische Öle • Gerbstoffe • Kieselsäure
Droge	Graminis flos • Heublumen
Darreichungsformen	*Äusserlich:* Auflage, Bad
Wirkungen	*Äusserlich:* Intensiv durchwärmend, durchblutungsanregend (auch reflektorisch auf innere Organe wirkend), Gewebestoffwechsel-anregend, krampflösend, schmerzstillend, relaxierend
Nebenwirkungen[2]	Selten allergische Reaktionen
Kontraindikationen[2]	Allergien, akute Entzündungen, offene Wunden
Anwendungsbereiche Indikationen	**Bewegungsapparat**: *Äusserlich:* Rheumatische Erkrankungen, Krämpfe, Schmerzen
	Frauenheilkunde: *Äusserlich:* Krämpfe
	Nervensystem/ Psyche: *Äusserlich:* Neuralgien
	Verdauung: *Äusserlich:* Krämpfe
	Lymphsystem: *Äusserlich:* Lymphstauungen, Lymphknotenschwellungen
Weiteres	Sammelbegriff für Teile verschiedener Wiesenpflanzen.

1 **Gestirne** und **Tria Prinzipia:** Zuordnung betrifft Heilwirkung

2 **Nebenwirkungen** und **Kontraindikationen:** entfallen bei spagyrischen Anwendungen

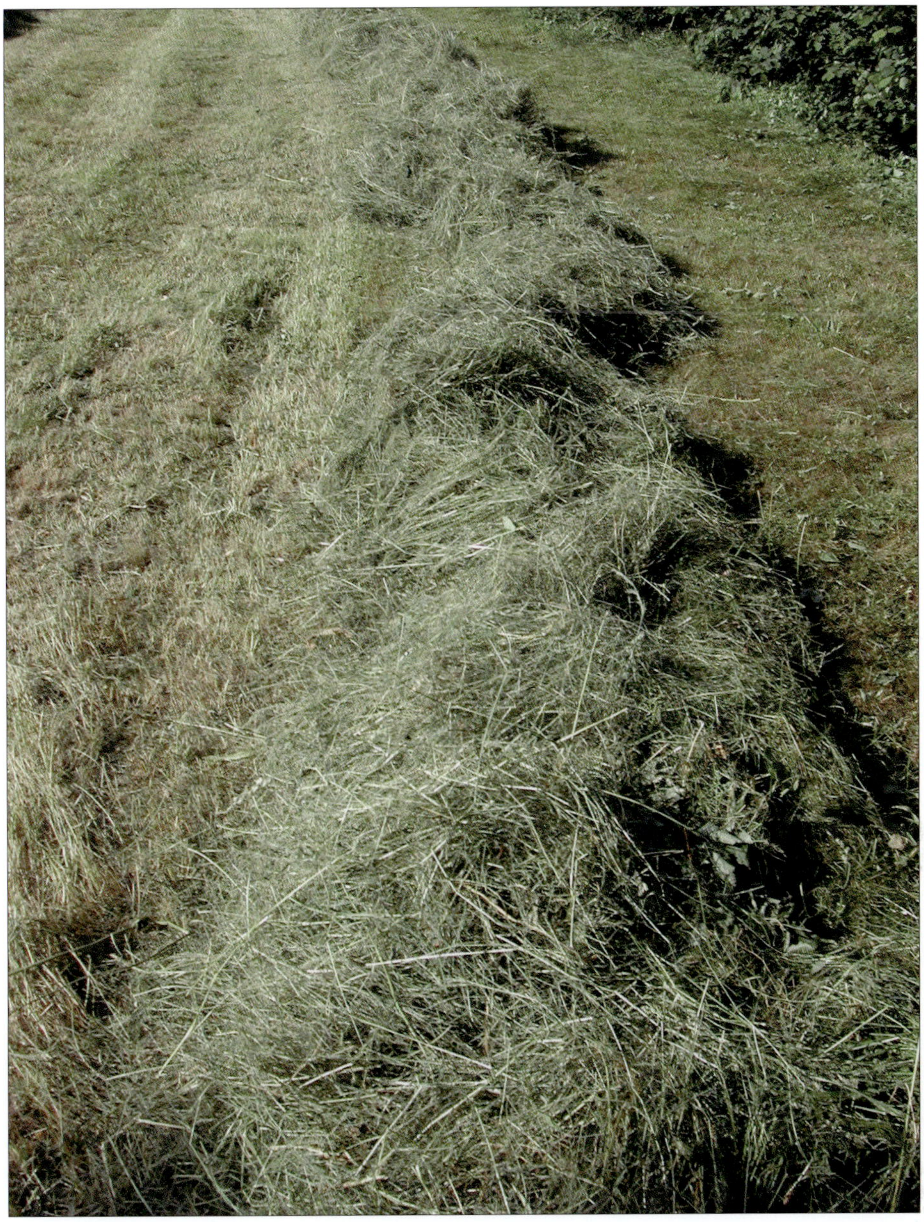

Graminis flos

Heublumen

Durchwärmende Wiesenkraft

Der Name dieser Arzneidroge ist genau genommen nicht korrekt, da es sich bei dieser optimalerweise um ein Gemisch von Stängelteilen, Blättern, Samen und Blüten von verschiedenen Wiesenpflanzen (Grasarten wie z.B. Ruchgras oder Quecke, Habichtskräuter, Tormentill u.v.m.) handelt. Etwas vereinfacht ausgedrückt: Was am Ende des Winters in einem Heustock halt übrigbleibt.

Erstaunlich, was diese synergistisch wirkende Wiesenessenz bei äusserlicher Anwendung alles in Bewegung setzt – genauso wie dies ein Spaziergang entlang von farbigen, wohlriechenden Bergwiesen voller Schmetterlinge, Heuschrecken und anderen Tieren ebenfalls bewirken kann. Eine Freude für alle unsere menschlichen Sinne – für Augen, Ohren, Nase und Tastsinn. Derartige Ausflüge sind höchst heilsam und dabei erst noch kostenlos zu haben. Sie helfen uns den Alltagsstress hinter uns zu lassen und zu entspannen, bringen unser Blut in Bewegung, massieren unsere inneren Organe, versorgen uns mit frischer Luft und neuen Inspirationen, ermöglichen uns Altes und Verbrauchtes auszuatmen und loszulassen. Eine wahrhaft belebende, vitalisierende Wiesentherapie – was gibt es Besseres? cr

Hamamelis virginiana
Zaubernussstrauch, virginischer

Pflanzenfamilie	Hamamelidaceae • Zaubernussgewächse
Vorkommen	Nordamerika • An Waldrändern, in Gebüschen, weltweit als Parkbaum kultiviert
Humorale Qualitäten	**Blatt:** Warm 1, trocken 1 • **Rinde:** Kalt 1, trocken 2
Humorale Wirkungen	**Blatt:** Säftebewegend • Lymphflussfördernd • Leitet Schärfen aus • Löst zähe Feuchtigkeit • Vermindert Ersatzausscheidungen über Haut und Schleimhaut • Deplethorisierend • Antiskrofulös • Tonusregulierend **Rinde:** Stillt übermässige Flüsse • Mildert übermässige Gelbgalle und Schärfen • Sthenisierend
Gestirne[1]	**Blatt: Venus** • **Rinde: Saturn**
Tria Principia[1]	**Blatt: Mercurius** • **Rinde: Sal**
Inhaltsstoffe	**Gerbstoffe** (v.a. in der Rinde) • Flavonoide • Wenig ätherische Öle (v.a. im Blatt)
Droge	Hamamelidis cortex • Hamamelisrinde Hamamelidis folium • Hamamelisblatt
Darreichungsformen	*Innerlich:* Tee, Tinktur, Urtinktur, Spagyrikum, Fertigarzneimittel *Äusserlich:* Salbe, Auflage, Suppositorium
Wirkungen	*Innerlich:* Zusammenziehend, gefässpermeabilitätsregulierend, fördert den venösen Rückfluss, ödemhemmend, lymphflussfördernd, entzündungshemmend, antioxidativ *Äusserlich:* Juckreizstillend, blutstillend, entzündungshemmend, adstringierend
Nebenwirkungen[2]	Selten Magenreizung
Kontraindikationen[2]	
Anwendungsbereiche Indikationen	**Haut** *Äusserlich:* Juckreiz, Akne, Ulkus, Pilze, nässende Ekzeme, Fissuren, Verbrennungen, Wunden **Herz-Kreislauf** *Innerlich/Äusserlich:* Venenbeschwerden, Ödeme, Krampfadern, Gefässentzündungen **Verdauung** *Innerlich/Äusserlich:* Hämorrhoiden, Schleimhautentzündungen **Lymphsystem** *Innerlich/Äusserlich:* Lymphgefässentzündungen
Weiteres	Blüht im Herbst/Winter

1 **Gestirne** und **Tria Prinzipia:** Zuordnung betrifft Heilwirkung

2 **Nebenwirkungen** und **Kontraindikationen:** entfallen bei spagyrischen Anwendungen

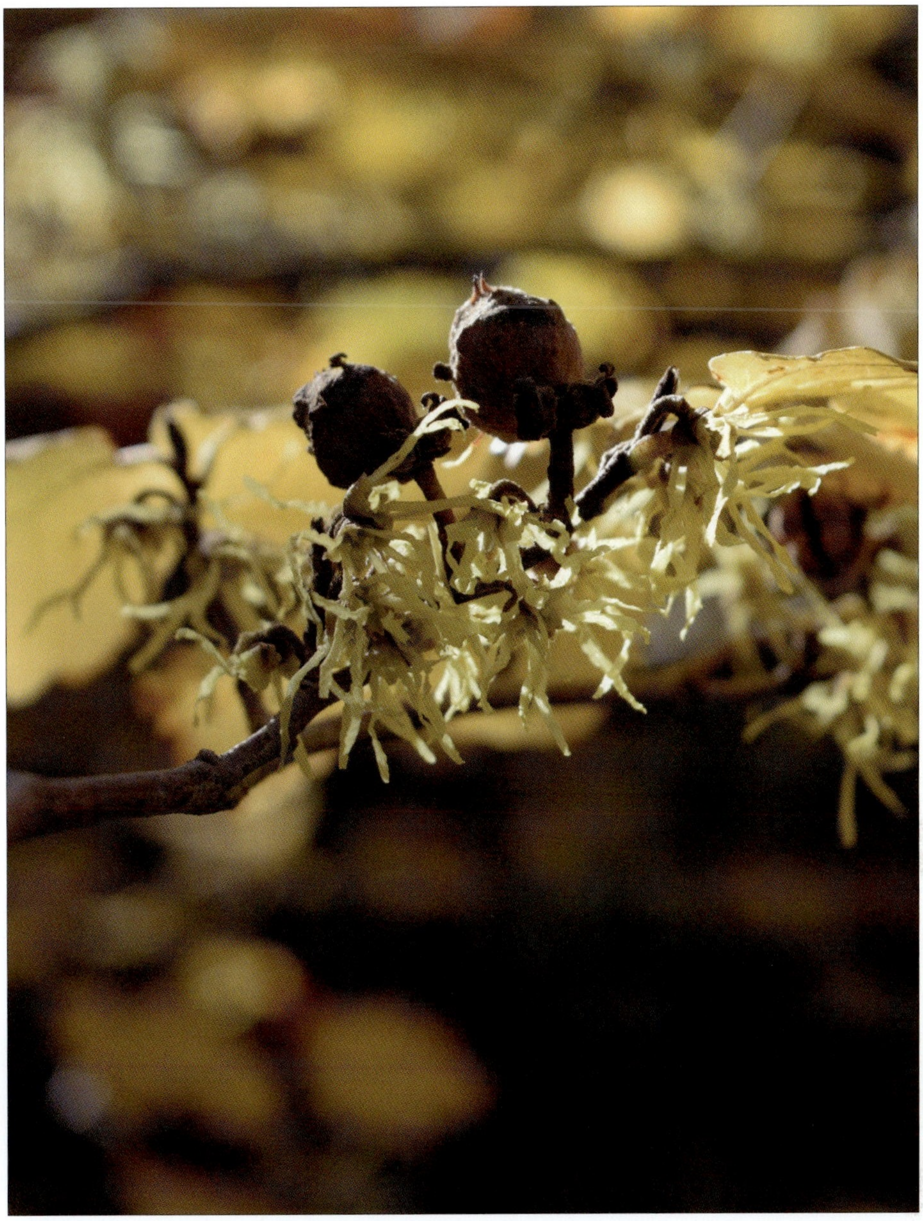

Hamamelis virginiana
Virginischer Zaubernussstrauch

Antizyklischer Wunderstrauch

Die Magie an diesem im Laufe des 18. Jahrhunderts nach Europa einführten Strauch besteht in seinem, unseren heimischen Rhythmen widerläufigen Vegetationszyklus: Wenn die allermeisten anderen Gewächse in der Spätherbst- und Winterzeit in sich gehen und ruhen, versprüht die Zaubernuss ihre ungestüme Blütekraft nach aussen. Die genaue Blütezeit variiert je nach Witterung und Temperatur. Die gelben, dezent duftenden Blütenblätter stehen in Büscheln und können sich bei allzu tiefen Temperaturen zu ihrem Schutz einrollen. Erst 5–7 Monate nach ihrer Bestäubung durch Wind oder Insekten erfolgt der Abschluss der Befruchtung. So gesehen, scheint Hamamelis, beim Beobachten der Vegetationsphasen vom Frühling bis in den Herbst, zuerst Früchte zu tragen, ohne vorher geblüht zu haben. Die holzigen Kapseln können ihre Samen geräuschvoll mehrere Meter weit von der Mutterpflanze wegschleudern.

Hamamelis vermag derart in seiner Gestik zwei Polaritäten – einerseits Abdichtung, Beharren und Abgrenzung, andererseits aber auch unerwartete Aktivität, Bewegung und Öffnung – zu vereinen. Dies erweist sich als passende Analogie zu ihrer Wirkung auf die menschliche Haut und die Gefässe des Kreislaufsystems.

Die optisch auffälligen Vertreter in unseren Gärten sind jedoch Zierarten wie Hamamelis mollis, japonica oder intermedia, welche keine medizinische Verwendung finden. cr

Harpagophytum procumbens
Teufelskralle, afrikanische

Pflanzenfamilie	Pedaliaceae • Sesamgewächse
Vorkommen	Südafrika, Namibia • In der Steppe
Humorale Qualitäten	Warm 1–2, trocken 1–2
Humorale Wirkungen	Fördert die Kochungen • Erwärmt und öffnet Magen, Leber und Milz • Leitet übermässige Gelbgalle/Schwarzgalle und Schärfen aus • Fördert Konsensus Magen, Leber und Milz • Antidyskratisch • Sthenisierend
Gestirne[1]	**Jupiter**
Tria Principia[1]	**Sulphur**
Inhaltsstoffe	**Iridoid-Glykoside** (Harpagosid u.a.) • Bitterstoffe • Flavonoide
Droge	Harpagophyti radix • Teufelskrallenwurzel
Darreichungsformen	Tee, Tinktur, Urtinktur, Spagyrikum, Fertigarzneimittel
Wirkungen	Entzündungshemmend, knorpelschützend, antioxidativ, tonisierend, schmerzlindernd, verdauungsfördernd, Leber-Galle-anregend, Fettstoffwechsel regulierend
Nebenwirkungen[2]	Hautausschlag, Blutzuckeranstieg bei Diabetikern möglich
Kontraindikationen[2]	Magen-Darmgeschwüre, Verschluss der Gallenwege
Anwendungsbereiche Indikationen	**Bewegungsapparat** – *Innerlich:* Rheumatische Erkrankungen, Arthrose, Arthritis, Fibromyalgie, Rückenschmerzen, Osteoporose **Nervensystem/Psyche** – *Innerlich:* Neuralgien **Verdauungssystem** – *Innerlich:* Verdauungsschwäche, Appetitlosigkeit (wenig sinnvoll, da genügend einheimische Alternativen)
Weiteres	

1 **Gestirne** und **Tria Prinzipia:** Zuordnung betrifft Heilwirkung

2 **Nebenwirkungen** und **Kontraindikationen:** entfallen bei spagyrischen Anwendungen

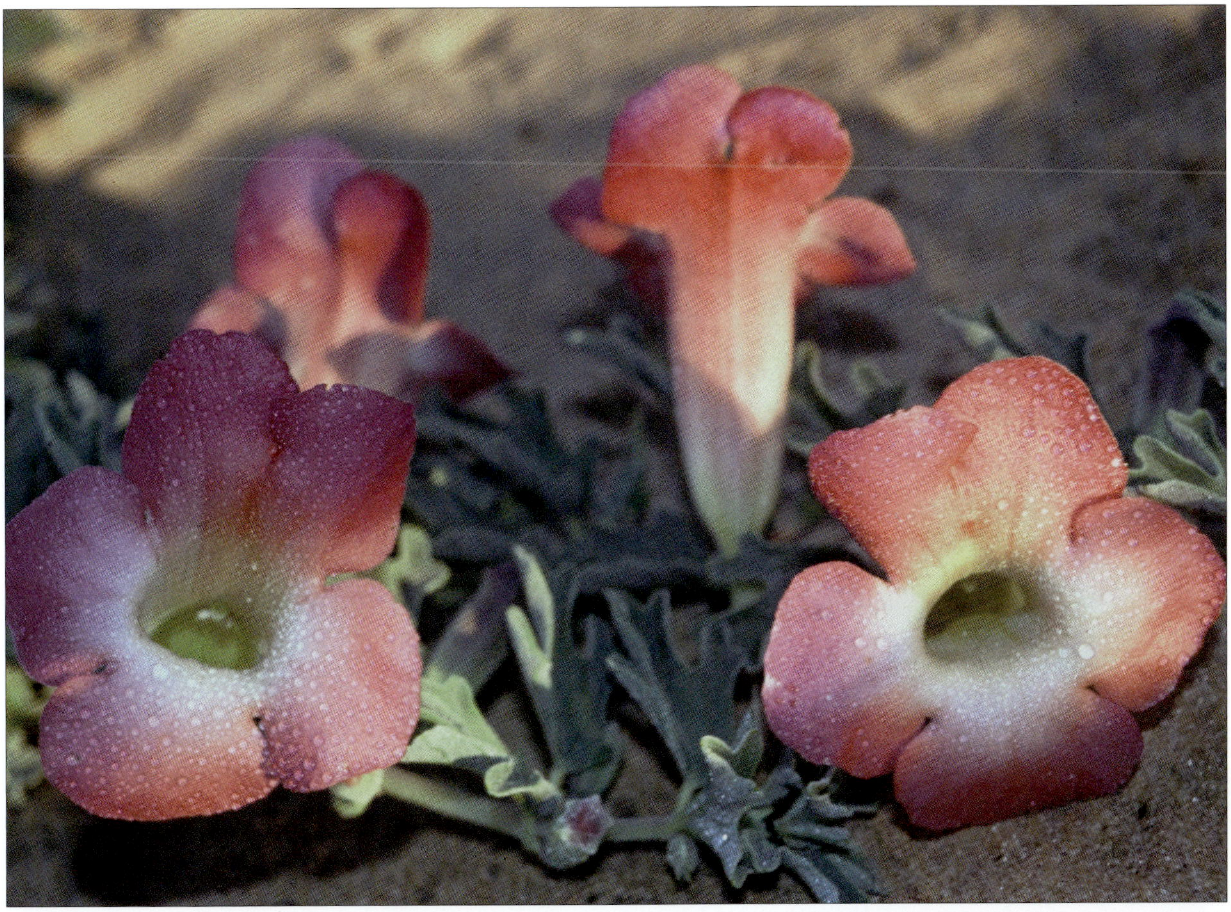

Harpagophytum procumbens
Afrikanische Teufelskralle

Ein verletzlich-widerspenstiger Geselle

Die mit meterlangen Trieben dem Boden entlangwachsende Pflanze bildet neben ihrer tiefen Primärwurzel auch knollige Sekundärwurzeln. Deren breites Wirkungsspektrum bei der Anwendung gegen rheumatische Schmerzen ist bei uns erst seit ca. 50 Jahren bekannt. Der grossen Nachfrage wegen wird sie aber bereits als bedrohte Spezies betrachtet – ihre Verwendung ist entsprechend mit Bedacht zu überdenken. Eine Empfehlung bei Verdauungsbeschwerden ist aus meiner Sicht unsinnig. Zu gross ist das bestehende Angebot an einheimischen Verdauungs- und Bitterstoffpflanzen wie Enzian, Schafgarbe, Wermut u.v.m.

Interessant aus naturheilkundlicher Sicht ist vielmehr die wertvolle Verknüpfung ihres pharmakologischen und humoralmedizinischen Wirkungsvermögens bei chronisch-degenerativen rheumatischen Erkrankungen. Ihr antiphlogistischer, chondroprotektiver und gleichzeitig kochungs- und eliminationsfördernder Effekt kann mit Hilfe einheimischer Pflanzen schwerlich durch eine einzige Vertreterin, sondern nur durch die Kombination mehrerer abgedeckt werden.

In ihrer kargen Lebensweise, ihrem trockenen Standort und der dürren, krallenförmigen Ausgestaltung ihrer Früchte spiegelt sich die Qualität des Gestirns Saturn wider – die sich auch in der Chronizität und dem degenerativen Charakter im oben erwähnten Krankheitsbild zeigt.

cr

Hedera helix
Efeu

Pflanzenfamilie	Araliaceae • Efeugewächse
Vorkommen	Europa, Südwestasien • In lichten Wäldern, an Mauern und Felsen
Humorale Qualitäten	Warm 2, trocken 1–2
Humorale Wirkungen	Fördert die Krisis • Vermindert Schärfen und Ersatzausscheidungen über die Schleimhaut • Zerteilt zähe Feuchtigkeit • Antiskrofulös • Sthenisierend
Gestirne[1]	**Merkur**
Tria Principia[1]	**Mercurius**
Inhaltsstoffe	**Saponine** • Gerbstoffe • Flavonoide
Droge	Hederae folium • Efeublatt
Darreichungsformen	*Innerlich:* Tinktur, Urtinktur, Spagyrikum, Fertigarzneimittel *Äusserlich:* Salbe
Wirkungen	*Innerlich:* Schleimlösend, auswurffördernd, bronchospasmolytisch, entzündungshemmend, antimikrobiell, gefässtonisierend *Äusserlich:* Durchblutungsfördernd, ödemhemmend, fungizid
Nebenwirkungen[2]	Allergiepotential, haut- und schleimhautreizend, Brechreiz auslösend, abortiv
Kontraindikationen[2]	
Anwendungsbereiche Indikationen	**Atemwege** *Innerlich:* Atemwegserkrankungen, Bronchitis, Pseudokrupp, Krampf- und Keuchhusten **Haut** *Äusserlich:* Cellulite, Pilzerkrankungen
Weiteres	Die Beeren sind giftg.

1 **Gestirne** und **Tria Prinzipia:** Zuordnung betrifft Heilwirkung

2 **Nebenwirkungen** und **Kontraindikationen:** entfallen bei spagyrischen Anwendungen

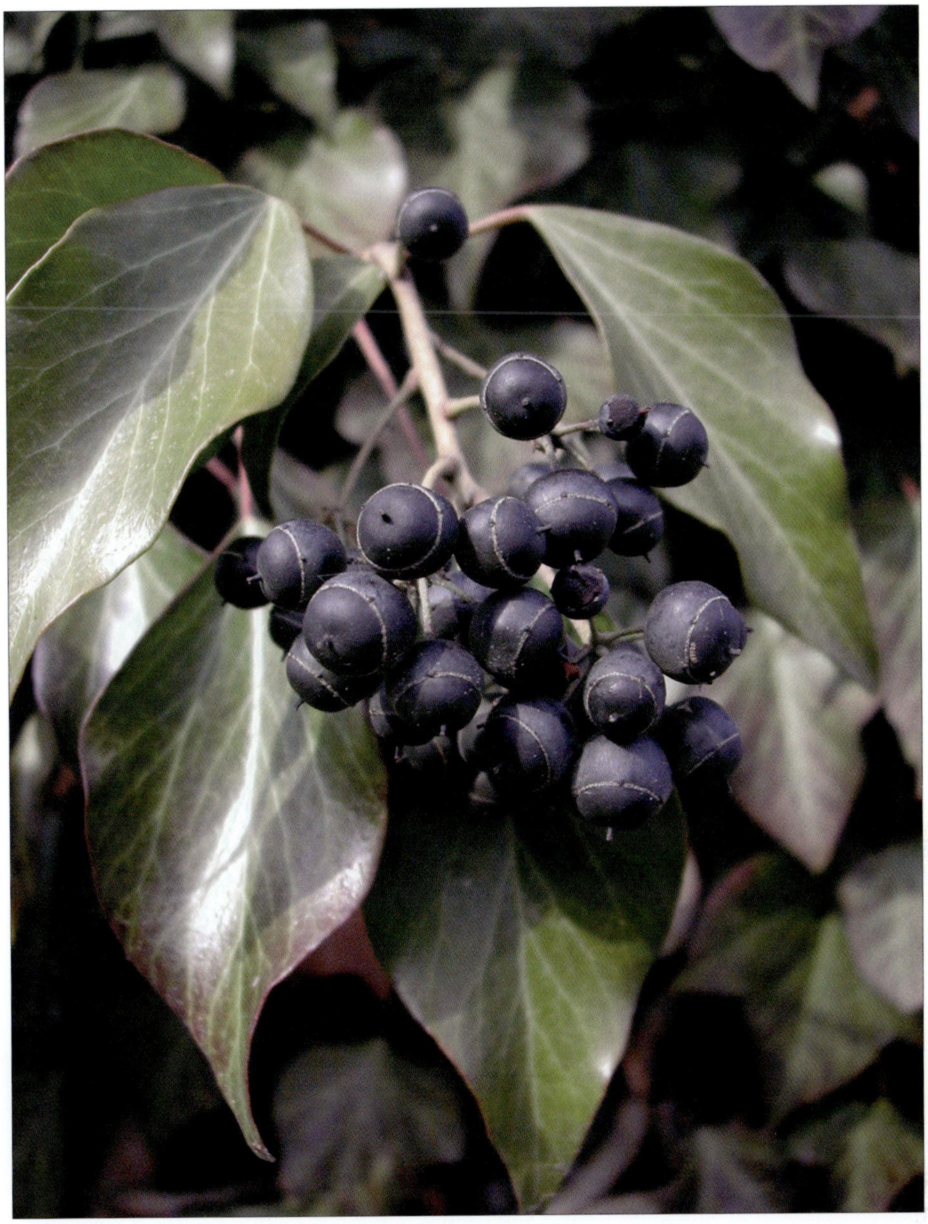

Hedera helix

Efeu

Dualität von Hell und Dunkel

Oft entspringt der immergrüne Efeu einem sonnenarmen Standort, arbeitet sich kletternd in dem ihm eigenen Tempo mit schnellem Längen-, aber äusserst langsamen Dickenwachstum zur Sonne empor. Eine hundertjährige Efeupflanze erreicht derart bei einer Länge von 20–30 Metern einen Stammdurchmesser von vielleicht 20–30 Zentimetern. Erst in der Höhe findet sie ihre Erlösung und entwickelt Seitentriebe mit andersartig geformten Blättern und gelb-grünen Blütendolden. Diese locken wegen ihres dumpfen Geruchs Aasfliegen an. Nach der Bestäubung entwickelt sich aus ihnen entgegen den üblichen Naturrhythmen erst im Winter blauschwarze, giftige Früchte.

Bei dem ihm eigenen Streben vom Finsteren ans Licht, seiner Polarität zwischen Heil- und Giftpflanze, zwischen immergrüner Vitalität und der früheren Verwendung als Abtreibungsmittel erstaunt es nicht, dass Efeu in verschiedenen Kulturen eine lange Tradition als Begleiter in Übergangsritualen hat, so z.B. als Grabschmuck auf Friedhöfen. In diesem Bezug sowie in seinem Standort, Geruch, bedächtigen Wachstum und seiner Giftigkeit zeigt sich die Qualität des Gestirns Saturn.

Des Weiteren sind Efeuranken oder ein Kranz aus diesen ein Attribut des Dionysos, des griechischen Gottes des Rausches, der Ekstase, der Freude, aber auch des Wahnsinns. Auch dergestalt zeigt sich im Efeu eine grosse Ambivalenz.

cr

Hielophytum hiemalis
Eisblume

Pflanzenfamilie	Phantasticaphytoceae • Wunderblumengewächse
Vorkommen	Polargebiete • Weltweit in kalten Regionen
Humorale Qualitäten	Kalt 5, trocken 2
Humorale Wirkungen	Hemmt die Kochungen und die nährenden Säfte • Vermindert alle Lebensfunktionen, v.a. von Leber, Herz-Kreislauf, Nieren und Nerven • Vermehrt zähe Feuchtigkeit • Fördert Schwarzgalle und Schärfen • Fördert Spiritus-Stagnationen • Bringt Flüsse zum Erliegen • Plethorisierend • Skrofulös • Tonusvermindernd
Gestirne[1]	**Saturn**
Tria Principia[1]	**Sal**
Inhaltsstoffe	**Wasserstoffverbindungen** (Glacin, Hiemaloide u.a.) • Findusan • Bofrostin in Spuren
Droge	Hielophyti herba • Eisblumenkraut
Darreichungsformen	*Innerlich:* Tee, Würfel, Fertigarzneimittel *Äusserlich:* Auflage, Einreibung, Suppositorini (Eiszäpfchen)
Wirkungen	*Innerlich/Äusserlich:* Entzündungshemmend, schmerzlindernd, reizlindernd, beruhigend, entspannend, erfrischend, anaphrodisiakisch
Nebenwirkungen[2]	Kälteallergie auslösend, Schlottern und Zähneklappern, Umkehrwirkung möglich
Kontraindikationen[2]	Kältegefühl, kalte Extremitäten, Diabetes, Kinder unter sechs Jahren, Schwermut und Trübsalblasen
Anwendungsbereiche Indikationen	**Verdauung** *Innerlich:* China-Restaurant-Syndrom, Nachbrand **Haut** *Innerlich:* Verbrennungen, Nesselfieber, Feuerbrand **Nervensystem/Psyche** *Innerlich:* Schmerzen, akute Neuralgien, agitierte Zustände, Feierlaune **Bewegungsapparat** *Innerlich:* Traumata, akute Entzündungen **Männer-/Frauenheilkunde** *Innerlich:* Akute Entzündungen, sexuelle Überreizung, Feuerbrunft
Weiteres	Wegen massivem Rückgang der Bestände infolge globaler und domestikaler Erwärmung auf der roten Liste der bedrohten Arten aufgeführt.

1 **Gestirne** und **Tria Prinzipia:** Zuordnung betrifft Heilwirkung

2 **Nebenwirkungen** und **Kontraindikationen:** entfallen bei spagyrischen Anwendungen

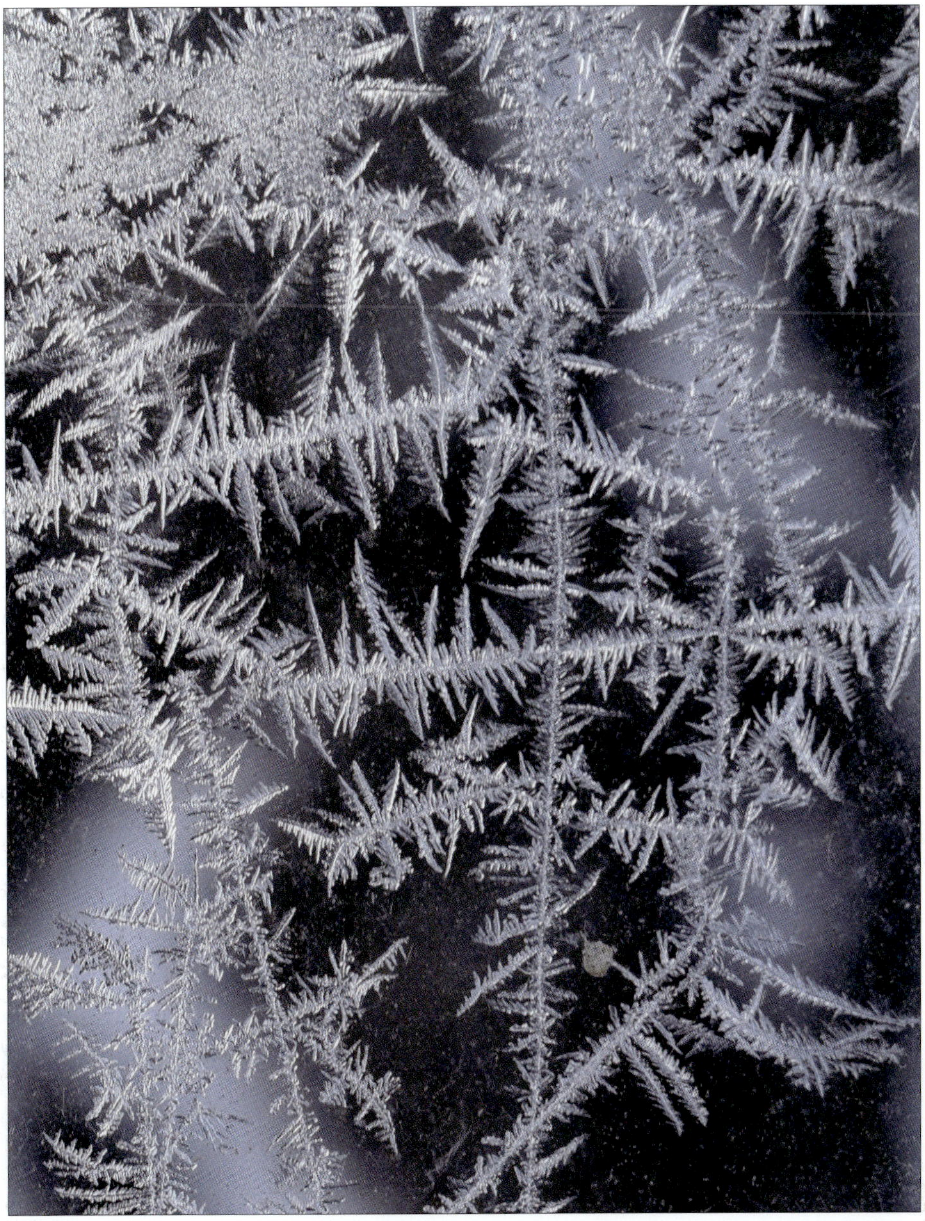

Hielophytum hiemalis
Eisblume

Frostig-fragil und Fernweh erweckend

Ältere Zeitgenossen berichten gerne, wie sich in früheren Zeiten diese seltene Pflanzenart in kalten Jahreszeiten über Nacht entfaltete und – zum allgemeinen Erstaunen aller – am nächsten Morgen bereits alle ihr genehmen Oberflächen wie Hausfenster oder Briefkästen in Beschlag nahm.

Der äusserst kurzen Vegetationszeit entsprechend ist ihr Wachstum sehr rasant und vital; nur einige eisige Froststunden sind Voraussetzung dafür. So überraschend ihr Erblühen – so erstaunlich schnell ist allerdings auch ihr Vergehen! Einzelne warme Sonnenstrahlen genügen, um die Kältespezialistin zum Verschwinden zu bringen.

Die Vermehrung der Pflanze gibt Rätsel auf; vermutet wird eine ähnliche Vermehrungsstrategie wie sie in alten Schriften bei Farnblüten beschrieben wurde. Medizinische Bedeutung hatte die Eisblume nie. Ihr jahreszeitlich gebundenes Erscheinen vermag allerdings im Betrachter Fernweh nach warmen Gefilden oder grosse Vorfreude auf das immer wiederkehrende Erwachen der Sonnenkräfte im Frühling erwecken.

Eine flechtenartige Wildform der Eisblume, die mit Vorliebe auf Autoscheiben erblüht, wird in einigen nördlichen Kulturen in den frühen Morgenstunden vom Glas gekratzt und geerntet. Ob es sich dabei um eine medizinische Verwendung der Pflanzenteile oder eine Art «magisches Morgenritual» handelt, wird leider nicht überliefert. Vor einer allfälligen Verwendung wird allerdings durch die zuständige Heilmittelkontrollstelle wegen möglicher Verunreinigung mit Frostschutzmitteln abgeraten.

cr

Hippophae rhamnoides
Sanddornstrauch

Pflanzenfamilie	Elaeagnaceae • Ölweidengewächse
Vorkommen	Europa, Asien • In Hecken, Böschungen, auf Kies- und Sanddünen
Humorale Qualitäten	**Frucht:** Warm 1, neutral—trocken 1 **Öl:** Warm 1, feucht 1
Humorale Wirkungen	Fördert die nährenden Säfte • Mildert Schärfen • Vermindert Ersatzausscheidungen über Haut und Schleimhaut • Leicht antiskrofulös • Tonusregulierend
Gestirne[1]	**Sonne**
Tria Principia[1]	**Mercurius**
Inhaltsstoffe	**Flavonoide** • **Fette Öle** • Vitamin A, C, E • verschiedene B-Vitamine
Droge	Hippophae fructus • Sanddornbeere
Darreichungsformen	*Innerlich:* Saft, Öl, Fertigarzneimittel *Äusserlich:* Öl, Salbe, Fertigarzneimittel
Wirkungen	*Innerlich* **(Frucht/Öl):** Abwehrstärkend, antioxidativ, entzündungshemmend, antiallergisch, schleimhautregenerierend *Äusserlich* **(Öl):** Wundheilungsfördernd, antioxidativ, haut- und schleimhautregenerierend
Nebenwirkungen[2]	
Kontraindikationen[2]	
Anwendungsbereiche Indikationen	**Haut** *Äusserlich:* Empfindliche, trockene Haut, Strahlenschäden, Akne, chronische Wunden, Geschwüre, Narben, Hautausschläge, Ekzeme, Psoriasis, Sonnenallergie **Frauenheilkunde** *Innerlich/Äusserlich:* Schleimhautentzündungen und -trockenheit **Immunsystem** *Innerlich:* Abwehrschwäche, Erkältungen, grippale Infekte, Sonnenallergie **Verdauung** *Innerlich:* Schleimhautentzündungen, Sodbrennen
Weiteres	Stark färbend. Beim Öl wird unterschieden zwischen Frucht- und Kernöl mit sehr ähnlichen Indikationsgebieten.

1 **Gestirne** und **Tria Prinzipia:** Zuordnung betrifft Heilwirkung

2 **Nebenwirkungen** und **Kontraindikationen:** entfallen bei spagyrischen Anwendungen

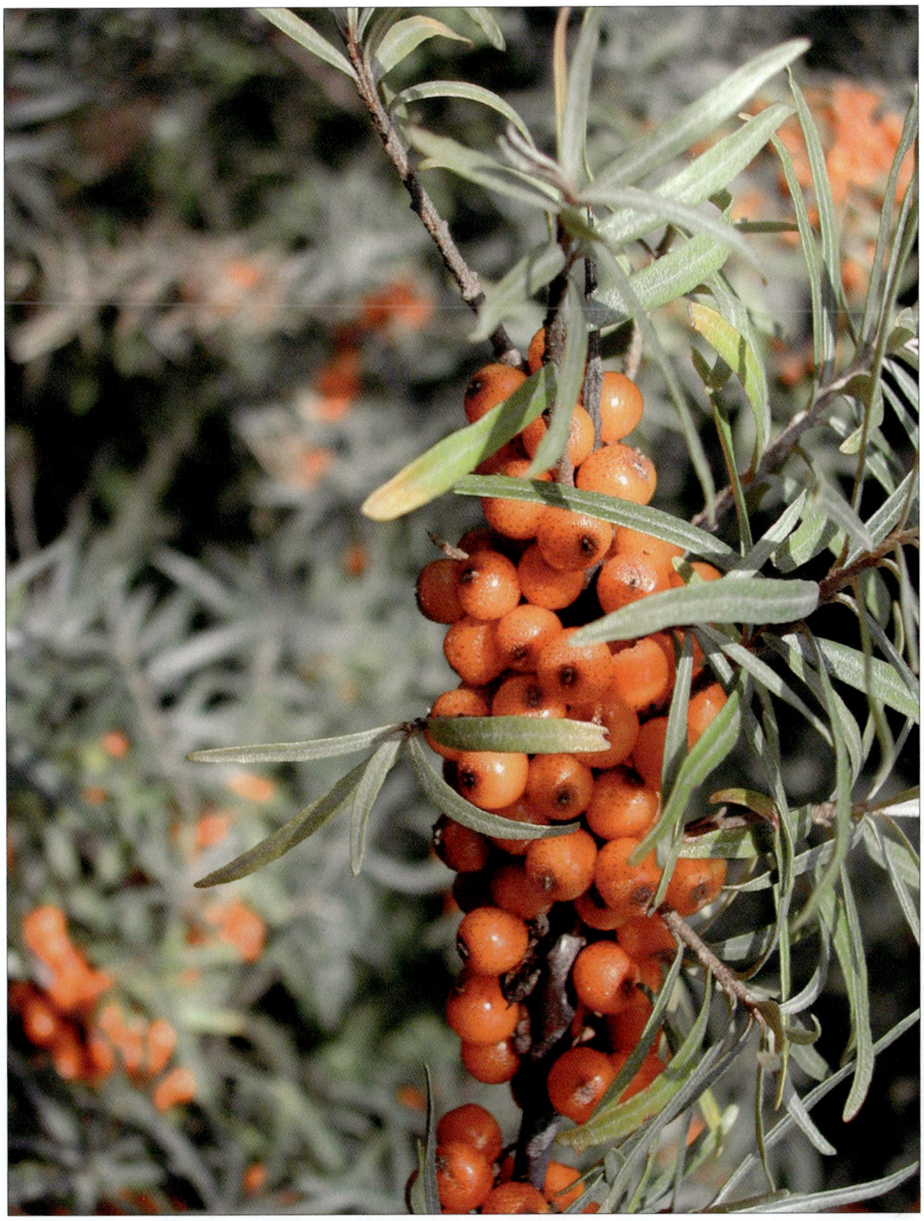

Hippophae rhamnoides
Sanddornstrauch

Fruchtiges Spätsommerfeuer

Vor einigen Jahrzehnten wurden in unseren Breitengraden Orangen und Zitronen als wahre Vitaminbomben und bestmögliche Erkältungsprophylaxe für die kühle Herbst- und Winterzeit propagiert. Unterschlagen wurde dabei die Tatsache, dass in unserer unmittelbaren Nähe Früchte und Beeren heranreifen, welche einen höheren Vitamingehalt besitzen als Zitrusfrüchte. Schwarze Johannisbeeren und Hagebutten weisen bei entsprechender Zubereitung ein viel grösseres Spektrum an Inhaltsstoffen und vor allem einen deutlich höheren Vitamin C Gehalt auf als Zitrusfrüchte.

Eine der reichsten Vitamin C-Quellen sind Sanddornbeeren, welche bei uns in grösseren Beständen auf kargen Böden wild wachsen oder sich auch relativ einfach kultivieren lassen. Die sparrig verzweigten Sträucher sind äusserst unempfindlich gegenüber Wind, Kälte und Sommerhitze. Letztere lässt die orangen Beeren heranreifen und die wertvollen Sonnenkräfte dieser Jahreszeit in sich speichern.

In der darauffolgenden kalten Saison und bei verschiedensten Beschwerden vermögen sie derart unsere innere Sonne zu stärken und ihre heilsamen Qualitäten an uns weiter zu schenken. Die nährende Qualität kommt speziell bei Anwendungen des Sanddornöls bei Trockenheits-Pathologien von Haut und Schleimhaut zum Tragen.

Wundersam, wie genügsam diese Heilpflanze heranwächst und gleichzeitig mit vollen Händen Geschenke weitergibt...

cr

Humulus lupulus
Hopfen

Pflanzenfamilie	Cannabaceae • Hanfgewächse
Vorkommen	Europa, Nordamerika • An Waldrändern, in Hecken und Auenwäldern
Humorale Qualitäten	Warm 1–2, trocken 1–2
Humorale Wirkungen	Fördert die Kochungen • Erwärmt und öffnet Magen, Leber, Milz und Nerven • Leitet übermässige Gelbgalle/Schwarzgalle und Schärfen aus • Tonusregulierend
Gestirne[1]	**Merkur,** Jupiter
Tria Principia[1]	**Mercurius,** Sulphur
Inhaltsstoffe	**Bitterstoffe** • Ätherische Öle • Flavonoide • Gerbstoffe
Droge	Lupuli strobulus • Hopfenzapfen Lupuli flos • Hopfenblüte
Darreichungsformen	Tee, Tinktur, Urtinktur, Spagyrikum, Fertigarzneimittel
Wirkungen	Schlaffördernd, beruhigend, relaxierend, verdauungsfördernd, appetitanregend, krampflösend, östrogenisierend, libidohemmend beim Mann
Nebenwirkungen[2]	Allergiepotenzial
Kontraindikationen[2]	Hormonabhängige Tumore
Anwendungsbereiche Indikationen	**Nervensystem/ Psyche** *Innerlich:* Unruhe-, Spannungszustände, Stress, Angst, Nervosität, depressive Verstimmung, Schlafstörungen, sexuelle Neurosen bei Männern **Frauenheilkunde** *Innerlich:* Östrogenmangel, Hitzewallungen, Wechseljahrbeschwerden **Verdauung** *Innerlich:* Verdauungsschwäche, nervöse Verdauungsbeschwerden, Appetitlosigkeit, Krämpfe
Weiteres	

1 **Gestirne** und **Tria Prinzipia:** Zuordnung betrifft Heilwirkung

2 **Nebenwirkungen** und **Kontraindikationen:** entfallen bei spagyrischen Anwendungen

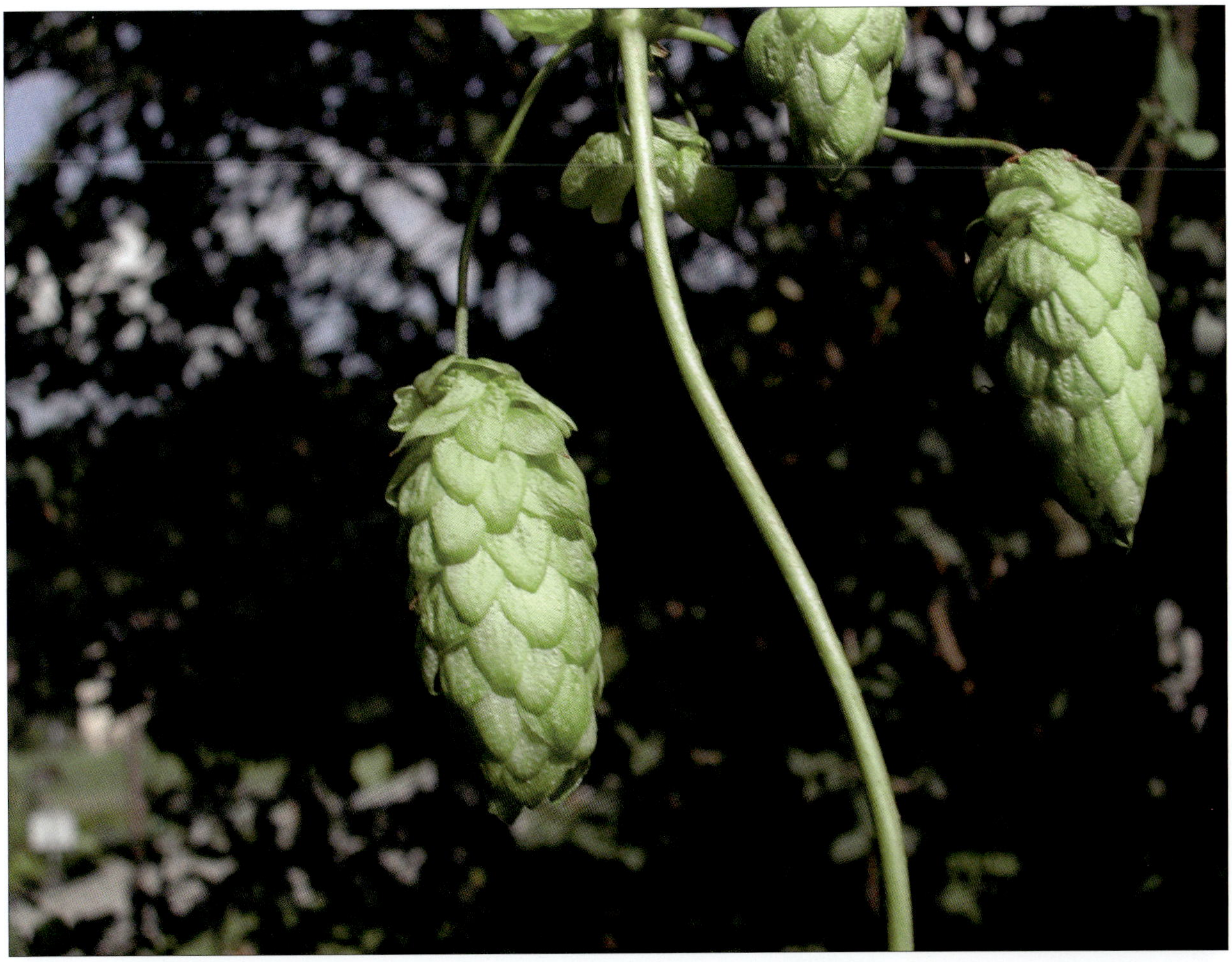

Humulus lupulus

Hopfen

Ein sturer Streber

Immer schön im Uhrzeigersinn rechtsherum drehen sich die Hopfensprossen bei ihren Eroberungszügen um die sich anbietenden Stützhilfen wie Heckensträucher und Bäume. Ihre haltsuchenden Stängelspitzen vollführen in einer Stunde eine Kreisbewegung und beginnen sich bei Berührung einzurollen und festzuklammern. Zu diesem Zweck besitzen sie eigentliche Sinneszellen mit deren Hilfe sie zielsicher ihrem Halt entgegenwachsen. Die Kultivierung erfolgt in Hopfengärten, in denen die Triebe weiblicher Pflanzen an bis 7m hohen Drähten hochgezogen und zur Erntezeit wieder von diesen gelöst werden.

Obwohl die oberirdischen Teile im Winter absterben und Hopfen jedes Jahr wieder von neuem aus seinem Wurzelstock austreibt, kann er mit den Jahren auch grössere Bäume umschlingen – diesem Verhalten zollt der Artenname «Lupulus» (Wölfchen) Anerkennung.

In diesem steten In-Bewegung-Bleiben zeigt die Hopfenpflanze ein vitales Wachstum von täglich bis zu 35 cm. Dieses Streben und Getriebensein kann als Analogie zu unserem ruhelosen Lebensstil gesehen werden. Diese Geste des Hopfens zeigt derart, wie durch Beharrlichkeit und Innehalten eine innere Stabilität und Stärke gewonnen werden kann.

Genauso zeigen Hopfenblüten in ihrer Anwendung synergistisch wirksame Effekte auf, welche sowohl auf die Nerven- und Verdauungskräfte als auch auf den Hormonhaushalt stabilisierend einwirken können. cr

Hypericum perforatum
Johanniskraut, echtes

Pflanzenfamilie	Hypericaeae • Johanniskrautgewächse
Vorkommen	Europa, Asien, Nord-Westafrika, Amerika • Auf trockenen Wiesen, an Bahndämmen und Wegrändern, auf Schuttplätzen
Humorale Qualitäten	Warm 2–3, trocken 2–3 **Öl:** Warm 2–3, feucht 1
Humorale Wirkungen	Erwärmt, öffnet, stärkt Nerven und Milz und fördert ihren Konsensus • Mildert übermässige Gelbgalle/Schwarzgalle und Schärfen • Fördert die Spiritus-Bildung und -verteilung • Tonusregulierend
Gestirne[1]	**Sonne**
Tria Principia[1]	**Sulphur**
Inhaltsstoffe	**Hypericin** (roter Farbstoff) • **Hyperforin** • Flavonoide • Procyanidine • Gerbstoffe
Droge	Hyperici herba • Johanniskraut Hyperici oleum • Johanniskrautöl
Darreichungsformen	*Innerlich:* Tee, Tinktur, Urtinktur, Spagyrikum, Öl, Fertigarzneimittel *Äusserlich:* Öl für Einreibung, Auflage
Wirkungen	**Kraut,** *Innerlich:* Beruhigend, angstlösend, stimmungsaufhellend, entzündungshemmend **Öl,** *Innerlich:* Schleimhautregenerierend, entzündungshemmend **Öl,** *Äusserlich:* Hautregenerierend, schmerzlindernd, wundheilend
Nebenwirkungen[2]	
Kontraindikationen[2]	**Interaktion bei hochdosierten Fertigarzneimitteln:** Blutverdünner, Psychopharmaka, Immunsupressiva, Anti-HIV-Medikamente
Anwendungsbereiche Indikationen	**Nervensystem/ Psyche:** **Kraut,** *Innerlich:* Psycho-vegetative Störungen, depressive Verstimmungen, Angstzustände, Nervosität, psychosomatische Beschwerden **Öl,** *Äusserlich:* Neuralgien **Haut:** **Öl,** *Äusserlich:* Ulcus cruris, Dekubitus-Prophylaxe, Narben, Sonnenbrand, Wunden **Verdauung:** **Öl,** *Innerlich:* Schleimhautentzündungen **Bewegungsapparat:** **Öl,** *Äusserlich:* Fibromyalgie, rheumatische Schmerzen, stumpfe Verletzungen
Weiteres	Kardinalmittel für Nerven und Psyche

1 **Gestirne** und **Tria Prinzipia:** Zuordnung betrifft Heilwirkung

2 **Nebenwirkungen** und **Kontraindikationen:** entfallen bei spagyrischen Anwendungen

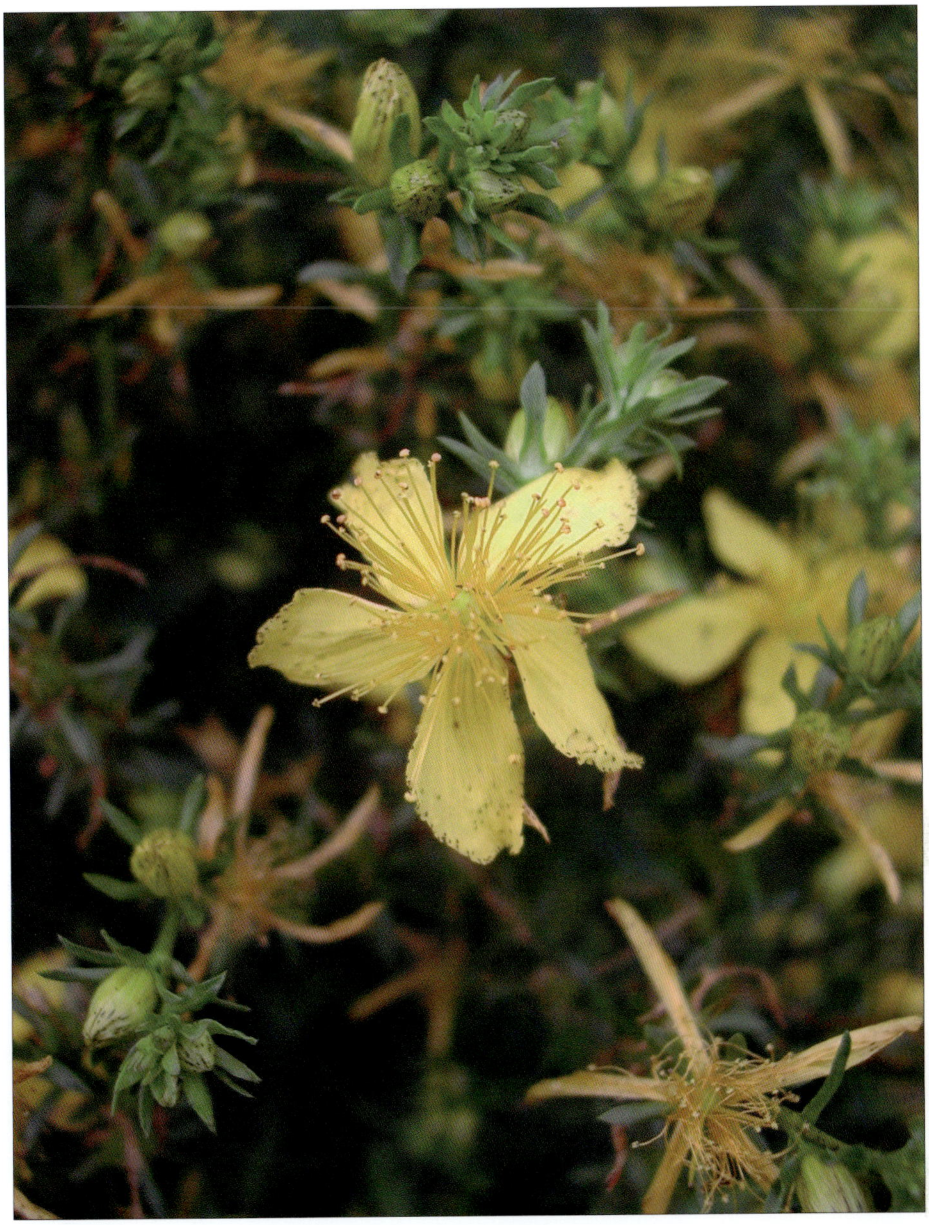

Hypericum perforatum
Echtes Johanniskraut

Die Sonne auf Erden

Johanniskraut blüht um den Festtag seines Namensgebers Johannes des Täufers (24. Juni), wenige Tage nach der astronomischen Sommersonnenwende und wird deshalb auch Sonnenwendkraut genannt. Der christliche Heilige gilt als Lichtbringer – er verkündete die Ankunft des neuen Messias und steht in der Tradition früherer heidnischer Lichtgötter, wie z.B. dem germanischen Baldur. Mit den Sagen und Mythen, welche sich um diese Gottheiten und Heiligen ranken, wird der Höhepunkt der Sonnenkräfte besungen, mit jedem weiteren Tag «stirbt» die Sonne ein wenig und geht ihrem Tiefpunkt zur Zeit der Wintersonnenwende entgegen. Entsprechend müssen auch Baldur und Johannes – der erste durch einen Mistelpfeil, der zweite durch das Schwert – sterben.

Verschiedenste Bräuche zu Mittsommer ehren die tiefe Verbindung des Johanniskrauts mit diesem speziellen Zeitpunkt, sei es das Binden von Johannibüschel oder das Verbrennen von Kränzen im Johannifeuer.

Welch alchemistisches Wunder zeigt sich bei der Herstellung des heilsamen Rotöls aus den blühenden Triebspitzen oder den Blüten: aus Gelb und Grün mach Rot! Auch diese Wandlung ist eine pflanzliche Äusserung, welche in Entsprechung mit dieser engen Verbundenheit zur schützenden Sonnenwärme steht.

Johanniskraut stärkt in seiner Anwendung die innere, mikrokosmische Sonne und lässt uns so gestärkt und selbstbewusst durchs Leben gehen.

cr

Inula helenium
Alant

Pflanzenfamilie	Asteraceae • Korbblütler
Vorkommen	Mitteleuropa, Asien • An Bachufern, in Hecken und auf Ödland
Humorale Qualitäten	Warm 2, trocken 1
Humorale Wirkungen	Fördert die Kochungen • Erwärmt und öffnet Leber, Atem- und Verdauungswege und fördert ihren Konsensus • Säftebewegend • Lymphflussfördernd • Zerteilt zähe Feuchtigkeit • Leitet übermässige Gelbgalle/Schwarzgalle und Schärfen aus • Fördert die Spiritus-Bildung • Deplethorisierend • Antidyskratisch • Antiskrofulös • Sthenisierend
Gestirne[1]	**Sonne,** Jupiter
Tria Principia[1]	**Mercurius,** Sulphur
Inhaltsstoffe	**Ätherische Öle** • Bitterstoffe • Inulin
Droge	Heleni rhizoma • Alantrhizom
Darreichungsformen	*Innerlich:* Tee, Tinktur, Urtinktur, Spagyrikum, Fertigarzneimittel *Äusserlich:* Salbe, Auflage, Mund- und Rachenspülung, Räucherung
Wirkungen	*Innerlich:* Entzündungshemmend, magenstärkend, blähungswidrig, auswurffördernd, krampflösend, Leber-Galle-anregend, harntreibend, menstruationsanregend, antimikrobiell *Äusserlich:* Wundheilend, entzündungshemmend, antimikrobiell
Nebenwirkungen[2]	Abortiv, Allergiepotenzial, Kontaktdermatitis möglich
Kontraindikationen[2]	Schwangerschaft, Stillzeit, Korbblütlerallergie
Anwendungsbereiche Indikationen	**Verdauung** *Innerlich:* Verdauungsschwäche, Magen-Darmschleimhautentzündungen, Krämpfe, Funktionsschwäche von Leber, Gallenblase und Pankreas **Atemwege** *Innerlich:* Entzündungen, Asthma, Husten **Immunsystem** *Innerlich:* Schwäche, Abwehrschwäche **Haut** *Äusserlich:* Hautausschlag, Akne, Wunden
Weiteres	

1 **Gestirne** und **Tria Prinzipia:** Zuordnung betrifft Heilwirkung

2 **Nebenwirkungen** und **Kontraindikationen:** entfallen bei spagyrischen Anwendungen

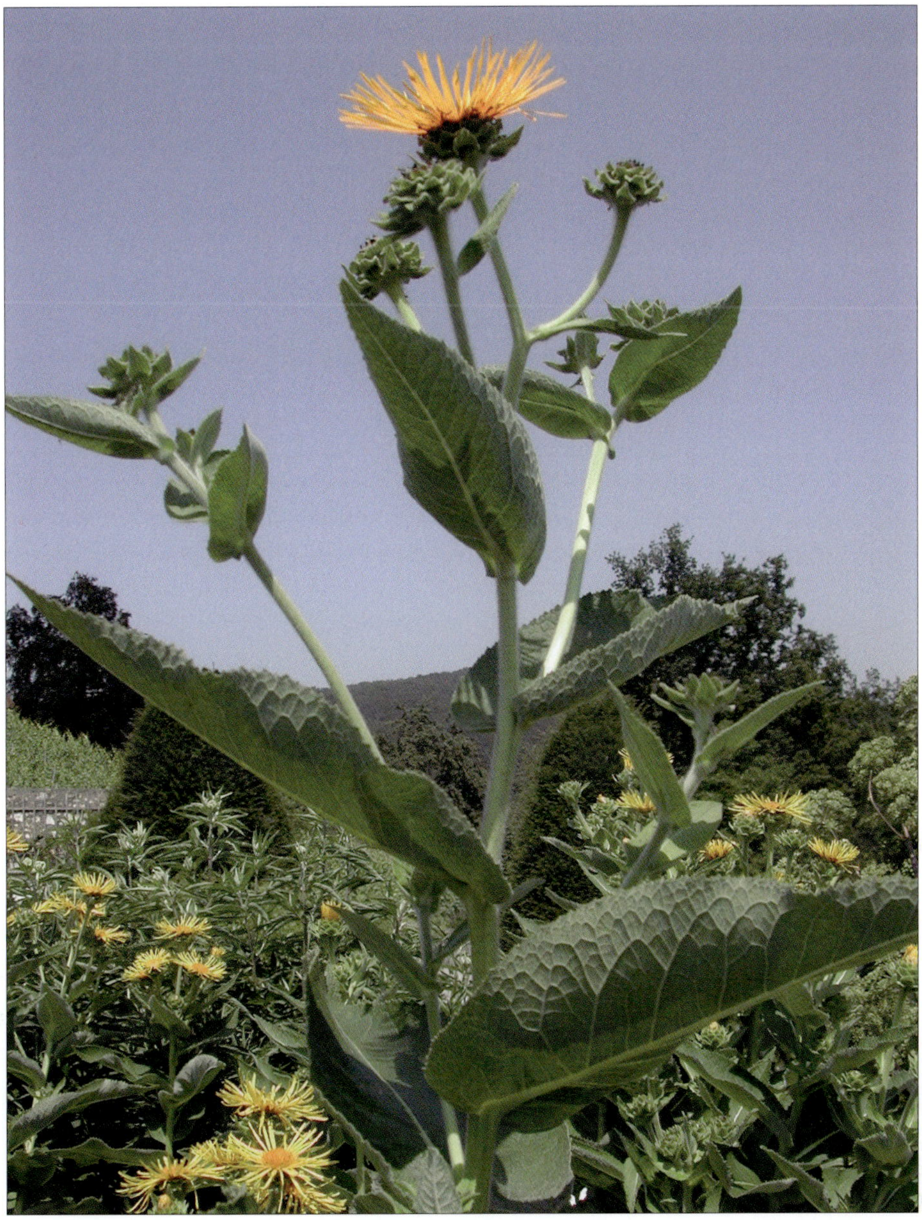

Inula helenium

Alant

Die «Elfenampfer» von gestern gegen den Feinstaub von heute

Alant heile von Elfen verursachte Krankheiten und Beschwerden – darauf sollen jedenfalls frühmittelalterliche Heilkundige geschworen haben. Geweihte Wurzeln oder oberirdische Teile wurden als Schutz vor Übel, Gewitter oder Dämonen mit anderen Pflanzen zusammen im Haus oder Stall aufgehängt. In diesen Krankheitsverursachern sieht der moderne Mensch keine wirkliche Bedrohung mehr – sie werden ersetzt durch Bakterien, Viren, Umweltgifte und Luftschadstoffe.

Die Alantwurzel stellte für lange Zeit ein wichtiges Allheilmittel, speziell für die Regeneration der Atemfunktion dar. Paracelsus beschreibt sogar die Verwendung bei Lungeneiterung und -abszess, spätere Heilkundige den unterstützenden Einsatz bei Lungentuberkulose.

Im Herbst, wenn sich die Pflanzensäfte in die Wurzeln zurückziehen, kann diese geerntet werden. Die traditionelle Zubereitung als Alantwein wird bei Hildegard oder Lonicerus beschrieben: 50g geschnittene Wurzel in einer Flasche Rotwein kurz aufkochen, bei kleiner Hitze 5–10 Minuten köcheln lassen, vom Herd nehmen und leicht abkühlen lassen, lauwarm 3–5 Teelöffel Honig unterziehen und abfüllen.

Alantwein ist wenige Wochen haltbar – für eine längere Konservierung muss noch ca. 1dl Wodka zugegeben werden. Täglich werden 1–3 Likörgläschen zur Stärkung der Atem- und Verdauungswege getrunken. cr

Juglans regia
Walnuss

Pflanzenfamilie	Juglandaceae • Walnussgewächse
Vorkommen	Europa, Asien, Nordafrika, Nordamerika • Vielerorts kultiviert
Humorale Qualitäten	Warm 1–2, trocken 1–2
Humorale Wirkungen	Fördert die Kochungen • Erwärmt und öffnet die Milz und fördert den Konsensus von Milz, Haut, Schleimhaut und Lymphe • Leitet übermässige Gelbgalle/Schwarzgalle und Schärfen aus • Vermindert Ersatzausscheidungen über Haut und Schleimhaut • Zerteilt zähe Feuchtigkeit • Säftebewegend • Lymphflussfördernd • Antidyskratisch • Antiskrofulös • Deplethorisierend • Sthenisierend
Gestirne[1]	**Saturn,** Merkur
Tria Principia[1]	**Sal,** Mercurius
Inhaltsstoffe	**Gerbstoffe** • Ätherische Öle • Bitterstoffe • Flavonoide • Juglon
Droge	Juglandis folium / pericarpium • Walnussblätter / -fruchtschale
Darreichungsformen	*Innerlich:* Tee, Tinktur, Urtinktur, Spagyrikum, Fertigarzneimittel *Äusserlich:* Auflage, Bad, Spülung
Wirkungen	*Innerlich:* Zusammenziehend, antimikrobiell, antiparasitär, entzündungshemmend, lymphflussfördernd, durchfallhemmend *Äusserlich:* Zusammenziehend, schweisshemmend, entzündungshemmend, juckreizlindernd.
Nebenwirkungen[2]	Selten Haut- oder Schleimhautreizungen
Kontraindikationen[2]	
Anwendungsbereiche Indikationen	**Haut** *Innerlich/Äusserlich:* Ekzeme, Akne, Milchschorf, Juckreiz, Herpes **Verdauung** *Innerlich:* Durchfall, Darmschleimhautentzündungen, Pilzerkrankungen *Äusserlich:* Schleimhautentzündungen, Pilzerkrankungen, Hämorrhoiden, Analfissuren **Lymphsystem** *Innerlich/Äusserlich:* Lymphknotenschwellungen, -entzündungen, Lymphstauungen
Weiteres	Volksheilkundlich wird auch Juglandis septum, das Nusskreuzchen, verwendet.

1 **Gestirne** und **Tria Prinzipia:** Zuordnung betrifft Heilwirkung

2 **Nebenwirkungen** und **Kontraindikationen:** entfallen bei spagyrischen Anwendungen

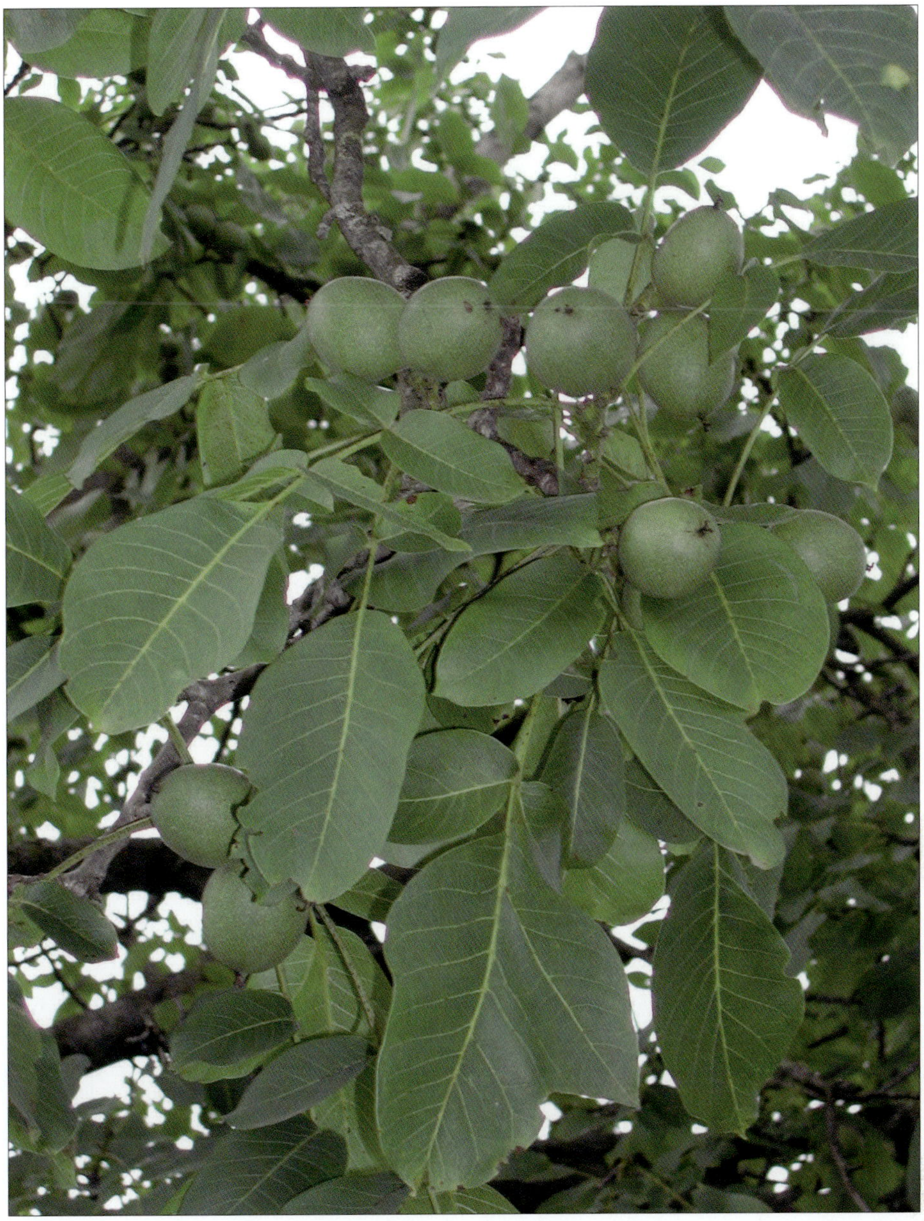

Juglans regia
Walnuss

Geschenk Jupiters

Der «Nussfressertag», der Markustag am 25. April, weist auf die Anfälligkeit der Nussbäume gegenüber tiefen Nachttemperaturen hin. Haben die sich im Austrieb befindlichen Knospen dieses Datum ohne Spätfrost überstanden, wird eine gute Ernte prophezeit. Nussreiche Jahre werden vielerorts im Volksmund als «Bubenjahre» bezeichnet. Überhaupt haften dem Walnussbaum allerlei Bezüge zur Fruchtbarkeit und Sexualität an, welche sich in entsprechenden Redewendungen und Bräuchen niedergeschlagen hat. So wird mancherorts zur Geburt eines Sohnes ein junger Nussbaum gepflanzt.

Im lateinischen Namen wird die Baumnuss als Frucht Jupiters geehrt. Dieser Bezug kommt einerseits in der mächtigen Grösse des Baumes zum Ausdruck, andererseits aber auch in der Bildung von sehr zahlreichen und vor allem ölhaltigen Früchten.

Zusätzlich zur nebenan beschriebenen Heilwirkung der Nussbaumblätter besitzen auch die Früchte mit ihren hochwertigen Fettsäuren und zahlreichen Vitalstoffen eine wichtige gesundheitliche Bedeutung. Allseits bekannt ist die passende Analogie der Nusshälfte zu den zwei menschlichen Hirnhemisphären. Gerade in der kühleren Herbst- und Winterzeit, wenn unser Aktivitätsschwerpunkt vielleicht vermehrt im Geistigen als im Körperlichen liegt, kann die Walnuss die Nervenfunktion nähren, unsere Konzentrationsfähigkeit und unser Gedächtnis stärken. cr

Juniperus communis
Wacholderstrauch

Pflanzenfamilie	Cupressaceae • Zypressengewächse
Vorkommen	Europa, Asien, Nordamerika • In lichten Wäldern, Mooren und auf Heiden
Humorale Qualitäten	Warm 3, trocken 1–2
Humorale Wirkungen	Fördert die Kochungen und die Krisis • Erwärmt und öffnet Magen, Leber, Milz und Nieren und fördert ihren Konsensus • Erwärmt und öffnet die Gebärmutter • Leitet übermässige Gelbgalle/Schwarzgalle und Schärfen aus • Zerteilt zähe Feuchtigkeit • Fördert die Spiritus-Verteilung • Deplethorisierend • Antidyskratisch • Antiskrofulös • Sthenisierend
Gestirne[1]	**Mars,** Sonne
Tria Principia[1]	**Sulphur**
Inhaltsstoffe	**Ätherische Öle** • Harze • Flavonoide • Bitterstoffe • Gerbstoffe
Droge	Juniperi pseudo-fructus / fructus • Wacholderbeere
Darreichungsformen	*Innerlich:* Tee, Tinktur Urtinktur, Spagyrikum, Fertigarzneimittel *Äusserlich:* Spiritus, Salbe, Räucherung
Wirkungen	*Innerlich:* Entzündungshemmend, harntreibend, desinfizierend, tonisierend, schleimlösend, antimikrobiell, verdauungsfördernd, menstruationsanregend *Äusserlich:* Durchblutungsfördernd
Nebenwirkungen[2]	Abortiv
Kontraindikationen[2]	Schwangerschaft, Stillzeit, Nierenentzündungen, Niereninsuffizienz Keine Durchspülungstherapie bei Ödemen infolge Herz- und Niereninsuffizienz
Anwendungsbereiche Indikationen	**Nieren-Blase** *Innerlich:* Beginnende Harnwegsentzündungen, Ödeme **Verdauung** *Innerlich:* Verdauungsschwäche, Appetitlosigkeit, hypoazider Magen **Bewegungsapparat** *Innerlich/Äusserlich:* Rheumatische Erkrankungen **Stoffwechsel** *Innerlich/Äusserlich:* Unterstützend bei Gicht **Frauenheilkunde** *Innerlich/Äusserlich:* Schwache, ausbleibende Menstruationsblutung, Unterleibskälte **Haut** *Innerlich:* Chronische Ekzeme, Akne
Weiteres	Alte Kult- und Räucherpflanze

1 **Gestirne** und **Tria Prinzipia:** Zuordnung betrifft Heilwirkung

2 **Nebenwirkungen** und **Kontraindikationen:** entfallen bei spagyrischen Anwendungen

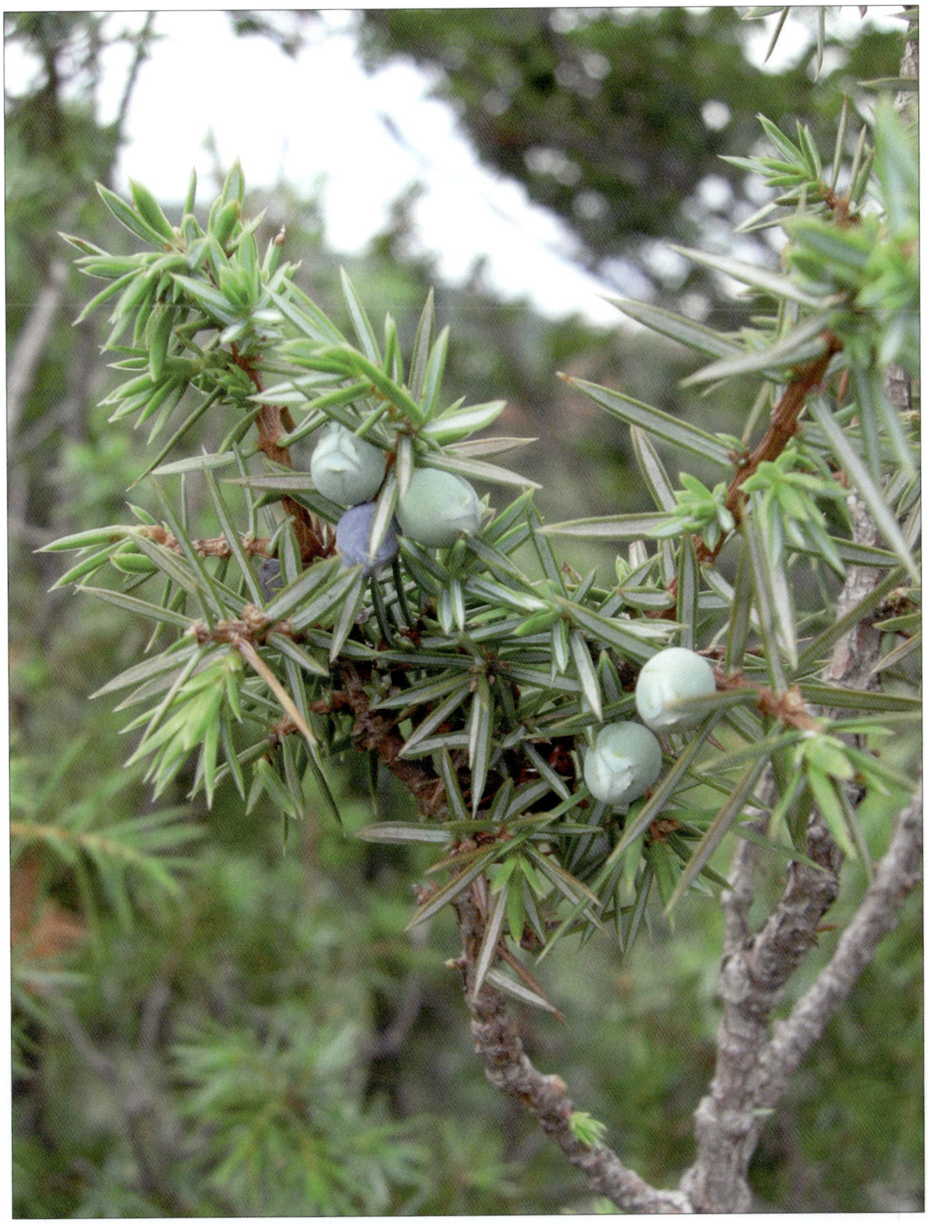

Juniperus communis
Wacholderstrauch

Einheimischer Weihrauchbaum

Das Räuchern von Wacholderholz und -nadeln anstelle von Weihrauch ist ein uralter Brauch, mit dem Krankheit und Unbill aus Wohnzimmern oder Ställen vertrieben werden kann. Ebenso empfiehlt es sich auch bei Wohnungswechsel oder nach einschneidenden Ereignissen, Wacholderräucherungen vorzunehmen. Diese wirken nicht nur antimikrobiell und reinigend, sondern auch wärmend, Halt vermittelnd und ordnend.

Botanisch gesehen ist Wacholder eigentlich ein «Nadelstrauch», ein kleiner immergrüner Strauch – dies wird u.a. in der 3-jährigen Reifezeit seiner blauschwarzen Scheinbeere ersichtlich. Diese zeigen sich zuerst als grüne, dann blaue und erst im dritten Jahr als schwarze Scheinfrüchte, welche eigentlich eher Nadelbaumzapfen als Beeren darstellen. Wie bei allen zweihäusigen Pflanzen lassen sich diese nur auf den weiblichen Exemplaren finden.

Die Heilkraft des Wacholders wurde ähnlich hochgeschätzt wie die des Holunderstrauches. Eine Salzburger Redewendung besagt, man müsse vor Erstem nicht nur den Hut ziehen wie vor dem Holunder, sondern zusätzlich noch das Knie beugen. Als sogenanntes Theriakkraut wurde es häufig als Allheilmittel verwendet.

Einprägend ist die feste Freundschaft des etwas abweisend und düster erscheinenden Wacholders mit der wärmeren und offeneren Föhre – nicht selten lassen sich in ihrer Gesellschaft verschiedenste Orchideenarten finden. cr

Lamium album
Taubnessel, weisse

Pflanzenfamilie	Lamiaceae • Lippenblütler
Vorkommen	Europa, Asien, Amerika • An Wegrändern, in Hecken und auf Brachland
Humorale Qualitäten	Warm 1, neutral—trocken 1
Humorale Wirkungen	Erwärmt das kleine Becken • Zerteilt zähe Feuchtigkeit • Mildert übermässige Gelbgalle/Schwarzgalle und Schärfen • Vermindert Ersatzausscheidungen über die Haut und Schleimhaut • Antiskrofulös • Detonisierend
Gestirne[1]	**Mond,** Venus
Tria Principia[1]	**Mercurius**
Inhaltsstoffe	**Iridoid-Glykoside** • **Saponine** • Schleimstoffe • Gerbstoffe • Flavonoide
Droge	Lamii albi flos • Taubnesselblüte, weisse Lamii albi herba • Taubnesselkraut, weisses
Darreichungsformen	*Innerlich:* Tee, Tinktur, Urtinktur, Spagyrikum, Fertigarzneimittel *Äusserlich:* Bad, Auflage, Spülung, Fertigarzneimittel
Wirkungen	*Innerlich:* Schleimlösend, entzündungshemmend, reizlindernd, lymphflussfördernd, leicht harntreibend, weibliche Hormone regulierend, schleimhautregenerierend *Äusserlich:* Haut-, schleimhautregenerierend, juckreizstillend, antimikrobiell
Nebenwirkungen[2]	
Kontraindikationen[2]	
Anwendungsbereiche Indikationen	**Verdauung** *Innerlich/Äusserlich:* Schleimhautentzündungen **Frauenheilkunde** *Innerlich:* Menstruationsbeschwerden, Ausfluss, Entzündungen *Äusserlich:* Ausfluss, Entzündungen, Schleimhauttrockenheit **Atemwege** *Innerlich:* Schleimhautentzündungen, chronische Bronchitis, trockener Husten **Nieren-Blase** *Innerlich:* Reizblase, Harnverhalten **Haut** *Äusserlich:* Hautentzündungen, Wunden
Weiteres	Bewährtes reizbesänftigendes Schleimhautmittel in der Frauenheilkunde

1 **Gestirne** und **Tria Prinzipia:** Zuordnung betrifft Heilwirkung

2 **Nebenwirkungen** und **Kontraindikationen:** entfallen bei spagyrischen Anwendungen

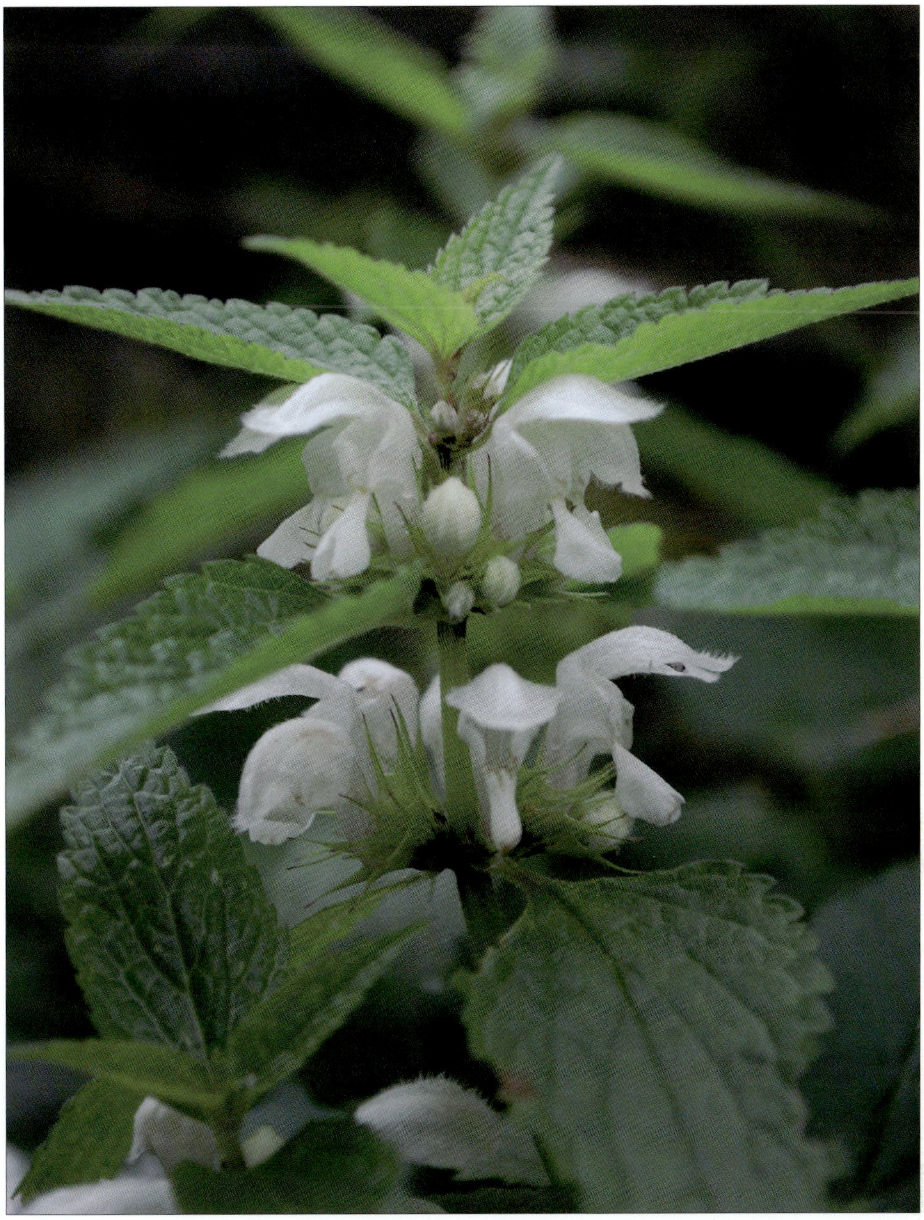

Lamium album
Weisse Taubnessel

Gutmütiges Nesselweibchen

In früheren Kräuterbüchern finden sich viele ungenaue oder auch verwirrende Beschreibungen der Taubnessel – so wird sie in einigen Quellen als weibliches Pendant zum Nesselmännlein (Brennnessel) angesehen. Auch der deutsche Name bezieht sich auf die optische Ähnlichkeit bezüglich der Blattstellung und des Stängelquerschnitts – die fehlende Agressivität hat sich im Wortteil «Taub-» niedergeschlagen.

Die tiefgreifende Heilwirkung der Taubnessel lässt sich schwerlich aus der pharmakologischen Prüfung der Inhaltsstoffe ableiten, sondern ebenfalls aus dem naturheilkundlichen und humoralmedizinischen Kontext als Skrofulose-Arznei. Es erstaunt daher nicht, dass die Taubnessel in der modernen Phytotherapie in Vergessenheit geraten ist. Dabei waren neben der weissblühenden Art in früheren Zeiten auch die violett blühende Acker-Taubnessel, die gelb blühende Goldnessel und weitere Vertreter gebräuchlich. Signaturenbezogen wurde Lamium album bei weisslichem Ausfluss, die Acker-Taubnessel bei blutigem und die Goldnessel bei gelblichem, bakteriell bedingtem Ausfluss empfohlen.

Pfarrer Künzle pries die Taubnessel nicht nur als Frauenheilmittel, sondern auch für Männer mit Harnverhalten.

Wegen der hohen Erntekosten ist man neuerdings dazu übergegangen, nicht nur die weissen Blüten, sondern das Kraut als Ganzes zu verwenden.

cr

Lapsana communis
Rainkohl

Pflanzenfamilie	Asteraceae • Korbblütler
Vorkommen	Weltweit in gemässigten Klimazonen • Auf Brachflächen, in Gebüschen, an Wegrändern
Humorale Qualitäten	Warm 1–2, trocken 1
Humorale Wirkungen	Fördert die Kochungen • Leitet übermässige Gelbgalle und Schärfen aus • Säftebewegend • Lymphflussfördernd • Bewegt übermässige Feuchtigkeit • Antidyskratisch • Tonusregulierend
Gestirne[1]	**Merkur**
Tria Principia[1]	**Mercurius,** Sulphur
Inhaltsstoffe	**Bitterstoffe** • Flavonoide
Droge	Lapsanae herba • Rainkohlkraut
Darreichungsformen	*Innerlich:* Tee, Tinktur, Urtinktur *Äusserlich:* Auflage, Salbe, Bad
Wirkungen	*Innerlich:* Verdauungsfördernd, Leber-Galle-anregend *Äusserlich:* Wundheilend, erweichend
Nebenwirkungen[2]	
Kontraindikationen[2]	
Anwendungsbereiche Indikationen	**Verdauung** *Innerlich:* Appetitlosigkeit, Schleimhautentzündungen, Verdauungsschwäche **Haut** *Äusserlich:* Entzündliche Läsionen der Brustwarzen
Weiteres	

1 **Gestirne** und **Tria Prinzipia:** Zuordnung betrifft Heilwirkung

2 **Nebenwirkungen** und **Kontraindikationen:** entfallen bei spagyrischen Anwendungen

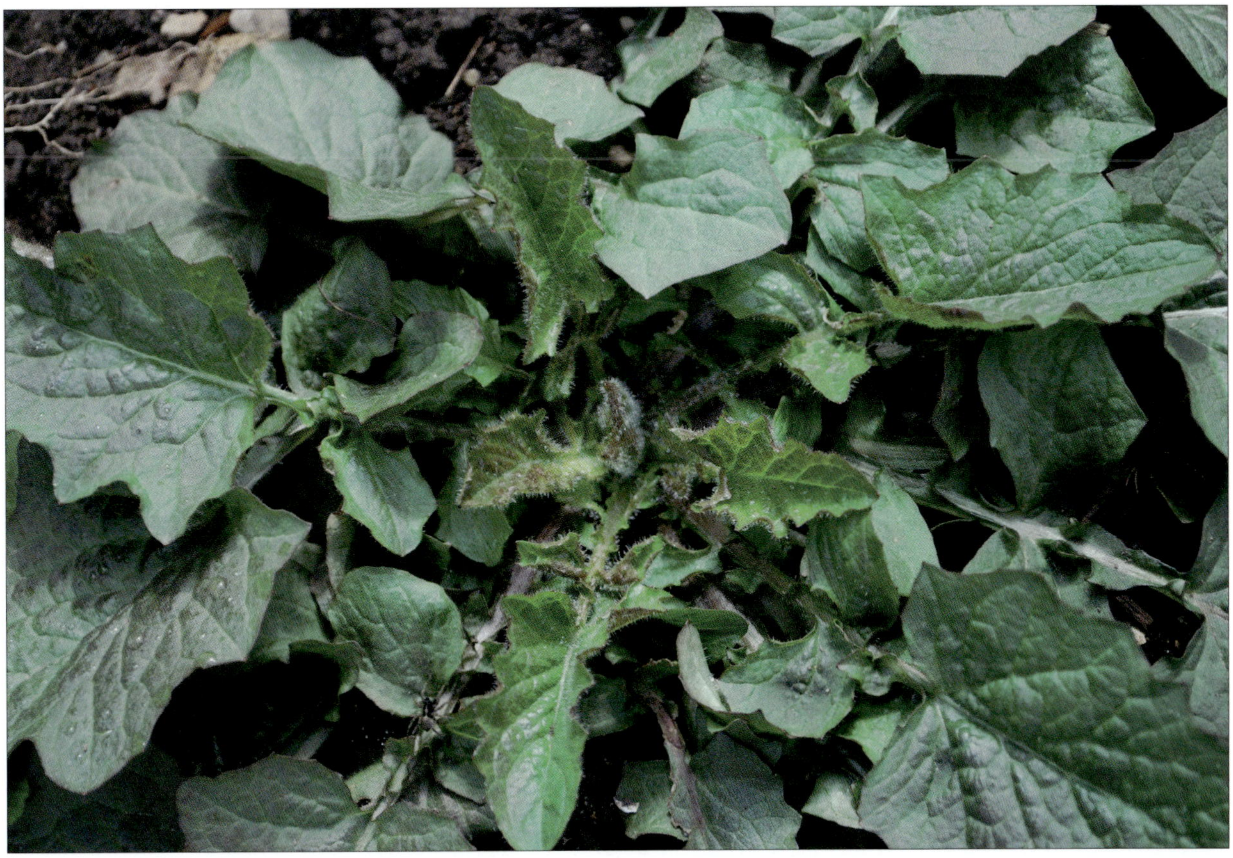

Lapsana communis
Rainkohl

Der Korbblütler, der ein Kreuzblütler sein will

Der Rainkohl ist entgegen seinem deutschen Namen kein Kreuzblütler, zu denen die Kohlarten gehören, sondern gehört zu der Familie der Korbblütler, was seine Blüten auf den ersten Blick offenbaren. Dass der Volksmund ihn trotzdem zu den Kohlarten stellt, erklärt sich dadurch, dass er ähnlich wie diese eingesetzt wird. Wie diese lässt er sich im Frühling in der Küche einsetzen und hat eine ähnliche «Kraft, zu säubern und zu reinigen».

Diese typische Ruderalpflanze fällt durch die Betonung ihrer etwas steif wirkenden, oben stark verzweigten Stängel auf, die in einem rispigen Blütenstand mit vielen kleinen gelben Blütenknöpfen mündet. Die Form der Blütenknospen zusammen mit dem Umstand, dass die ganze Pflanze milchsaftführend ist, brachte unsere Ahnen darauf, diese Pflanze bei Beschwerden der Brust, speziell der Brustwarzen einzusetzen. Der bittere Geschmack der Pflanze zusammen mit den gelben Blüten weist allerdings auf die Leber und das Stoffwechselsystem allgemein hin. Diese werden bei innerlicher Verabreichung angeregt, was zu grundsätzlicher Reinigung der Säfte führt (antidyskratische Wirkung). Äusserlich werden die zerdrückten Blätter zum Beispiel als Breiumschlag auf entzündete, verletzte Stellen der Brust aufgelegt.

lh

Lavandula angustifolia
Lavendel

Pflanzenfamilie	Lamiaceae • Lippenblütler
Vorkommen	Mittelmeergebiet • Vielerorts kultiviert • Auf felsigen, trockenen Hängen
Humorale Qualitäten	Warm 1, trocken 2
Humorale Wirkungen	Fördert die Kochungen • Erwärmt und öffnet Magen, Leber und Nerven und fördert ihren Konsensus • Mildert Ersatzausscheidungen über Haut und Schleimhaut • Löst zähe Feuchtigkeit • Fördert die Spiritus-Verteilung • Delethorisierend • Detonisierend
Gestirne[1]	**Merkur,** Venus
Tria Principia[1]	**Mercurius,** Sulphur
Inhaltsstoffe	**Ätherische Öle** • Gerbstoffe • Cumarine • Flavonoide
Droge	Lavandulae flos • Lavendelblüte
Darreichungsformen	*Innerlich:* Tee, Tinktur, Urtinktur, Spagyrikum, Fertigarzneimittel *Äusserlich:* Salbe, Bad, Auflage, Öleinreibung, Räucherung
Wirkungen	*Innerlich:* Beruhigend, schlaffördernd, stimmungsaufhellend, antimikrobiell, krampflösend, entzündungshemmend, Leber-Galle-anregend, schmerzstillend *Äusserlich:* Wundheilend, juckreiz-, schmerzlindernd, antimikrobiell, desinfizierend
Nebenwirkungen[2]	
Kontraindikationen[2]	
Anwendungsbereiche Indikationen	**Nervensystem/ Psyche:** *Innerlich:* Unruhe, Schlafstörungen, Angst, depressive Verstimmung, nervöse Beschwerden (z.B. Herz) *Äusserlich:* Neuralgien. **Verdauung:** *Innerlich:* Verdauungsschwäche, Reizmagen, Roemheld-Syndrom, nervöse Verdauungsbeschwerden **Haut:** *Äusserlich:* Juckreiz, Hautentzündungen, Pilzerkrankungen, Wunden **Frauenheilkunde:** *Äusserlich:* Schleimhautentzündungen
Weiteres	

1 **Gestirne** und **Tria Prinzipia:** Zuordnung betrifft Heilwirkung

2 **Nebenwirkungen** und **Kontraindikationen:** entfallen bei spagyrischen Anwendungen

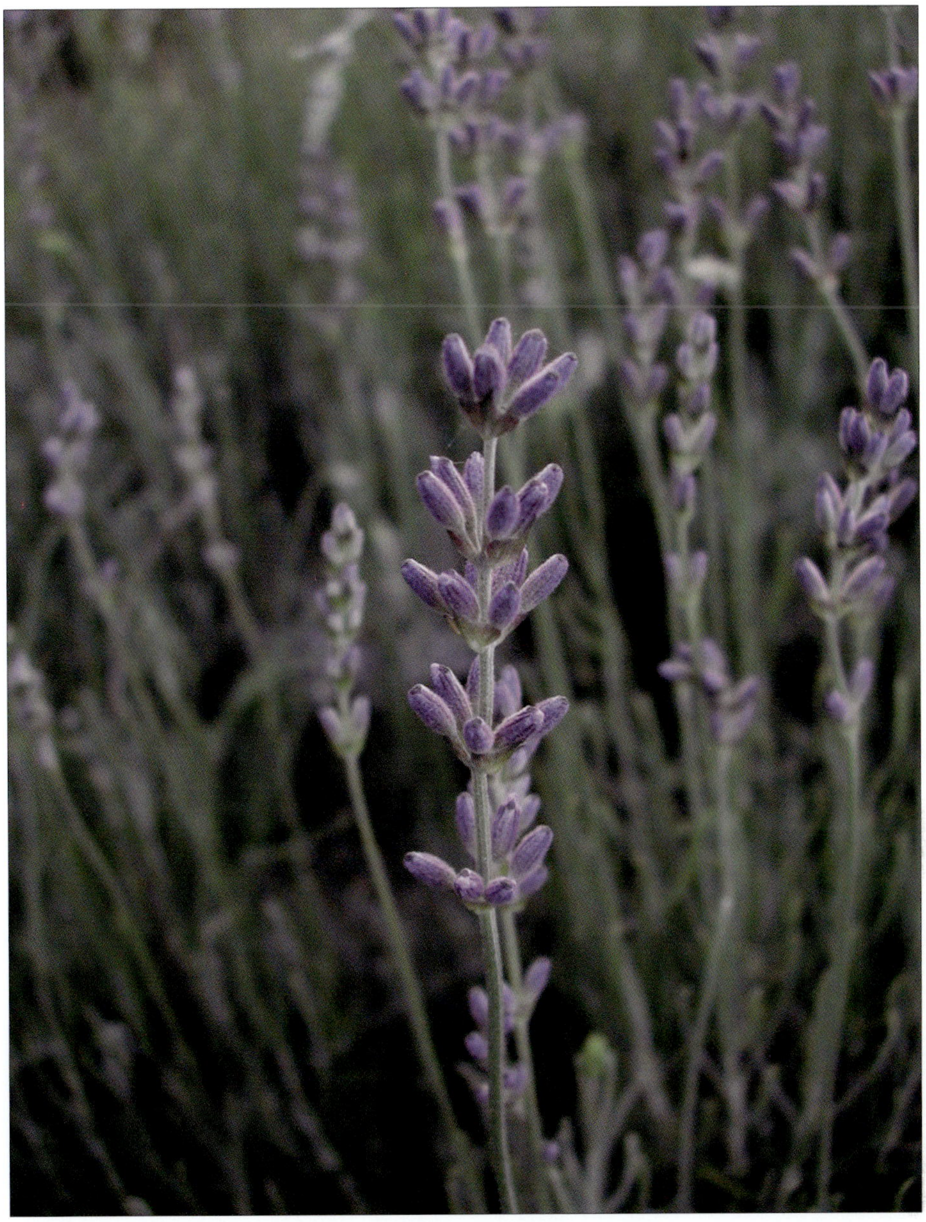

Lavandula angustifolia
Lavendel

Büsche voll Klarheit und Durchsicht

Beim Bewundern grösserer Lavendelbestände in Südeuropa fasziniert die kräftige, blau-violette Farbe der Blütenkissen. In ihrer Gesamterscheinung nimmt sie bereits etwas von der beruhigenden und stimmungsaufhellenden Wirkung ihrer Blüten vorweg. Aus der Nähe imponiert die überaus klare und einfache Strukturierung der buschigen Zwergsträucher mit ihren schmalen, lanzettlichen Blättern und den meist aufrechtstehenden Blütenstielen. An ihnen sind die kleinen Blüten in Scheinähren angeordnet, welche möglichst vor dem vollständigen Aufgehen geerntet werden, um nichts von der empfindlichen Heilkraft zu verlieren.

Trotz der Dichte der Blütenstängel erzeugen diese im Betrachter der Felder ein Gefühl von totaler Unaufgeregtheit und erstaunlichem Durchblick.

Genau diese Qualitäten vermögen die Lavendelblüten auch in ihren vielfältigen Anwendungsmöglichkeiten zu vermitteln. Sie bringen Klarheit und Struktur in überreizte, verworrene und undurchschaubare Situationen. Diese von allem Überflüssigem reinigende, klärende und harmonisierende Wirkung kommt auch in ihrem lateinischen Namen (lavare = waschen) zum Ausdruck.

Ähnlich wie bei den Hopfenblüten erschliessen sich auch bei Lavendelblüten die synergistischen Effekte eines Nervinums, welches sowohl eine beruhigende als auch gleichzeitig vitalisierende Wirkung erzeugt. cr

Leonurus cardiaca
Herzgespann

Pflanzenfamilie	Lamiaceae • Lippenblütler
Vorkommen	Mitteleuropa, Osteuropa, Asien • Auf Schuttplätzen und Brachland
Humorale Qualitäten	Warm 2, trocken 2
Humorale Wirkungen	Fördert die Kochungen • Stärkt und reguliert Blut • Erwärmt und öffnet Herz, Magen, Gebärmutter und Schilddrüse • Fördert den Konsensus von Herz und Schilddrüse • Leitet übermässige Gelbgalle/Schwarzgalle und Schärfen aus • Zerteilt zähe Feuchtigkeit • Deplethorisierend • Tonusregulierend
Gestirne[1]	**Merkur,** Sonne
Tria Principia[1]	**Mercurius**
Inhaltsstoffe	**Bitterstoffe** • **Iridoid-Glykoside** • Flavonoide • Alkaloide • Gerbstoffe
Droge	Leonuri cardiacae herba • Herzgespannkraut
Darreichungsformen	Tee, Tinktur, Urtinktur, Spagyrikum, Fertigarzneimittel
Wirkungen	Herz-Kreislauf-stärkend, krampflösend, blutdruckregulierend, Herzkoronardurchblutung fördernd, Leber-Galle-anregend, blähungswidrig, Schilddrüse beruhigend, vegetativ beruhigend
Nebenwirkungen[2]	
Kontraindikationen[2]	Vorsicht in der Schwangerschaft
Anwendungsbereiche Indikationen	**Herz-Kreislauf** *Innerlich:* Nervöse Herz-Kreislaufbeschwerden, Herz-Kreislaufschwäche, anginapektöse Beschwerden, Herzrhythmusstörungen, Herzrasen, Herzklopfen, Hypotonie, Hypertonie **Verdauung** *Innerlich:* Verdauungsbeschwerden, Roemheld-Syndrom **Hormonsystem** *Innerlich:* Unterstützend bei Schilddrüsenüberfunktion **Frauenheilkunde** *Innerlich:* Menstruationsbeschwerden, Wechseljahrbeschwerden mit Herz-/Schilddrüsensymptomatik
Weiteres	

1 **Gestirne** und **Tria Prinzipia:** Zuordnung betrifft Heilwirkung

2 **Nebenwirkungen** und **Kontraindikationen:** entfallen bei spagyrischen Anwendungen

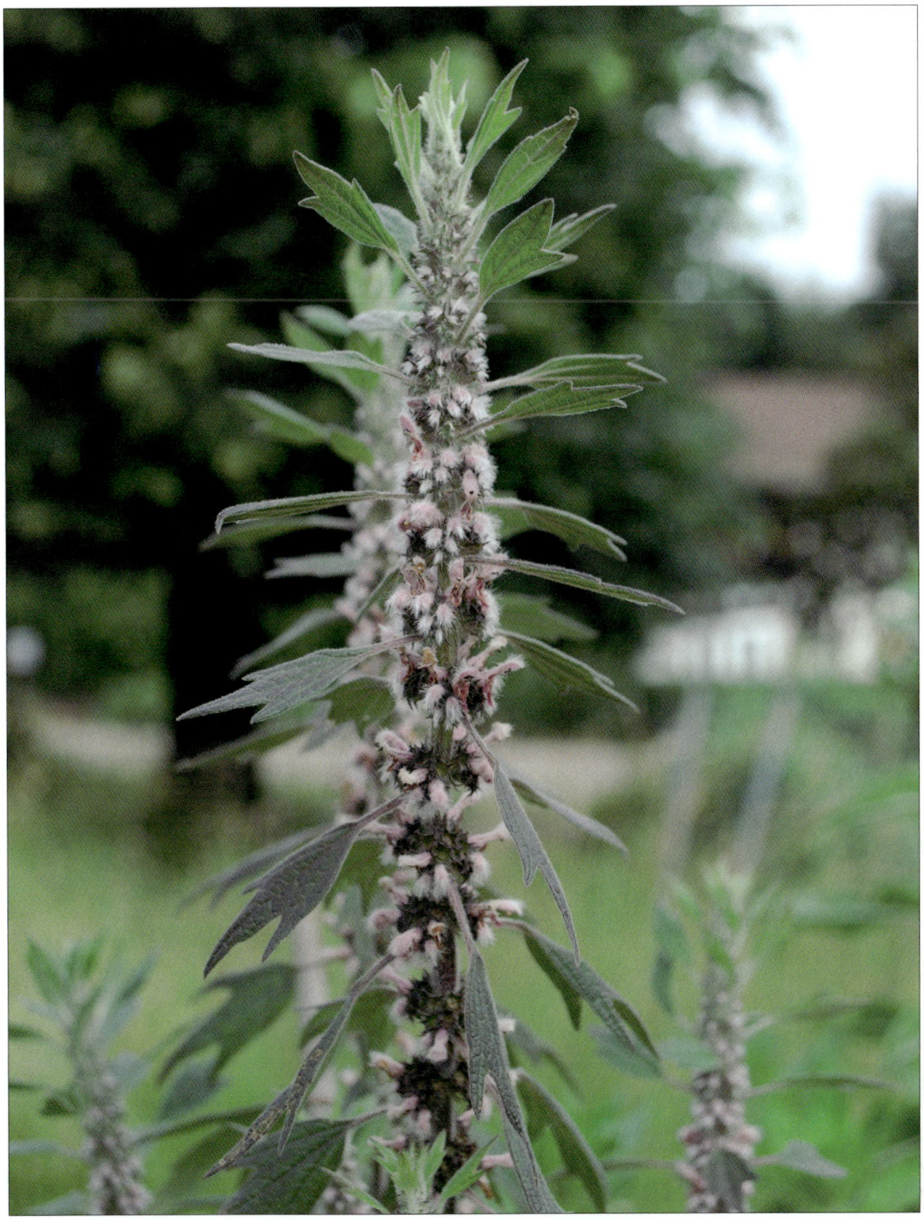

Leonurus cardiaca
Herzgespann

Dualität in Pflanzengestalt

Wer Herzgespann in seinem Garten wachsen sieht, erlebt im Jahresverlauf wahrlich Wundersames: Bereits früh im März erwachen die Wurzelstöcke aus dem Winterschlaf und bilden erste, zarte Blättchen. Diese erscheinen beinahe herzförmig und ähneln in Form und Farbe denen der Zitronenmelisse. Je mehr seine Sprossen der Höhe entgegenstreben, werden die Blätter zunehmend dreilappig und spitz auslaufend. In dichten Quirlen bilden sich zartviolett-rosafarbene Blüten, welche allerlei Insekten wie Bienen und Hummeln herbeirufen. Inzwischen mag das Herzgespann Brust- oder Schulterhöhe erreicht haben und der Sommer langsam seinem Ende entgegen gehen. Die Blätter an der Spitze erscheinen nun beinahe keilförmig und als Überreste der Blüten bleiben nur noch spitze Kelchblätter übrig.

Wer sich nun – in Erinnerung an die zarten Frühlingstriebe – der Pflanze nähert, sie berührt, wird erstaunt sein über die stechende, abweisende Herbstgeste des Herzgespanns in der sich ihr wahrer Löwencharakter zeigt.

Nicht nur in der Gestalt, sondern auch in der Heilwirkung zeigt sich diese grosse Ambivalenz. So kann Leonurus ein nervöses, hyperaktives Herz beruhigen – stärkt aber andererseits ein müdes, schwaches. Er wirkt mit seinen kräftigen Bitterstoffen tonisierend und gleichzeitig vegetativ beruhigend. Das Herzgespann ist wahrlich ein sonderbares Gewächs...

cr

Levisticum officinale
Liebstöckel

Pflanzenfamilie	Apiaceae • Doldenblütler
Vorkommen	Mittelmeerraum • Kultiviert und teilweise verwildert
Humorale Qualitäten	Warm 2, trocken 2
Humorale Wirkungen	Fördert die Kochungen und Krisis • Erwärmt und öffnet Magen, Nieren und Unterleib • Zerteilt zähe Feuchtigkeit • Leitet übermässige Gelbgalle/Schwarzgalle und Schärfen aus • Fördert die Spiritus-Verteilung • Deplethorisierend • Tonusregulierend
Gestirne[1]	**Merkur**
Tria Principia[1]	**Mercurius,** Sulphur
Inhaltsstoffe	**Ätherische Öle** • Cumarine • Bitterstoffe
Droge	Levistici radix • Liebstöckelwurzel
Darreichungsformen	*Innerlich:* Tee, Tinktur, Urtinktur, Spagyrikum, Fertigarzneimittel *Äusserlich:* Ohrentropfen
Wirkungen	*Innerlich:* Verdauungsanregend, entzündungshemmend, harntreibend, krampflösend, menstruationsanregend *Äusserlich:* Entzündungshemmend, durchblutungsfördernd
Nebenwirkungen[2]	Photosensibilisierend, Allergiepotenzial, abortiv
Kontraindikationen[2]	Schwangerschaft, Stillzeit, Nierenentzündung Keine Durchspülungstherapie bei Ödemen infolge Herz- oder Niereninsuffizienz
Anwendungsbereiche Indikationen	**Nieren-Blase** *Innerlich:* Harnwegsentzündungen **Verdauung** *Innerlich:* Verdauungsschwäche **Frauenheilkunde** *Innerlich:* Ausbleibende oder schwache Menstruationsblutung, Unterleibskälte **Immunsystem** *Äusserlich:* Mittelohrentzündungen
Weiteres	

1 **Gestirne** und **Tria Prinzipia:** Zuordnung betrifft Heilwirkung

2 **Nebenwirkungen** und **Kontraindikationen:** entfallen bei spagyrischen Anwendungen

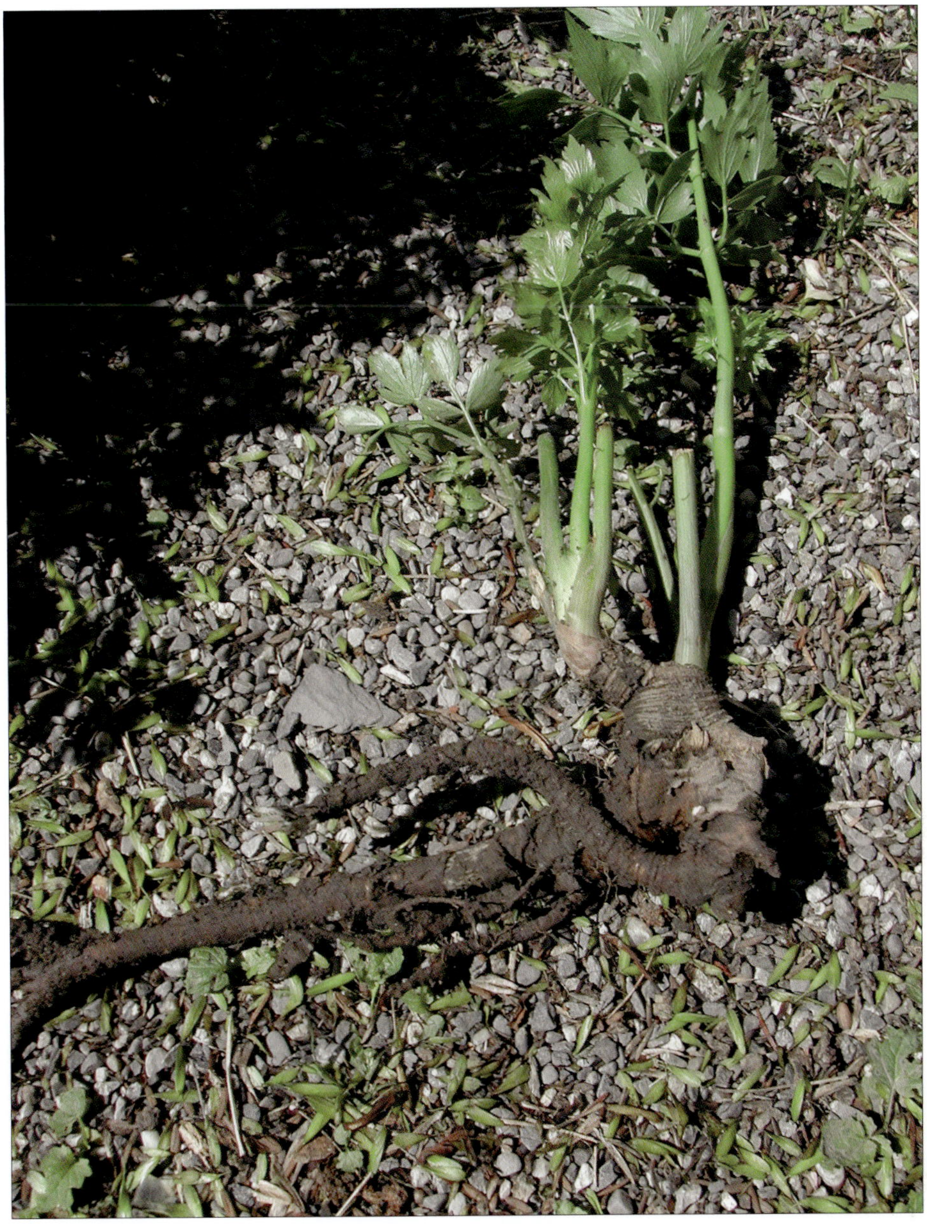

Levisticum officinale
Liebstöckel

Der grüne Kommunikator

Imposant ist die überdurchschnittliche Höhe dieses Doldenblütlers, gerne können seine Stängel bis zwei Meter oder noch höher werden. Auch sein Wurzelstock beeindruckt durch seine Grösse und bis armdicke Wurzelausläufer. Umso mehr irritieren die Grössenverhältnisse der übrigen Pflanzenteile. Die einzelnen Fiederblätter sind gemessen an der Gesamthöhe erstaunlich klein. Noch geringer zeigen sich die strahligen Blütendolden an den Stängelenden. Unspektakulär auch die gelbgrüne Blütenfarbe. Gerne wünschte man dem Riesengewächs etwas mehr Sinn für Proportionen.

Harmonie und Ästhetik ist jedoch nicht das Ziel der Doldenblütlerseele. Umso mehr sehnt sie sich danach, Unten und Oben, Erde und Himmel, Innen und Aussen zu verbinden. Dies entspricht ganz ihrem merkuriellen Charakter. Diesen Wunsch erreicht sie, indem sie mit ihren fiederteiligen Blättern, doldigen Blüten, ihrem innen hohlen Stängel möglichst viel Berührungsfläche zur umgebenden Natur bildet.

Zusätzlich verstärkt wird dieses Bestreben, sich mit der Aussenwelt zu vereinen, durch den kräftigen Geruch, den die Pflanze verströmt und mit dessen Hilfe sie in Austausch mit zahlreichen Insekten tritt. Auch der unterschwellig im Namen versteckte sexuelle Aspekt, der auf gewisse anatomische Begebenheiten und die aphrodisierende Wirkung auf Männer hindeutet, hat schlussendlich mit diesem Wunsch zu tun... cr

Linum usitatissimum
Lein / Flachs

Pflanzenfamilie	Linaceae • Leingewächse
Vorkommen	Europa, Nordafrika, Vorderasien, Nordamerika • Weltweit kultiviert • Auf Schuttplätzen, an Wegrändern
Humorale Qualitäten	**Schleim:** Kalt 1, feucht 1 **Öl:** Warm 1, feucht 1
Humorale Wirkungen	Ernährt Haut und Schleimhaut • Öffnet den Darm durch Feuchtigkeitszunahme • Leitet übermässige Gelbgalle/Schwarzgalle und Schärfen aus • Erweichend • Detonisierend
Gestirne[1]	**Mond,** Merkur
Tria Principia[1]	**Mercurius**
Inhaltsstoffe	**Schleimstoffe** • **Fette Öle** • Phytoöstrogene (Lignane u.a.)
Droge	Lini semen • Leinsame
Darreichungsformen	*Innerlich:* Einnahme der Samen, Fertigarzneimittel *Äusserlich:* Auflage
Wirkungen	*Innerlich:* Abführend (Quelleffekt, gesteigerte Gleitfähigkeit), schleimhautschützend, -regenerierend, entzündungshemmend, krampflösend, reizlindernd, lipidsenkend, östrogenartig *Äusserlich:* Erweichend, entzündungshemmend, reizlindernd
Nebenwirkungen[2]	Schleimstoffe können die Aufnahme gleichzeitig eingenommener Medikamente verringern/verzögern
Kontraindikationen[2]	
Anwendungsbereiche Indikationen	**Verdauung** *Innerlich:* Verstopfung, Durchfall, Reizmagen, -darm, Schleimhautentzündungen, zur Stuhlerweichung bei Hämorrhoiden und Analfissuren **Atemwege** *Äusserlich:* Sinusitis **Frauenheilkunde** *Innerlich:* Wechseljahrbeschwerden, Schleimhauttrockenheit **Haut** *Äusserlich:* Furunkel, Akne
Weiteres	Hochwertiges Speiseöl

1 **Gestirne** und **Tria Prinzipia:** Zuordnung betrifft Heilwirkung

2 **Nebenwirkungen** und **Kontraindikationen:** entfallen bei spagyrischen Anwendungen

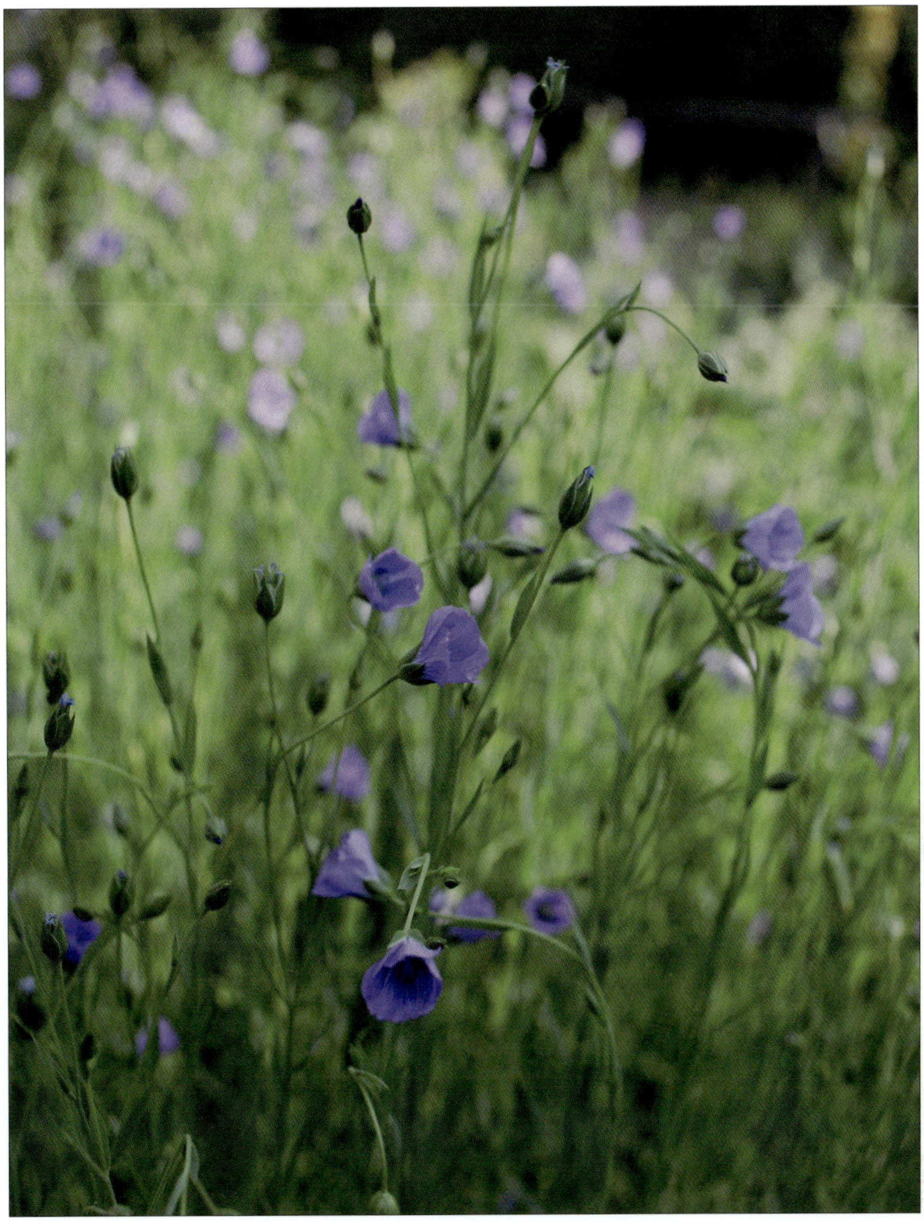

Linum usitatissimum

Lein

Uralte Kultur- und Nutzpflanze

Lein wird seit Tausenden von Jahren angebaut und begleitet die Menschheit entsprechend lange. Unglaublich, was dieses zarte, unscheinbare Pflanzenwesen alles hervorzubringen vermag. Sei es Linoleum, Lack, Leinen, Segeltuch, Leinöl, Leinsamen und vieles mehr....Diesen vielfältigen Verwendungsmöglichkeiten wurde im lateinischen Artenname «usitatissimum – äusserst nützlich» Rechnung getragen.

Filigran und ohne Schmuck ist ihr Stängel, nur wenige Stunden kurz die Blüte. Erst in seiner Ganzheit beeindruckt ein Leinfeld und erscheint dem Betrachter wie ein Spiegelbild des blauen Himmelzeltes. Wunderschön ist der Anblick eines blühenden Leinfeldes, da lohnt es sich alleweil «ins Blaue zu fahren».

Bei der langen gemeinsamen Geschichte von Mensch und Lein erstaunt es nicht, dass sich dieser auch in unseren Sprachgebrauch eingeschlichen hat – meist ohne dass wir uns heute noch dessen bewusst sind: Wörter wie «durchhecheln, rätschen» beschreiben Arbeitsgänge bei der Flachsbearbeitung (bei denen man viel Zeit für den Austausch von allerlei Tratsch hatte). Der minderwertige Abfall bei der Produktion hiess Schäben, was die Bedeutung von «schäbig» nachvollziehen lässt. Auch ein «Leintuch» besteht heute nur noch selten aus Leinen...

Erfreulich, dass in den letzten Jahren auch die Herstellung von Leinen wieder aus der Vergessenheit aufzutauchen scheint.

cr

Lycopus europaeus
Wolfstrapp, gemeiner

Pflanzenfamilie	Lamiaceae • Lippenblütler
Vorkommen	Europa, Asien • In Sümpfen, Auen, an Seeufern
Humorale Qualitäten	Warm 1, trocken 1–2
Humorale Wirkungen	Fördert die Kochungen • Bewegt übermässige Feuchtigkeit • Mildert übermässige Gelbgalle und Schärfen • Deplethorisierend • Dekongestiv • Detonisierend
Gestirne[1]	**Merkur**
Tria Principia[1]	**Mercurius**
Inhaltsstoffe	**Lithospermsäure** • Flavonoide • Ätherische Öle • Gerbstoffe
Droge	Lycopi herba • Wolfstrappkraut
Darreichungsformen	*Innerlich:* Tee, Tinktur, Urtinktur, Spagyrikum, Fertigarzneimittel
Wirkungen	Reguliert die Hypothalamus-Hypophysen-Achse, antithyreotrop, antigonadotrop, prolaktinsenkend, beruhigend
Nebenwirkungen[2]	Selten Risiko einer Schilddrüsenvergrösserung
Kontraindikationen[2]	Schilddrüsenunterfunktion, Medikation bei Schilddrüsenüberfunktion
Anwendungsbereiche Indikationen	**Hormonsystem** *Innerlich:* Schilddrüsenüberfunktion und entsprechende Symptome, z.B. Herzrhythmusstörungen, Nervosität, Hitzewallungen **Frauenheilkunde** *Innerlich:* Wechseljahrbeschwerden, PMS, Brustspannen
Weiteres	Therapie muss ausgeschlichen werden wegen Verstärkung der Symptome bei plötzlichem Absetzen.

1 **Gestirne** und **Tria Prinzipia:** Zuordnung betrifft Heilwirkung

2 **Nebenwirkungen** und **Kontraindikationen:** entfallen bei spagyrischen Anwendungen

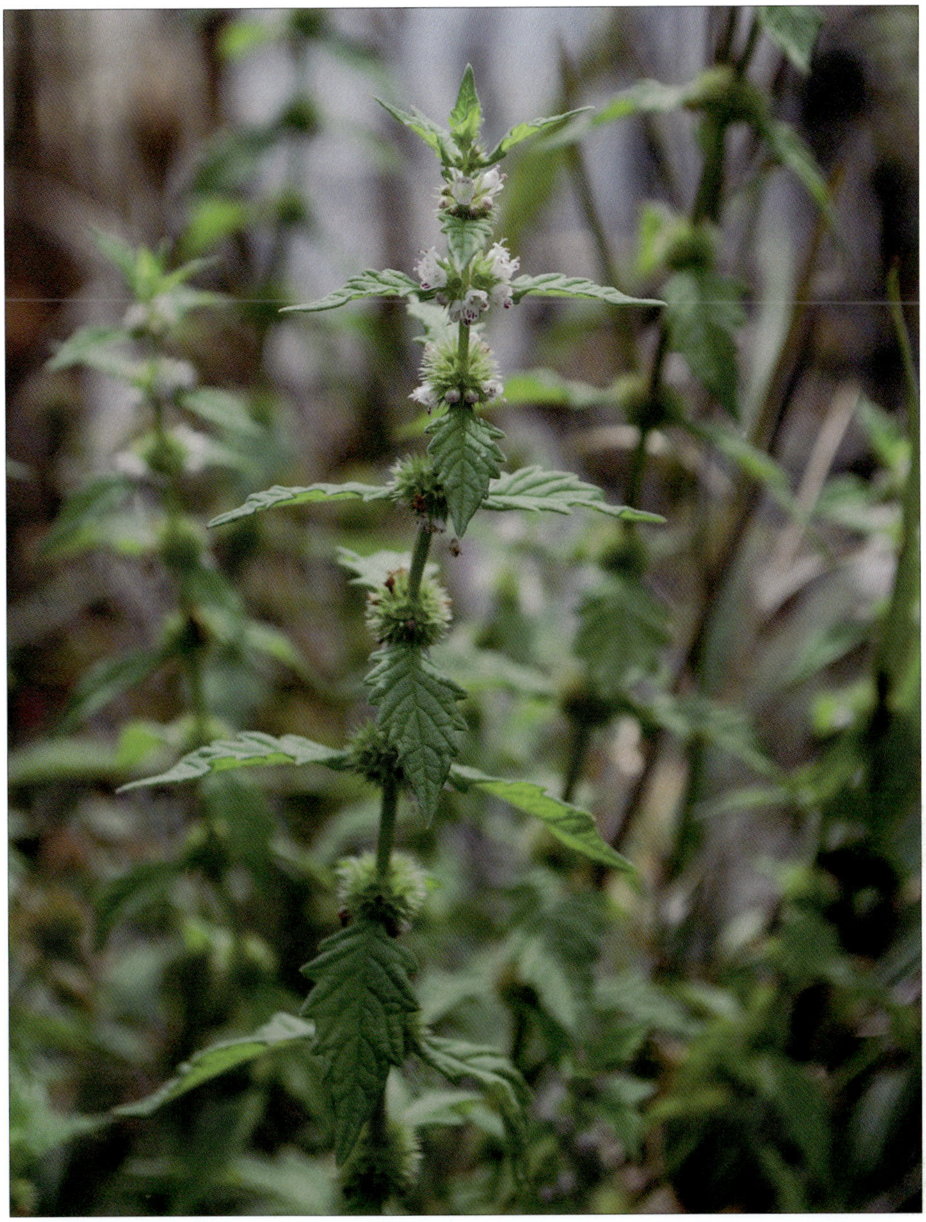

Lycopus europaeus
Wolfstrapp

Nahe am Wasser gebaut…

Die moderne Heilpflanzenkunde kennt wenige Heilpflanzen, welche direkt auf die Schilddrüse einwirken. Oft setzt sie deshalb Pflanzen ein, welche indirekt über das Nervensystem entweder anregend oder vegetativ beruhigend wirken. Wolfstrapp greift direkt in den Jodstoffwechsel der Schilddrüse ein.

Entwicklungsgeschichtlich tauchen die ersten Vorformen dieser Drüse bei Lebewesen auf, die aus dem Wasser ans Land gehen. Man könnte sie bildlich als Verbindung zum Urmeer, zum jodhaltigen Meerwasser betrachten. Interessant ist dieser Bezug deshalb, weil die wenigen Schilddrüsenpflanzen meist einen sehr engen Wasserbezug aufweisen. Jodhaltige, schilddrüsenanregende Algen wie Blasentang leben im Wasser – der schilddrüsenberuhigende Wolfstrapp gibt sich mit feuchten Uferregionen zufrieden.

Ein zweiter Punkt ist auffällig: Schilddrüsenanregende Pflanzen wie beispielsweise Algen sind sehr einfach aufgebaut – schilddrüsenberuhigende wie Lycopus weisen einen übermässig strukturierten, rhythmischen Aufbau auf. Dies zeigt sich einerseits im vierkantigen Stängelquerschnitt, der kreuzgegenständigen Blattstellung, am stärksten aber in der gleichförmigen Kerbung der Blattränder und der kräftigen Nervatur der Blätter. Genau diese Rhythmisierung vermittelt die Schilddrüse als wichtiger «Taktgeber» verschiedenen Körperfunktion, so z.B. dem Herz- Kreislaufsystem. cr

Mahonia aquifolium
Mahonie

Pflanzenfamilie	Berberidaceae • Berberitzengewächse
Vorkommen	Nordamerika • In Europa häufig kultiviert
Humorale Qualitäten	Neutral—warm 1, neutral
Humorale Wirkungen	Mildert übermässige Gelbgalle/Schwarzgalle und Schärfen • Vermindert Ersatzausscheidungen über die Haut • Antiskrofulös • Tonusregulierend
Gestirne[1]	**Merkur,** Venus
Tria Principia[1]	**Mercurius**
Inhaltsstoffe	**Alkaloide** (Berberin u.a.)
Droge	Mahoniae cortex • Mahonienrinde
Darreichungsformen	*Innerlich:* Tinktur, Urtinktur, Spagyrikum, Fertigarzneimittel *Äusserlich:* Salbe
Wirkungen	*Innerlich/Äusserlich:* Entzündungshemmend, antiproliferativ, antiseborrhoisch, keratolytisch, reguliert die Talgdrüsentätigkeit, antiallergisch, antimikrobiell
Nebenwirkungen[2]	Selten allergische Hautreaktionen
Kontraindikationen[2]	Vorsicht bei innerlicher Anwendung in der Schwangerschaft
Anwendungsbereiche Indikationen	**Haut** *Innerlich/Äusserlich:* Akne, Psoriasis, schuppige Ekzeme, trockene Hauterkrankungen, Juckreiz, Furunkel, Neurodermitis
Weiteres	

1 **Gestirne** und **Tria Prinzipia:** Zuordnung betrifft Heilwirkung

2 **Nebenwirkungen** und **Kontraindikationen:** entfallen bei spagyrischen Anwendungen

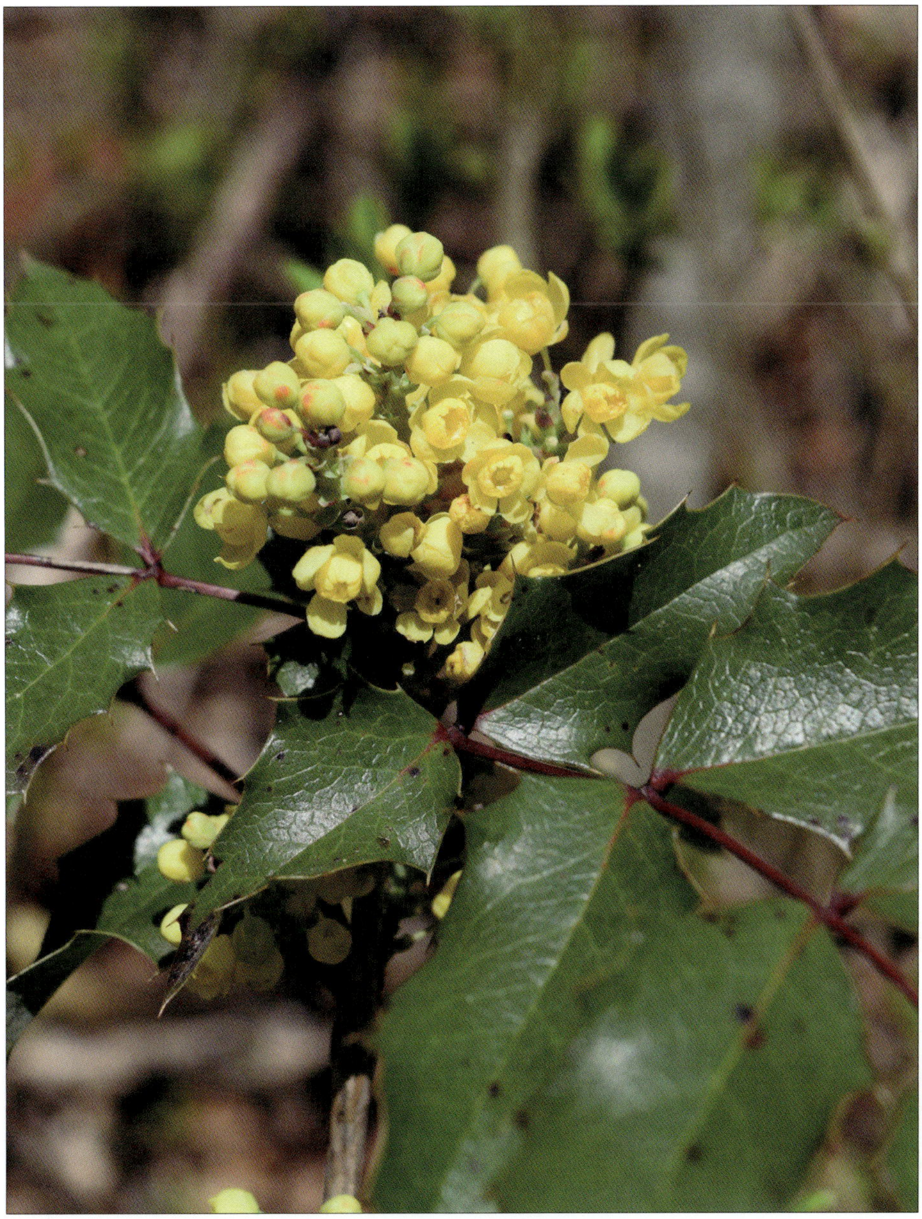

Mahonia aquifolia

Mahonie

Ein stacheliger Wohltäter

Der immergrüne, ein bis selten zwei Meter hohe Strauch wurde in Europa seit Beginn des 19. Jahrhunderts häufig als Zierpflanze in Gärten und Pärken angebaut. Auch wenn die blauen, sauer schmeckenden Beerenfrüchte in kleineren Mengen und entsprechend zubereitet geniessbar sind, werden diese in unseren Breitengraden äusserst selten genutzt.

Die vitale Pflanze vermag sich mit Hilfe von unterirdischen Ausläufern rasch auszubreiten und kann lokal auch grössere, wilde Bestände bilden. Aus diesem Grund wird die Mahonie inzwischen in der Schweiz auf der sogenannten Watch-Liste für invasive Neophyten geführt. Diese, bei uns eingeführten und sich vermehrt ausbreitende Arten, sind nicht grundsätzlich allesamt zu verteufeln. Es gibt viele Beispiele gelungener «Integrationsbestrebungen» wie z.B. bei der Kartoffel oder Tomate. Bei aufdringlichen Vertretern gilt es selbstverständlich Grenzen zu ziehen, wo sie die einheimische Flora zu verdrängen drohen.

Andererseits ist es auch wichtig, sich mit den sich uns «aufdrängenden» Lebewesen auseinanderzusetzen und sich neben ihrer Problematik ebenso ihrer Schönheit, ihrer nährenden oder heilkräftigen Aspekten bewusst zu werden. Entsprechend ist es sehr passend, dass uns die Mahonie diesbezüglich Heilmittel schenkt, die Erkrankungen unseres Abgrenzungsorgans Haut zu lindern oder sogar zu heilen vermögen. cr

Malva silvestris
Malve, wilde

Pflanzenfamilie	Malvaceae • Malvengewächse
Vorkommen	Europa, Nordafrika, Balkan • An Wegrändern, auf Schuttplätzen und Wiesen
Humorale Qualitäten	Neutral—warm 1, feucht 2
Humorale Wirkungen	Befeuchtet und nährt Haut und Schleimhaut • Mildert übermässige Gelbgalle/ Schwarzgalle und Schärfen • Erweichend • Detonisierend
Gestirne[1]	**Mond,** Venus
Tria Principia[1]	**Mercurius**
Inhaltsstoffe	**Schleimstoffe** • Gerbstoffe • Flavonoide • Anthocyane (Blüten)
Droge	Malvae flos / folium • Malvenblüte / -blatt
Darreichungsformen	*Innerlich:* Tee, Tinktur, Urtinktur, Spagyrikum, Fertigarzneimittel *Äusserlich:* Bad, Salbe, Auflage, Mund- und Rachenspülung
Wirkungen	*Innerlich:* Entzündungshemmend, schleimhautschützend, -regenerierend, reizlindernd, krampflösend *Äusserlich:* Erweichend, entzündungshemmend, wundheilend
Nebenwirkungen[2]	Schleimstoffe können die Aufnahme gleichzeitig eingenommener Medikamente verzögern/verringern
Kontraindikationen[2]	
Anwendungsbereiche Indikationen	**Atemwege** *Innerlich:* Husten, Reizhusten, Schleimhautentzündungen **Verdauung** *Innerlich:* Schleimhautentzündungen, -läsionen **Haut** *Äusserlich:* Wunden, Umlauf, Ekzeme, Risse, Furunkel, Nagelbettentzündungen
Weiteres	

1 **Gestirne** und **Tria Prinzipia:** Zuordnung betrifft Heilwirkung

2 **Nebenwirkungen** und **Kontraindikationen:** entfallen bei spagyrischen Anwendungen

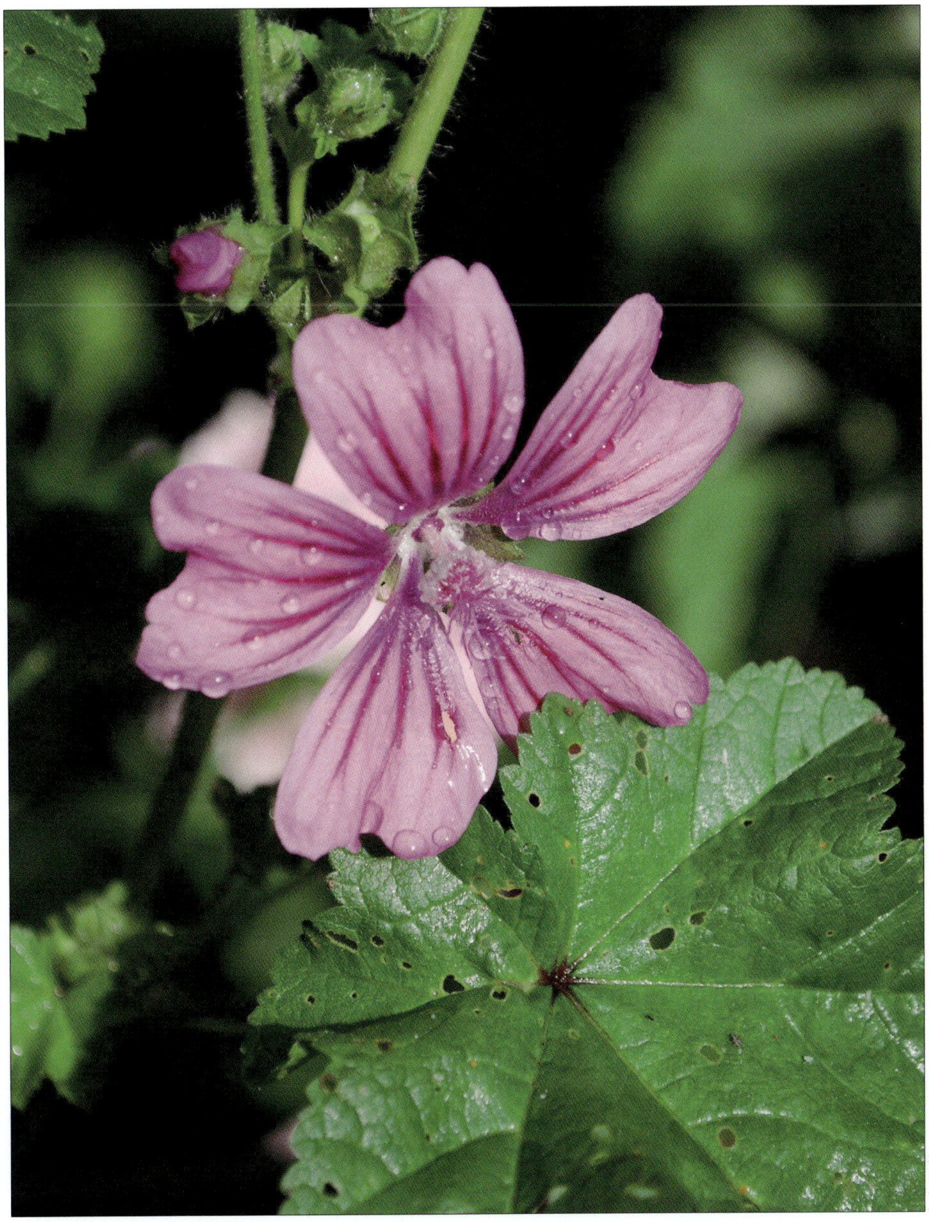

Malva silvestris

Wilde Malve

In der Sanftheit liegt die Stärke

Die, wegen ihrer scheiben- und käselaibförmigen Früchte, in der Schweiz auch «Chäslichrut» genannte Pflanze ist ein altbekanntes Urgestein der Heilpflanzenkunde. Entsprechend wird sie bereits seit Jahrtausenden als Nahrungs- oder Heilmittel angebaut. Die Früchte wurden in Notzeiten als Mehlzusatz oder auch als Kinderbrei (Papp oder Pappe) zubereitet, wovon der deutsche Name Käsepappel zeugt.

Kinder und kindhaft gebliebene Erwachsene erfreuen sich heutzutage eher an der anfänglich wunderschönen Blaufärbung des Malvenblütentees, die leider nur von kurzer Dauer ist und bald ins Grün-Braune übergeht.

Beeindruckend an der Malve ist ausserdem ihre Sanftheit, die sich in der zarten Blütenfarbe, in der feinen, beidseitigen Behaarung der Blätter und ihrem Gehalt an Schleimstoffen widerspiegelt. Letztere Eigenschaft macht die Pflanze allerdings auch anfällig gegenüber Frassfeinden und Rostpilzen. Häufig sind ältere Blätter daher in Mitleidenschaft gezogen und sollten nicht mehr als Teedrogen verwendet werden.

Gerade in dieser Schwäche liegt jedoch auch das Heilpotenzial der Malve: Sie vermag geschundene, gereizte Schleimhaut und Haut wieder zu regenerieren, zu befeuchten und so ihre Funktionsfähigkeit zu verbessern. cr

Marrubium vulgare
Andorn

Pflanzenfamilie	Lamiaceae • Lippenblütler
Vorkommen	Europa, Asien, Amerika, Australien • An Wegrändern, in Magerwiesen und auf Ruderalflächen
Humorale Qualitäten	Warm 2, trocken 3
Humorale Wirkungen	Fördert die Kochungen und die Spiritus-Bildung • Erwärmt und öffnet Atemwege, Magen, Leber und Milz • Fördert Konsensus von Magen, Leber, Milz und Lunge • Leitet übermässige Gelbgalle/Schwarzgalle und Schärfen aus • Vermindert Ersatzausscheidungen über Haut und Schleimhaut • Deplethorisch • Antidyskratisch • Antiskrofulös • Sthenisierend
Gestirne[1]	**Merkur,** Jupiter
Tria Principia[1]	**Mercurius**
Inhaltsstoffe	**Bitterstoffe** • Ätherische Öle • Gerbstoffe • Schleimstoffe
Droge	Marrubii herba • Andornkraut
Darreichungsformen	*Innerlich:* Tee, Tinktur, Urtinktur, Spagyrikum, Fertigarzneimittel *Äusserlich:* Auflage, Bad
Wirkungen	*Innerlich:* Verdauungs- und appetitanregend, sekretionsfördernd, entzündungshemmend, Leber-Galle-anregend, schleimlösend, auswurffördernd. *Äusserlich:* Entzündungshemmend.
Nebenwirkungen[2]	
Kontraindikationen[2]	Verschluss der Gallenwege, Magen-Darmgeschwüre
Anwendungsbereiche Indikationen	**Verdauung** *Innerlich:* Appetitlosigkeit, Verdauungsschwäche, Funktionsschwäche von Leber, Gallenblase, Pankreas **Atemwege** *Innerlich:* Atemwegsentzündungen, Husten **Haut** *Äusserlich:* Hautausschläge
Weiteres	

1 **Gestirne** und **Tria Prinzipia:** Zuordnung betrifft Heilwirkung

2 **Nebenwirkungen** und **Kontraindikationen:** entfallen bei spagyrischen Anwendungen

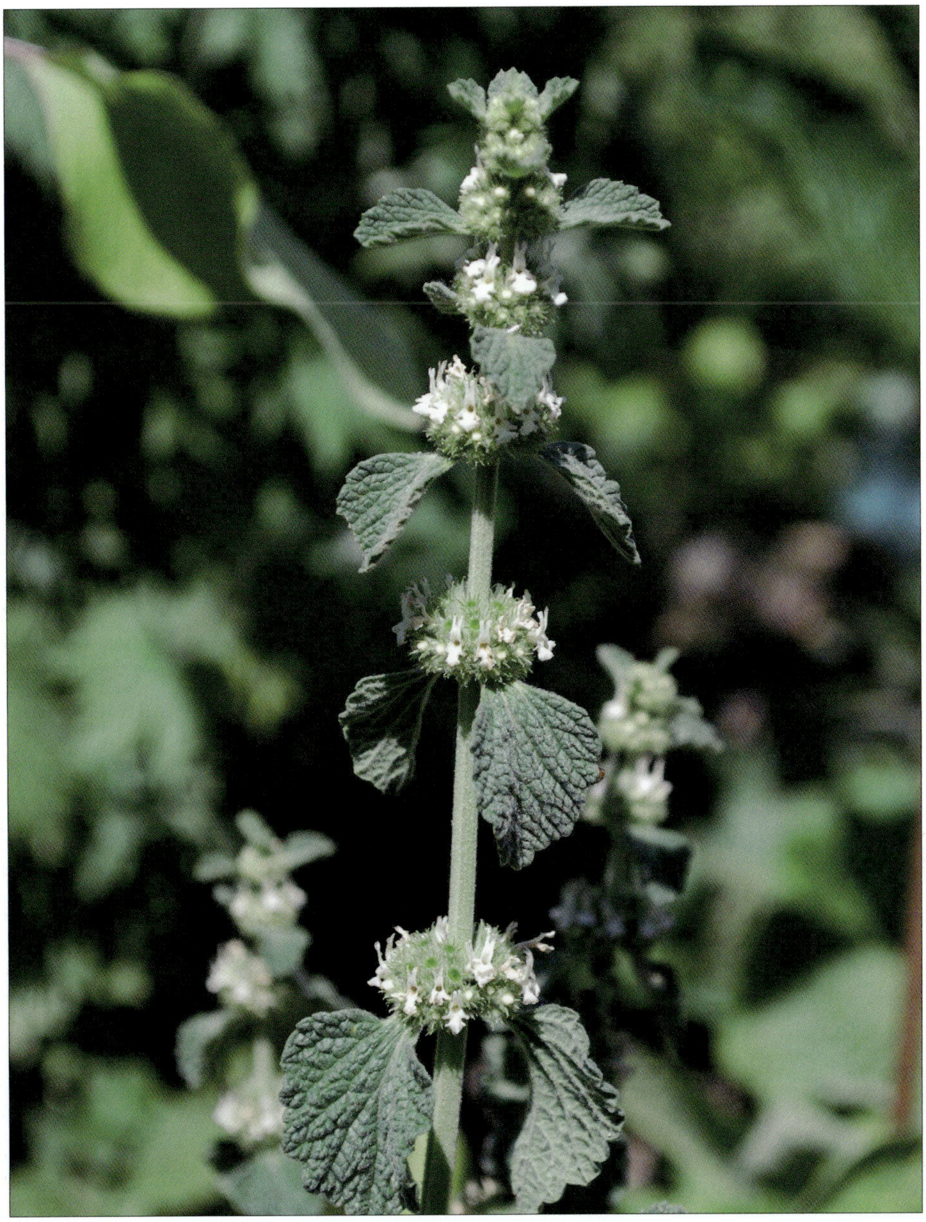

Marrubium vulgare
Andorn

«Arzt der Lungen»

Mit diesem Ehrentitel soll Paracelsus dem Andorn seine Hochachtung erwiesen haben. Nicht nur bei ihm steht die früher wohlbekannte Heilpflanze in hohem Ansehen, alle Kräuterkundigen der letzten zwei Jahrtausende wie Dioskurides, Walafried Strabo, Hildegard von Bingen und auch Pfarrer Künzle sind des Lobes voll. Berechtigterweise, denn diese altbewährte Heilpflanze vereint in sich vielfältig heilsame Qualitäten.

Umso erstaunlicher, dass Andorn heute beinahe der Vergessenheit anheimfällt – dies obwohl gerade in der Gegenwart die Atemwege unter mannigfachen Belastungen und Beeinträchtigungen leiden und deshalb zu vielen Krankheitsbildern neigen.

Andorn vermag die Atemwege zu stärken, indem vor allem dank seiner Bitterstoffe deren Tonus optimiert wird. Die graugrünen, filzig-behaarten Blätter erlauben eine Analogie zu ihrem Flimmerhaarepithel. Dieses Signaturzeichen lässt sich bei vielen für ähnliche Zwecke verwendeten Heilpflanzen beobachten, so bei Salbei, Königskerze, Eibisch, Huflattich, Pestwurz und vielen weiteren.

Moderne umwelttechnische Untersuchungen haben gezeigt, dass Andorn dem Erdboden gewisse toxische Stoffe wie z.B. Quecksilber entziehen kann. In Entsprechung dazu kann er bei der Einnahme dank seiner Leberwirkung auch deren Entgiftungsfunktion anregen und allfällige Belastungen des menschlichen Körpers reduzieren. cr

Marsdenia condurango
Kondurango

Pflanzenfamilie	Asclepiadaceae • Schwalbenwurzgewächse
Vorkommen	Südamerika • In Laubwäldern
Humorale Qualitäten	Warm 2, neutral
Humorale Wirkungen	Fördert die Kochungen und die nährenden Säfte • Erwärmt und öffnet Magen, Leber, Milz und fördert ihren Konsensus • Leitet übermässige Gelbgalle/Schwarzgalle und Schärfen aus • Zerteilt zähe Feuchtigkeit • Fördert die Spiritus-Verteilung • Antidyskratisch • Deplethorisierend • Sthenisierend
Gestirne[1]	**Jupiter,** Merkur
Tria Principia[1]	**Sulphur,** Mercurius
Inhaltsstoffe	**Bitterstoffe** • Flavonoide • Saponine • Gerbstoffe • Ätherische Öle
Droge	Condurango cortex • Kondurangorinde
Darreichungsformen	*Innerlich:* Tinktur, Urtinktur, Spagyrikum, Fertigarzneimittel (z.B. Kondurangowein)
Wirkungen	*Innerlich:* Appetitanregend, verdauungsfördernd, sekretionsfördernd, Leber-Galle-Pankreas-anregend, tonisierend, brechreizlindernd, stärkend
Nebenwirkungen[2]	Frische Rinde: Giftig
Kontraindikationen[2]	
Anwendungsbereiche Indikationen	**Verdauung** *Innerlich:* Blähungen, Appetitlosigkeit, Verdauungsschwäche, Funktionsschwäche von Leber, Gallenblase und Pankreas, Brechreiz, Übelkeit **Immunsystem** *Innerlich:* Schwäche, Erschöpfung, Rekonvaleszenz
Weiteres	Klassisches Roborans, gutes Geriatrikum

1 **Gestirne** und **Tria Prinzipia:** Zuordnung betrifft Heilwirkung

2 **Nebenwirkungen** und **Kontraindikationen:** entfallen bei spagyrischen Anwendungen

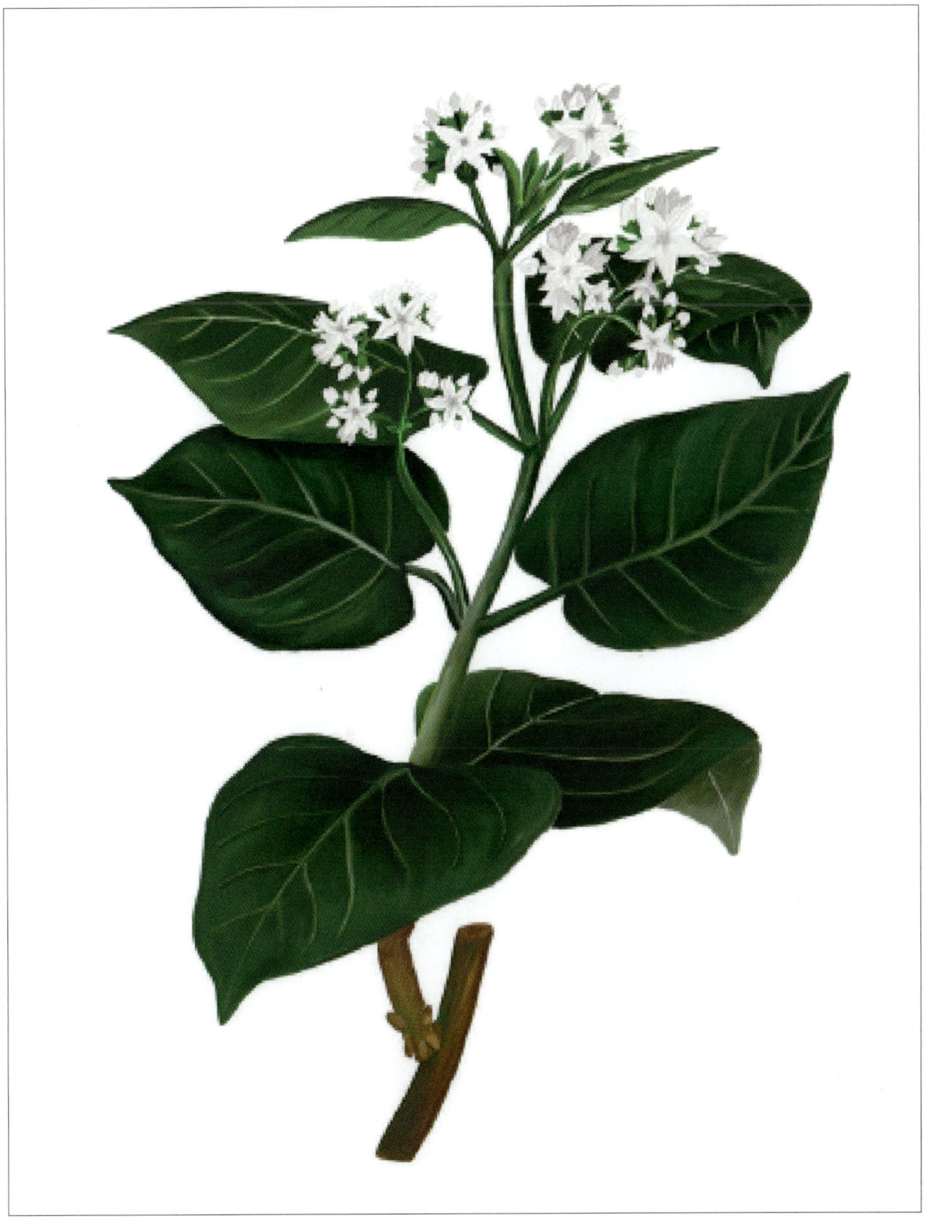

Marsdenia condurango

Kondurango

Kondor in Pflanzenform

Kondurango, auch Kondorliane genannt, ist ein bis 9m lang werdender Kletterstrauch, der in der indigenen Bevölkerung im Nordwesten Südamerikas als Heilpflanze sehr beliebt ist. Sie ist dort ein Kardinalmittel des Magens und wird auch bei Schlangenbissen eingesetzt. Eine indianische Legende erzählt, dass sich der Anden-Kondor, heiliges Tier der Inkas, bei Schlangenbiss mit dieser Pflanze heilt.

Ab 1870 wird die Kondurangorinde in die europäische Medizin integriert, wo sie vor allem bei Appetitlosigkeit mit starker Abmagerung und Schwäche ihren Einsatzbereich findet. Kondurangorinde ist ein ausgezeichnetes Mittel zur Förderung der 1. Kochung/Magenkochung und ist als Kondurangowein ein probates Kräftigungsmittel, das übermässige Schwarzgalle ausleitet und das Blutprinzip stärkt. Es kommt häufig bei älteren Menschen zum Einsatz, denen der Lebensappetit verloren ging. Als solches wird es immer wieder wärmstens vom genialen Arzt Dr. Bernhard Aschner (1883–1960), dem «Wiederentdecker der humoralwirksamen Methoden», empfohlen.

Die Kondurangorinde ist ein aromatisches und zusammenziehendes Bittermittel, das die Lebensgeister weckt und auf Körper und Geist gleichermassen kräftigend wirkt.

Sie lässt sozusagen die Lebenskraft kondorgleich aufsteigen und mit dem belebenden Sonnenprinzip erneut anknüpfen, um die negativen Schlangenkräfte zu überwinden. lh

Matricaria recutita (syn. M. chamomilla)
Kamille, echte

Pflanzenfamilie	Asteraceae • Korbblütler
Vorkommen	Europa, Asien, Nordafrika, Nordamerika, Australien • An Wegrändern, auf Brachflächen, Schuttplätzen
Humorale Qualitäten	Warm 1, trocken 1–2
Humorale Wirkungen	Fördert die Kochungen und Krisis • Erwärmt und öffnet Magen, Darm, Gebärmutter und fördert ihren Konsensus • Mildert übermässige Gelbgalle/Schwarzgalle und Schärfen • Zerteilt zähe Feuchtigkeit • Erweichend • Vermindert Ersatzausscheidungen über Haut und Schleimhaut • Dekongestiv • Tonusregulierend
Gestirne[1]	**Merkur,** Sonne
Tria Principia[1]	**Sulphur,** Mercurius
Inhaltsstoffe	**Ätherische Öle** • Flavonoide • Schleimstoffe • Gerbstoffe • Cumarine
Droge	Matricariae flos • Kamillenblüte
Darreichungsformen	*Innerlich:* Tee, Tinktur, Urtinktur, Spagyrikum, Fertigarzneimittel *Äusserlich:* Auflage, Bad, Spülung, Inhalation, Salbe, Fertigarzneimittel
Wirkungen	*Innerlich:* Blähungswidrig, krampflösend, entzündungshemmend, antimikrobiell, schleimhautschützend, -regenerierend, beruhigend *Äusserlich:* Entzündungshemmend, wundheilungsfördernd
Nebenwirkungen[2]	Allergiepotenzial
Kontraindikationen[2]	Korbblütlerallergie
Anwendungsbereiche Indikationen	**Verdauung** *Innerlich:* Verdauungsbeschwerden, Krämpfe, Entzündungen, Ulkus, Zahnungsschmerzen **Frauenheilkunde** *Innerlich:* Entzündungen, Krämpfe, Menstruationsbeschwerden **Atemwege** *Äusserlich:* Entzündungen, Sinusitis **Haut** *Äusserlich:* Wunden, Entzündungen, Ulkus, Verbrennungen
Weiteres	

1 **Gestirne** und **Tria Prinzipia:** Zuordnung betrifft Heilwirkung

2 **Nebenwirkungen** und **Kontraindikationen:** entfallen bei spagyrischen Anwendungen

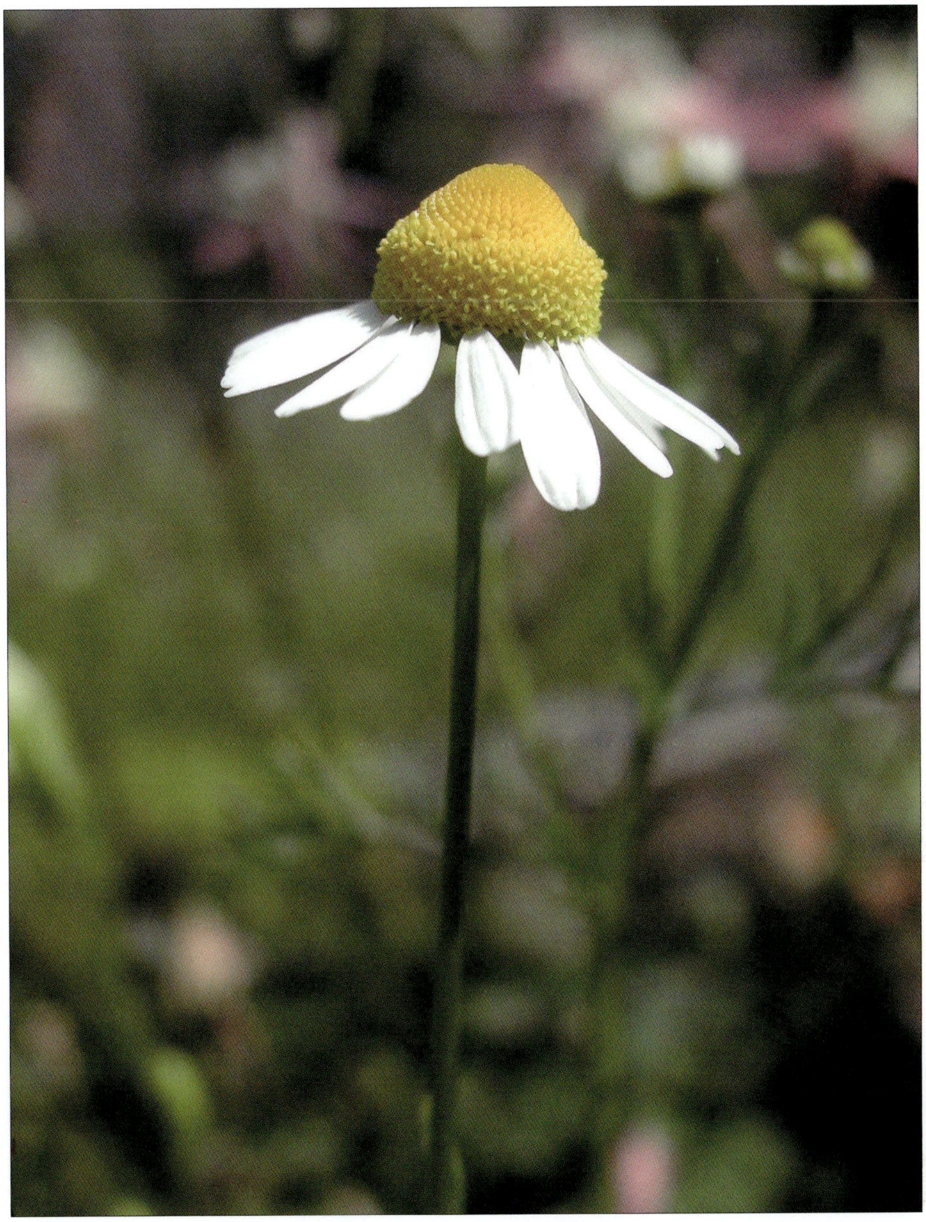

Matricaria recutita
Echte Kamille

Besänftigendes Mutterkraut

Die Mutter, genau genommen die Gebärmutter, wird bereits im lateinischen Gattungsnamen der Kamille ins Zentrum der Aufmerksamkeit gerückt. So wird der heilsamen Wirkung der allseits bekannten Heilpflanze bei Menstruationsbeschwerden Rechnung getragen.

Die Blüte der echten Kamille weist als botanisches Unterscheidungsmerkmal zu anderen Kamillenarten im Querschnitt einen hohlen Blütenboden auf. Die Signaturenlehre sieht darin eine Entsprechung zu ihrer Anwendung bei schmerz- und krampfhaften Beschwerden der Hohlorgane Gebärmutter, Magen und Darm. Auch andere Vertreter der Gattung sind jedoch sehr heilkräftig, so z.B. die römische Kamille.

Kaum jemand, dem die Kamille als Heilpflanze nicht bekannt wäre. Heilkundlich wird sogar von einem regelrechten «Kamillenreflex» gesprochen. Gemeint ist damit die Angewohnheit, bei jeglicher körperlichen Beschwerde als erstes Heilmittel an Kamillenblüten zu denken und diese auch entsprechend häufig zu verabreichen.

Einzelne Menschen haben dadurch in ihrer Kindheit zumindest ansatzweise ein «Kamillentrauma» erlitten – um es mit Karl Heinrich Waggerl auszudrücken: *«Verschont mich, sagt er, mit Kamillen, um Gotteswillen!»*

Mit Bedacht eingesetzt, mild dosiert und als Tee nicht allzu lange ausgezogen, stellt die Kamillenblüte jedoch wirklich ein beinahe universell einsetzbares Allheilmittel dar.

cr

Medicago sativa
Alfalfa / Luzerne

Pflanzenfamilie	Fabaceae • Hülsenfrüchtler
Vorkommen	Westasien • Heute kultiviert und verwildert in Mitteleuropa
Humorale Qualitäten	Warm 1, neutral—feucht 1
Humorale Wirkungen	Fördert die Kochungen und die nährenden Säfte • Erwärmt und öffnet Leber und Gebärmutter • Mildert Schärfen • Tonusregulierend
Gestirne[1]	**Jupiter,** Venus
Tria Principia[1]	**Mercurius**
Inhaltsstoffe	**Flavonoide** (Isoflavone u.a.) • Saponine • Cumarine • Phytosterine
Droge	Medicaginis herba • Alfalfakraut
Darreichungsformen	Tinktur, Urtinktur, Spagyrikum, Fertigarzneimittel
Wirkungen	Blutzuckersenkend, Fettstoffwechsel regulierend, östrogenartig
Nebenwirkungen[2]	Photosensibilisierung, Allergien möglich
Kontraindikationen[2]	Schwangerschaft, Stillzeit, Vorsicht bei blutgerinnungshemmenden Medikamenten und hormonabhängigen Tumoren
Anwendungsbereiche Indikationen	**Stoffwechsel** *Innerlich:* Diabetes mell. II, Metabolisches Syndrom, Stoffwechselschwäche **Frauenheilkunde** *Innerlich:* Klimakterische Beschwerden, Hitzewallungen, Menstruationsbeschwerden, Östrogenmangel **Immunsystem** *Innerlich:* Erschöpfung
Weiteres	

1 **Gestirne** und **Tria Prinzipia:** Zuordnung betrifft Heilwirkung

2 **Nebenwirkungen** und **Kontraindikationen:** entfallen bei spagyrischen Anwendungen

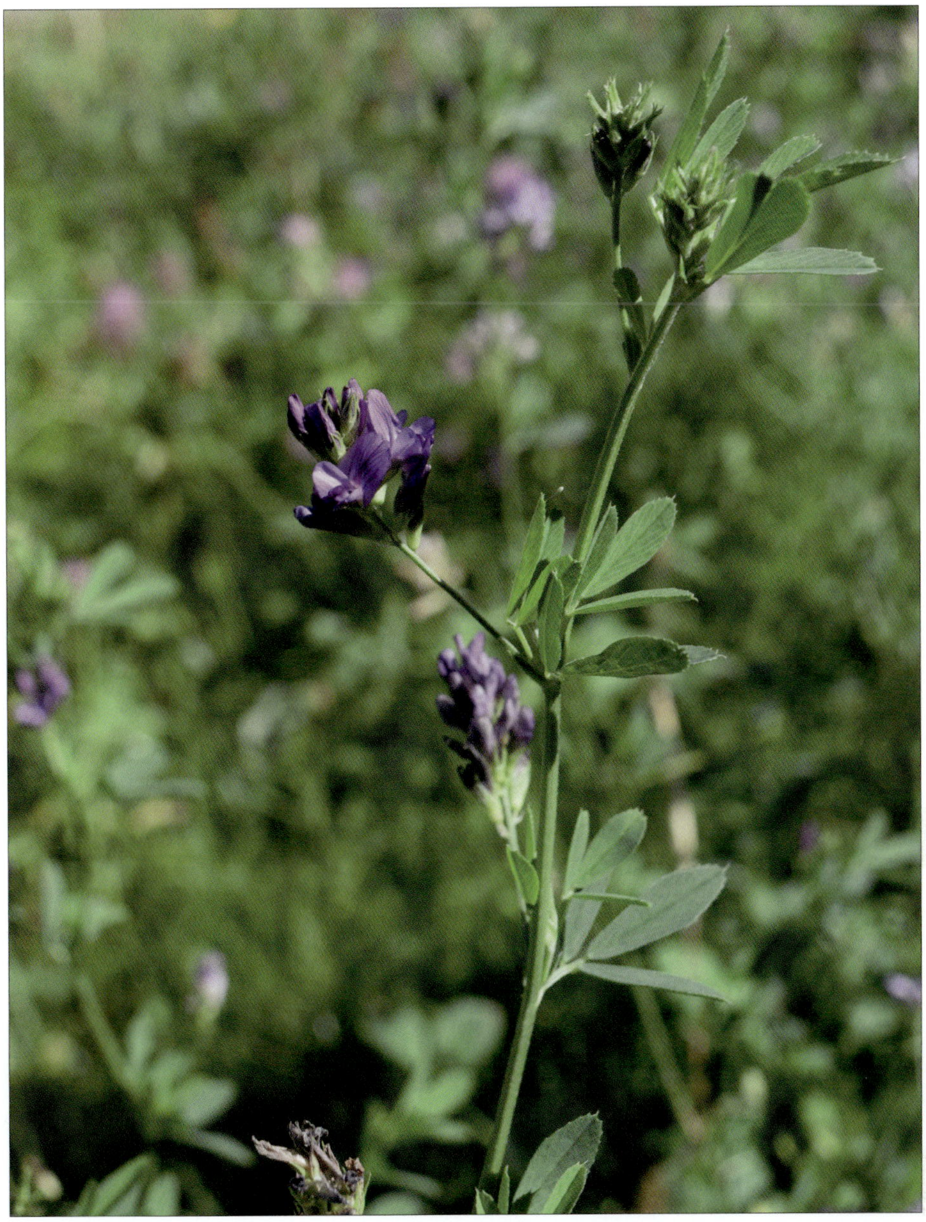

Medicago sativa
Alfalfa

Vater aller Nährstoffe

In ihrer ursprünglichen Heimat in Vorder- und Mittelasien war Alfalfa bereits vor 3500 Jahren als Nahrungs- und Futterpflanze bekannt. Die Griechen erhielten die Pflanze von den Medern (Medien = Region im Iran). Der botanische Name Medicago nimmt darauf Bezug: Medikos, griech. = medisch und agere, griech. = forttreiben, führen.

Auch den Römern war die Saatluzerne bekannt. Durch die Ausbreitung des osmanischen Reiches kam sie im 16. Jh. über Spanien nach Mitteleuropa. Der Schneckenklee, wie Alfalfa wegen der Form der Samen auch genannt wird, ist eine wichtige Futterpflanze für Nutztiere. Heute wird sie vor allem in typischen Mais- und Weinanbaugebieten eingesetzt, um die Böden zu regenerieren. In den Steppen Nord- und Südamerikas machte sie den Aufbau der modernen, in grossen Massstäben organisierten Viehzucht erst möglich. Ihre Fähigkeit, Stickstoff zu binden, ermöglicht es leistungsstarken Betrieben, die Bodenqualität zu erhalten und zu verbessern. Gute Erträge sind auch in trockenen Jahren möglich, weil die Pfahlwurzel tief in die Erde eindringt.

Wegen der tiefen Verwurzelung wie auch wegen der reich verzweigten, schräg in die Höhe wachsenden oberirdischen Pflanzenteile gilt Alfalfa als aufbauende und roborierende Pflanze. Schaut man die Bedeutung des arabischen Wortes Alfalfa an, was «gute Nahrung» und «Vater aller Nährstoffe» bedeutet, so bekräftigt dies ihre Anwendung als Stärkungsmittel (für Mensch, Tier und Boden).

chg

Melilotus officinalis
Steinklee

Pflanzenfamilie	Fabaceae • Hülsenfrüchtler
Vorkommen	Europa, Mittelasien • Auf trockenen Magerwiesen, Schuttplätzen, an Wegrändern
Humorale Qualitäten	Warm 1, neutral
Humorale Wirkungen	Fördert die Kochungen und Krisis • Erwärmt und öffnet Gefässe und Lymphsystem und fördert ihren Konsensus • Säftebewegend • Lymphflussfördernd • Löst zähe Feuchtigkeit • Leitet Schärfen aus • Fördert die Spiritus-Verteilung • Antidyskratisch • Deplethorisierend • Dekongestiv • Detonisierend
Gestirne[1]	**Merkur,** Venus
Tria Principia[1]	**Mercurius**
Inhaltsstoffe	**Cumarine** • Flavonoide • Schleimstoffe • Ätherische Öle • Saponine
Droge	Meliloti herba • Steinkleekraut
Darreichungsformen	*Innerlich:* Tee,Tinktur, Urtinktur, Spagyrikum, Fertigarzneimittel *Äusserlich:* Salbe, Auflage
Wirkungen	*Innerlich:* Gefässpermeabilitätsregulierend, krampflösend, fördert den venösen Rückfluss, Lymphfluss fördernd, abschwellend, entzündungshemmend, schmerzstillend *Äusserlich:* Wundheilungsfördernd, entzündungshemmend, schmerzlindernd, resorptionsfördernd, abschwellend
Nebenwirkungen[2]	Selten Kopfschmerzen
Kontraindikationen[2]	Einnahme von Antikoagulantien Vorsicht in der Schwangerschaft
Anwendungsbereiche Indikationen	**Herz-Kreislauf** *Innerlich/Äusserlich:* Venenbeschwerden, Wadenkrämpfe, Ödeme, Besenreiser **Lymphsystem** *Innerlich/Äusserlich:* Lymphstauungen, -ödeme, Lymphknotenschwellungen, Entzündungen **Bewegungsapparat** *Äusserlich:* Prellungen, Verstauchungen, Blutergüsse **Verdauung** *Innerlich/Äusserlich:* Hämorrhoiden
Weiteres	Kardinalmittel der Lymphe

1 **Gestirne** und **Tria Prinzipia:** Zuordnung betrifft Heilwirkung

2 **Nebenwirkungen** und **Kontraindikationen:** entfallen bei spagyrischen Anwendungen

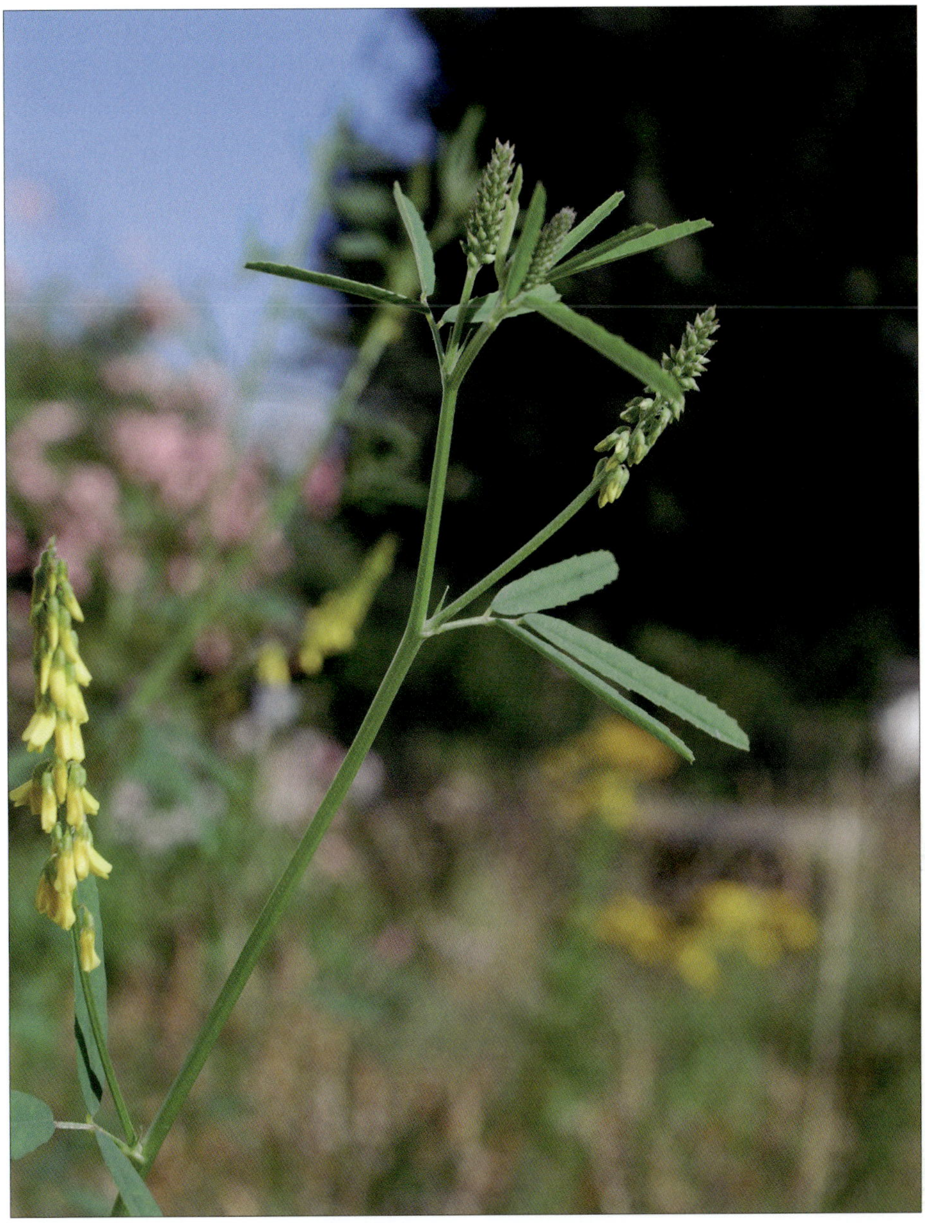

Melilotus officinalis
Steinklee

Süsser Staulöser

Die zahlreichen Kleearten sind nicht einfach zu unterscheiden – diese auch Honigklee genannte Heilpflanze weist aber mit ihrem Geruch deutliche Erkennungszeichen auf. Einerseits verströmen die gelblichen Schmetterlingsblüten im Hochsommer, vor allem beim Verwelken einen süsslichen Duft. Andererseits entfalten die ungleichmässig gezähnten Blätter beim kräftigen Zerdrücken einen deutlichen Geruch nach Cumarinen, der aus diesem Grund auch an Waldmeister oder Mariengras erinnern mag.

Der Steinklee läutete vor ca. 80 Jahren die Entwicklung des schulmedizinischen Medikaments Marcumar und anderer Antikoagulanzien ein. Kühe, welche grössere Mengen von schimmelbefallenem Steinklee frassen, erlitten innerer Blutungen, an denen sie danach verstarben. Auf diese Weise wurde die Forschungswelt auf die blutgerinnende Wirkung der Pflanze aufmerksam und entwickelte in der Folge ähnlich wirkende synthetische Arzneimittel.

Die naturheilkundliche Verwendung des Steinklees ist problemloser – im Zentrum steht dabei seine entstauende Wirkung auf Gewebe.

Eine traditionelle Anwendungsform ist diejenige in Form eines Kräuterkissens: Blüten und Blätter werden getrocknet, zerkleinert und in ein kleines Leinenkissen eingenäht. Neben sich gelegt wird durch die Bettwärme beim Schlafen der entspannend, schlaf- und traumanstossend wirksame Cumarinduft freigesetzt. cr

Melissa officinalis
Melisse / Zitronenmelisse

Pflanzenfamilie	Lamiaceae • Lippenblütler
Vorkommen	Süd-, Mitteleuropa, Nordamerika, Vorderasien • Kultiviert und verwildert
Humorale Qualitäten	Warm 2, trocken 1–2
Humorale Wirkungen	Fördert die Kochungen • Erwärmt und öffnet Magen, Herz, Nerven, Milz und fördert ihren Konsensus • Erheitert Herz und Gemüt • Leitet übermässige Gelbgalle/Schwarzgalle und Schärfen aus • Fördert die Spiritus-Verteilung • Tonusregulierend
Gestirne[1]	**Venus,** Sonne
Tria Principia[1]	**Mercurius**
Inhaltsstoffe	**Ätherische Öle** • Gerbstoffe • Flavonoide • Bitterstoffe
Droge	Melissae folium • Melissenblatt
Darreichungsformen	*Innerlich:* Tee, Tinktur, Urtinktur, Spagyrikum, Fertigarzneimittel *Äusserlich:* Bad, Auflage, Salbe
Wirkungen	*Innerlich:* Beruhigend, stimmungsaufhellend, magenstärkend, blähungswidrig, Leber-Galle-anregend, krampflösend, Herz-Kreislauf-stärkend, entzündungshemmend, antiviral *Äusserlich:* Antiviral, entzündungshemmend
Nebenwirkungen[2]	
Kontraindikationen[2]	
Anwendungsbereiche Indikationen	**Verdauung** *Innerlich:* Appetitlosigkeit, Verdauungsschwäche, Krämpfe, nervöse Beschwerden **Nervensystem/ Psyche** *Innerlich:* Nervosität, Schlafstörungen, Wetterfühligkeit, depressive Verstimmung, Ängste, Unruhe- und Spannungszustände **Herz-Kreislauf** *Innerlich:* Nervöse Herzbeschwerden, Herzklopfen **Haut** *Äusserlich:* Herpes, Entzündungen
Weiteres	

1 **Gestirne** und **Tria Prinzipia:** Zuordnung betrifft Heilwirkung

2 **Nebenwirkungen** und **Kontraindikationen:** entfallen bei spagyrischen Anwendungen

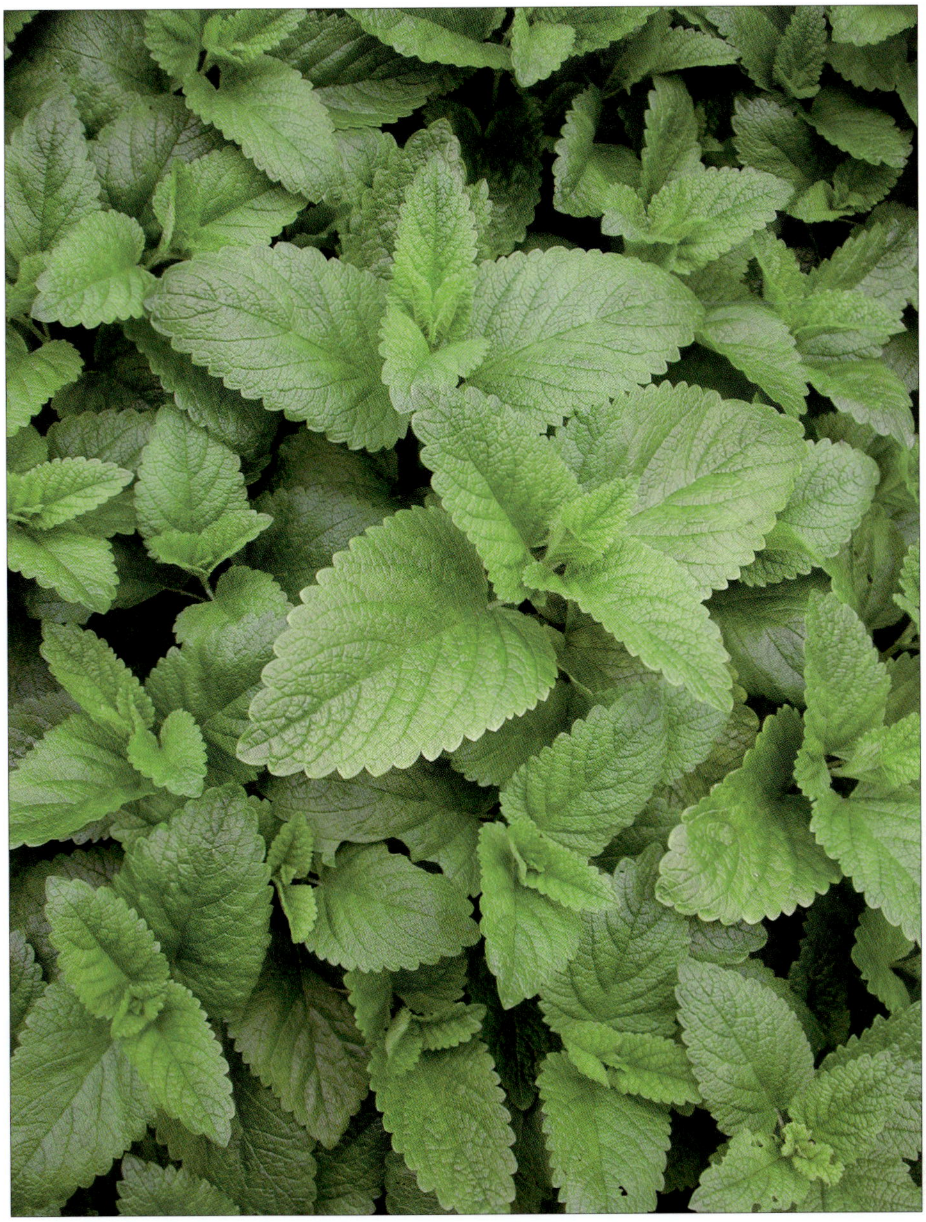

Melissa officinalis

Melisse / Zitronenmelisse

Eine wohltätige Herzens-Trösterin

Trösterin wird die Melisse auch genannt, weil sie genau auf diese Weise wie Seelenbalsam auf das menschliche Gemüt einwirkt, indem sie durch ihren anmutigen Zitronenduft Freude und Fröhlichkeit erweckt und der Melancholie entgegenwirkt.

Melisse ist ein wahrer Phytotranquilizer, ohne jede Nebenwirkung oder Suchtrisiken. Nicht genug, auch die Herz-Kreislauf- und Verdauungsfunktion werden besänftigt und harmonisiert. Die typische Duftnote produziert die Pflanze nicht unseretwegen – dies wäre eine gar anthropozentrische Sichtweise – nein, mit ihr versucht sie Schädlinge von ihren Blättern fernzuhalten.

Der griechische Name («meli» = Honig) nimmt Bezug auf die frühere Verwendung der Melisse als Bienenfutterpflanze. Es wird auch überliefert, dass Imker ihre Bienenstöcke mit Melissen ausrieben, um die Bienen davon abzuhalten, ihren Stock zu verlassen.

Da der Duft der Zitronenmelisse derart deutlich wahrnehmbar ist, wäre anzunehmen, dass es ein Leichtes ist, ihr ätherisches Öl zu gewinnen. Für die Destillation von einem Liter echtem Melissenöl sind allerdings ca. 7000 kg Blätter nötig. Echtes Öl ist entsprechend teuer – billiges Melissenöl im besten Fall eine Mischung von Duftgeranien- und Zitronengrasöl. Eigentlich ist die Tatsache, dass sich die Seele dieser Heilpflanze nicht so einfach erschliessen lässt, sehr beruhigend und erfreulich.

cr

Mentha x piperita
Pfefferminze

Pflanzenfamilie	Lamiaceae • Lippenblütler
Vorkommen	Weltweit kultiviert und verwildert
Humorale Qualitäten	Warm 2, trocken 2
Humorale Wirkungen	Fördert die Kochungen • Erwärmt und öffnet Magen und Leber • Leitet übermässige Gelbgalle und Schärfen aus • Zerteilt zähe Feuchtigkeit • Fördert die Spiritus-Verteilung • Deplethorisierend • Tonusregulierend
Gestirne[1]	**Merkur,** Jupiter
Tria Principia[1]	**Mercurius,** Sulphur
Inhaltsstoffe	**Ätherische Öle** • Flavonoide • Gerbstoffe • Bitterstoffe
Droge	Menthae piperitae folium • Pfefferminzblatt
Darreichungsformen	*Innerlich:* Tee, Tinktur, Urtinktur, Spagyrikum, Fertigarzneimittel *Äusserlich:* Bad, Mund- und Rachenspülung, Inhalation, Salbe, Auflage
Wirkungen	*Innerlich:* Verdauungsfördernd, blähungswidrig, Leber-Galle-anregend, entzündungshemmend, krampflösend, antimikrobiell, brechreizlindernd *Äusserlich:* Kühlend, juckreizstillend, lokal schmerzstillend, antimikrobiell
Nebenwirkungen[2]	Milchbildungshemmend in der Stillzeit
Kontraindikationen[2]	Magen-Darmgeschwüre, Verschluss der Gallenwege, Stillzeit
Anwendungsbereiche Indikationen	**Verdauung** *Innerlich:* Magen-, Darmkrämpfe, Appetitlosigkeit, Verdauungsschwäche, Reizmagen, -darm, Funktionsschwäche von Leber und Gallenblase, Reiseübelkeit **Atemwege** *Innerlich/Äusserlich:* Erkältungen, Schleimhautentzündungen **Haut** *Äusserlich:* Juckreiz **Nervensystem/Psyche** *Äusserlich:* Kopfschmerzen (äth. Öl) **Immunsystem** *Innerlich:* Erkältungen, Grippe
Weiteres	

1 **Gestirne** und **Tria Prinzipia:** Zuordnung betrifft Heilwirkung

2 **Nebenwirkungen** und **Kontraindikationen:** entfallen bei spagyrischen Anwendungen

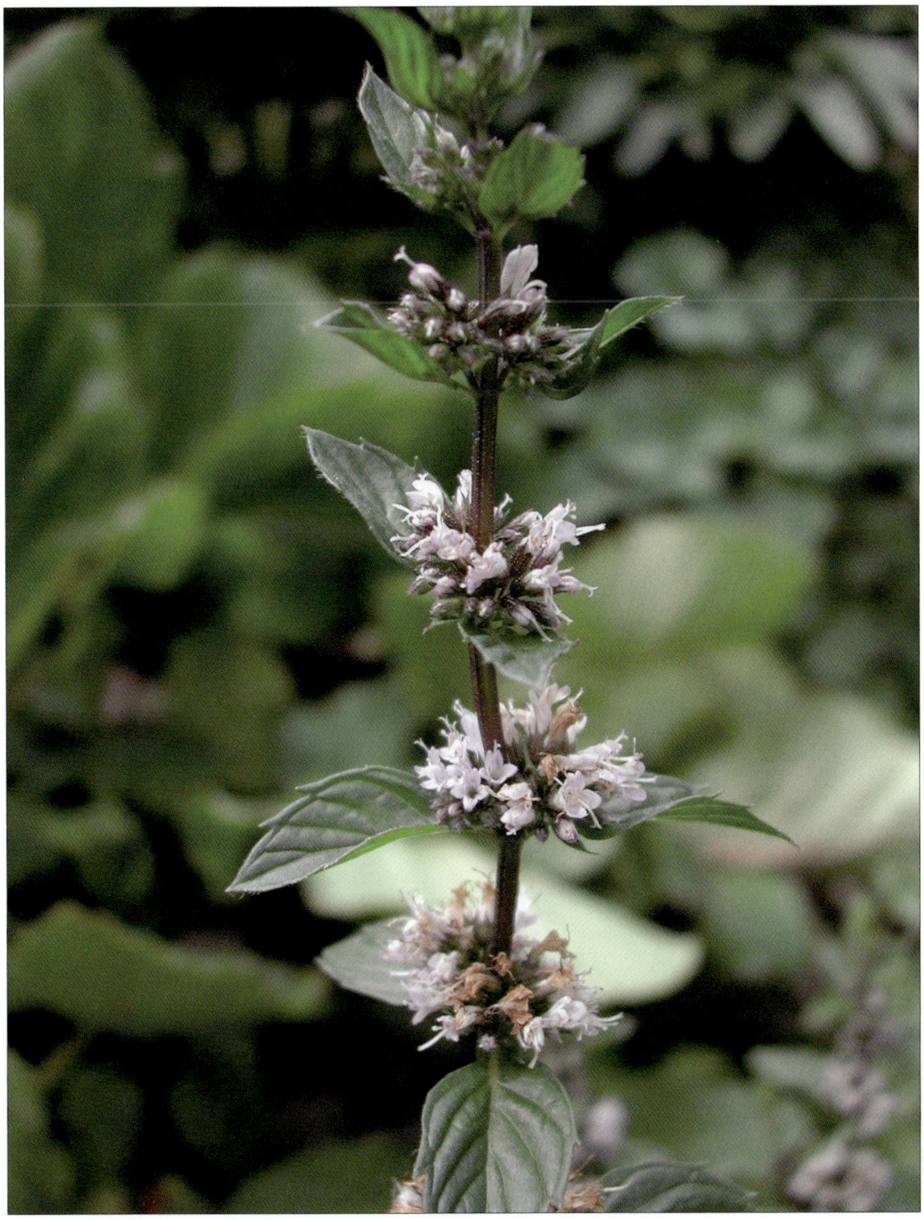

Mentha x piperita

Pfefferminze

Pflanzlicher Frischmacher

Die Minze ist eine der ältesten und meistgebräuchlichen Heilpflanzen der Welt. Allerdings gibt es sicherlich über 30 verschiedene Minzenarten und noch mehr Varietäten, da die Pflanze sehr bastardisierungsfreudig ist. Ihnen allen gemeinsam ist neben botanischen Gemeinsamkeiten ihr aromatischer Duft, welcher je nach Art nicht unterschiedlicher ausfallen könnte. So kennt man inzwischen z.B. Apfel-, Zitronen-, Schokoladen- oder auch Bergamottminze.

Der Duft der Pfefferminze überrascht diesbezüglich mit einer auffällig kühlen Frische, welche auf pharmakologischer Ebene durch die Senkung der Reizschwelle der Kälterezeptoren auf Haut und Schleimhaut zustande kommt. Diese anfängliche Kühlung geht jedoch schnell in eine reaktive Erwärmung über, aus welcher die vielfältigen Heilwirkungen ableitbar sind. Denn in ihrer Ganzheit wirkt Minze keinesfalls dämpfend oder hemmend – im Gegenteil zeigt sich eine deutlich anregende und bewegende Zielrichtung.

Spezifisch an der Minzenwirkung ist auch der belebende Effekt auf die Leber-Gallenfunktion. Der Schweizer Naturarzt und Buchautor Jürg Reinhard bringt es entsprechend auf den Punkt, wenn er schreibt, die Minze sei «...*Pflanze gewordene Frische für die Galle.*» Diesbezüglich wirkt die Minzenfrische weit über diesen Körperbereich hinaus, vermag auch Geist und Seele anzuregen und zu erquicken. cr

Momordica charantia
Bittermelone / Bittergurke

Pflanzenfamilie	Cucurbitaceae • Kürbisgewächse
Vorkommen	Asien • Weltweit kultiviert
Humorale Qualitäten	Warm 1, neutral—trocken 1
Humorale Wirkungen	Fördert die Kochungen • Erwärmt und öffnet Magen, Leber und Milz • Zerteilt zähe Feuchtigkeit • Leitet übermässige Gelbgalle/Schwarzgalle und Schärfen aus • Sthenisierend
Gestirne[1]	**Jupiter,** Merkur
Tria Principia[1]	**Sulphur**
Inhaltsstoffe	**Alkaloide** (Momordicin u.a.) • **Phytosterine** • Bitterstoffe • Saponine
Droge	Momordicae charantiae fructus • Bittermelonenfrucht
Darreichungsformen	Tee, Tinktur, Urtinktur, Spagyrikum, Fertigarzneimittel
Wirkungen	Blutzuckersenkend, Fettstoffwechsel regulierend, entzündungshemmend, antioxidativ, antimikrobiell, antiparasitär
Nebenwirkungen[2]	Abortiv
Kontraindikationen[2]	Schwangerschaft, Stillzeit, Vorsicht bei eingestelltem Diabetes mell.
Anwendungsbereiche Indikationen	**Verdauung** *Innerlich:* Adjuvant bei Magen-Darm-Geschwüren, Schleimhautentzündungen **Stoffwechsel** *Innerlich:* Metabolisches Syndrom, Fettstoffwechselstörungen, Diabetes mell. II
Weiteres	

1 **Gestirne** und **Tria Prinzipia:** Zuordnung betrifft Heilwirkung

2 **Nebenwirkungen** und **Kontraindikationen:** entfallen bei spagyrischen Anwendungen

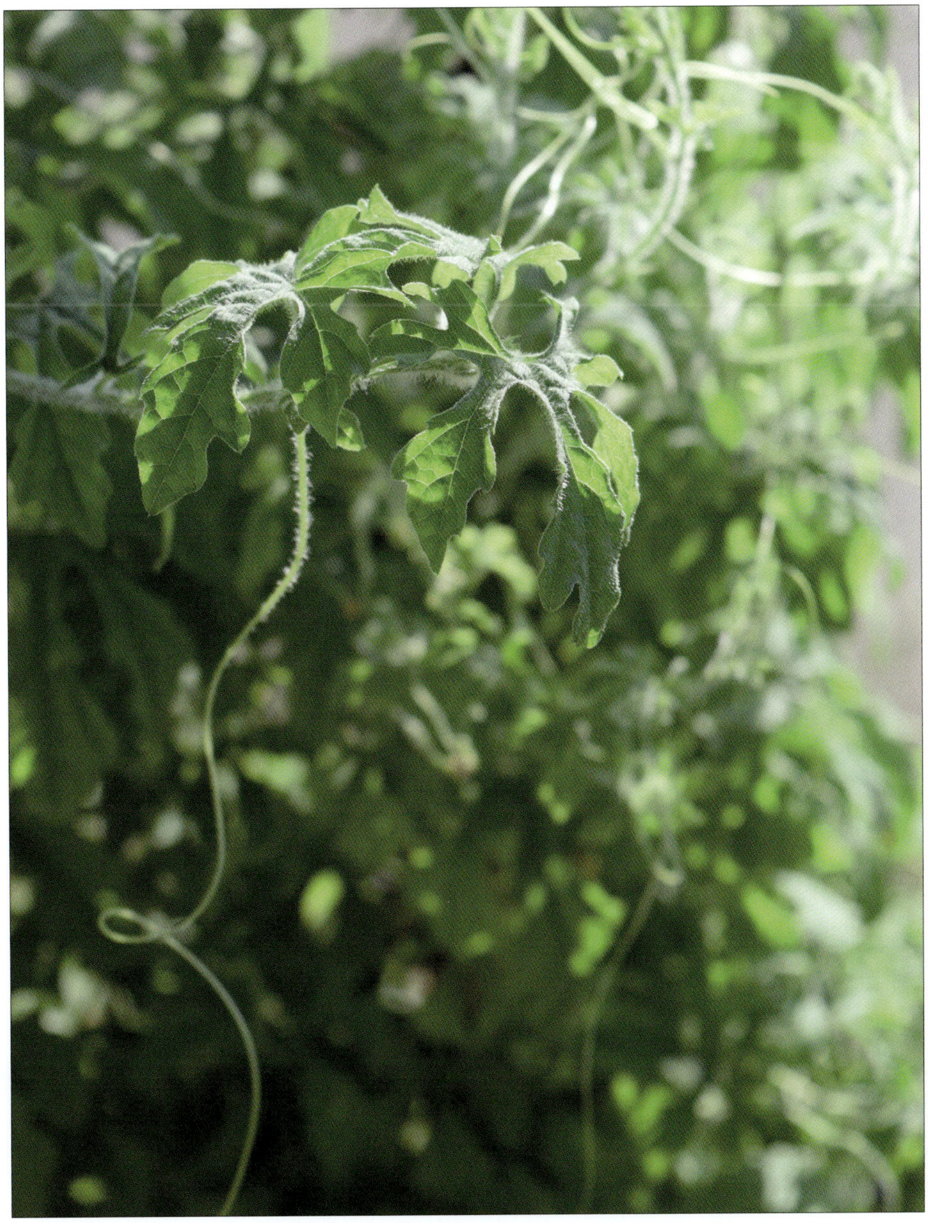

Momordica charantia
Bittermelone / Bittergurke

Bitter macht die Bauchspeicheldrüse fitter

Bittermelone, auch Balsambirne und Bittergurke genannt, ist eine Kletterpflanze mit gelben Blüten und grünen und orange-gelben Früchten. Sie gehört zu den Kürbisgewächsen und ist nah verwandt mit der Wassermelone. Ursprünglich war sie in China und Indien beheimatet, wird aber heute in Brasilien, den USA, Afrika und Südeuropa kultiviert. Bittermelone gilt in vielen asiatischen Gebieten als gesundes Gemüse und heilsames Lebensmittel. Aus der weiten Verbreitung in der Ernährung erschliesst sich auch die gute Verträglichkeit.

In der Volksheilkunde verschiedener asiatischer (v.a. Ayurveda) und afrikanischer Kulturen wird Bittermelone seit jeher erfolgreich zur Behandlung von erhöhtem Blutzucker eingesetzt, was Anlass für einige gross angelegte Forschungsstudien war. Neben der nachweisbaren Blutzuckersenkung stellte sich heraus, dass Bittermelone bei einer fettreichen Diät auch Adipositas reduziert. Man vermutet darum, dass Bittermelone nicht nur den Zucker-, sondern auch den Fettstoffwechsel positiv beeinflusst. Die internationale Datenlage beschreibt die Bittergurke trotzdem nur als adjuvantes Mittel in der Behandlung von erhöhten Blutzuckerwerten.

Die Wirkmechanismen sind nach wie vor hypothetisch – nach neuesten Erkenntnissen wird durch Bittermelone die Glucose-induzierte Insulinfreisetzung von intestinalen endokrinen Hormonen, sogenannten Inkretinen, gefördert.

chg

Myosotis arvensis
Vergissmeinnicht

Pflanzenfamilie	Boraginaceae • Borretschgewächse
Vorkommen	Europa, Asien, Nordafrika, Nordamerika • Auf Wiesen und an Wegrändern
Humorale Qualitäten	Warm 1, trocken 1–2
Humorale Wirkungen	Fördert mild die Kochungen • Erwärmt und öffnet das Lymphsystem • Leitet Schärfen aus • Säftebewegend • Lymphflussfördernd • Löst zähe Feuchtigkeit • Vermindert Ersatzausscheidungen über Haut und Schleimhaut • Antiskrofulös • Tonusregulierend
Gestirne[1]	**Merkur,** Mond
Tria Principia[1]	**Mercurius**
Inhaltsstoffe	**Flavonoide** • Gerbstoffe • Schleimstoffe • Kieselsäure • Pyrrolizidin-Alkaloide (PA)
Droge	Myosotis herba • Vergissmeinnichtkraut
Darreichungsformen	*Innerlich:* Tee, Tinktur, Urtinktur, Spagyrikum, Fertigarzneimittel *Äusserlich:* Auflage
Wirkungen	*Innerlich:* Entzündungshemmend, lymphflussfördernd, zusammenziehend *Äusserlich:* Lymphflussfördernd, entzündungshemmend
Nebenwirkungen[2]	Lebertoxizität der PA wird kontrovers diskutiert
Kontraindikationen[2]	
Anwendungsbereiche Indikationen	**Lymphsystem** *Innerlich/Äusserlich:* Lymphknotenschwellungen, Lymphstauungen, Entzündungen **Atemwege** *Innerlich:* Bronchitis, Schleimhautentzündungen **Haut** *Innerlich/Äusserlich:* Ekzeme **Nieren-Blase** *Innerlich:* Chronische Blasenentzündungen
Weiteres	

1 **Gestirne** und **Tria Prinzipia:** Zuordnung betrifft Heilwirkung

2 **Nebenwirkungen** und **Kontraindikationen:** entfallen bei spagyrischen Anwendungen

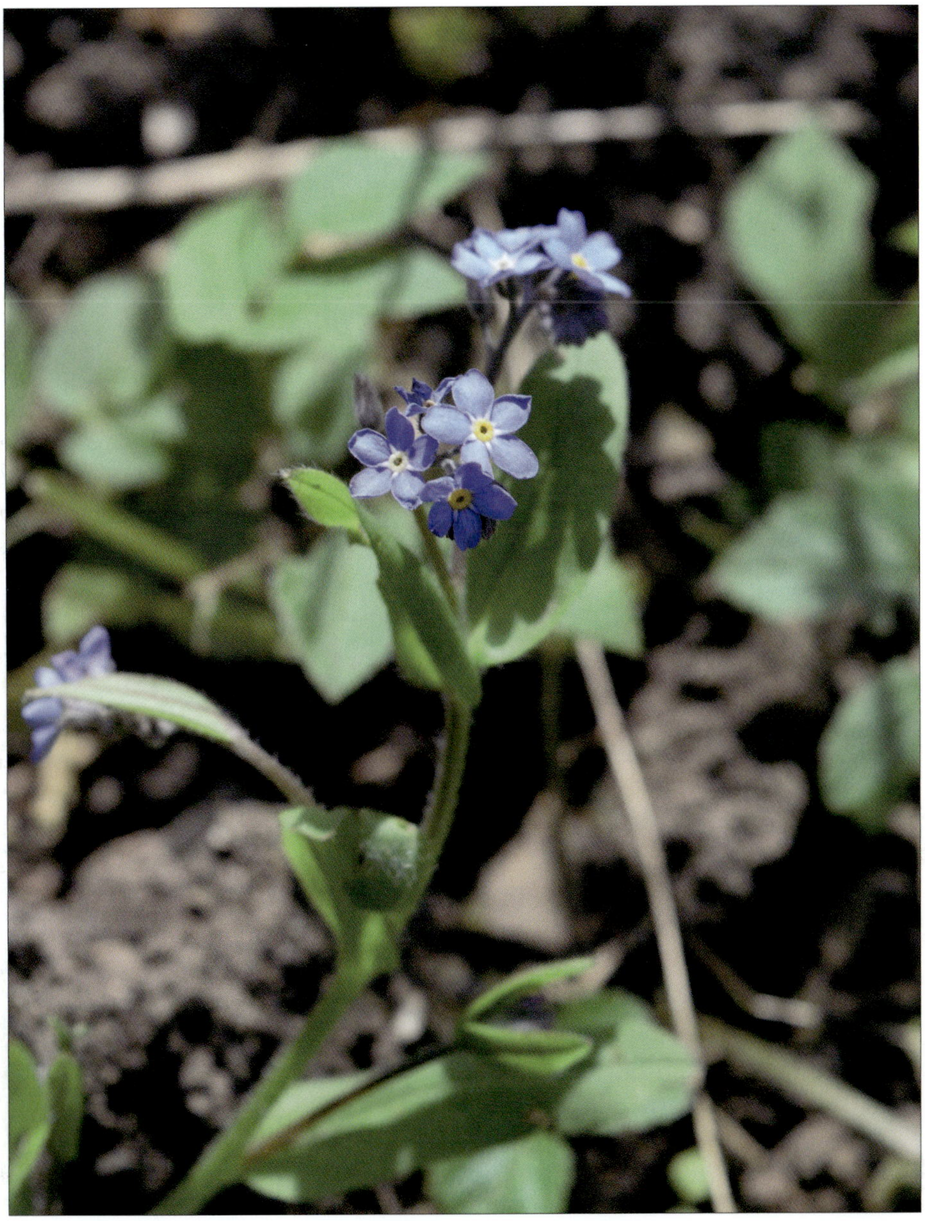

Myosotis arvense
Vergissmeinnicht

Opfer einer «naturheilkundlichen Amnesie»

Entgegen allen Versprechungen seines Namens ist auch das Vergissmeinnicht heute als Heilpflanze leider der Vergessenheit anheimgefallen. Die Gattung ist in Europa zwar häufig und durch mehrere Dutzend Arten vertreten, welche in unterschiedlichsten Lebensräumen gedeihen. So gedeiht das Alpen-Vergissmeinnicht bis in Höhen von 3000m.ü.M und erreicht dabei nur noch eine Stängelhöhe von ca. 10cm.

Der aus dem Griechischen abgeleitete Namen beschreibt die Ähnlichkeit der behaarten Blätter mit einem Mauseohr. Dieses bei Berührung deutlich wahrnehmbare Merkmal ist eine Eigenheit der Borretschgewächse und weist auf den bedeutenden Gehalt an Kieselsäure hin. Überraschend auffällig ist ausserdem der fade und schleimige Geschmack beim Kauen des Krautes. Der Zugang zu einem Heilmittel über die menschlichen Sinneswahrnehmungen ist meines Erachtens noch immer eine der einfachsten und aussagekräftigsten «Analysemethoden».

Wie bei vielen früher gebräuchlichen Heilpflanzen verschliesst sich das Verständnis für das Wirkungsvermögen des Vergissmeinnichts einem alleinig wirkstoffbezogenen Zugang. Erst im Kontext des naturheilkundlichen und vor allem des humoralmedizinischen Denk- und Arbeitsmodells erschliesst sich auch hier die ursprüngliche Verwendung seines Krauts als säftebewegendes, antiskrofulöses Heilmittel.

cr

Nasturtium officinale
Brunnenkresse

Pflanzenfamilie	Brassicaceae • Kreuzblütler
Vorkommen	Weltweit • In und an Gewässern
Humorale Qualitäten	Warm 3, trocken 1–2
Humorale Wirkungen	Fördert die Kochungen, Krisis und die nährenden Säfte • Erwärmt und öffnet Verdauungs-, Atem- und Harnwege • Leitet übermässige Schwarzgalle und Schärfen aus • Zerteilt zähe Feuchtigkeit • Lymphflussfördernd • Bewegt die Säfte und bringt sie an die Oberfläche • Vermindert Ersatzausscheidungen über die Schleimhaut • Fördert die Spiritus-Verteilung • Deplethorisierend • Antiskrofulös • Antidyskratisch • Sthenisierend
Gestirne[1]	**Mars**
Tria Principia[1]	**Sulphur,** Mercurius
Inhaltsstoffe	**Senfölglykoside** • Flavonoide • Vitamin C
Droge	Nasturtii folium • Brunnenkresseblatt
Darreichungsformen	*Innerlich:* Tinktur, Urtinktur, Spagyrikum, Fertigarzneimittel
Wirkungen	*Innerlich:* Verdauungsfördernd, abwehrstärkend, antimikrobiell, harntreibend, schleimlösend, stärkend
Nebenwirkungen[2]	Schleimhautreizend, abortiv
Kontraindikationen[2]	Schwangerschaft, Stillzeit, Kleinkinder
Anwendungsbereiche Indikationen	**Atemwege** *Innerlich:* Bronchitis, Schleimhautentzündung, Sinusitis
	Verdauung *Innerlich:* Appetitlosigkeit, Verdauungsschwäche, Funktionsschwäche von Leber und Gallenblase
	Nieren-Blase *Innerlich:* Harnwegsentzündungen
	Immunsystem *Innerlich:* Erkältungen, Abwehrschwäche
	Stoffwechsel *Innerlich:* Frühjahrsmüdigkeit, Stoffwechselschwäche
Weiteres	

1 **Gestirne** und **Tria Prinzipia:** Zuordnung betrifft Heilwirkung

2 **Nebenwirkungen** und **Kontraindikationen:** entfallen bei spagyrischen Anwendungen

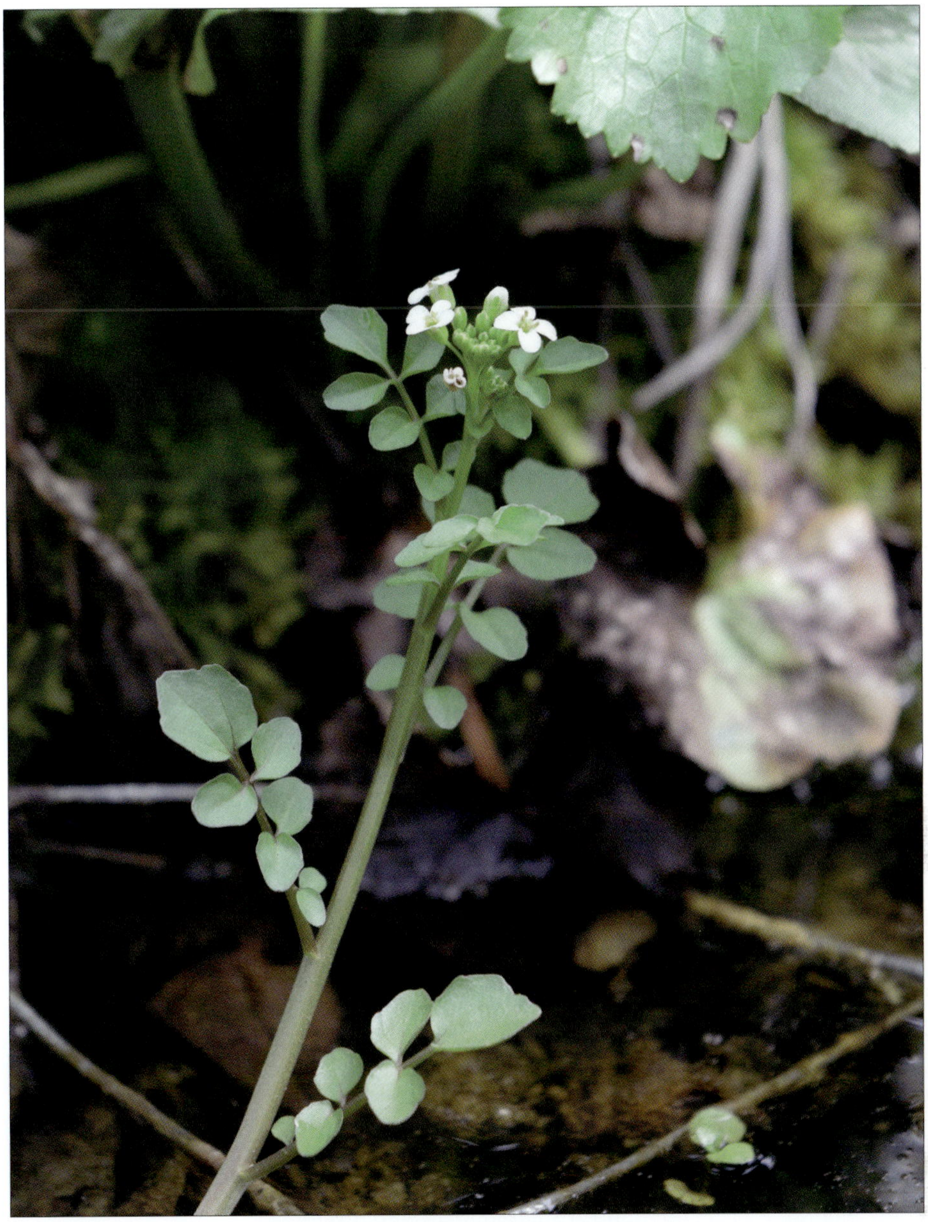

Nasturtium officinale

Brunnenkresse

Feuriger Wassertänzer

Glücklicherweise pflegt die Brunnenkresse eine sehr enge Beziehung zum Wasserelement, sonst würde sie möglicherweise ihrer hitzigen Marskräfte wegen Feuer fangen. Gerne bildet sie regelrechte Polster in Gewässern, nur ihre Stängelspitzen lässt sie über darüber hinauswachsen, teilweise aber auch im Wasser treiben. Die Ausscheidungen ihrer Blätter und Wurzeln enthalten so kräftige phytobiotische Senföle, dass sich dies sogar auf die Qualität des Wassers auswirken soll. Der Volksmund besagt, dass es an Orten, wo die Brunnenkresse wächst, unbedenklich getrunken werden könne. Zusätzlich zeichnen sich ihre Blätter durch einen bedeutenden Gehalt an den feurigen Spurenelementen Eisen und Jod aus.

Ihre innere Wärme ist derart, dass die Pflanze es sich leisten kann, im Herbst und Winter ihre Blätter wintergrün zu bewahren. Ihre grosse Vitalität zeigt sich ebenso an der Wurzelfreudigkeit ihrer liegenden Stängeltriebe.

Die Pflanze wird daher seit vielen Jahrhunderten als «Bachsalat» kultiviert und verzehrt. Heilkundlich wirkt sie allen Zuständen entgegen, welche durch Kälte und übermässige Feuchtigkeit verursacht oder gefördert werden. *«Ubi malum – ibi remedium!»* Das paracelsische Zitat beschreibt auch bei der Brunnenkresse die Resonanz, welche die Signaturenlehre zwischen dem Standort einer Heilpflanze und seiner Heilwirkung erkennt. cr

Oenothera biennis
Nachtkerze

Pflanzenfamilie	Onagraceae • Nachtkerzengewächse
Vorkommen	Nordamerika, Europa • An Strassenrändern, Bahndämmen und auf Ruderalflächen
Humorale Qualitäten	Warm 1, Neutral—feucht 1
Humorale Wirkungen	Fördert die nährenden Säfte • Mildert übermässige Gelbgalle/Schwarzgalle und Schärfen • Vermindert Ersatzausscheidungen über Haut und Schleimhaut • Antiskrofulös • Tonusregulierend
Gestirne[1]	**Merkur,** Jupiter
Tria Principia[1]	**Mercurius**
Inhaltsstoffe	**Fette Öle** (Gamma-Linolensäure u.a.) Phytosterine
Droge	Oenotherae semen • Nachtkerzensame
Darreichungsformen	*Innerlich:* Fertigarzneimittel *Äusserlich:* Öleinreibung, Fertigarzneimittel
Wirkungen	*Innerlich:* Entzündungshemmend, schmerzlindernd, senkt Allergieneigung, antioxidativ, antiarteriosklerotisch, Hautstoffwechsel regulierend *Äusserlich:* Entzündungshemmend, Hautstoffwechsel regulierend
Nebenwirkungen[2]	Verstärkung der Symptome möglich
Kontraindikationen[2]	Interaktion mit Neuroleptika wird diskutiert Keine innerliche Anwendung bei Säuglingen
Anwendungsbereiche Indikationen	**Frauenheilkunde:** *Innerlich:* Entzündungen, PMS, Wechseljahrbeschwerden, Menstruationsbeschwerden **Haut:** *Innerlich:* Entzündungen, Ekzeme, Neurodermitis, Psoriasis **Bewegungsapparat:** *Innerlich:* Unterstützend bei rheumatischen Erkrankungen **Immunsystem:** *Innerlich:* Allergie, Entzündungen **Nervensystem/Psyche:** *Innerlich:* ADHS, begleitend bei Multiple Sklerose
Weiteres	

1 **Gestirne** und **Tria Prinzipia:** Zuordnung betrifft Heilwirkung

2 **Nebenwirkungen** und **Kontraindikationen:** entfallen bei spagyrischen Anwendungen

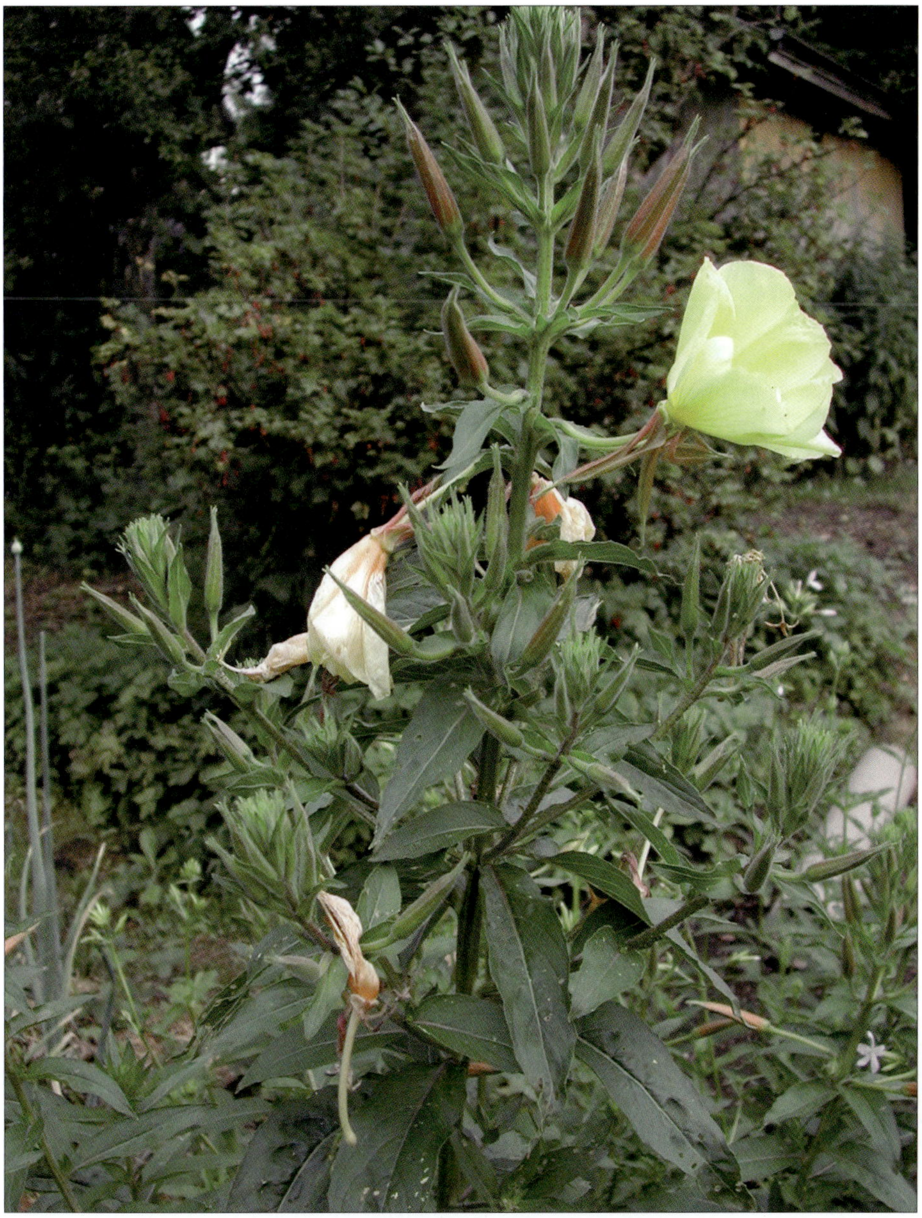

Oenothera biennis

Nachtkerze

Heilsame Nachtschwärmerin

Wenn sich in der sich anbahnenden Dämmerung die allermeisten Pflanzen, ermüdet von ihrem Tageswerk, in ihren Nachtschlummer zurückziehen und ihre Aktivitäten auf ein Minimum reduzieren, erwacht die Nachtkerze erst recht. Es ist ein beeindruckendes Erlebnis, der sich öffnenden Blütenknospe zuzuschauen – man könnte sich beinahe einbilden, bei ihrem Entfalten ein knisterndes Geräusch wahrzunehmen. Erst jetzt macht sich die schwefelgelbe Blüte vor einem imaginären Spiegel für ihr Nachtleben zurecht – Falter erwarten bereits voller Ungeduld ihre Bereitschaft zur Bestäubung. In Bezug auf ihren zirkadianen Rhythmus zeigt die Nachtkerze, neben den Einflüssen des regulierenden Merkurs und nährenden Jupiters, starke mondhafte Qualitäten. Diese widerspiegeln sich auch in ihrer Heilwirkung auf die weibliche Menstruationsblutung.

Ihr überschiessendes Aktivitätsmuster und die daraus resultierende Tendenz ihre Energiereserven allzu schnell zu verausgaben, kann als Entsprechung zu ihrer Heilwirkung betrachtet werden. Die Nachtkerze mag uns unterstützen, diesbezüglich wieder einen stimmigen Rhythmus zu finden, unsere Regulation zu optimieren und unsere Kräfte ressourcengemäss einzusetzen.

Also hat uns dieser zugewanderte Gast seine inneren Qualitäten eröffnet, uns seine Wurzeln und Blütenknospen schmackhaft gemacht und seine heilsamen Samen geschenkt. cr

Ononis spinosa
Hauhechel, dornige

Pflanzenfamilie	Fabaceae • Hülsenfrüchtler
Vorkommen	Europa, Nordafrika • An sonnigen Hängen und Wegrändern
Humorale Qualitäten	Warm 1, trocken 2
Humorale Wirkungen	Erwärmt und öffnet die Nieren • Leitet übermässige Gelbgalle/Schwarzgalle und Schärfen aus • Löst zähe Feuchtigkeit • Vermindert Ersatzausscheidungen über Haut und Schleimhaut • Antidyskratisch • Tonusregulierend
Gestirne[1]	**Venus**
Tria Principia[1]	**Mercurius**
Inhaltsstoffe	**Ätherische Öle** • Saponine • Flavonoide • Bitterstoffe
Droge	Ononidis radix • Hauhechelwurzel
Darreichungsformen	Tee, Tinktur, Urtinktur, Spagyrikum, Fertigarzneimittel
Wirkungen	Harntreibend, entzündungshemmend
Nebenwirkungen[2]	
Kontraindikationen[2]	Keine Durchspülungstherapie bei Ödemen infolge Herz- und Niereninsuffizienz
Anwendungsbereiche Indikationen	**Nieren-Blase** *Innerlich:* Harnwegsentzündungen, Reizblase, Ödeme, Nierengriess
	Bewegungsapparat *Innerlich:* Unterstützend bei rheumatischen Erkrankungen
	Haut *Innerlich:* Unterstützend bei Hauterkrankungen
Weiteres	

1 **Gestirne** und **Tria Prinzipia:** Zuordnung betrifft Heilwirkung

2 **Nebenwirkungen** und **Kontraindikationen:** entfallen bei spagyrischen Anwendungen

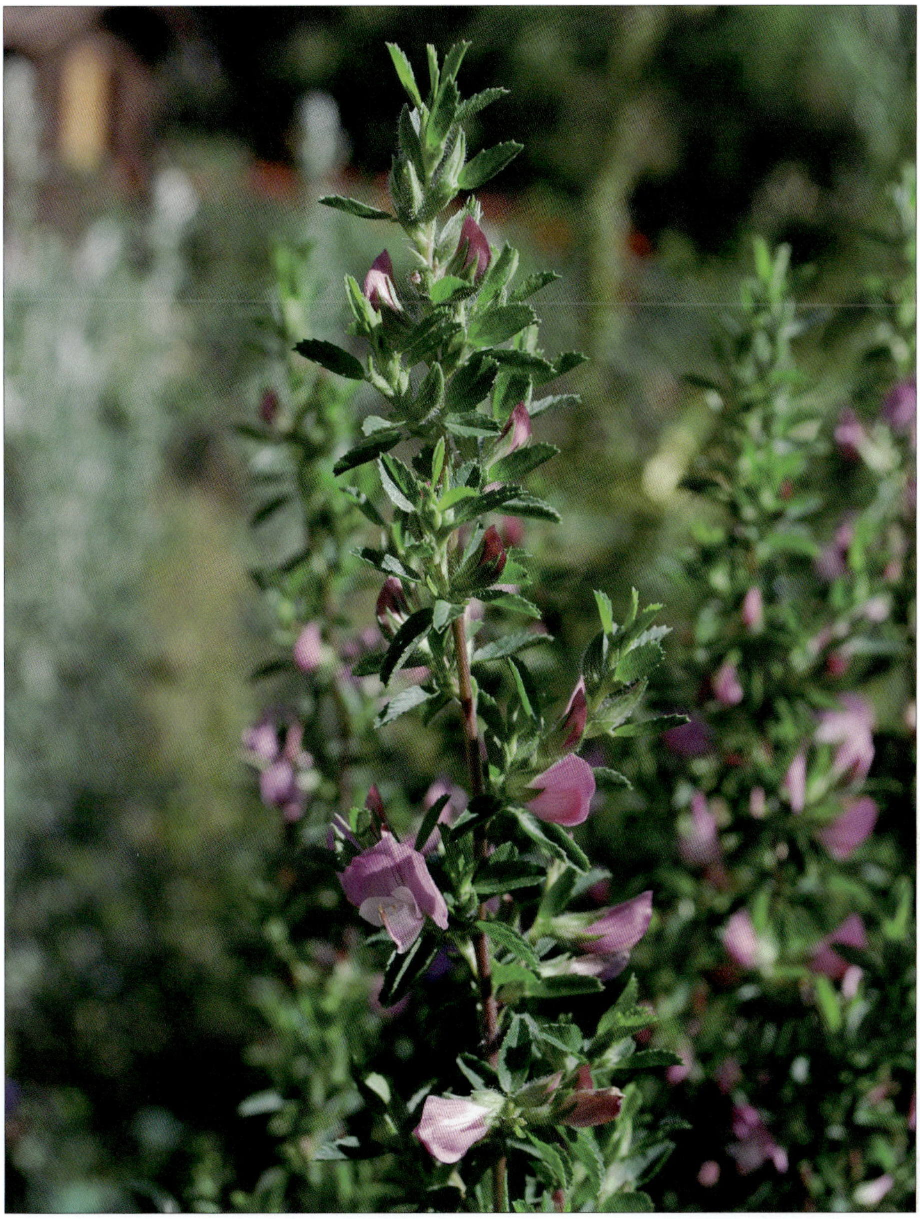

Ononis spinosa

Dornige Hauhechel

Harte Schale – weicher Kern

Bei Berührung mögen die dornenbesetzten Triebe der Hauhechel einen aggressiven und abweisenden Ersteindruck hinterlassen. Bei näherer Auseinandersetzung mit der altbewährten Heilpflanze offenbart sich jedoch neben dieser Signatur des Gestirns Mars auch eine weit stärkere, liebliche und zarte Seite dieses Halbstrauchs. Diese venusische Qualität zeigt sich einerseits in den typischen Schmetterlingsblüten in sanftem Rosa – andererseits in ihrer dezenten, aber doch effizienten Wirkung auf die Harnwege. Im Vergleich mit anderen Nieren-Blasen-Heilpflanzen wie Brennnessel oder Wacholder mag die Hauhechel zwar als Schwachstrom-Heilmittel erscheinen, ihr subtiler Effekt führt jedoch genauso zum Ziel und dies ohne allfällige Reizerscheinungen. Alles nach dem Motto: «Manchmal ist weniger mehr....».

Die Hauhechel lebt derart die Polarität zwischen den zwei Liebespartnern Mars und Venus. Ein ähnliches Spannungsfeld eröffnet sich in ihr auch zwischen der Gestaltung ihrer Dornen und der ihrer bettfederartig gedrehten Wurzeln. Erstere sind Ausdruck gestaucht-gehemmter – letztere von sich in steter Bewegung befindlichen Lebenskräften.

Die Hauhechel vermag in ihrer naturheilkundlichen Anwendung zu harmonisieren, Gestautes in Bewegung zu bringen und ein überreiztes, überfordertes System durch Anregung des Harnflusses zu entlasten. cr

Opuntia ficus-indica (Syn. Cactus opuntia)
Feigenkaktus

Pflanzenfamilie	Cactaceae • Kakteengewächse
Vorkommen	Südamerika, Australien, Mittelmeergebiet, Westasien • In warmen Trockengebieten
Humorale Qualitäten	Warm 1, trocken 1
Humorale Wirkungen	Erwärmt und öffnet das kleine Becken • Löst zähe Feuchtigkeit • Mildert Schärfen • Deplethorisierend • Tonusregulierend
Gestirne[1]	**Venus,** Merkur
Tria Principia[1]	**Mercurius**
Inhaltsstoffe	**Flavonoide** • Polysaccharide • Phytosterine
Droge	Opuntiae ficus indicae flos • Feigenkaktusblüte
Darreichungsformen	Tee, Tinktur, Urtinktur, Spagyrikum, Fertigarzneimttel
Wirkungen	Tonisierend auf die Blasenmuskulatur, reizmildernd, abschwellend, entzündungshemmend, Miktionsbeschwerden lindernd
Nebenwirkungen[2]	
Kontraindikationen[2]	
Anwendungsbereiche Indikationen	**Kreislaufsystem** *Innerlich:* Arteriosklerose der Herzgefässe
	Nieren-Blase *Innerlich:* Inkontinenz, Bettnässen, Reizblase, chronische Harnwegsinfekte
	Männerheilkunde *Innerlich:* Prostatavergrösserung und damit zusammenhängende Miktionsbeschwerden
Weiteres	Blätter und Früchte werden zudem zur Kontrolle des Gewichts und Fettstoffwechsels verwendet.

1 **Gestirne** und **Tria Prinzipia:** Zuordnung betrifft Heilwirkung

2 **Nebenwirkungen** und **Kontraindikationen:** entfallen bei spagyrischen Anwendungen

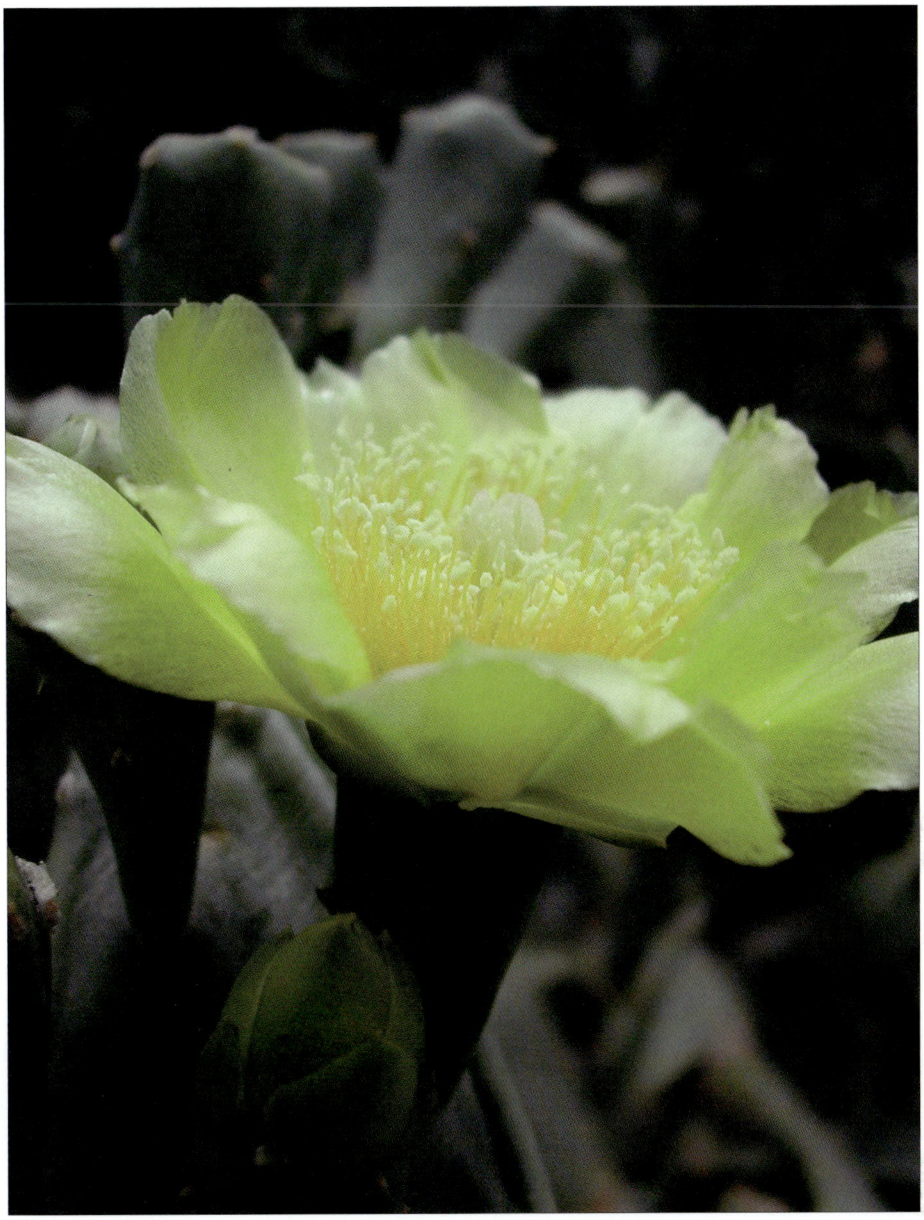

Opuntia ficus-indica
Feigenkaktus

Ein Kaktus gegen Zivilisationskrankheiten

Der Feigenkaktus ist ein strauch- oder baumartig wachsender Kaktus, der eine Wuchshöhe von bis zu sechs Metern erreichen kann. Er ist ursprünglich aus Mexiko und wird dort bereits seit mehreren Tausend Jahren kultiviert. Die oberirdischen Pflanzenteile können sehr vielfältig verwendet werden. Die jungen grünen Triebabschnitte werden als Gemüse, die süssen Früchte als Obst oder zu Marmelade verarbeitet gegessen und aus den getrockneten Kernen lässt sich Speiseöl pressen. Inzwischen ist er in weiten Teilen Südamerikas, Australiens, Makaronesiens und im Mittelmeerraum verbreitet. Die «Indianische Feige» oder «Nopal», wie die Pflanze auch genannt wird, gilt bei der indigenen Bevölkerung als heilsam für das Verdauungssystem und den harnableitenden Organen. Die typischen, scheibenförmigen Sprosse der Pflanze sind ein ausgeklügeltes Wasserreservoir der an extreme Trockenheit angepasste Pflanze. Diese können sogar Photosynthese betreiben, so dass auf Blätter verzichtet werden kann. Ebenfalls können sie wie auch die Früchte und selbst auch die Blütenstände bei völliger Trockenheit auswurzeln, um bei Regen das seltene Nass sofort aufzunehmen.

Als Nahrungsergänzung erfreut er sich seit einigen Jahrzehnten grosser Beliebtheit, hilft er doch, den Stoffwechsel anzukurbeln und dem metabolischen Syndrom entgegen zu wirken. lh

Origanum majorana
Majoran

Pflanzenfamilie	Lamiaceae • Lippenblütler
Vorkommen	Mittelmeerraum, Kleinasien • Heute meist kultiviert als Majorana hortensis
Humorale Qualitäten	Warm 2, trocken 2
Humorale Wirkungen	Fördert die Kochungen und Krisis • Erwärmt und öffnet die Verdauungs- und Atemwege, die Nerven und den Unterleib • Leitet übermässige Gelbgalle/Schwarzgalle und Schärfen aus • Zerteilt zähe Feuchtigkeit • Vermindert Ersatzausscheidungen über Haut und Schleimhaut • Fördert die Spiritus-Verteilung • Deplethorisierend • Antiskrofulös • Tonusregulierend
Gestirne[1]	**Venus,** Merkur
Tria Principia[1]	**Sulphur,** Mercurius
Inhaltsstoffe	**Ätherische Öle** • Gerbstoffe • Flavonoide • Bitterstoffe
Droge	Majoranae herba • Majorankraut
Darreichungsformen	*Innerlich:* Tee, Tinktur, Urtinktur, Spagyrikum, Fertigarzneimittel *Äusserlich:* Salbe, Bad, Fertigarzneimittel
Wirkungen	*Innerlich:* Entzündungshemmend, blähungswidrig, krampflösend, appetitanregend, Leber-Galle-anregend, verdauungsfördernd, antimikrobiell, schleimlösend, durchblutungsfördernd, leicht beruhigend, schmerzstillend, menstruationsanregend *Äusserlich:* Auswurffördernd, hustenlindernd, krampflösend, entzündungshemmend
Nebenwirkungen[2]	
Kontraindikationen[2]	Vorsicht in der Schwangerschaft
Anwendungsbereiche Indikationen	**Atemwege** – *Innerlich/Äusserlich:* Husten, Schnupfen, Sinusitis, Asthma, Krampfhusten **Verdauung** – *Innerlich:* Blähungen, Verdauungsbeschwerden, Durchfall, Krämpfe **Nervensystem/Psyche** – *Innerlich:* Schlaflosigkeit, Kopfschmerzen, Schwindel, Spannungszustände; *Äusserlich:* Neuralgien **Frauenheilkunde** – *Innerlich/Äusserlich:* Entzündungen, Pilzerkrankungen, schwache Menstruationsblutung, Menstruationsbeschwerden **Immunsystem** – *Innerlich:* Erkältungen, Heuschnupfen
Weiteres	

1 **Gestirne** und **Tria Prinzipia:** Zuordnung betrifft Heilwirkung

2 **Nebenwirkungen** und **Kontraindikationen:** entfallen bei spagyrischen Anwendungen

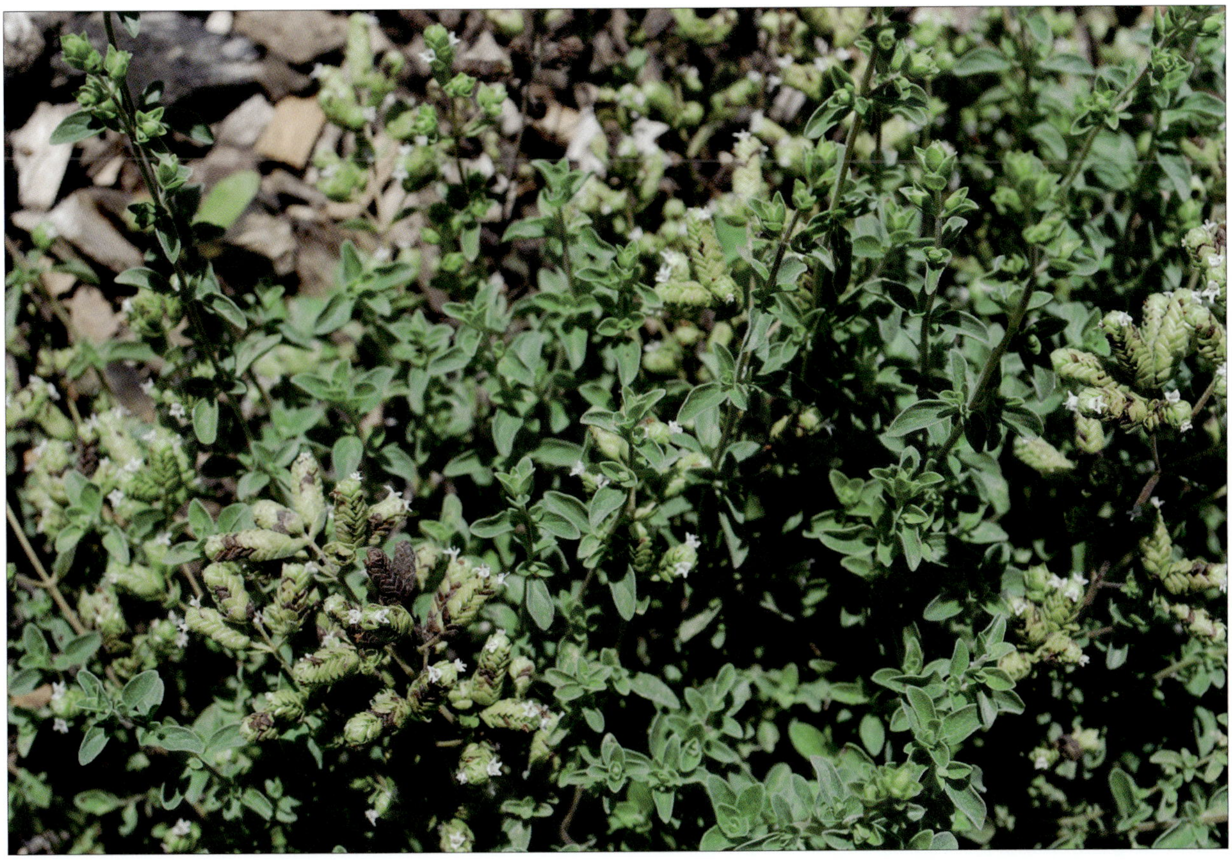

Origanum majorana
Majoran

Edler und glückseliger Verwandter des Oregano

Häufig werden der edle Majoran und sein wilder Verwandte Oregano in einen Topf geworfen und als eine und dieselbe Pflanze erachtet. Doch weit gefehlt, zwischen diesen zwei Lippenblütlern liegen Welten, vergleichbar mit dem Unterschied zwischen einem Bauern und einem Edelmann. Auch wenn beide bewährte und geschätzte Individuen sind, sich ihre Wirkstoffe und ihr Wirkungsprofil zu einem beachtlichen Teil überschneiden, unterscheiden sie sich doch deutlich in ihrem Wesen, ihrem Geruch und Geschmack.

Majoran, ein kleiner Halbstrauch, zeigt sich graziler gebaut und fragiler in seiner Art. Wegen seiner Empfindlichkeit gegenüber Frost muss er vielerorts geschützt oder sogar ins Haus genommen werden. Häufig wird er deshalb als einjährige Kulturform angebaut. Seine länglichen Blätter und die meist weisslichen Blüten sind kleiner und zarter gestaltet. Letztere sind scheu, zeigen sich nur ansatzweise, da sie sich teilweise in einem kleinen Kügelchen aus zartgrünen Hochblättern verbergen.

Oregano wächst höher, bildet breitere Blätter und zahlreiche rosafarbene Blüten. Der süss-herbe Geschmack des Majorans und der edelsüsse Geruch seiner ätherischen Öle haben Suchtpotenzial – ohne dem «Bauern» Oregano zu nahe zu treten – kein Vergleich! Sein Duft soll glückselig machen, weshalb die Pflanze in verschiedenen Kulturen auch für Hochzeitssträusse und -bräuche verwendet wurde. cr

Origanum vulgare
Oregano / Dost

Pflanzenfamilie	Lamiaceae • Lippenblütler
Vorkommen	Mittelmeerraum • In Wäldern und an Wiesenrändern • Heute weltweit kultiviert
Humorale Qualitäten	Warm 2, trocken 2
Humorale Wirkungen	Fördert die Kochungen und die Krisis • Erwärmt und öffnet Gebärmutter, Leber und Atemwege • Leitet übermässige Gelbgalle/Schwarzgalle und Schärfen aus • Zerteilt zähe Feuchtigkeit • Fördert die Spiritus-Verteilung • Deplethorisierend • Antiskrofulös • Tonusregulierend
Gestirne[1]	**Merkur,** Venus
Tria Principia[1]	**Mercurius,** Sulphur
Inhaltsstoffe	**Ätherische Öle** • Gerbstoffe • Flavonoide • Bitterstoffe
Droge	Origani herba • Oreganokraut
Darreichungsformen	*Innerlich:* Tee, Tinktur, Urtinktur, Spagyrikum, Fertigarzneimittel *Äusserlich:* Bad, Auflage, Mundspülung
Wirkungen	*Innerlich:* Verdauungsfördernd, Leber-Galle-anregend, entzündungshemmend, krampflösend, beruhigend, schleimlösend, schweisstreibend, harntreibend, antimikrobiell, menstruationsanregend, milchbildungsfördernd *Äusserlich:* Wundheilungsfördernd, durchblutungsfördernd, krampflösend
Nebenwirkungen[2]	
Kontraindikationen[2]	Schwangerschaft
Anwendungsbereiche Indikationen	**Verdauungssystem** *Innerlich/Äusserlich:* Krämpfe, Verdauungsschwäche, Appetitlosigkeit, Entzündungen **Atemwege** *Innerlich/Äusserlich:* Bronchitis, Husten **Nervensystem/Psyche** *Innerlich/Äusserlich:* Schwäche, Nervosität, Spannungszustände, depressive Verstimmung **Frauenheilkunde** *Innerlich/Äusserlich:* Krämpfe, schwache Menstruationsblutung **Bewegungsapparat** *Innerlich/Äusserlich:* Unterstützend bei rheumatischen Erkrankungen
Weiteres	

1 **Gestirne** und **Tria Prinzipia:** Zuordnung betrifft Heilwirkung

2 **Nebenwirkungen** und **Kontraindikationen:** entfallen bei spagyrischen Anwendungen

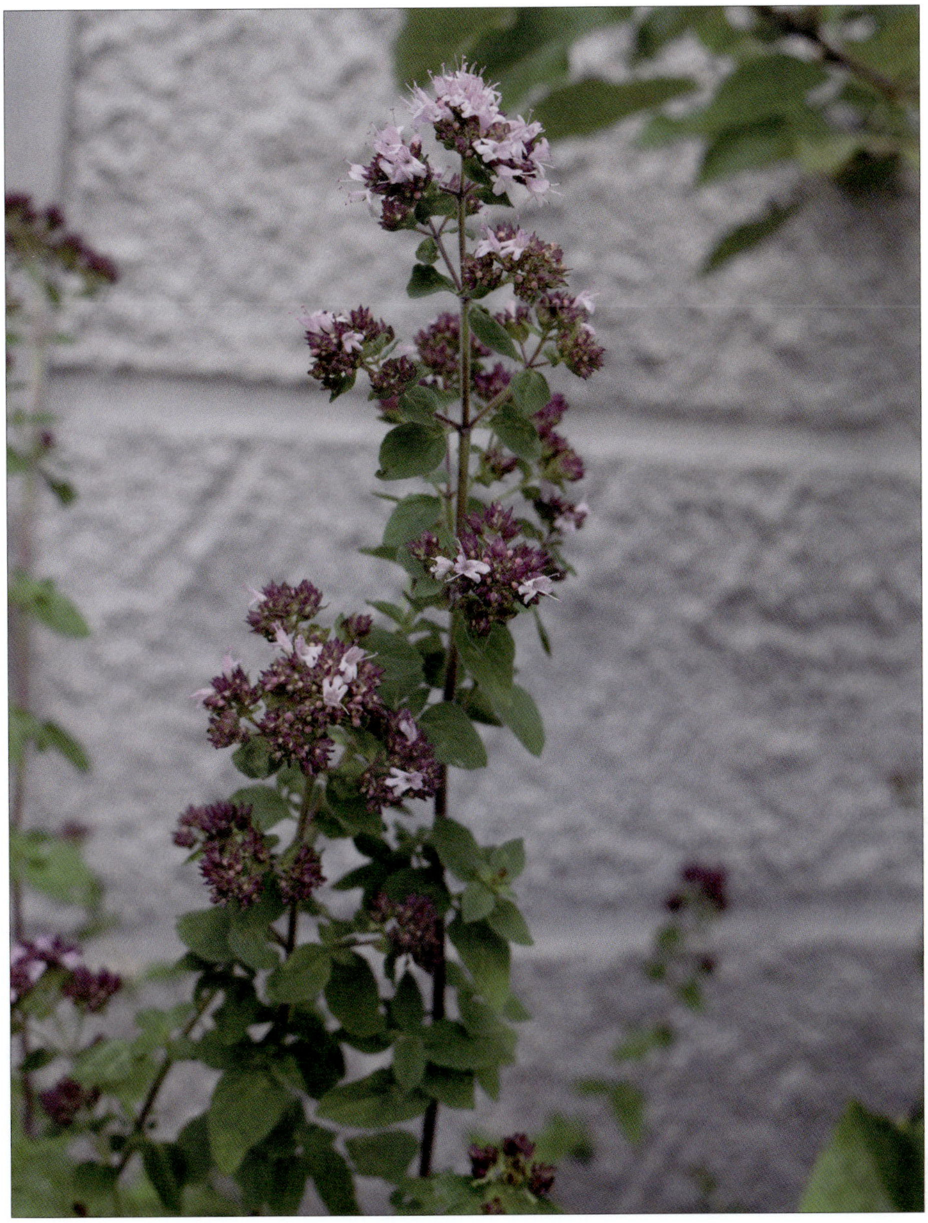

Origanum vulgare

Oregano / Dost

Bäurischer Verwandter des edlen Majorans

Im wilden Oregano zeigen sich die Merkmale seiner Familienzugehörigkeit viel augenscheinlicher als beim edlen Majoran. Sowohl der vierkantige Stängel, die gegenständige Blattstellung wie auch Ober- und Unterlippe der Blüte sind deutlicher erkennbar. Ganz allgemein erscheint er zugänglicher und einfacher gestrickt als sein Verwandter – eben wie ein erfolgreicher und zufriedener Bauer. Sein Bauplan ist gröber und robuster – weshalb Winterfröste für Oregano kein Thema sind. Sein Geschmacksaroma ist im Vergleich mit Majoran etwas herber mit einem Quäntchen Bitterkeit versehen.

Das allerschönste aber: Während der Edelmann allein oder im kleinen Kreis in seinem Elfenbeinturm wohnt – feiert Oregano riesige Feste und lädt alle seine unzähligen Freunde zu sich ein. Nichts Schöneres als an einem sonnigen Sommertag das Gewusel, ein Kommen und Gehen auf seinen Blüten zu beobachten. Bienen, Hummeln, Fliegen und allerlei Schmetterlingsarten geben sich die Ehre.

Schon deshalb könnte es als eine heilige Pflicht gelten, in seinem Garten oder auf dem Balkon eine oder besser mehrere Oregano-Stauden zu pflanzen.

Genauso unverkrampft und locker wirkt Oregano-Kraut auf den Körper und das Gemüt des Menschen. Es behebt Krampf- und Spannungszustände, fördert den Austausch und hebt die Stimmung. Wahrlich gut zu wissen, einen Oregano in seinem Freundeskreis zu haben.

cr

Orthosiphon stamineus
Indischer Nierentee / Katzenbart

Pflanzenfamilie	Lamiaceae • Lippenblütler
Vorkommen	Süd-, Südostasien, Australien
Humorale Qualitäten	Warm 1–2, trocken 1
Humorale Wirkungen	Erwärmt und öffnet Nieren und Milz • Leitet übermässige Gelbgalle/Schwarzgalle und Schärfen aus • Löst zähe Feuchtigkeit • Fördert den Konsensus von Nieren und Milz • Tonusregulierend
Gestirne[1]	**Venus,** Merkur
Tria Principia[1]	**Mercurius**
Inhaltsstoffe	**Ätherische Öle** • **Flavonoide** • Gerbstoffe • Saponine
Droge	Orthosiphonis folium • Katzenbartblatt
Darreichungsformen	Tee, Tinktur, Urtinktur, Spagyrikum, Fertigarzneimittel
Wirkungen	Harntreibend, krampflösend, entzündungshemmend, antimikrobiell
Nebenwirkungen[2]	
Kontraindikationen[2]	Keine Durchspülungstherapie bei Ödemen infolge insuffizienter Herz- oder Nierenfunktion
Anwendungsbereiche Indikationen	**Nieren-Blase** *Innerlich:* Harnwegsentzündungen, Nierengriess, Funktionsschwäche der Nieren, Reizblase, unterstützend bei Niereninsuffizienz **Bewegungsapparat** *Innerlich:* Unterstützend bei rheumatischen Erkrankungen **Stoffwechsel** *Innerlich:* Gicht
Weiteres	Parenchymmittel der Nieren

1 **Gestirne** und **Tria Prinzipia:** Zuordnung betrifft Heilwirkung

2 **Nebenwirkungen** und **Kontraindikationen:** entfallen bei spagyrischen Anwendungen

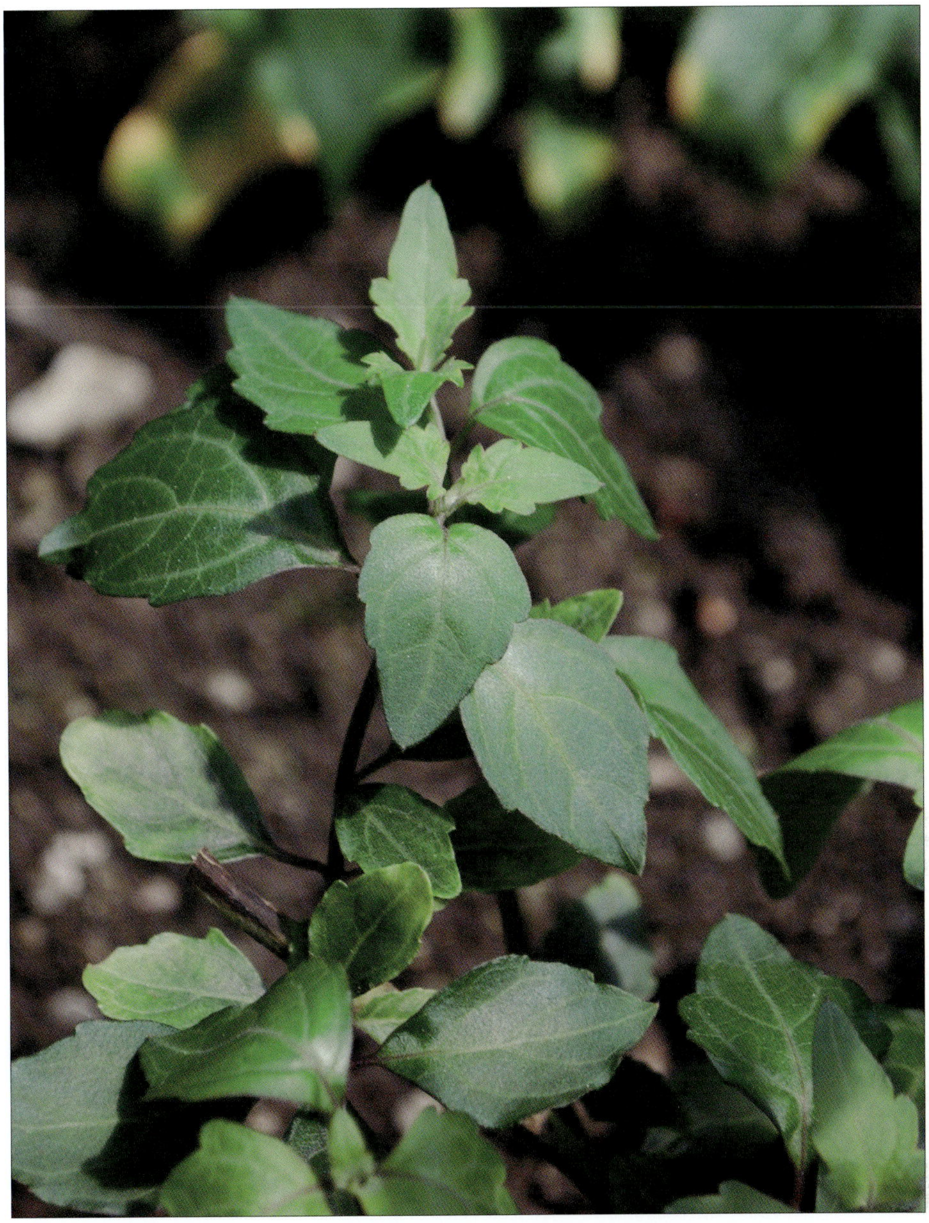

Orthosiphon stamineus

Katzenbart

Heilkraft für die Nieren aus den Tropen Asiens

Katzenbart ist eine traditionelle Heilpflanze indigener Völker der tropischen Gebiete Asiens. Heute wird er vor allem in Australien, Westindien und Indonesien angebaut. Die einheimische Bevölkerung verwendete Katzenbart schon lange als Heilpflanze, zeigte sie den eingewanderten Europäern/innen, die sie dann ihrerseits zurück nach Europa, v.a. nach Holland und Deutschland brachten.

Das mehrjährige Kraut hat eine aufrechte Gestalt, einen für Lippenblütler typischen vierkantigen Stängel und wird ca. 30–60cm hoch. Die kreuzgegenständig gestielten Blätter haben einen leicht aromatischen Geruch. Die weisse oder lila Blüte hat einen kurzen Blütenkelch und eine langröhrige Blütenkrone mit fadenförmigen Staubbeuteln, die wie die Schnurhaare einer Katze aussehen resp. an einen Katzenbart erinnern.

Die Blätter des Katzenbart, auch indischer Nierentee oder Javatee genannt, steigern vor allem die Ausscheidung der harnpflichtigen, Stickstoff-haltigen Substanzen und tragen dazu bei, den erhöhten Reststickstoff im Blut zu reduzieren. Katzenbartblätter haben weniger harntreibende als vielmehr eine Nierenfunktions-verbessernde Wirkung.

Katzenbart gilt nach Solidago als das zweite Nierenparenchymmittel. Früher wurde Katzenbart meist als Monodroge verwendet, heute ist er auch in Mischungen vertreten. Allerdings ist der indische Nierentee in den letzten 20 Jahren etwas in den Hintergrund gerückt.

chg

Panax Ginseng
Ginseng

Pflanzenfamilie	Araliaceae • Efeugewächse
Vorkommen	Asien • In Wäldern • Heute kultiviert
Humorale Qualitäten	Warm 1, feucht 1
Humorale Wirkungen	Fördert die 3. Kochung und die nährenden Säfte • Erwärmt und öffnet die Nerven • Mildert übermässige Gelbgalle/Schwarzgalle und Schärfen • Säftebewegend • Lymphflussfördernd • Zerteilt zähe Feuchtigkeit • Fördert die Spiritus-Verteilung • Tonusregulierend
Gestirne[1]	**Sonne,** Jupiter
Tria Principia[1]	**Mercurius**
Inhaltsstoffe	**Saponine** (Ginsenoside u.a.) • Polysaccharide • Ätherische Öle • Phytosterine
Droge	Ginseng radix • Ginsengwurzel
Darreichungsformen	Tee (schwache Wirksamkeit), Tinktur, Urtinktur, Spagyrikum, Fertigarzneimittel
Wirkungen	Adaptogen, immunmodulierend, tonisierend, durchblutungsfördernd, verbessert die Sauerstoffversorgung der Zellen, antioxidativ, körperliche, psychische, geistige Belastbarkeit erhöhend; resilienzsteigernd, Fettstoffwechsel regulierend, blutzuckersenkend
Nebenwirkungen[2]	
Kontraindikationen[2]	Vorsicht in der Schwangerschaft, bei Bluthochdruck und Einnahme von Antikoagulanzien
Anwendungsbereiche Indikationen	**Nervensystem/ Psyche** *Innerlich:* Stress und seine Folgen, Müdigkeit, Erschöpfung, Adaptionssyndrom, Burnout, Demenz, Ängste, depressive Verstimmung, Konzentrationsstörungen, Aufmerksamkeitsdefizit, Schwindel, Altersbeschwerden **Stoffwechsel** *Innerlich:* Fettstoffwechselstörungen, Diabetes mell. II. **Immunsystem** *Innerlich:* Abwehrschwäche, Rekonvaleszenz
Weiteres	Neben dem koreanischen Ginseng werden weitere Arten verwendet, z.B. chinesischer Ginseng, Panax notoginseng.

1 **Gestirne** und **Tria Prinzipia:** Zuordnung betrifft Heilwirkung

2 **Nebenwirkungen** und **Kontraindikationen:** entfallen bei spagyrischen Anwendungen

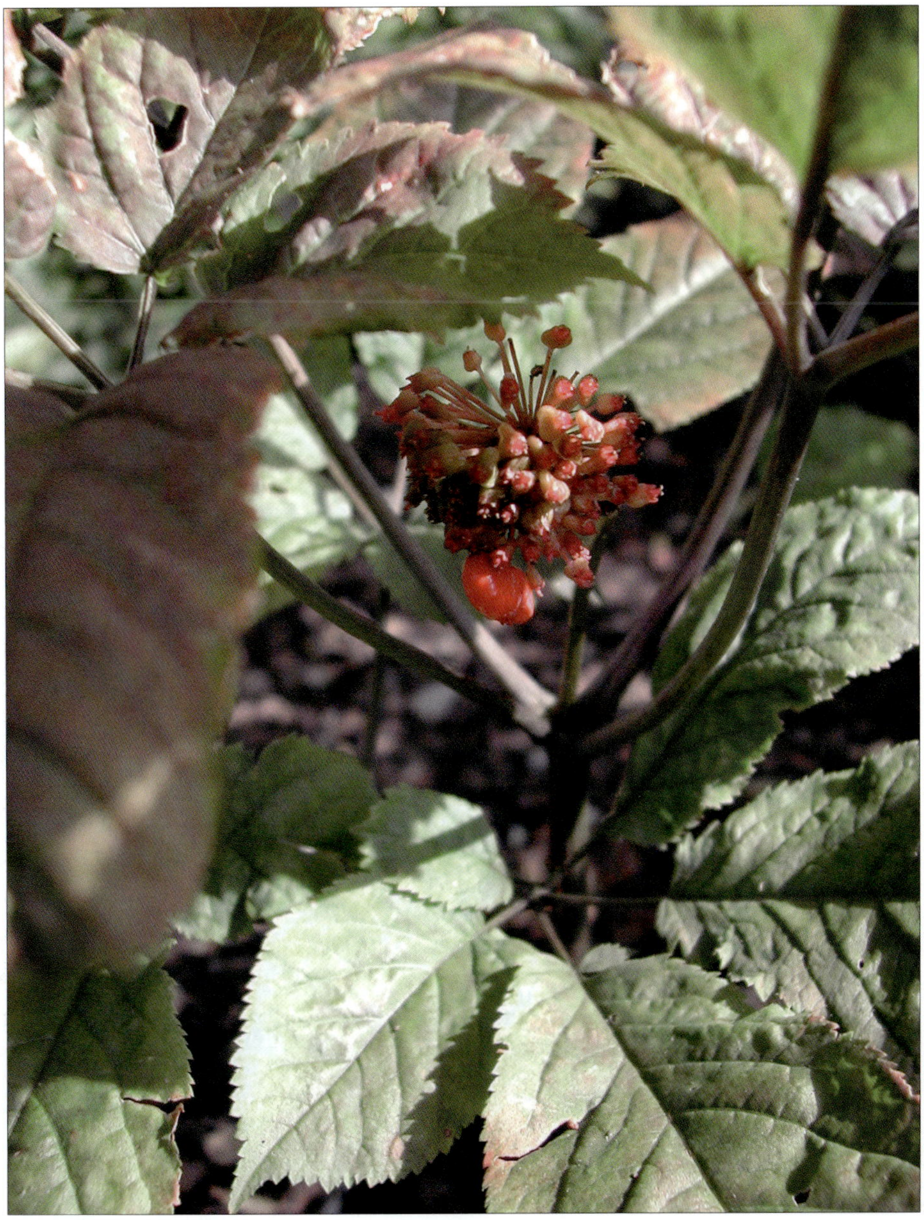

Panax ginseng

Ginseng

Wiederhersteller der biologischen Homöostase

Das Pen Tsau des chinesischen «Urkaisers» Shen Nung, das älteste Kräuterbuch der Chinesen (ca. 2800 v.Chr.), ordnet den Ginseng den himmlischen Arzneimitteln zu. Himmlische Arzneimittel sind solche, die unschädlich sind, lange eingenommen werden können und den gesamten Menschen kräftigen. Zu dieser Einteilung hat bestimmt nicht zuletzt die etwas anthropomorphe Gestalt der stark ausgebildeten Wurzeln beigetragen. Menschenähnliche Wurzeln werden oft besondere Fähigkeiten zugesprochen. In Europa beispielsweise im Kontext der Alraunenwurzel (Mandragora officinarum) oder des Allermannharnischs (Allium victorialis). Die altchinesischen Forderungen an ein himmlisches Arzneimittel finden wir in aktueller Zeit ähnlich wieder bei der Klasse der Adaptogene. Diese sollen auch langfristig eingenommen vollkommen unschädlich, die Widerstandskraft gegen physikalische, chemische und biologische Stressoren erhöhend und die Homöostase allgemein fördernd sein.

Es sind dies Qualitäten der ausgleichenden, masshaltenden und kräftigenden Sonne. Dies kann die Ginsengwurzel zu einem grossen Teil tatsächlich erfüllen.

Ginseng ist das meistverkaufte pflanzliche Arzneimittel weltweit. Kritische Analysen des Ginsenghandels haben gezeigt, dass mehr Ginsengwurzel verkauft als produziert wird. Das lässt darauf schliessen, dass viele Fälschungen im Handel kursieren! lh

Passiflora incarnata
Passionsblume

Pflanzenfamilie	Passifloraceae • Passionsblumengewächse
Vorkommen	Nord-, Südamerika, Asien
Humorale Qualitäten	Warm 1, trocken 1
Humorale Wirkungen	Erwärmt und öffnet die Nerven • Mildert übermässige Gelbgalle/Schwarzgalle und Schärfen • Löst zähe Feuchtigkeit • Fördert die Spiritus-Verteilung • Tonusregulierend
Gestirne[1]	**Merkur**
Tria Principia[1]	**Mercurius**
Inhaltsstoffe	**Flavonoide** • Cumarine • Alkaloide in Spuren
Droge	Passiflorae herba • Passionsblumenkraut
Darreichungsformen	*Innerlich:* Tee, Tinktur, Urtinktur, Spagyrikum, Fertigarzneimittel
Wirkungen	Beruhigend, stimmungsaufhellend, angstlösend, schlaffördernd, krampflösend, entspannend
Nebenwirkungen[2]	
Kontraindikationen[2]	
Anwendungsbereiche Indikationen	**Nervensystem/ Psyche** *Innerlich:* Nervosität, Angstzustände, Krämpfe, Schlafstörungen, depressive Verstimmung, Spannungskopfschmerzen, Stress, Wetterfühligkeit, nervöse Verdauungs- und Herzbeschwerden, unterstützend bei Suchtmittelentwöhnung
Weiteres	

1 **Gestirne** und **Tria Prinzipia:** Zuordnung betrifft Heilwirkung

2 **Nebenwirkungen** und **Kontraindikationen:** entfallen bei spagyrischen Anwendungen

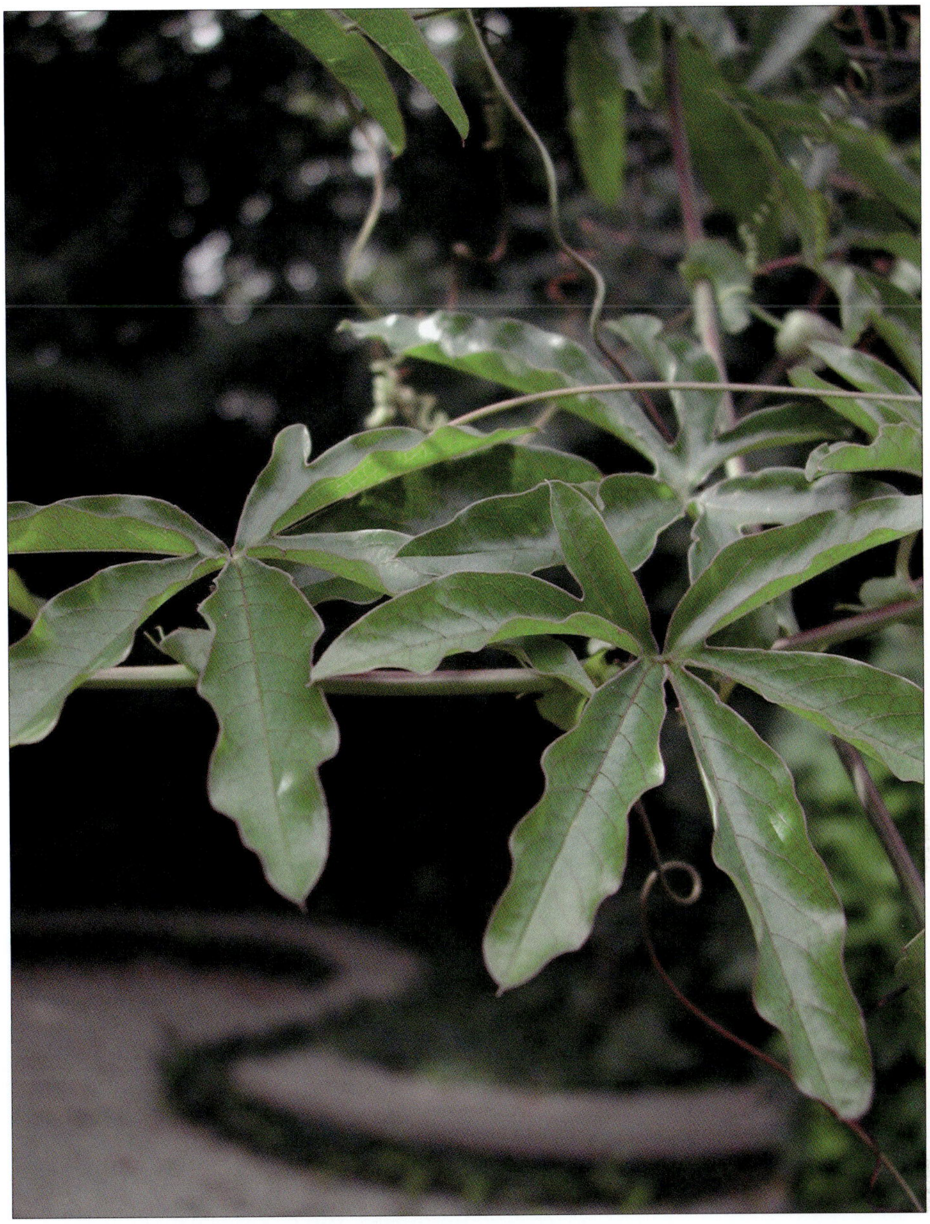

Passiflora incarnata

Passionsblume

Anker für Empfindsame

Auch wenn diese, aus der Neuen Welt stammenden, Kettersträucher meterhoch werden können, lassen sie starke, Stabilität vermittelnde Stämme vermissen. Sie verleihen sich deshalb mit Hilfe ihrer zahlreichen, gewundenen und an Korkzieher erinnernden Sprossranken Halt und Sicherheit.

Ihre fein-gefingerten Blätter mit Netznervatur stehen an langen Blattstielen und erinnern in ihrer Gestalt an Dendriten, die Verästelungen der Nervenzellen. Genauso scheinen sie für jeden Reiz der Aussenwelt empfänglich zu sein und diesen ungefiltert in sich aufzusaugen. Auch der ausserordentlich schöne und komplexe Blütenaufbau lässt sich als Analogie zu dieser grossen Empfindlichkeit (Irritabilität) sehen: Während der aussenliegende, gewellte Strahlenkranz grosse Unruhe und Spannung ausstrahlt, scheint das Blütenzentrum aus Frucht- und Staubblatt wie ein Anker inmitten der unruhigen See festzuliegen. So lange die Entfaltung der Blütenknospe auf sich warten lässt, so schnell ist die Blütepracht am selben Tag bereits um die Mittagszeit wieder vorüber.

Passionsblumenkraut verleiht ihre Stabilität auch Menschen, welche überaus empfänglich für jeden noch so feinen Reiz aus ihrer Aussen- oder Innenwelt sind. Wegen ihrer überhöhten Sensibilität (z.B. Wetter-, Mond- oder Elektrosensibilität) reagieren sie selbst auf geringfügige Stimuli mit inadäquat intensiven Reaktionen. cr

Pelargonium sidoides
Pelargonie / Umckaloabo

Pflanzenfamilie	Geraniaceae • Geraniengewächse
Vorkommen	Südafrika
Humorale Qualitäten	Warm 1–2, trocken 1–2
Humorale Wirkungen	Erwärmt und öffnet die Atemwege • Zerteilt zähe Feuchtigkeit • Säftebewegend • Lymphflussfördernd • Vermindert übermässige Gelbgalle/Schwarzgalle und Schärfen • Vermindert Ersatzausscheidungen über die Schleimhaut • Antiskrofulös • Tonusregulierend
Gestirne[1]	**Sonne,** Merkur
Tria Principia[1]	**Sulphur,** Mercurius
Inhaltsstoffe	**Cumarine** • Gerbstoffe • Flavonoide • Phytosterine
Droge	Pelargonii radix • Pelargonienwurzel
Darreichungsformen	Tinktur, Urtinktur, Spagyrikum, Fertigarzneimittel
Wirkungen	Entzündungshemmend, immunmodulierend, antimikrobiell, auswurffördernd, hustenlindernd
Nebenwirkungen[2]	Selten allergische Reaktionen wie Hautausschlag, Juckreiz
Kontraindikationen[2]	Blutungsneigung, Blutverdünnung, Schwangerschaft, Stillzeit
Anwendungsbereiche Indikationen	**Atemwege** *Innerlich:* Schleimhautentzündungen, Bronchitis, Sinusitis, Husten, Mittelohrenentzündungen **Immunsystem** *Innerlich:* Angina, Abwehrschwäche
Weiteres	

1 **Gestirne** und **Tria Prinzipia:** Zuordnung betrifft Heilwirkung

2 **Nebenwirkungen** und **Kontraindikationen:** entfallen bei spagyrischen Anwendungen

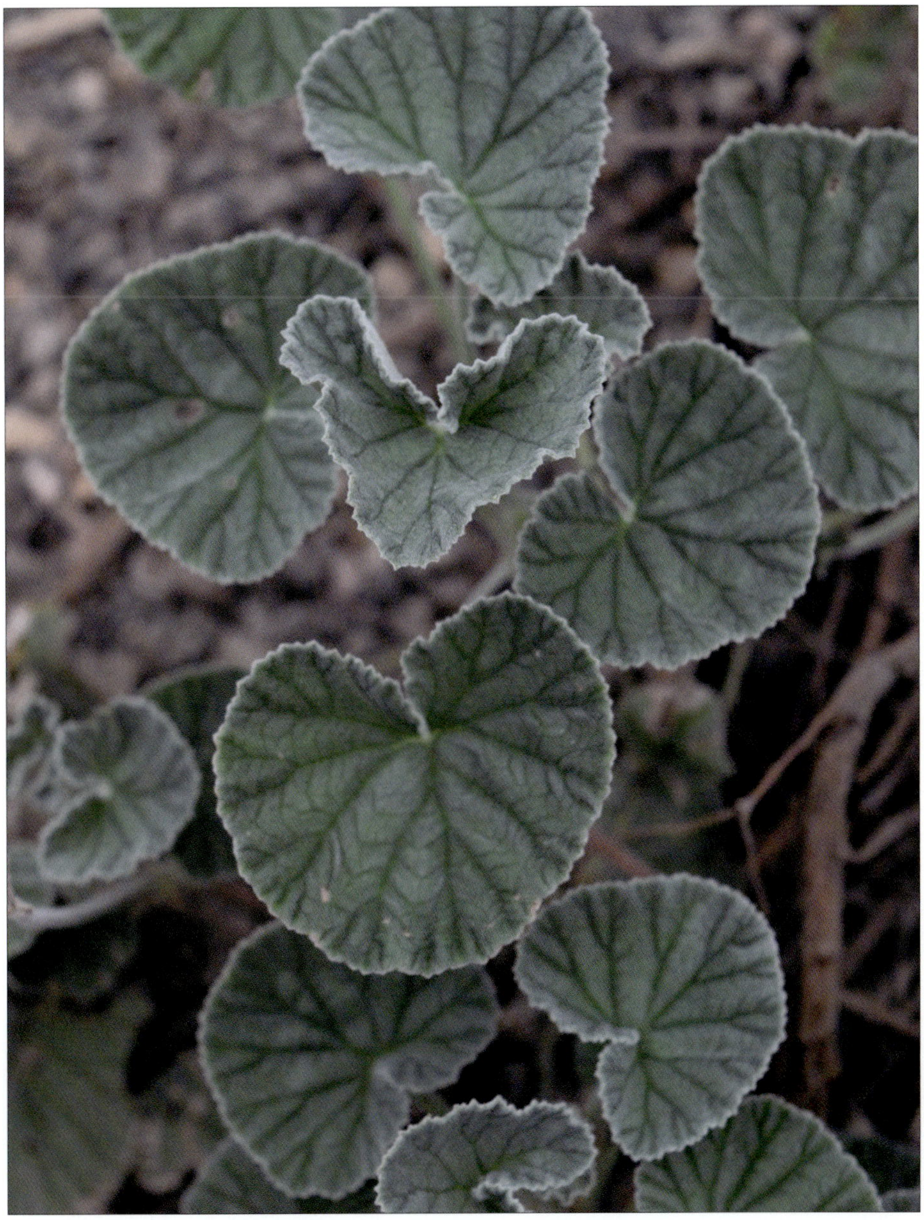

Pelargonium sidoides

Pelargonie / Umckaloabo

Zuluwurzel für die Atemwege

Die mehrjährige, strauchartige Heilpflanze hat lilafarbenen Blüten, die mit unseren einheimischen Balkongeranien verwandt und ihnen auch sehr ähnlich sind. Sie wird in Südafrika von der einheimischen Bevölkerung traditionell in Milch ausgekocht, ein Wurzelstück direkt gekaut oder die pulverisierte Wurzel weiterverwendet. Bei den Zulus, einer afrikanischen Volksgruppe der Bantu, werden auch die Blätter und Stängel für Heilanwendungen verwendet.

Der englische Major Charles Henry Stevens, schwer an Lungentuberkulose erkrankt, soll Ende des 19 Jh. aus klimatischen Überlegungen einem Aufenthalt in Südafrika gemacht haben und dort von einem Zulu-Heiler behandelt worden sein. Der Absud der Pelargoniumwurzel linderte und heilte seine Tuberkulose. Erfreut und ermutigt über seinen eigenen Heilerfolg, brachte Stevens die Kap-Pelargonie nach Europa. Aus Respekt und Anerkennung dem Zulu-Heiler gegenüber nannte der die Pflanze bei ihrem einheimischen Namen: Umckaloabo, was «heftiger, starker Husten» und «schneidend- stechender Brustschmerz» bedeutet

Pelargonium hat sich auch in der Kinderheilkunde sehr bewährt. Es überzieht die Schleimhaut der Bronchien mit einem Schutzschild aus Wirkstoffen, die Krankheitserreger abwehren und das lymphatische System regulieren.

Der botanische Name Pelargonium geht auf den Storch zurück (griech. «Pelargos»), weil die Form der Frucht an einen Storchenschnabel erinnert. chg

Petasites hybridus
Pestwurz

Pflanzenfamilie	Asteraceae • Korbblütler
Vorkommen	Europa, Nord- und Westasien, Nordamerika • In feuchten Wäldern, an Flussufern und Gräben
Humorale Qualitäten	**Rhizom:** Neutral—kalt 1, neutral **Blatt:** Neutral—warm 1, trocken 1
Humorale Wirkungen	**Rhizom:** Mildert übermässige Gelbgalle/Schwarzgalle und Schärfen • Detonisierend **Blatt:** Mildert übermässige Gelbgalle/Schwarzgalle und Schärfen • Löst zähe Feuchtigkeit • Vermindert Ersatzausscheidungen über die Schleimhaut • Antiskrofulös • Detonisierend.
Gestirne[1]	**Mond,** Merkur
Tria Principia[1]	**Mercurius**
Inhaltsstoffe	**Petasin** (Sesquiterpen) • **Schleimstoffe** • Bitterstoffe • Flavonoide • Pyrrolizidinalkaloide (PA)
Droge	Petasitidis rhizoma / folium • Pestwurzrhizom / -blatt
Darreichungsformen	Tinktur, Urtinktur, Spagyrikum, Fertigarzneimittel
Wirkungen	Krampflösend, entzündungshemmend, schmerzlindernd, beruhigend, auswurffördernd, angstlösend, antiallergisch
Nebenwirkungen[2]	Keine, da heute PA-freie Zubereitungen angewendet werden
Kontraindikationen[2]	Korbblütlerallergie, Schwangerschaft, Stillzeit Wegen PA keine Langzeittherapie aufgrund möglicher Leberschädigung. Entfallen bei PA-freien Zubereitungen.

Anwendungsbereiche Indikationen		
	Nervensystem/ Psyche	*Innerlich:* Schmerzen, Kopfschmerzen, Krämpfe, Migräneprophylaxe
	Atemwege	*Innerlich:* Asthma, Krampfhusten, Keuchhusten
	Frauenheilkunde	*Innerlich:* Menstruationskrämpfe
	Immunsystem	**Blatt,** *Innerlich:* Allergien, Heuschnupfen
	Nieren-Blase	*Innerlich:* Nieren-Harnwegskrämpfe
	Verdauung	*Innerlich:* Magen-, Darmkrämpfe, Leber-Gallenkrämpfe
Weiteres		

1 **Gestirne** und **Tria Prinzipia:** Zuordnung betrifft Heilwirkung

2 **Nebenwirkungen** und **Kontraindikationen:** entfallen bei spagyrischen Anwendungen

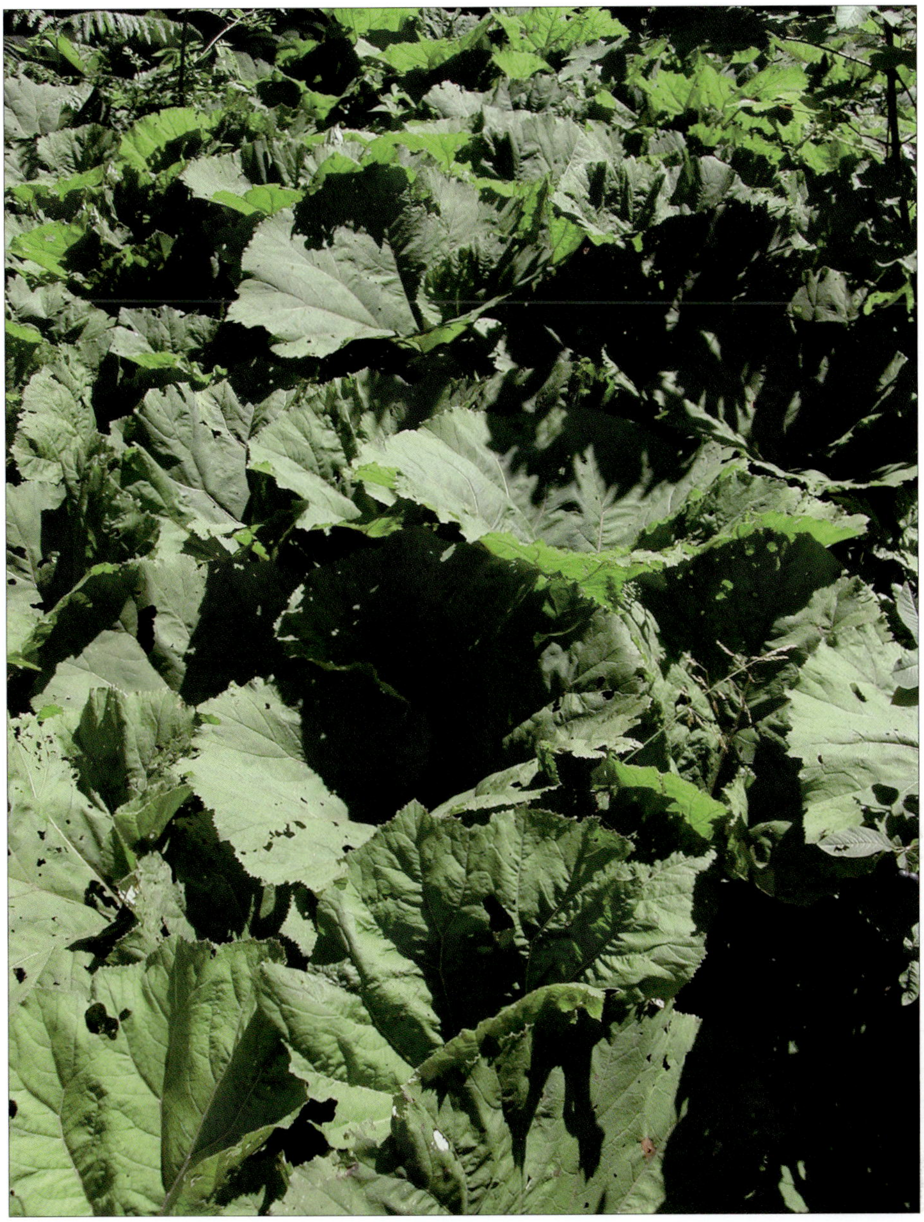

Petasites hybridus

Pestwurz

Schutz und Kräftigung für Lungen und Gehirn

Die Pestwurz ist eine typische Besiedlerin von Flussufern und feuchten Standorten, die bereits im Vorfrühling eindrückliche rostrote Blütenkolben bildet. Die bis zu einem Durchmesser von 60cm betragenden Blätter folgen erst nach dem Abblühen und haben der Pflanze den lateinischen Namen petasos = Hut gegeben. In der Antike schützten sich vor allem die Sklaven, das Blatt umgekehrt auf den Kopf gesetzt und mit einer Schnur oder Grashalm festgebunden vor Sonne und Regen. Schutz sollte die Pflanze im Mittelalter auch vor der Pest bieten, woher sie ihren deutschen Namen hat.

Die Betonung des Blattorgans der Pflanze verrät ein starkes Einwirken des merkuriellen Prinzips innerhalb des Pflanzenwesens. Die besondere Zugewandtheit zum wässrigen Element drückt sich in der Bildung von Schleimstoffen aus, die in der ganzen Pflanze zu finden sind. So wirkt sie denn auch speziell auf das Merkurorgan Lunge und das Mondorgan Gehirn. Sie löst und zerteilt Säftestagnationen und reguliert sowohl sulfurische und salinische Übersteuerungen durch Stärkung der rhythmisch-merkuriellen Prozesse im Organimus. Darüber hinaus ist die Pestwurz ein allgemeiner Säfteverbesserer mit kräftigender Wirkung. Wegen der in ihr vorzufindenden Pyrrolizidinalkloiden (PA), die zu Leberschädigung führen können, sollte die Verwendung der wilden Pflanze nur über kurze Zeit erfolgen oder zu Gunsten von im Fachhandel erhältlichen Produkten darauf verzichtet werden! lh

Peucedanum ostruthium (Syn. Imperatoria ostruthium)
Meisterwurz

Pflanzenfamilie	Apiaceae • Doldenblütler
Vorkommen	Europa, Asien • An felsigen Hängen, Bachufern und auf Alpwiesen
Humorale Qualitäten	Warm 3, trocken 3
Humorale Wirkungen	Fördert die Kochungen und die Krisis • Erwärmt und öffnet Verdauungs- und Atemwege, Leber und Milz • Zerteilt zähe Feuchtigkeit • Lymphflussfördernd • Bringt Säfte an die Oberfläche • Leitet übermässige Gelbgalle/Schwarzgalle und Schärfen aus • Fördert die Spiritus-Verteilung • Antidyskratisch • Antiskrofulös • Deplethorisierend • Sthenisierend
Gestirne[1]	**Mars,** Merkur
Tria Principia[1]	**Sulphur,** Mercurius
Inhaltsstoffe	**Ätherische Öle** • Saponine • Gerbstoffe • Cumarine • Bitterstoffe
Droge	Imperatoriae rhizoma • Meisterwurzrhizom
Darreichungsformen	*Innerlich:* Tee, Tinktur, Urtinktur, Spagyrikum, Fertigarzneimittel *Äusserlich:* Salbe, Auflage
Wirkungen	*Innerlich:* Verdauungsfördernd, sekretionsfördernd, Leber-Galle-anregend, tonisierend, schleimlösend, krampflösend, entzündungshemmend, harntreibend, antimikrobiell *Äusserlich:* Entzündungshemmend, durchblutungsfördernd
Nebenwirkungen[2]	Allergiepotenzial, photosensibilisierend
Kontraindikationen[2]	Schwangerschaft, Stillzeit
Anwendungsbereiche Indikationen	**Verdauung** *Innerlich:* Verdauungsschwäche, Appetitlosigkeit, Blähungen, Schleimhautentzündungen, Lebensmittelvergiftungen, Funktionsschwäche von Leber und Gallenblase **Atemwege** *Innerlich:* Atemwegserkrankungen, Angina, Husten, Heiserkeit, Sinusitis **Immunsystem** *Innerlich:* Abwehrschwäche, Grippe, Erkältungen **Lymphsystem** *Innerlich/Äusserlich:* Lymphknotenschwellungen, -entzündungen
Weiteres	

1 **Gestirne** und **Tria Prinzipia:** Zuordnung betrifft Heilwirkung

2 **Nebenwirkungen** und **Kontraindikationen:** entfallen bei spagyrischen Anwendungen

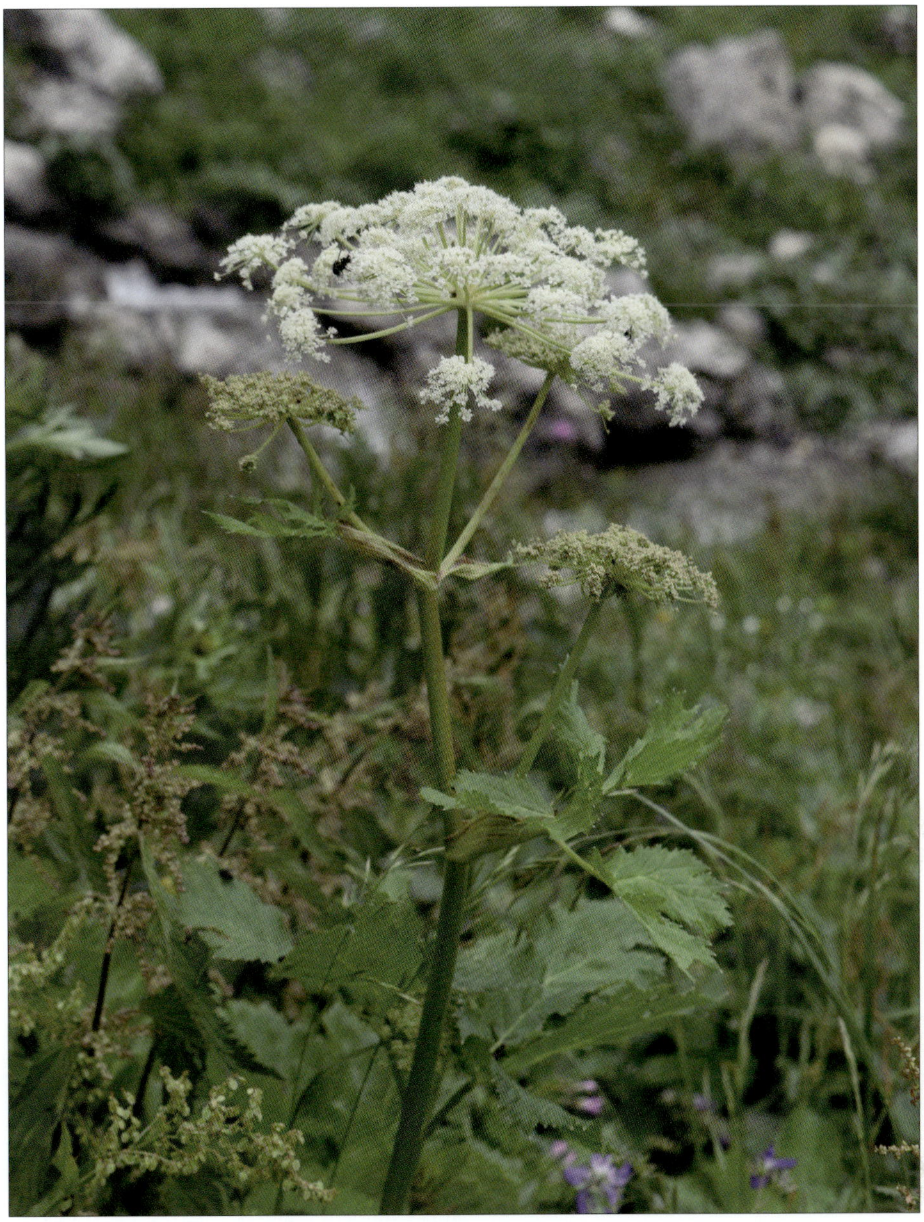

Peucedanum osthrutium

Meisterwurz

Meister der Verdauungsdrüsen

Dieser grossblättrige Doldenblütler ist eine ausdauernde Gebirgspflanze, die feuchten Boden bevorzugt und sich auf eine kurze Vegetationsperiode spezialisiert hat. Je nach Standort wird der Meisterwurz 30 bis 100cm hoch. Ein intensives, marsisch geprägtes Luftprinzip wirkt in der Pflanze. Dieses manifestiert sich im röhrig hohlen Stängel mit den charakteristischen, doppelt dreizähligen, spitzen Blättern, die oben an den Blattachselscheiden aufgeblasen sind und auch in der etwas an Sellerie und Liebstöckel erinnernden kräftigen Aromatik der gesamten Pflanze. Im frischen Zustand wird das Kraut in der Wildkräuterküche als Gemüse und vor allem als Gewürz gerne verwendet.

Medizinisch wird der geringelte, milchsaftbildende Wurzelstock verwendet, der durch seinen brennend-scharfen, bitteren Geschmack den Feueraspekt der Pflanze betont. Der bei Verletzung der Wurzel austretende milchige Saft kann signaturisch mit der starken, speichelanregenden Wirkung beim Kauen der Droge in Verbindung gesetzt werden.

Meisterwurz unterstützt die Wärmekräfte des Organismus, regt alle exokrinen Drüsen an, fördert die Spiritusverteilung und zerteilt Säftestauungen.

Die Droge war im 17. und 18. Jahrhundert ein wichtiger Bestandteil im Orvietan, einem aus 54 verschiedenen Ingredienzen zusammengesetzten Allheilmittel gegen alle Arten von Vergiftungen.

lh

Peumus boldus
Boldobaum

Pflanzenfamilie	Monimiaceae • Trommelbaumgewächse
Vorkommen	Chilenische und peruanische Trockengebiete
Humorale Qualitäten	Warm 1–2, trocken 3
Humorale Wirkungen	Fördert die Kochungen • Erwärmt und öffnet Magen und Leber • Leitet übermässige Gelbgalle/Schwarzgalle und Schärfen aus • Fördert die Spiritus-Verteilung • Deplethorisierend • Antidyskratisch • Tonusausgleichend
Gestirne[1]	**Jupiter,** Merkur
Tria Principia[1]	**Sulphur,** Mercurius
Inhaltsstoffe	**Alkaloide** • Ätherische Öle • Flavonoide
Droge	Boldo folium • Boldoblatt
Darreichungsformen	*Innerlich:* Tinktur, Urtinktur, Spagyrikum, Fertigarzneimittel
Wirkungen	*Innerlich:* Leber-Galle-anregend, leberzellschützend, -regenerierend, antioxidativ, entzündungshemmend, sekretionsfördernd, krampflösend
Nebenwirkungen[2]	
Kontraindikationen[2]	Verschluss der Gallenwege, schwere Lebererkrankungen, Schwangerschaft, Stillzeit; Vorsicht bei Gallensteinleiden
Anwendungsbereiche / Indikationen	**Verdauung** *Innerlich:* Verdauungsschwäche, Appetitlosigkeit, Völlegefühl, Magen-Darmkrämpfe, Übelkeit, Blähungen, Funktionsschwäche von Leber und Gallenblase
Weiteres	

1 **Gestirne** und **Tria Prinzipia:** Zuordnung betrifft Heilwirkung

2 **Nebenwirkungen** und **Kontraindikationen:** entfallen bei spagyrischen Anwendungen

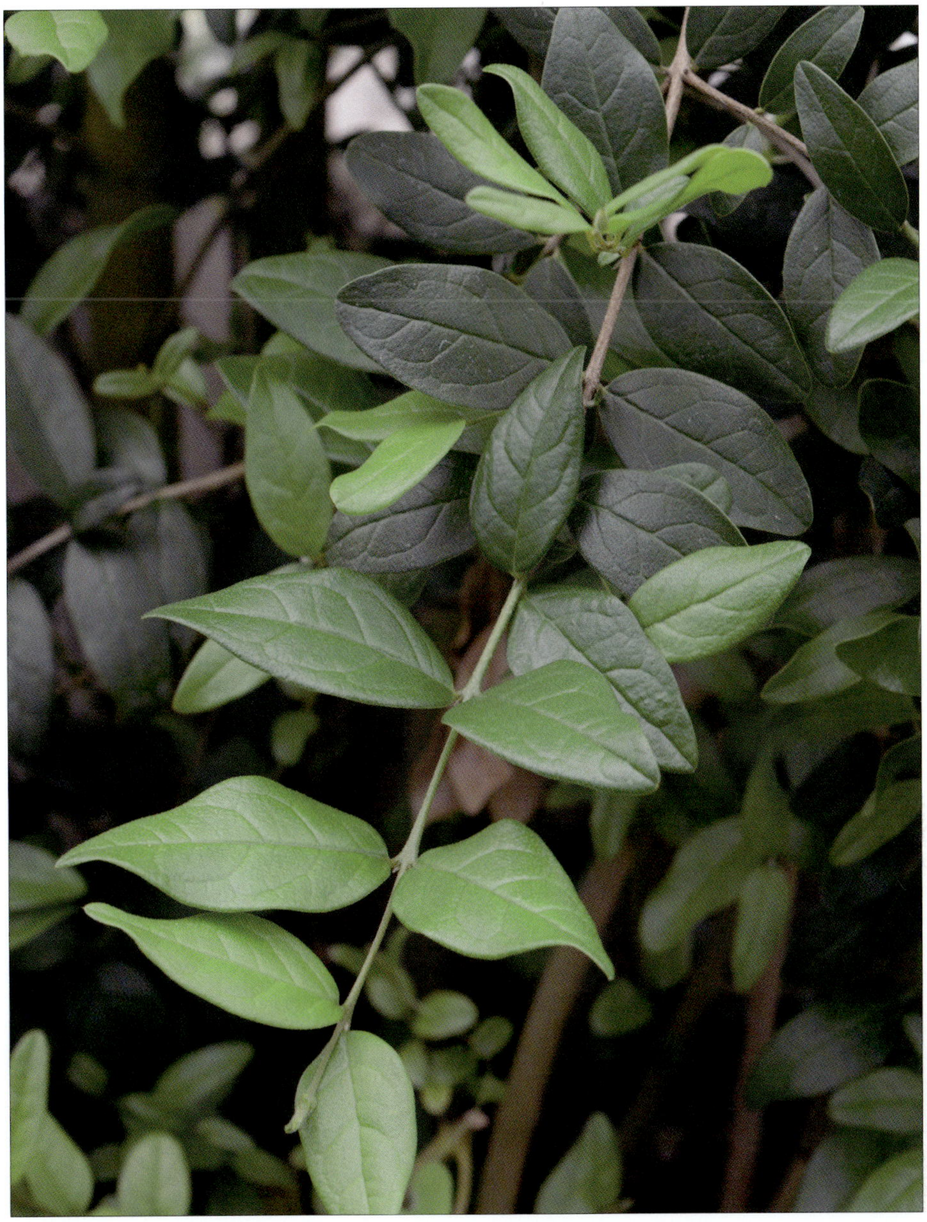

Peumus boldus

Boldobaum

Leberstärkung aus der Buschsavanne Südamerikas

Der Boldobaum ist ein immergrüner Strauch oder kleiner Baum, der bis zu zehn Meter Wuchshöhe erreichen kann. Er ist eine charakteristische Pflanze der trockenen und dichten Buschsavannen Perus und Chiles. Allerdings tritt er als Neophyt inzwischen auch rund ums Mittelmeer auf.

Medizinisch werden in Europa die blassgrauen bis grünen, ledrigen Blätter verwendet, die oberseits von hellen warzenähnlichen Höckerchen übersät und am Rand leicht nach unten eingerollt sind. Diese sind von eigenartigem aromatischen Geruch und scharf-bitterem Geschmack, der entfernt an Kampfer erinnert.

Die ledrigen, höckrigen Blätter weisen organsignaturisch auf eine höckrige Leber (Leberzirrhose), der scharf-bittere Geschmack auf eine säftezerteilende und bewegende Wirkung hin. So werden Boldoblätter denn auch zur Anregung der 1. und 2. Kochung und zur Zerteilung grober Säfte verwendet. Sie stärken den Sulfur-Pol im Menschen und drängen übermässige Salwirkung zurück, setzen degenerativen Prozessen auf diese Art die Kraft des Feuers entgegen.

Gleichzeitig wird die Versorgung des Lebergewebes mit Sanguis gefördert, um so leberregenerierend zu wirken.

In der Volksmedizin Südamerikas wird auch die Rinde verwendet, die sogar stärker wirksam sein soll. lh

Pimpinella anisum
Anis

Pflanzenfamilie	Apiaceae • Doldenblütler
Vorkommen	Mittelmeerraum, Nordafrika, Naher Osten, Vorderasien, Südamerika • Meist kultiviert
Humorale Qualitäten	Warm 2, trocken 2
Humorale Wirkungen	Fördert die Kochungen • Erwärmt und öffnet Atemwege und Magen • Löst zähe Feuchtigkeit • Mildert Schärfen • Fördert den Konsensus von Lungen und Magen • Fördert die Spiritusverteilung • Tonusregulierend
Gestirne[1]	**Merkur,** Venus
Tria Principia[1]	**Mercurius**
Inhaltsstoffe	**Ätherische Öle** • Flavonoide • Cumarine • Fette Öle
Droge	Anisi fructus • Anisfrucht
Darreichungsformen	*Innerlich:* Tee, Tinktur, Urtinktur, Spagyrikum, Fertigarzneimittel *Äusserlich:* Bad, Salbe, Räucherung
Wirkungen	*Innerlich:* Verdauungsfördernd, blähungswidrig, auswurffördernd, krampflösend, milchbildungsfördernd, antimikrobiell *Äusserlich:* Auswurffördernd
Nebenwirkungen[2]	
Kontraindikationen[2]	
Anwendungsbereiche Indikationen	**Atemwege** *Innerlich/Äusserlich:* Husten, Bronchitis **Verdauung** *Innerlich:* Verdauungsschwäche, Appetitlosigkeit, Blähungen, Reizdarm, Magen-Darmkrämpfe **Frauenheilkunde** *Innerlich:* Milchmangel bei Stillenden
Weiteres	

1 **Gestirne** und **Tria Prinzipia:** Zuordnung betrifft Heilwirkung

2 **Nebenwirkungen** und **Kontraindikationen:** entfallen bei spagyrischen Anwendungen

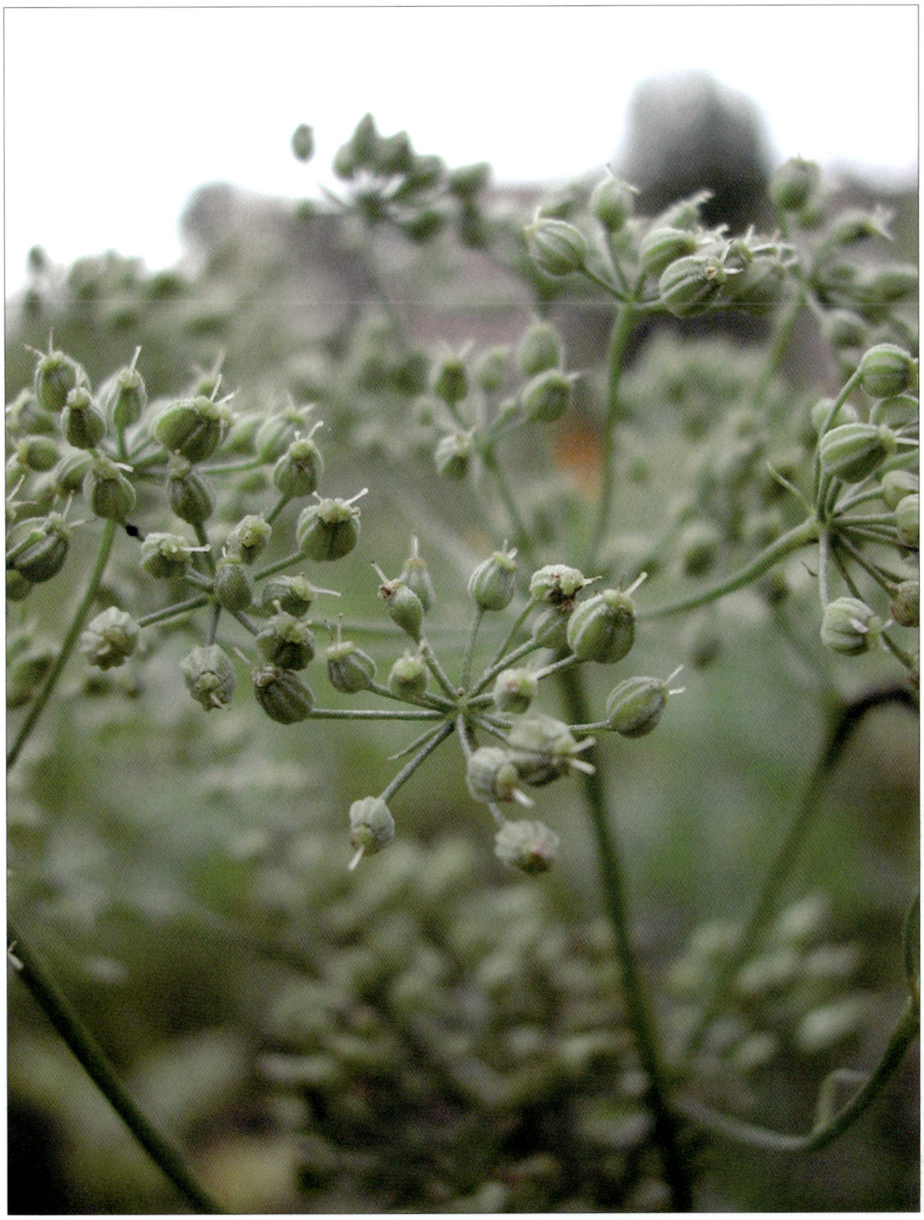

Pimpinella anisum

Anis

Sonnenkraft in Venus Händen

Dieser kleine, bis 60cm hoch werdende, einjährige Doldenblütler stammt wahrscheinlich aus dem östlichen Mittelmeerraum und ist bereits vor einigen Jahrtausenden vom Menschen weit verbreitet worden. Alle traditionellen Medizinschulen der alten Welt kennen und verwenden ihn schon seit langer Zeit.

Von der dünnen Pfahlwurzel über die unteren, rundlich-nierenförmigen nach oben zu sich fein zerteilenden Blätter bis zur Blütendolde hin betont die Pflanze das Strahlige, das in der doppeldoldigen Form des Blütenstands das Kugelige zwar aufnimmt, dieses aber gleichsam zerstiebend durchdringt. Im Strahligen manifestiert sich die, analog im Sonnenstrahl wirkende, ordnende Kraft, die bei der Anispflanze vom Merkurprinzip aufgenommen wird, um durch Venushände in die charakteristischen, süsslich schmeckenden Früchte überführt zu werden. Diese erhalten dadurch Eigenschaften, die praktisch auf alle Hohlorgane und exokrinen Drüsen wohltuend regulierend wirken. Sie erweichen und lösen Säftestauungen und fördern die Spiritusbereitung und -verteilung. Dabei werden die drei Kochungen mild unterstützt und die Verdauungswege sowohl der Säfte- wie auch der Spirituskochung frei bzw. «sauber» gehalten. Ziemlich sicher hat neben der verdauungsfördernden auch die entspannende Wirkung von Anis dazu geführt, dass er als Schnaps (Ouzo, Raki) viele Freunde gefunden hat. lh

Pimpinella major
Bibernelle, grosse

Pflanzenfamilie	Apiaceae • Doldenblütler
Vorkommen	Europa, Zentralasien • Auf Wiesen und Schuttplätzen
Humorale Qualitäten	Warm 2–3, trocken 2–3
Humorale Wirkungen	Fördert die Kochungen und Krisis • Erwärmt und öffnet Magen, Leber und Atemwege • Zerteilt zähe Feuchtigkeit • Leitet Gelbgalle/Schwarzgalle und Schärfen aus • Säftebewegend • Lymphflussfördernd • Bringt die Säfte an die Oberfläche • Vermindert Ersatzausscheidungen über die Schleimhaut • Fördert die Spiritus-Verteilung • Antiskrofulös • Deplethorisierend • Sthenisierend
Gestirne[1]	**Merkur,** Mars
Tria Principia[1]	**Mercurius,** Sulphur
Inhaltsstoffe	**Ätherische Öle** • Saponine • Cumarine • Gerbstoffe
Droge	Pimpinellae radix • Bibernellwurzel
Darreichungsformen	*Innerlich:* Tee, Tinktur, Urtinktur, Spagyrikum, Fertigarzneimittel *Äusserlich:* Salbe, Mund- und Rachenspülung
Wirkungen	*Innerlich:* Schleimlösend, auswurffördernd, entzündungshemmend, antimikrobiell, verdauungsfördernd, abwehrstärkend *Äusserlich:* Entzündungshemmend, schleimlösend, auswurffördernd
Nebenwirkungen[2]	
Kontraindikationen[2]	Vorsicht in der Schwangerschaft
Anwendungsbereiche Indikationen	**Verdauung** – *Innerlich:* Verdauungsschwäche **Atemwege** – *Innerlich/Äusserlich:* Schleimhautentzündungen, Angina, Erkältungen, Grippe **Immunsystem** – *Innerlich:* Abwehrschwäche **Lymphsystem** – *Innerlich/Äusserlich:* Lymphstauungen, Lymphknotenschwellungen, -entzündungen
Weiteres	Ebenso verwendet wird Pimpinella saxifraga, die kleine Bibernelle.

1 **Gestirne** und **Tria Prinzipia:** Zuordnung betrifft Heilwirkung

2 **Nebenwirkungen** und **Kontraindikationen:** entfallen bei spagyrischen Anwendungen

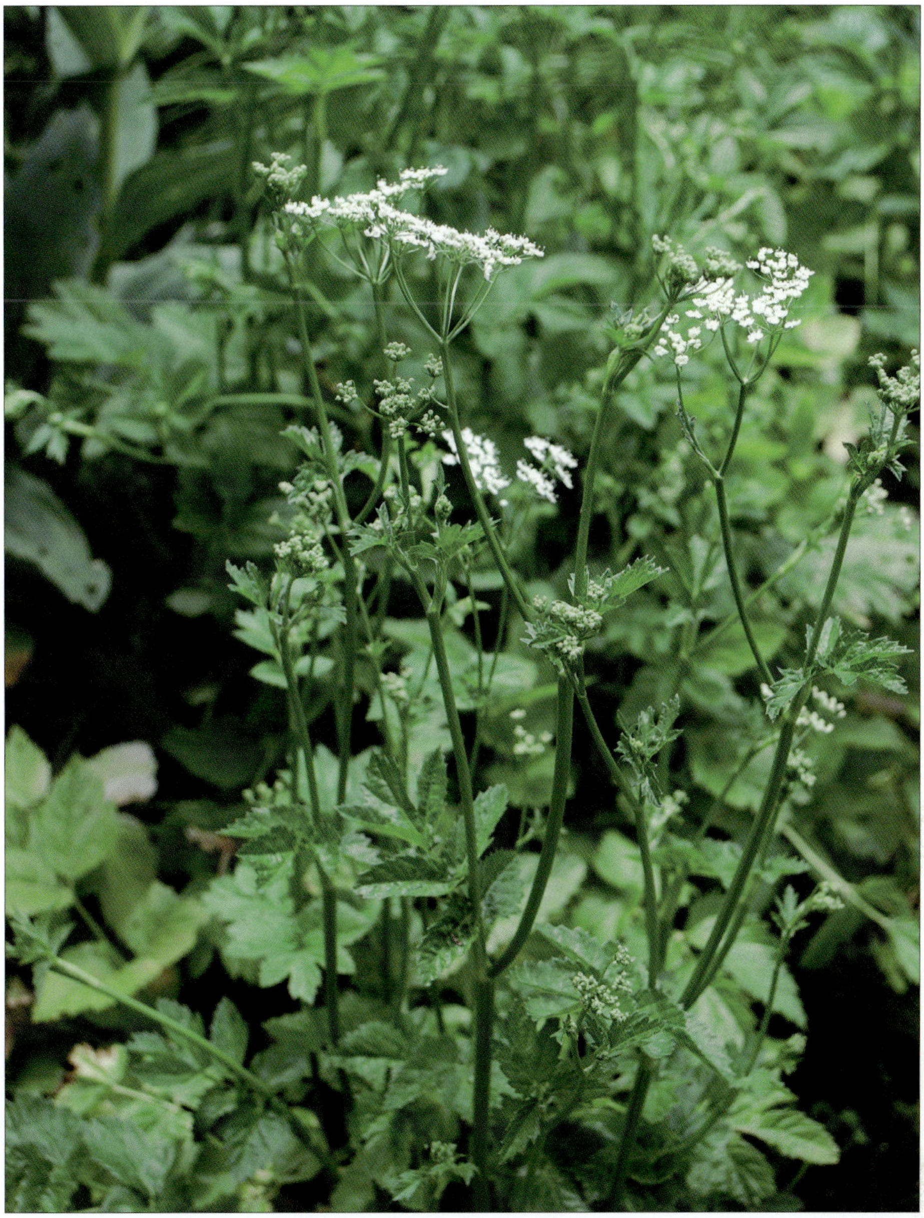

Pimpinella major
Grosse Bibernelle

Sichere Abwehr kalter Eindringlinge

Die im Gegensatz zu ihrer zierlicheren Schwester der kleinen Bibernelle (Pimpinella minor / saxifraga) bevorzugt auf Fettwiesen gedeihende grosse Bibernelle manifestiert in ihren einfach gefiederten, unregelmässig gezähnten Blättern und dem hohlen Stängel Merkurs Prinzip. Diese mit dem luftigen Element verbundene Kraft offenbart sich neben der dem ganzen Kraut anhaftenden Aromatik auch im Formenreichtum der Sippe, die sich in verschiedene Subspezies ausdrückt. Eine davon, Pimpinella major subsp. rubra, die durch intensiv rosa gefärbte Blüten auffällt, wird in den Bergregionen besonders geschätzt. Medizinisch werden aber die Wurzeln aller Subspezien verwendet. Diese sind durch einen leicht ranzigen Geruch und brennend scharfem Geschmack charakterisiert. Der merkuriellen gesellt sich so eine marsische Qualität hinzu, was der Droge eine intensive Kraft zur Bearbeitung diverser Schädlichkeiten verleiht, die vor allem bei allen Formen der Verschleimungen sowohl der Organe wie auch des Blutes zum Einsatz kommt. Von alters her wird die Bibernellwurzel auch zur allgemeinen Stärkung und zur Abwehr von Infektionskrankheiten genutzt. Ein niederösterreichischer Volksspruch «Esst Granabier (Wacholderbeeren) und Bibernäl, so sterbst nit so schnäl» drückt die Hoffnung der Menschen in vergangenen Pest- und Cholerazeiten aus, die sie in diese heilkräftige Pflanze setzten. lh

Piper methysticum
Rauschpfeffer / Kava-Kava

Pflanzenfamilie	Piperaceae • Pfeffergewächse
Vorkommen	Südseeinseln • Kulturpflanze
Humorale Qualitäten	Warm 1–2, neutral–trocken 1
Humorale Wirkungen	Fördert die Kochungen und die nährenden Säfte • Zerteilt zähe Feuchtigkeit • Erwärmt und öffnet Muskeln und Nerven • Mildert Schärfen • Fördert die Spiritus-Verteilung • Detonisierend
Gestirne[1]	**Merkur,** Mond
Tria Principia[1]	**Mercurius**
Inhaltsstoffe	**Kava-Pyrone** (Kavain u.a.) • Flavonoide • Wenig ätherische Öle
Droge	Kava-Kava rhizoma • Kavarhizom
Darreichungsformen	Tinktur, Urtinktur, Spagyrikum, Fertigarzneimittel Bitte nationale Gesetze beachten!
Wirkungen	Beruhigend, angstlösend, schmerzstillend, muskelrelaxierend, stimmungsaufhellend, geistig anregend, schlaffördernd
Nebenwirkungen[2]	Verstärkt die Wirkung von Alkohol, Barbituraten und Psychopharmaka
Kontraindikationen[2]	Schwangerschaft, Stillzeit
Anwendungsbereiche Indikationen	**Nervensystem/ Psyche** *Innerlich:* Spannungsgefühle, Ängste, depressive Verstimmungen, Nervosität, Schlaflosigkeit, Stress, unterstützend bei Suchtmittelentwöhnung **Bewegungsapparat** *Innerlich:* Muskelkrämpfe, Fibromyalgie
Weiteres	Ritualpflanze der Südseevölker

1 **Gestirne** und **Tria Prinzipia:** Zuordnung betrifft Heilwirkung

2 **Nebenwirkungen** und **Kontraindikationen:** entfallen bei spagyrischen Anwendungen

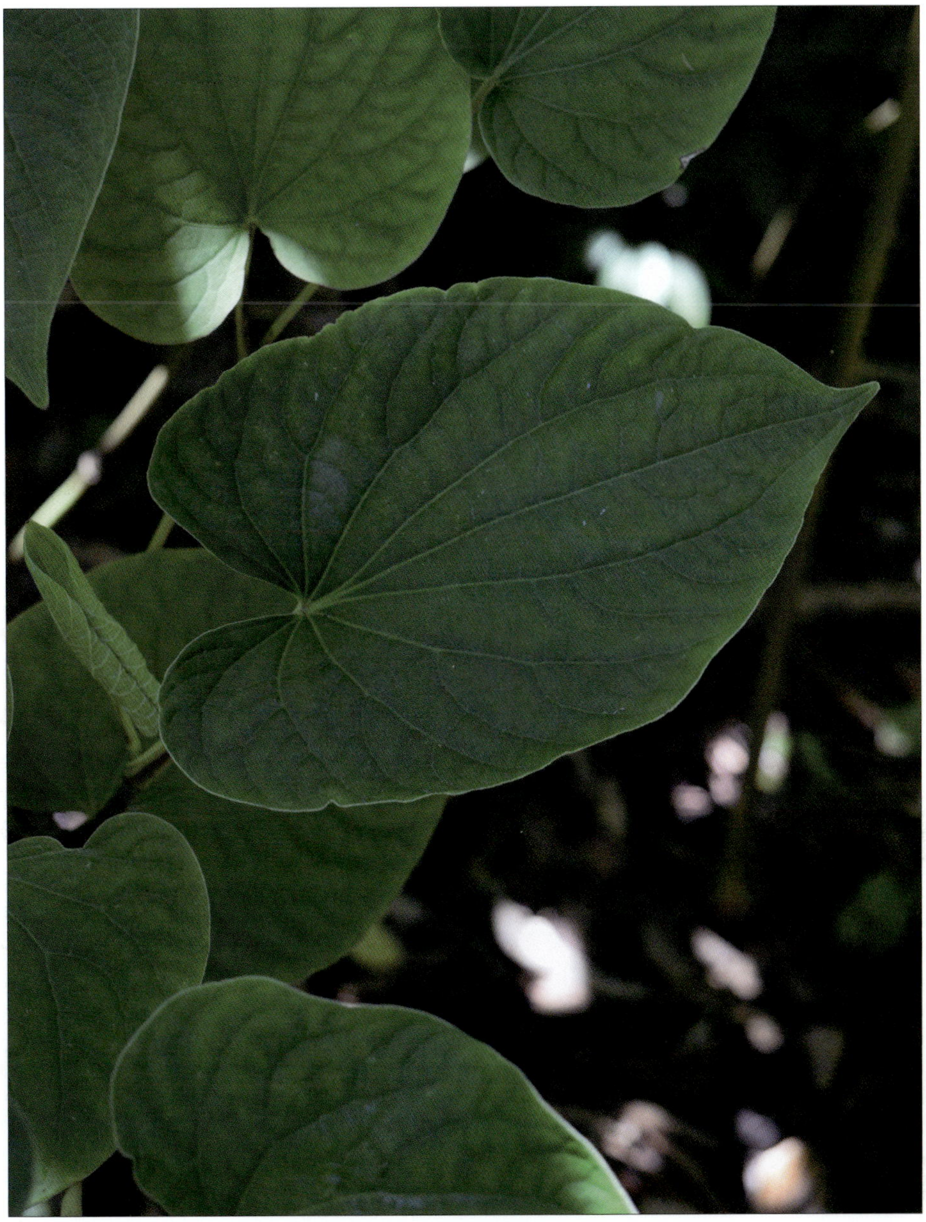

Piper methysticum

Kava-Kava

Kultpflanze für die Entspannung

Kava oder Kava-Kava ist sowohl der Name der windenden Pflanze wie auch des Getränks, das aus deren Wurzelstock bereitet wird. Es deutet in der Sprache der indigenen Südseeinsulaner den eigentümlichen Geschmack der Pflanze an, der annähernd bitter-scharf charakterisiert werden kann. Im westpazifischen Raum ist Kava ein traditionelles Kultgetränk, das vornehmlich in der Gemeinschaft getrunken wird.

Kava gehört zu den psychotropen Pflanzen, die ebenso beruhigend wie auch anregend wirken. Dabei kommt es zu einer relaxierenden Wirkung auf die Muskeln bei gleichzeitiger Klarheit der Gedanken. Verspannungen körperlicher wie auch seelischer Natur werden gelöst. Menschen mit erhöhter Irritabilität, das heisst unangemessen erhöhter Bereitschaft auf innere und äussere Reize zu reagieren, profitieren besonders von der Kavawirkung. Mit ihrem bis zu zehn Kilogramm schweren, fleischigen Wurzelstock wird, gemäss den Signaturen der drei philosophischen Prinzipien, die Wirkung zum Kopf-Nervensystem angezeigt. Kava wirkt spiritusverteilend, vor allem auf den Spiritus animalis/rationalis (Nervenspiritus). Dabei verbraucht sie aber die physiologische Feuchtigkeit nicht, sondern fördert die nährenden Säfte. Die Anwendung des Pflanzenauszugs ist in einigen Ländern wegen möglicher Gefahr der Leberschädigung unter Verbot gestellt worden.

lh

Plantago lanceolata
Spitzwegerich

Pflanzenfamilie	Plantaginaceae • Wegerichgewächse
Vorkommen	Weltweit • Auf Wiesen, Schuttplätzen, an Wegrändern
Humorale Qualitäten	Kalt 2, feucht 1
Humorale Wirkungen	Fördert die 3. Kochung und fördert die nährenden Säfte • Mildert Schärfen • Stillt übermässige Flüsse • Vermindert Ersatzausscheidungen über Haut und Schleimhaut • Tonusregulierend
Gestirne[1]	**Merkur**, Mond
Tria Principia[1]	**Mercurius**
Inhaltsstoffe	**Schleimstoffe** • Gerbstoffe • Iridoid-Glykoside (Aucubin u.a.) • Flavonoide • Kieselsäure
Droge	Plantaginis lanceolatae folium • Spitzwegerichblatt
Darreichungsformen	*Innerlich:* Tee, Tinktur, Urtinktur, Spagyrikum, Fertigarzneimittel *Äusserlich:* Salbe, Auflage
Wirkungen	*Innerlich:* Reizlindernd, entzündungshemmend, gewebefestigend, antimikrobiell, schleimhautschützend *Äusserlich:* Wundheilend, antimikrobiell, juckreizlindernd
Nebenwirkungen[2] Kontraindikationen[2]	Kann die Resorption gleichzeitig eingenommener Arzneimittel verlangsamen und vermindern.
Anwendungsbereiche Indikationen	**Atemwege** *Innerlich:* Schleimhautentzündungen, trockener Husten **Verdauung** *Innerlich:* Schleimhautentzündungen **Immunsystem** *Innerlich:* Heuschnupfen, Abwehrschwäche **Haut** *Äusserlich:* Insektenstiche, Verbrennungen, Entzündungen, Wunden, Windeldermatitis
Weiteres	Die Samen können ähnlich wie Flohsamen eingesetzt werden.

1 **Gestirne** und **Tria Prinzipia:** Zuordnung betrifft Heilwirkung

2 **Nebenwirkungen** und **Kontraindikationen:** entfallen bei spagyrischen Anwendungen

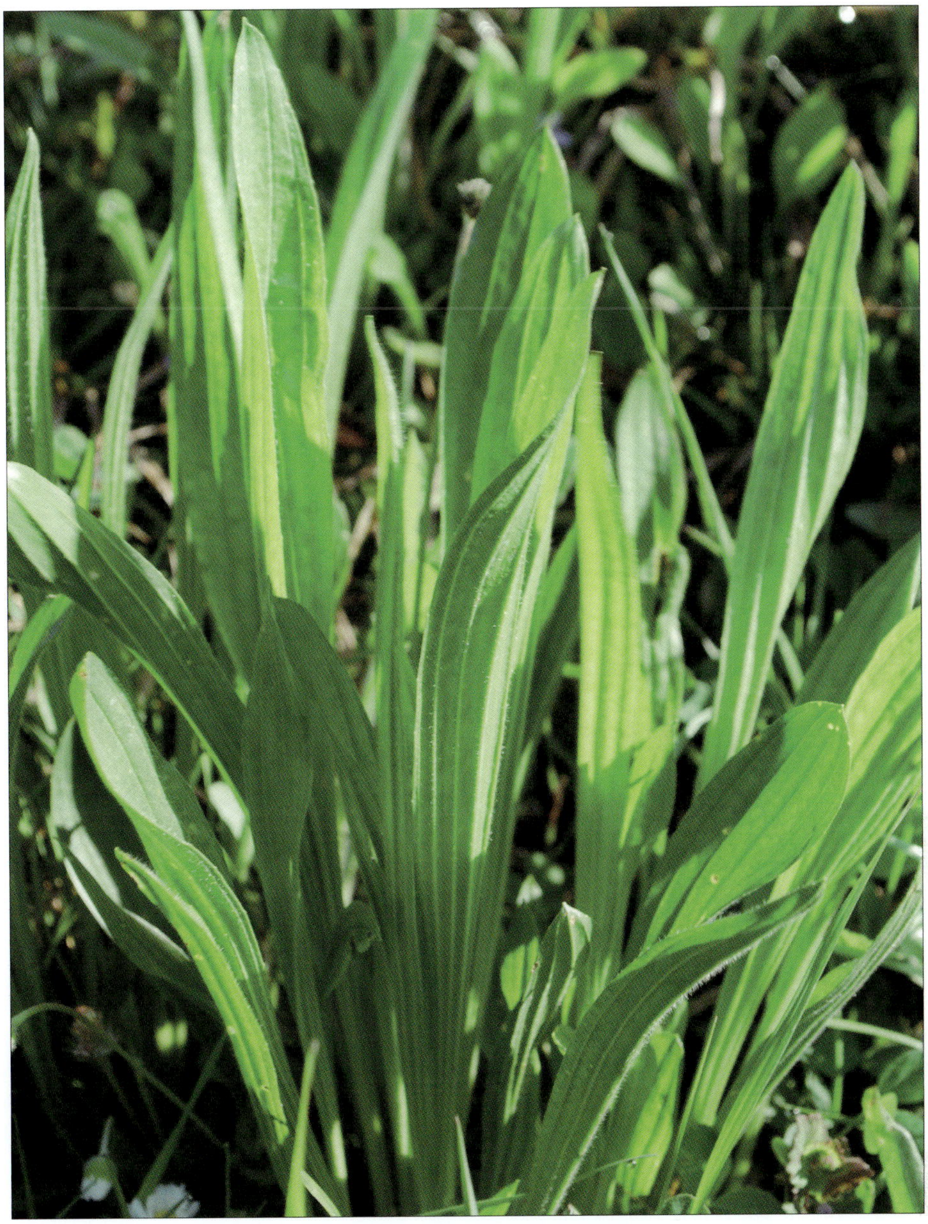

Plantago lanceolata
Spitzwegerich

Das Erste-Hilfe-Kraut bei Hautverletzungen

Der Spitzwegerich, der ursprünglich in Europa beheimatet ist, folgte den europäischen Siedlern überall auf der Welt auf den Fuss und wird deshalb von der indigenen Bevölkerung Amerikas auch «Fussabdruck des weissen Mannes» genannt.

Dieses Kraut ist, wie seine beiden Geschwister der Breitwegerich und der mittlere Wegerich, enorm widerstandsfähig und wird von den Heilkundigen aller Völker Europas sehr geschätzt. Es soll nicht nur den natürlichen, sondern auch den angezauberten Krankheiten widerstehen. Im angelsächsischen Neunkräutersegen wird der Wegerich gar als «Mutter der Pflanzen» angesprochen und an zweiter Stelle, gleich nach dem Beifuss genannt.

Die Wegeriche gelten seit jeher als kühlende Pflanzen mit starker wundheilender und gewebeerneuernder Kraft.

Ein spezielles Schauspiel bietet der Spitzwegerich dem aufmerksamen Pflanzenfreund beim Blühen. Die anfänglich fast schwarze Blütenknospe blüht nämlich von unten nach oben etagenweise auf. Dabei ragen Staubblätter aus der Blüte, die einen weisslichen Ring um die Blütenähre bilden und sich nach dem Abblühen braun verfärben. Diese sichtbare Rhythmik im Auf- und Verblühen ist Signatur des Merkurprinzips.

Wie praktisch, dass diese Pflanze fast immer am Wegesrand zu finden ist. Besonders dann, wenn man sich verletzt oder die Füsse wund gelaufen hat!

lh

Plantago psyllium (Syn. Plantago afra)
Flohsamen-Wegerich

Pflanzenfamilie	Plantaginaceae • Wegerichgewächse
Vorkommen	Südeuropa, Nordafrika, Südwestasien
Humorale Qualitäten	Kalt 1, feucht 1
Humorale Wirkungen	Öffnet den Darm durch Feuchtigkeitszunahme • Leitet übermässige Gelbgalle/ Schwarzgalle und Schärfen aus • Erweichend • Vermindert Ersatzausscheidungen über Haut und Schleimhaut • Detonisierend
Gestirne[1]	**Mond**
Tria Principia[1]	**Mercurius**
Inhaltsstoffe	**Schleimstoffe** • Fette Öle • Iridoid-Glykoside (u.a. Aucubin)
Droge	Psylli semen / testa • Flohsame / Flohsamenschale
Darreichungsformen	*Innerlich:* Einnahme ganzer Samen / Schalen, Fertigarzneimittel *Äusserlich:* Auflage
Wirkungen	*Innerlich:* Schleimhautschützend, entzündungshemmend, reizmildernd, stuhlregulierend (Quelleffekt, gesteigerte Gleitfähigkeit, bindet Wasser), lipidsenkend *Äusserlich:* Reizlindernd, erweichend
Nebenwirkungen[2]	Kann die Resorption gleichzeitig eingenommener Arzneimittel verlangsamen und vermindern.
Kontraindikationen[2]	Ileus, Speiseröhrenverengung
Anwendungsbereiche Indikationen	**Verdauung** *Innerlich:* Verstopfung, Schleimhautentzündungen, Reizmagen, -darm, Durchfall, Fettstoffwechselstörungen, zur Stuhlerweichung bei Hämorrhoiden und Analfissuren **Haut** *Äusserlich:* Furunkel **Atemwege** *Äusserlich:* Nasennebenhöhlenentzündungen
Weiteres	Ebenfalls verwendet werden Plantago ovata (indischer Wegerich) und Plantago arenaria (Sand-Wegerich).

1 **Gestirne** und **Tria Prinzipia:** Zuordnung betrifft Heilwirkung

2 **Nebenwirkungen** und **Kontraindikationen:** entfallen bei spagyrischen Anwendungen

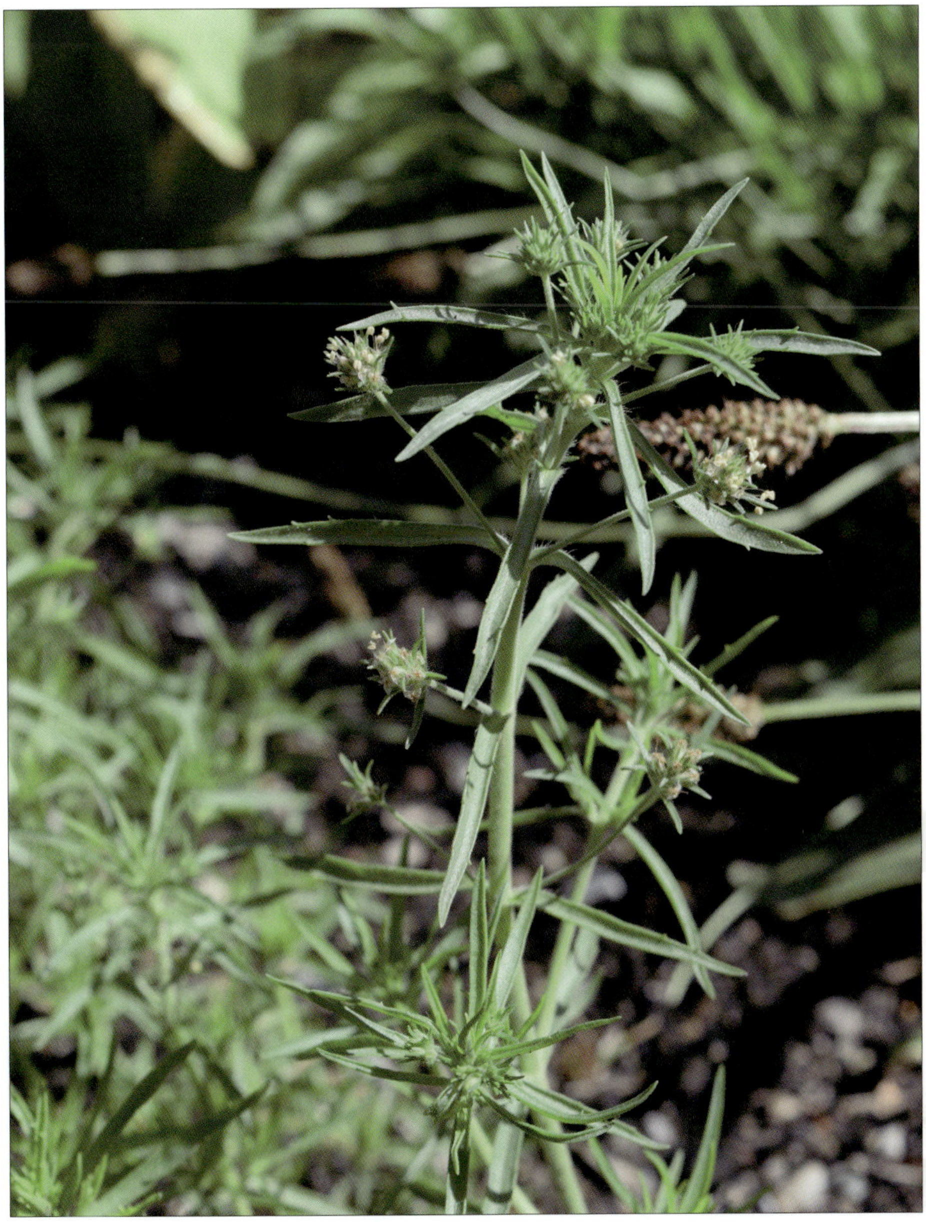

Plantago psyllium

Flohsamenwegerich

Erweichendes Darmregulans

Der Flohsamenwegerich ist in allen Mittelmeeranrainerstaaten, in Nordafrika, auf der arabischen Halbinsel und in Westasien zu finden. Er kommt auf festgetretenen, sauerstoffarmen und trockenen Böden vor. Er ist eine Pionierpflanze für verdichtete Böden, wie sie häufig an Wegrändern vorkommen. Der Namen Wegerich meint «König der Wege», was für alle Wegericharten gilt.

Um seine Nachkommenschaft auf trockenem Boden zu sichern, bildet er in der Schale, der an Flöhe erinnernden Samen, Schleimstoffe, die eine starke Wasserbindungsfähigkeit besitzen. Dadurch wird dem aufkeimenden Samen ein Wasserreservoir mitgegeben.

Schon früh lernten die Menschen, diese Eigenschaft der Flohsamen zu nutzen. Er ist ein Darmregulans, der durch seine Wasserbindungsfähigkeit bei Durchfall und durch seine Quellfähigkeit und «Schmiereigenschaft» bei Obstipation zur Anwendung kommt. Gleichzeitig unterstützt er die Darmflora und ist ein gutes Bindemittel für Toxine im Darm.

Flohsamen werden mit reichlich Wasser zusammen eingenommen, können aber auch vorgequollen eingenommen werden. Auf reichlich Flüssigkeitszufuhr ist in beiden Fällen streng zu achten. Im Flohsamenwegerich-Schleim manifestiert sich typischerweise die reizlindernde, erweichende und umhüllende Wirkung des Mondprinzips, das sich ganz besonders für die Pflege der Schleimhäute eignet. Aber auch die bewegende Wirkung des Merkurprinzips ist ihm vergesellschaftet.

lh

Potentilla anserina (Syn. Argentina anserina)
Gänsefingerkraut

Pflanzenfamilie	Rosaceae • Rosengewächse
Vorkommen	Weltweit • Auf Wiesen, Ruderalflächen, an Wegrändern
Humorale Qualitäten	Neutral—warm 1, trocken 2
Humorale Wirkungen	Mildert übermässige Gelbgalle und Schärfen • Vermindert Ersatzausscheidungen über Haut und Schleimhaut • Stillt übermässige Flüsse • Tonusregulierend
Gestirne[1]	**Venus**
Tria Principia[1]	**Mercurius**
Inhaltsstoffe	**Gerbstoffe** • Cumarine • Flavonoide • Glykoside (Tormentoside u.a.) • Phytosterine
Droge	Anserinae herba • Gänsefingerkraut
Darreichungsformen	*Innerlich:* Tee, Milchabkochung, Tinktur, Urtinktur, Spagyrikum, Fertigarzneimittel *Äusserlich:* Bad, Auflage, Spülung
Wirkungen	*Innerlich:* Krampflösend, zusammenziehend, durchfallhemmend, entzündungshemmend, antibakteriell, blutstillend, hemmt übermässige Menstruationsblutung *Äusserlich:* Wundheilungsfördernd, entzündungshemmend, antibakteriell
Nebenwirkungen[2]	
Kontraindikationen[2]	
Anwendungsbereiche Indikationen	**Verdauung** *Innerlich:* Durchfall, Schleimhautentzündungen, Magen-Darmkrämpfe **Haut** *Äusserlich:* Wunden, Blutungen **Frauenheilkunde** *Innerlich/Äusserlich:* Menstruationsschmerzen, übermässige Menstruationsblutung, Schleimhautentzündungen
Weiteres	Wird volksheilkundlich auch «Krampfkraut» genannt.

1 **Gestirne** und **Tria Prinzipia:** Zuordnung betrifft Heilwirkung

2 **Nebenwirkungen** und **Kontraindikationen:** entfallen bei spagyrischen Anwendungen

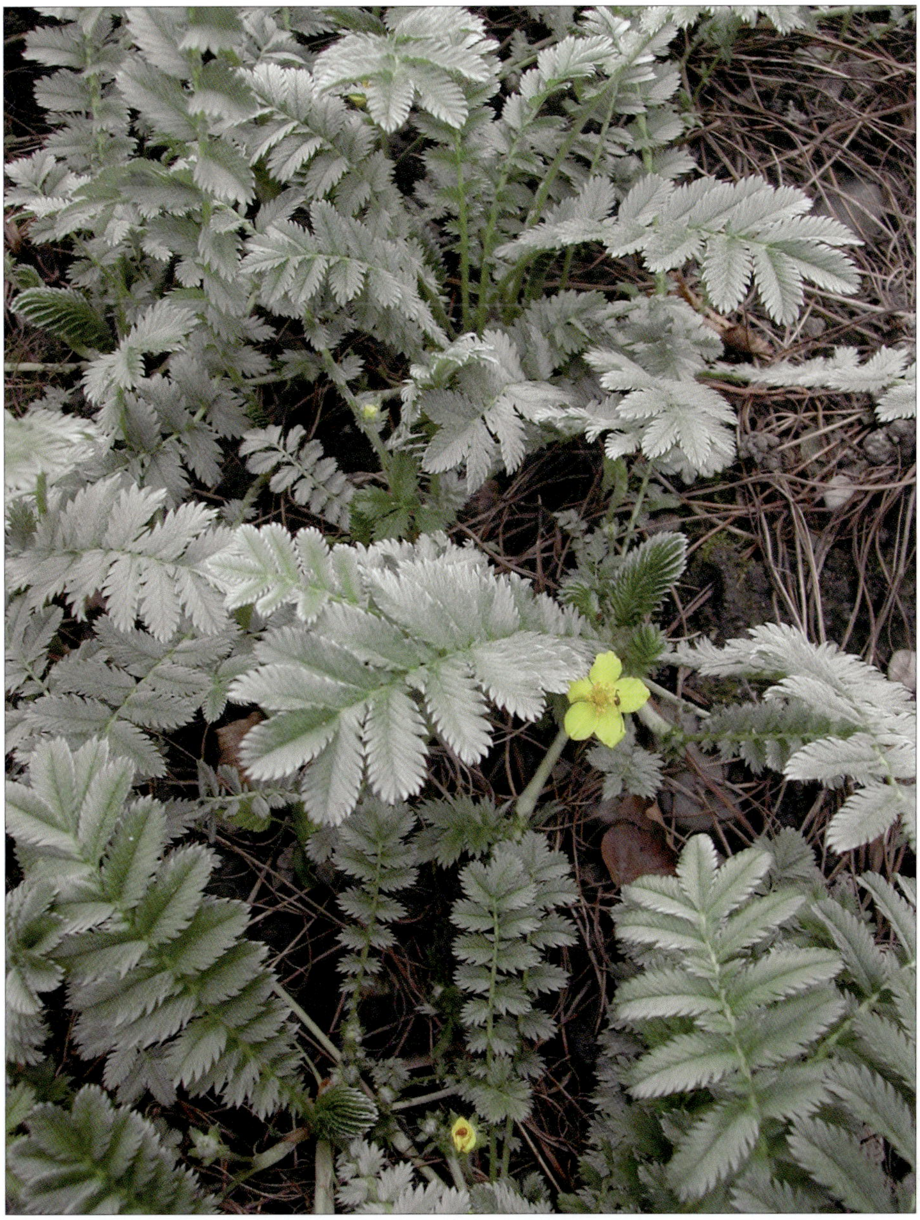

Potentilla anserina

Gänsefingerkraut

Pflanze gewordenes Silber

Das bis zu 80cm lange Ausläufer bildende, niederliegende Gänsefingerkraut fällt durch seine kunstvolle Blattgestaltung auf. Diese sechs bis zehnpaarig gefiederten und am Rand gesägten Blätter sind unterseitig silbrig behaart, was der Pflanze auch den Namen Silberkraut eingebracht hat. Sie ist eine typische Ruderalpflanze, die sich gerne in Hofnähe an stickstoffreichen und vom Vieh festgetretenem Boden flächendeckend ausbreitet. Die Gans in ihrem Namen weist auf das Totemtier einer germanischen Ur-Göttin, die verschiedene Namen trägt, hin und uns beispielsweise als Göttin Hulda oder Frau Holle im Märchen begegnet.

Als eine um Haus und Hof wachsende Pflanze ist sie auch der schönen Göttin Freya geweiht, die der römischen Venus entspricht. Das Silber im Blatt ist eine deutliche Signatur, die auf das weibliche Mondprinzip hinweist. Diese Mond-Eigenschaft wird durch die traditionelle Zubereitung der Blätter mit Milch als Aufguss oder Aufkochung noch verstärkt. Im Mondschein kommen ihre silbrigen Blätter besonders gut zur Geltung, lassen einen die Gedanken leicht in eine andere, magischere Welt voller Naturgeister gleiten.

Ihre, durch lange oberirdische Ausläufer geprägte, kriechende Wuchsform ist Ausdruck der starken merkuriellen Auseinandersetzung mit dem Erdelement. Sie kann sowohl zusammenziehend wie auch entspannend wirken. lh

Potentilla erecta (Syn. P. tormentilla)
Tormentill / Blutwurz

Pflanzenfamilie	Rosaceae • Rosengewächse
Vorkommen	Mitteleuropa, Nordafrika, Asien, Nordamerika • In Sümpfen, Magerwiesen, an Bachrändern
Humorale Qualitäten	Neutral, trocken 3
Humorale Wirkungen	Mildert übermässige Gelbgalle und Schärfen • Stillt übermässige Flüsse • Deplethorisierend • Sthenisierend
Gestirne[1]	**Saturn**
Tria Principia[1]	**Sal**
Inhaltsstoffe	**Gerbstoffe** • Glycoside (Tormentoside u.a.) • Flavonoide
Droge	Tormentillae rhizoma • Blutwurz- / Tormentillrhizom
Darreichungsformen	*Innerlich:* Tee, Tinktur, Urtinktur, Spagyrikum, Fertigarzneimittel *Äusserlich:* Auflage, Bad
Wirkungen	*Innerlich:* Zusammenziehend, entzündungshemmend, durchfallhemmend, blutstillend, hemmt übermässige Menstruationsblutung, antimikrobiell, antioxidativ *Äusserlich:* Wundheilungsfördernd, entzündungshemmend, blutstillend, juckreizlindernd, antimikrobiell
Nebenwirkungen[2]	
Kontraindikationen[2]	
Anwendungsbereiche Indikationen	**Verdauung** *Innerlich:* Durchfall, Schleimhautentzündungen *Äusserlich:* Hämorrhoiden **Haut** *Äusserlich:* Wunden, Frostbeulen, Pilzerkrankungen **Atemwege** *Innerlich/Äusserlich:* Angina **Frauenheilkunde** *Innerlich:* Übermässige Menstruationsblutung
Weiteres	

1 **Gestirne** und **Tria Prinzipia:** Zuordnung betrifft Heilwirkung

2 **Nebenwirkungen** und **Kontraindikationen:** entfallen bei spagyrischen Anwendungen

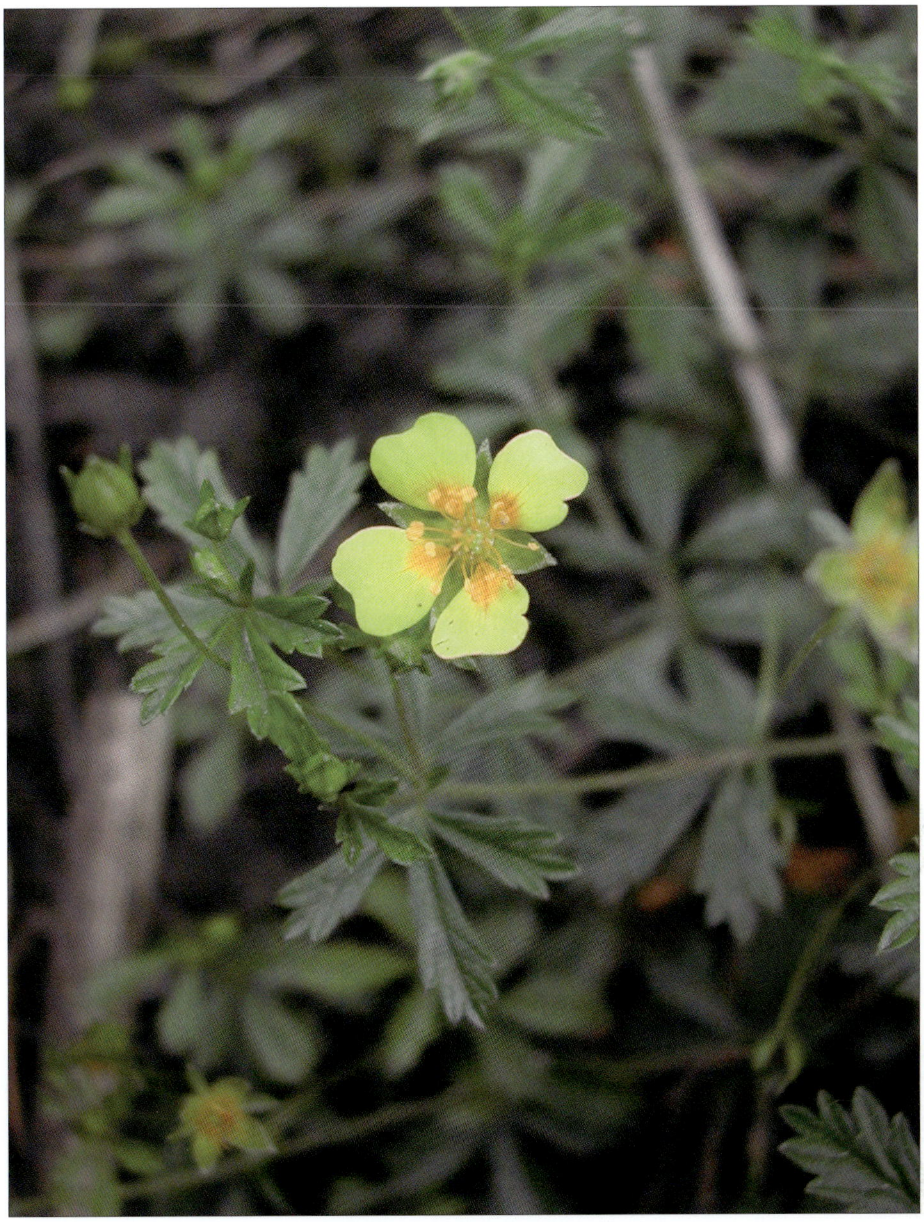

Potentilla erecta
Blutwurz

Machtvolle Blutstillerin

Die Blutwurz trägt ihren Namen von der sofort nach Verletzung des gelblich-weissen Wurzelstocks auftretenden blutroten Färbung. Organsignaturisch ein Hinweis auf eine mögliche blutstillende Wirkung, die tatsächlich bei äusserlicher Verwendung der Wurzel, dank des hohen Gerbstoffanteils, bemerkenswert schnell eintritt. Die Pflanze, die zu der Familie der Rosengewächse gehört, macht mit ihrer familienuntypischen 4-zähligen Blütenanordnung auf sich aufmerksam. Damit fällt die Pflanze aus dem für die Rosengewächse typischen 5-zähligen Blütentypus heraus, bevorzugt sozusagen die der Erde zugeteilten Zahl 4 der venusischen Zahl 5. Anders als die meisten venusisch geprägten Rosengewächse ist die Blutwurz einseitig ausgelegt, ihr hoher Gerbstoffanteil spricht eine deutliche zusammenziehende, saturnische Sprache.

Diese saturnische, zusammenziehende Wirkung beschränkt sich nicht auf das Blut allein, sondern erstreckt sich auf alle Säfte und Gewebe. Es strafft den ganzen Menschen, wirkt tonisierend und wird deswegen in der Sympathiemedizin gegen Ansteckung als Schutzamulett umgehängt. Im Alpenraum ist der tiefrote Blutwurzschnaps als Magenbitter und Kräftigungsmittel bekannt. Ein anderer gebräuchlicher Name ist Tormentill, der sich vom lateinischen tormentum = Kolik ableitet. Noch heute wird die Wurzel in der Volksheilkunde gegen Darm- und Magenkoliken eingesetzt. lh

Primula veris
Schlüsselblume, echte

Pflanzenfamilie	Primulaceae • Primelgewächse
Vorkommen	Europa, Zentral- und Ostasien • An Böschungen, auf Magerwiesen
Humorale Qualitäten	**Blüten:** Warm 1, trocken 1 • **Wurzel:** Warm 2, trocken 2
Humorale Wirkungen	Fördert die Kochungen und die Krisis • Erwärmt und öffnet Atemwege, Nieren und Nerven • Leitet übermässige Gelbgalle/Schwarzgalle und Schärfen aus • Zerteilt zähe Feuchtigkeit • Vermindert Ersatzausscheidungen über die Schleimhaut • Lymphflussfördernd v.a. im Kopfbereich • Antidyskratisch • Antiiskrofulös • Tonusregulierend
Gestirne[1]	**Merkur,** Venus
Tria Principia[1]	**Mercurius,** Sulphur
Inhaltsstoffe	**Blüten mit Kelch: Flavonoide** • **Saponine** • Ätherische Öle **Wurzel: Saponine** • Flavonoide • Salicylate
Droge	Primulae radix / flos • Schlüsselblumenwurzel / -blüte
Darreichungsformen	Tee, Tinktur, Urtinktur, Spagyrikum, Fertigarzneimittel
Wirkungen	**Blüte:** Schleimlösend, entzündungshemmend, auswurffördernd, schweisstreibend, krampflösend, fiebersenkend, harntreibend, beruhigend **Wurzel:** Schleimlösend, entzündungshemmend, auswurffördernd, schweisstreibend, krampflösend, fiebersenkend, harntreibend.
Nebenwirkungen[2]	**Wurzel:** Selten Magenschleimhautreizungen
Kontraindikationen[2]	Primelallergie
Anwendungsbereiche Indikationen	**Atemwege** *Innerlich:* Schleimhautentzündungen, Bronchitis, Husten, Sinusitis **Nervensystem/ Psyche** *Innerlich:* Schlaflosigkeit, Unruhe, Nervenschwäche, Migräne **Bewegungsapparat** *Innerlich:* Rheumatische Erkrankungen **Stoffwechsel** *Innerlich:* Gicht
Weiteres	

1 **Gestirne** und **Tria Prinzipia:** Zuordnung betrifft Heilwirkung

2 **Nebenwirkungen** und **Kontraindikationen:** entfallen bei spagyrischen Anwendungen

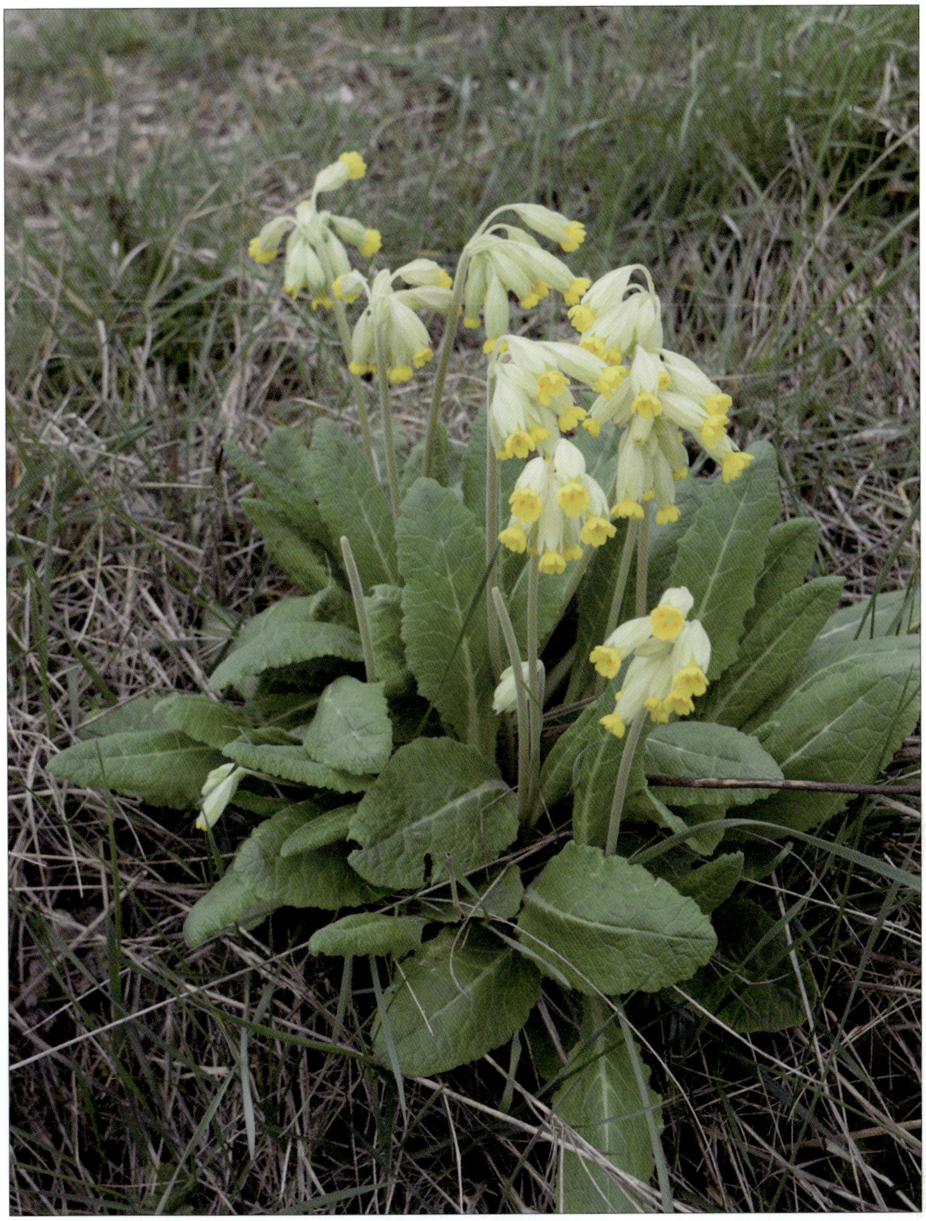

Primula veris

Echte Schlüsselblume

Türöffnerin zu erneuerter Gesundheit

Die Echte Schlüsselblume ist eine der ersten blühenden Frühlingspflanzen der mitteleuropäischen Flora. Ihr botanischer Name Primula ist die Verkleinerungsform von lateinisch primus und bedeutet der Erste.

Ihre medizinische Verwendung ist ein Vermächtnis der keltisch-germanischen Heilkunde. Hildegard von Bingen und später die deutschen Arzt-Botaniker der Renaissance müssen das Wissen ihrer Heilwirkung aus der Volksheilkunde erhalten haben, da die Echte Schlüsselblume in der antiken, griechisch-römischen Medizin nicht bekannt war. Der deutsche Name Schlüsselblume kann auf die an ein Schlüsselbund erinnernde Anordnung der Blüten zurückgeführt werden; kann aber auch als «türöffnend für den Genesungsprozess» verstanden werden.

Sie wird vor allem wegen ihrer erweichenden und zerteilenden Wirkung bei schleimig und schwarzgallig dominierten Krankheitsbildern eingesetzt. Bei der Schlüsselblume sind in besonderem Masse bewegende Merkurkräfte verknüpft mit harmonisierenden Venuskräften wirksam, die sich beispielsweise in der Bildung von Saponinen manifestieren. Diese lassen gestauten Flüssigkeiten dynamische Luftkräfte zukommen und wirken auch speziell dort im menschlichen Organismus, wo Wasser- und Luftkräfte intensiv aufeinanderstossen, wie das in allen wässrigen Austauschsystemen des Organismus der Fall ist.

lh

Pulmonaria officinalis
Lungenkraut

Pflanzenfamilie	Boraginaceae • Borretschgewächse
Vorkommen	Mittel- und Südeuropa • An Bachufern, auf mageren Wiesen
Humorale Qualitäten	Neutral, feucht 1
Humorale Wirkungen	Fördert die nährenden Säfte • Löst zähe Feuchtigkeit • Mildert übermässige Gelbgalle/Schwarzgalle und Schärfen • Vermindert Ersatzausscheidungen über die Schleimhaut • Tonusregulierend
Gestirne[1]	**Merkur,** Mond
Tria Principia[1]	**Mercurius,** Sal
Inhaltsstoffe	**Schleimstoffe** • **Kieselsäure** • Flavonoide • Saponine • Anthocyane
Droge	Pulmonariae herba • Lungenkraut
Darreichungsformen	Tee, Tinktur, Urtinktur, Spagyrikum, Fertigarzneimittel
Wirkungen	Schleimlösend, reizlindernd, Lungengewebe stärkend, expektorierend
Nebenwirkungen[2]	
Kontraindikationen[2]	
Anwendungsbereiche Indikationen	**Atemwege** *Innerlich:* Schleimhautentzündungen, Bronchitis, Husten, Heiserkeit, Erkältungen **Verdauung** *Innerlich:* Schleimhautentzündungen
Weiteres	Kardinalmittel der Lungen

1 **Gestirne** und **Tria Prinzipia:** Zuordnung betrifft Heilwirkung

2 **Nebenwirkungen** und **Kontraindikationen:** entfallen bei spagyrischen Anwendungen

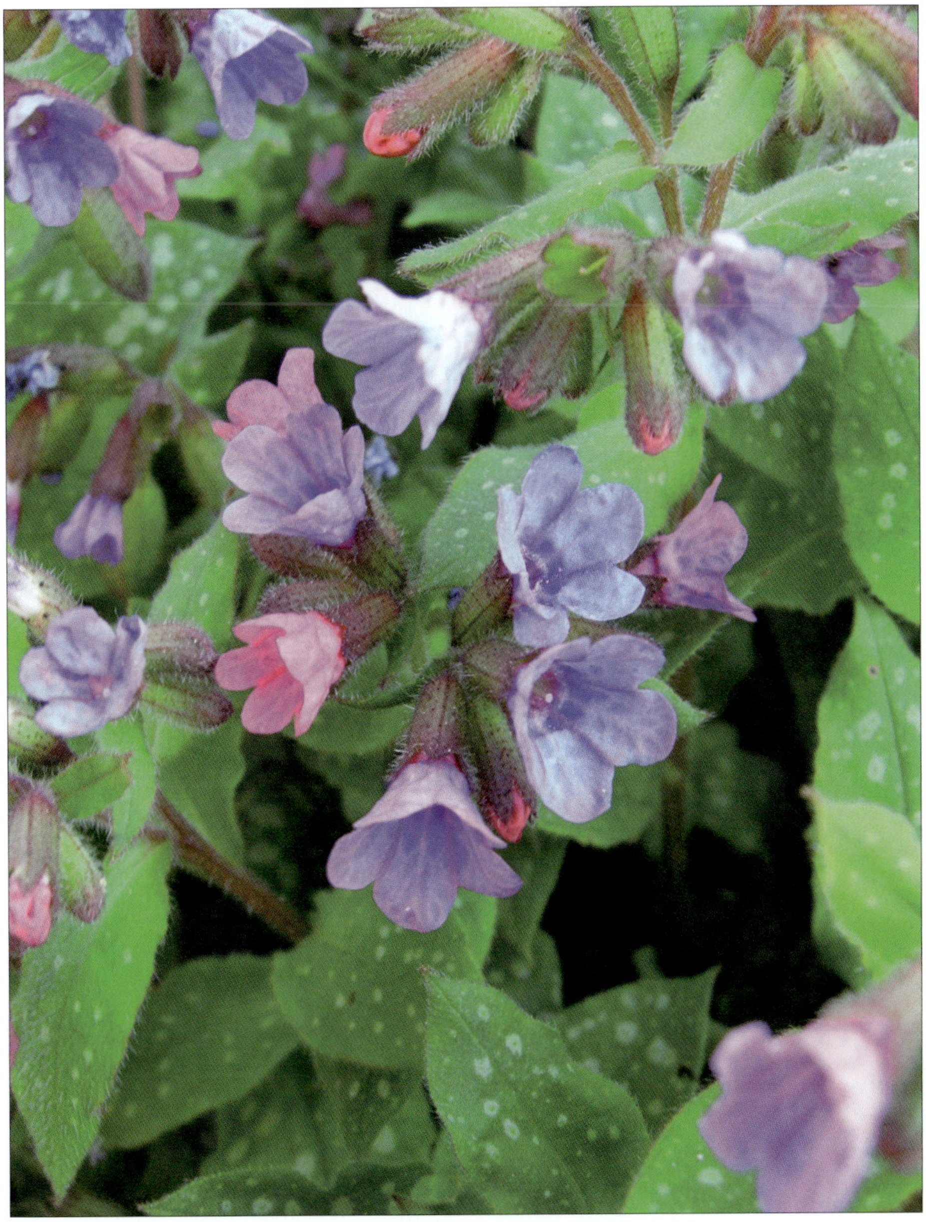

Pulmonaria officinalis

Lungenkraut

Nährt und reinigt die Lungen

Das Lungenkraut ist ein bis maximal 40cm hohes Kraut, das vor allem durch seine weissen Flecken auf der Blattoberseite auffällt, die an eine Verschattung im Röntgenbild einer Lunge erinnern. Dadurch wurden einige «Tuberkulose-Ärzte» motiviert, das bereits seit Jahrhunderten zur Lungenstärkung verwendete Kraut besonders häufig einzusetzen. Es galt als ein Spezifikum für die geschädigte Lunge mit Lungenparenchym schützender und Lungenmesenchym tonisierender Wirkung.

Ein weiteres typisches Merkmal der Pflanze ist ihr zweifarbiger Blütenstand. Die Blüten, die durch ihren hohen Anthocyangehalt anfangs rötlich sind, wechseln durch Änderung des pH-Wertes von sauer nach basisch zu blauer Farbe um. Das führte in manchen Gegenden zu Namen wie «ungleiche Schwestern» oder «Brüderchen und Schwesterchen». Durch ihren hohen Kieselsäuregehalt und den vergesellschafteten Schleimstoffen gehört sie zu den Heilmitteln mit säftenährenden Eigenschaften. Gleichzeitig wirkt sie lösend auf zähe Feuchtigkeit. Diese Wirkung wird den Saponinen und Flavonoiden, beides Wirkstoffe aus der Merkursphäre, geschuldet.

Das Lungenkraut ist ein typisches Merkur-Kraut. Es blüht im Frühling, stärkt die dem Merkur unterstellten Atmungsorgane, regt die Austauschorgane der Schleimhaut und Haut an und bringt die Säfte in Bewegung. lh

Quercus robur
Eiche / Stieleiche

Pflanzenfamilie	Fagaceae • Buchengewächse
Vorkommen	Mitteleuropa • In Laubwäldern und Parkanlagen
Humorale Qualitäten	Kalt 1, trocken 3–4
Humorale Wirkungen	Kühlt übermässige Gelbgalle und Schärfen • Unterdrückt Ersatzausscheidungen über Haut und Schleimhaut • Stillt übermässige Flüsse • Sthenisierend
Gestirne[1]	**Saturn**
Tria Principia[1]	**Sal**
Inhaltsstoffe	**Gerbstoffe** • Flavonoide
Droge	Quercus cortex • Eichenrinde
Darreichungsformen	*Innerlich:* Tee (selten), Tinktur, Urtinktur, Spagyrikum, Fertigarzneimittel *Äusserlich:* Bad, Auflage, Spülung, Suppositorium
Wirkungen	*Innerlich:* Entzündungshemmend, zusammenziehend, durchfallhemmend *Äusserlich:* Blutstillend, antimikrobiell, schweisshemmend, juckreizlindernd
Nebenwirkungen[2]	Magenschleimhautreizung. Kann die Resorption gleichzeitig eingenommener Arzneimittel vermindern.
Kontraindikationen[2]	
Anwendungsbereiche Indikationen	**Haut** *Äusserlich:* Ekzeme, nässende Hauterkrankungen, übermässiges Schwitzen **Verdauung** *Innerlich:* Durchfall, Mund- und Rachenentzündungen *Äusserlich:* Analfissuren, Hämorrhoiden **Frauenheilkunde** *Äusserlich:* Genitalfissuren, -entzündungen, Dammriss
Weiteres	Ebenso verwendet wird Quercus petraea, die Traubeneiche. **Eicheln:** Skrofulose- und Milzmittel früherer Zeiten.

1 **Gestirne** und **Tria Prinzipia:** Zuordnung betrifft Heilwirkung

2 **Nebenwirkungen** und **Kontraindikationen:** entfallen bei spagyrischen Anwendungen

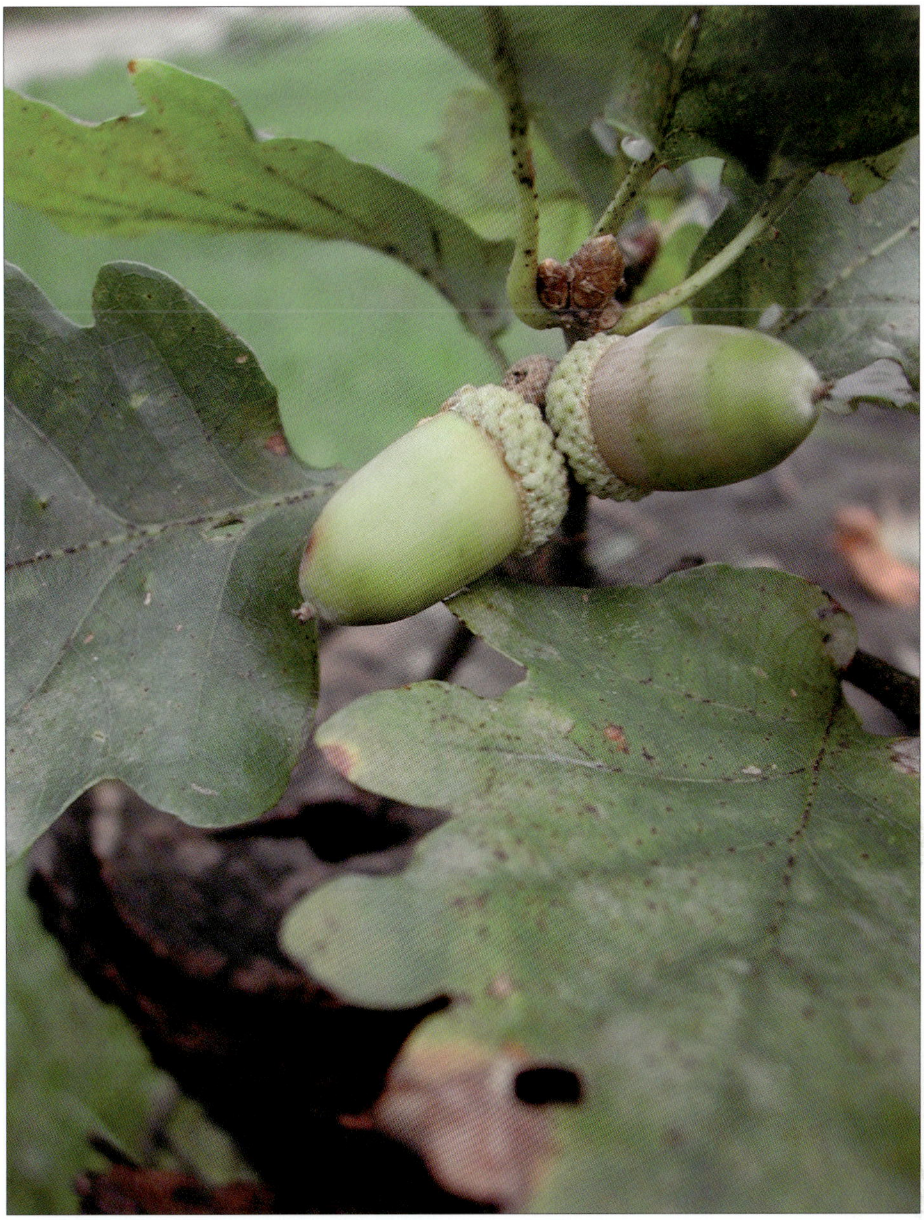

(Hier: Quercus petraea)

Quercus robur

Stieleiche

Grenzen wahrender Jupiterbaum

Die robuste Stieleiche gehört zu den imposantesten Bäumen Mitteleuropas und ist dank ihrer tiefreichenden Pfahlwurzel trotz ihrer 40 Meter Höhe äusserst sturmfest.

Die Eichen sind die heiligen Bäume der keltischen und germanischen Priesterinnen und Priester. Dieser majestätische Baum ist das baumgewordene Abbild des Jupiterprinzips. Kein anderer europäischer Baum bietet so vielen Tieren Schutz, Nahrung und Lebensraum wie die Eiche. Genauso vielfältig ist die Eiche auch in der menschlichen Kultur anzutreffen. Kein Lebensfeld des europäischen Menschen, in dem dieser Baum nicht auch Wurzel geschlagen hätte. Sei es als Holzlieferant für Häuser und Brücken, Nahrungsmittel für Nutztiere, Symbolgeberin für militärische Stärke, Namensgebend für Familien, Ortschaften und vieles andere mehr. Eine ganz besondere Beziehung verbindet die Eiche mit dem Reich des Festen und Überdauernden, das sich in der reichen Bildung von Gerbstoffen und der Anreicherung von Kalzium manifestiert, das der Eiche gleichzeitig ein etwas sprödes Wesen gibt. Diese Eigenschaften sind besonders in der abgrenzenden, saturnischen Rinde des Baumes verdichtet zu finden. Eichenrinde wird dann angewendet, wenn abgrenzende Organe wie Haut und Schleimhaut tonisiert werden müssen, damit abwehrende und zurückhaltende Funktionen gewährleistet bleiben.

lh

Rhodiola rosea
Rosenwurz

Pflanzenfamilie	Crassulaceae • Dickblattgewächse
Vorkommen	Arktis, Europa, Asien, Nordamerika • In Gebirgsregionen
Humorale Qualitäten	Warm 1, feucht 1
Humorale Wirkungen	Fördert die 3. Kochung und die nährenden Säfte • Erwärmt und öffnet die Nerven • Mildert übermässige Gelbgalle/Schwarzgalle und Schärfen • Zerteilt zähe Feuchtigkeit • Säftebewegend • Fördert die Spiritus-Verteilung • Tonusregulierend
Gestirne[1]	**Sonne,** Venus
Tria Principia[1]	**Mercurius**
Inhaltsstoffe	**Rosavin** • **Salidrosid** • Flavonoide • Schleimstoffe
Droge	Rhodiolae rhizoma • Rosenwurzrhizom
Darreichungsformen	Tinktur, Urtinktur, Spagyrikum, Fertigarzneimittel
Wirkungen	Adaptogen, immunmodulierend, antioxidativ, verbessert die Sauerstoffversorgung der Zellen, stimmungsaufhellend; körperliche, psychische und geistige Belastbarkeit erhöhend; resilienzsteigernd, leistungssteigernd, kräftigend
Nebenwirkungen[2]	Einnahme nach 16 Uhr kann zu Schlafstörungen führen, Kontaktdermatitis möglich
Kontraindikationen[2]	Vorsicht bei Erregungszuständen und Bluthochdruck
Anwendungsbereiche Indikationen	**Nervensystem/ Psyche:** *Innerlich:* Stress und seine Folgen. Müdigkeit, Erschöpfung, Adaptionssyndrom, Burnout, Demenz, Ängste, depressive Verstimmung, Konzentrationsstörungen, Aufmerksamkeitsdefizit, Altersbeschwerden, Höhenkrankheit **Immunsystem:** *Innerlich:* Rekonvaleszenz
Weiteres	

1 **Gestirne** und **Tria Prinzipia:** Zuordnung betrifft Heilwirkung

2 **Nebenwirkungen** und **Kontraindikationen:** entfallen bei spagyrischen Anwendungen

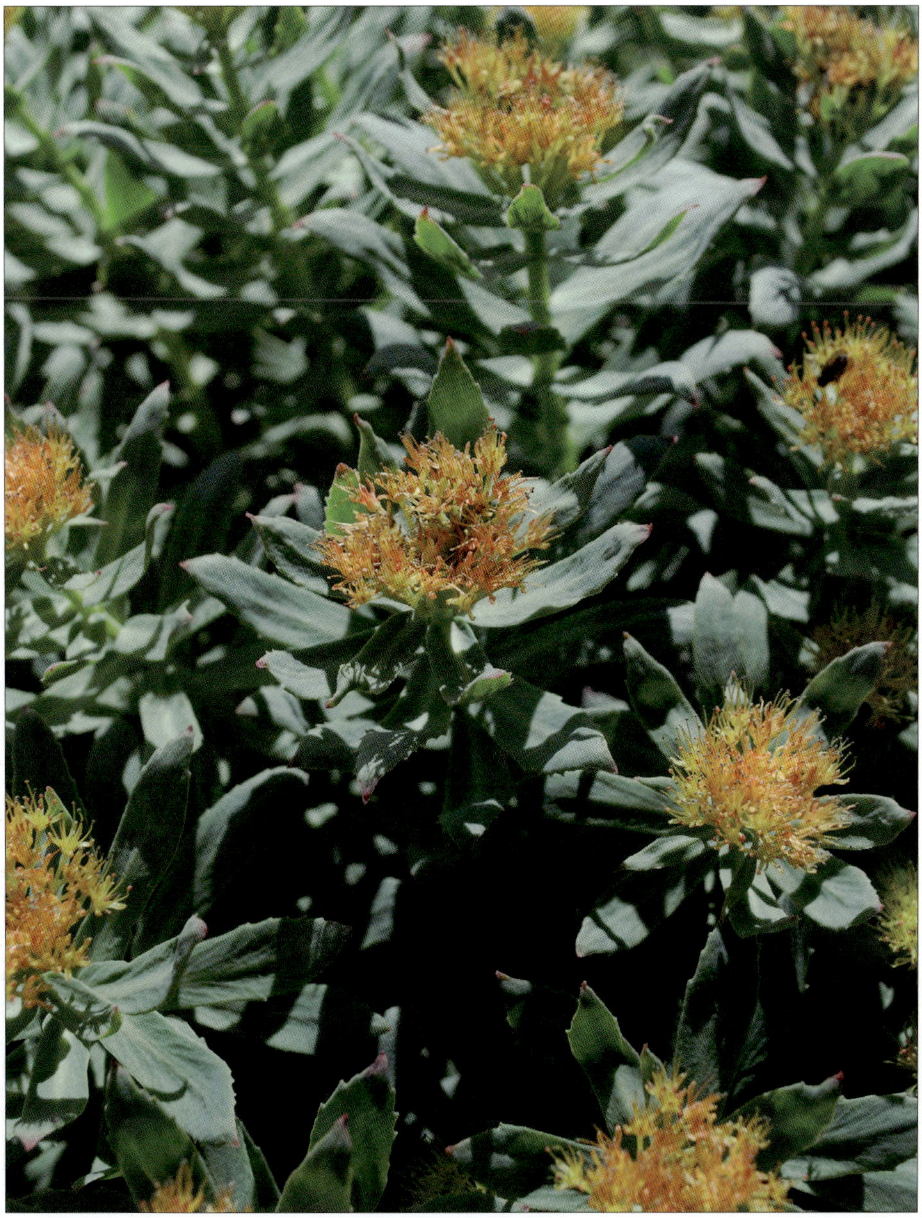

Rhodiola rosea

Rosenwurz

Strapazen mildernde Wurzel

Diese zu der Familie der Dickblattgewächse gehörende Pflanze ist eine Pionierpflanze der sauren Silikatböden arktischer und alpiner Regionen der Nordhemisphäre. Mit ihren fleischigen ober- und unterirdischen Organen wird ihre besondere Beziehung zum Wasserelement offenbar. Gleichzeitig durchzieht die ganze Pflanze ein angenehmer Duft, den die Blüten ausströmen und die anderen Pflanzenorgane bei Verletzungen preisgeben. Dieser Duft nimmt, je weiter man von der Blütenregion nach unten «steigt», eine Rosencharakteristik an. In der Wurzel schliesslich ist der Rosenduft am ausgeprägtesten, was namensgebend für die Pflanze ist. Diese lichthungrige, arktischer Kälte trotzende Pflanze strotzt vor Vitalität, vereint in ihrer rübenförmigen Wurzel feucht-wässrige und warm-luftige Eigenschaften unter dem Mantel der rosenduftenden Venus. Dadurch wirkt die Wurzel auf den Menschen kräftigend und harmonisierend zugleich und nährt das Sonnen- und Blutprinzip.

Die Rhodiolawurzel gehört zu den Adaptogenen. Diese erhöhen die Anpassungsfähigkeit an innere und äussere Stressoren. In den skandinavischen und sibirischen Kulturen ist sie schon lange als ausgezeichnete Reisebegleiterin bekannt. Sie hilft, Reisestrapazen besser zu bewältigen. lh

Ribes nigrum
Johannisbeerstrauch, schwarzer

Pflanzenfamilie	Grossulariaceae • Stachelbeergewächse
Vorkommen	Europa, Asien, Australien, Nordamerika • In feuchten Wäldern, meist kultiviert
Humorale Qualitäten	**Frucht:** Neutral—warm 1, neutral—trocken 1 • **Blatt:** Warm 1, trocken 2
Humorale Wirkungen	**Frucht/Blatt:** Fördert die Krisis • Erwärmt die Leber, Nieren, Milz und fördert deren Konsensus • Leitet übermässige Gelbgalle/Schwarzgalle und Schärfen aus • Löst zähe Feuchtigkeit • Vermindert Ersatzausscheidungen über die Schleimhaut • Antidyskratisch • Antiskrofulös • Mild sthenisierend **Frucht:** Fördert zusätzlich die 3. Kochung
Gestirne[1]	**Sonne,** Merkur
Tria Principia[1]	**Sulphur,** Mercurius
Inhaltsstoffe	**Frucht: Fruchtsäure** • Gerbstoffe • Ätherische Öle • Anthocyane • Vitamin C **Blatt: Flavonoide** • Ätherische Öle • Gerbstoffe
Droge	Ribis nigri folium • Johannisbeerblatt, schwarzes Ribis nigri fructus • Johannisbeerfrucht, schwarze
Darreichungsformen	**Frucht:** Saft **Blatt:** Tee, Tinktur, Urtinktur, Spagyrikum, Fertigarzneimittel
Wirkungen	**Frucht:** Abwehrstärkend, entzündungshemmend, appetitanregend, antioxidativ, harn- und schweisstreibend, mild blutdrucksenkend **Blatt:** Harntreibend, krampflösend, abwehrstärkend, entzündungshemmend, stärkt die Nebennieren, antioxidativ, mild blutdrucksenkend
Nebenwirkungen[2]	
Kontraindikationen[2]	
Anwendungsbereiche Indikationen	**Atemwege** *Innerlich:* Husten, Bronchitis, Schleimhautentzündungen, Angina, Erkältungen **Bewegungsapparat** *Innerlich:* Unterstützend bei rheumatischen Erkrankungen **Immunsystem** *Innerlich:* Abwehrschwäche, Grippe, Rekonvaleszenz **Nieren-Blase** *Innerlich:* Harnwegsentzündungen, Ödeme **Stoffwechsel** *Innerlich:* Stoffwechselschwäche, Metabolisches Syndrom, Gicht
Weiteres	Gichtbaum der Hildegard von Bingen

1 **Gestirne** und **Tria Prinzipia:** Zuordnung betrifft Heilwirkung

2 **Nebenwirkungen** und **Kontraindikationen:** entfallen bei spagyrischen Anwendungen

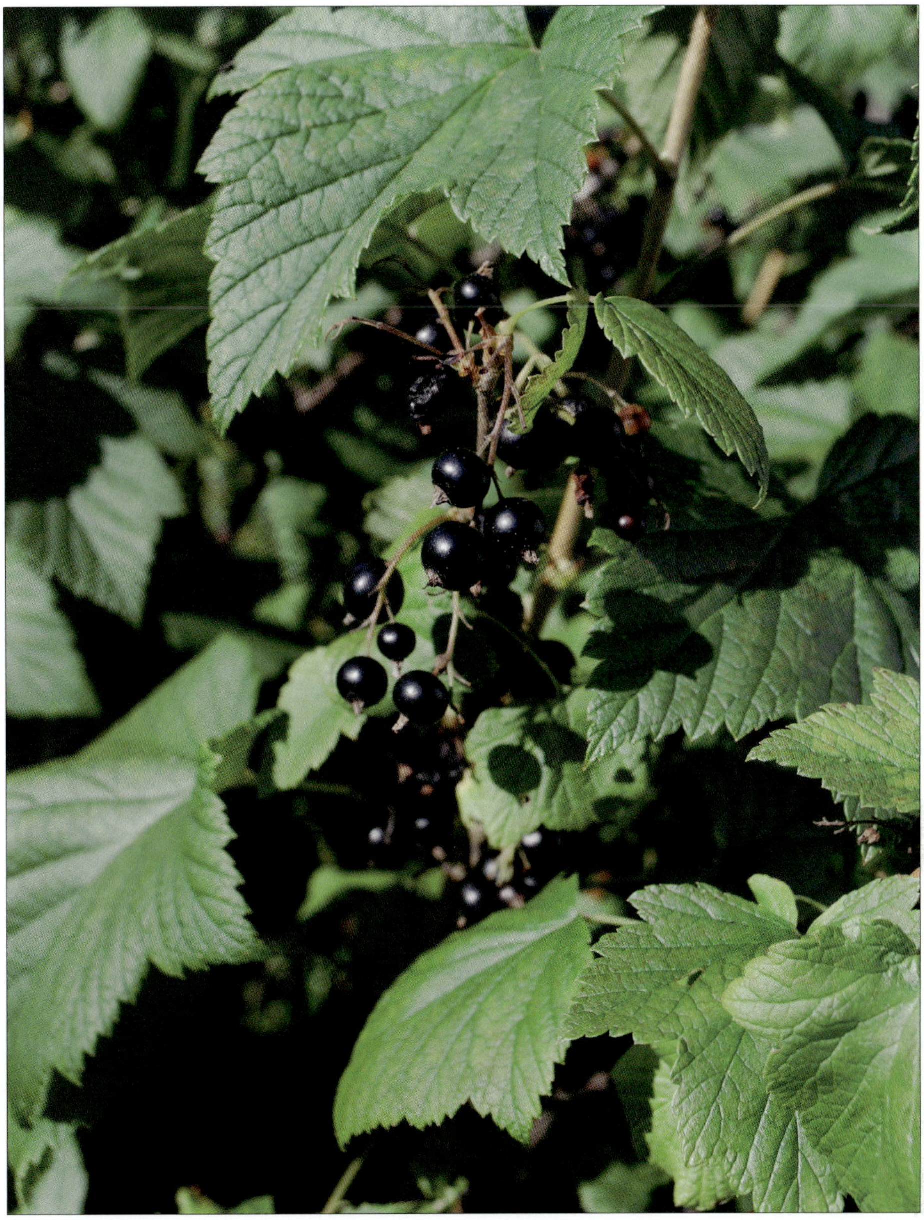

Ribes nigrum
Schwarze Johannisbeere

Erster domestizierter Beerenstrauch

Die schwarze Johannisbeere gehört zu den ersten Beeren-Sträuchern, die im Frühmittelalter in den Klostergarten geholt wird, um von dort aus den Weg in den Bauerngarten zu finden.

Wahrscheinlich wurde dies von der Benediktiner-Äbtissin Hildegard von Bingen (1098–1179 n. Chr.) veranlasst. Diese nennt den Strauch Gichtbaum und lobt ihn gegen diese Krankheit sehr. Allerdings fasst sie den Begriff Gicht breiter als zu unserer Zeit. Unter Gicht versteht sie eine kalte, schärfenbelastete Säftemischung, die sich unterschiedlich manifestieren kann.

Rheumatische Erkrankungen gehören sicher auch dazu. Die resolvierende (= auflösende) Wirkung der Blätter und Beeren des schwarzen Johannisbeerstrauchs können solche Säfteverschmutzungen lösen, unschädlich machen und ausscheiden. Die Ausscheidung erfolgt dabei hauptsächlich über die Nieren. Den Früchten kommt eine zusätzliche nährende Funktion zu. Blatt und Frucht kombiniert sind eine ausgezeichnete «blutreinigende» und gleichzeitig «säftenährende» Kombination, die eine Ausleitung auch bei schwächeren Personen erlaubt. Der etwas an Schweiss erinnernde Geruch, der dem schwarzen Johannisbeerstrauch anhaftet, ist eine überzeugende Signatur für seine antidyskratische Wirkung.

lh

Rosa canina
Heckenrose

Pflanzenfamilie	Rosaceae • Rosengewächse
Vorkommen	Europa, Asien, Nordafrika, Nordamerika • An Waldrändern, in Hecken und an Strassenrändern
Humorale Qualitäten	Neutral, trocken 1
Humorale Wirkungen	Leitet übermässige Gelbgalle und Schärfen aus • Löst zähe Feuchtigkeit • Tonusregulierend **In hoher Dosierung (gewisse Fertigarzneimittel):** Fördert zusätzlich die 3. Kochung und die nährenden Säfte • Leitet übermässige Schwarzgalle aus
Gestirne[1]	**Venus,** Merkur
Tria Principia[1]	**Mercurius,** Sulphur
Inhaltsstoffe	**Fruchtsäuren** • Flavonoide • Schleimstoffe • Gerbstoffe • Vitamin C
Droge	Cynosbati fructus / Rosae pseudofructus • Hagebutte
Darreichungsformen	Tee, Spagyrikum, Fertigarzneimittel
Wirkungen	Harntreibend, abwehrstärkend, antiarteriosklerotisch, beruhigend **In hoher Dosierung (gewisse Fertigarzneimittel):** schmerzlindernd, antioxidativ, entzündungshemmend, knorpelschützend
Nebenwirkungen[2]	
Kontraindikationen[2]	
Anwendungsbereiche Indikationen	**Nieren-Blase:** Harnwegsentzündungen **Immunsystem:** Abwehrschwäche, Erkältungen **Bewegungsapparat:** **In hoher Dosierung (gewisse Fertigarzneimittel):** Rheumatische Erkrankungen, Arthrose
Weiteres	

1 **Gestirne** und **Tria Prinzipia:** Zuordnung betrifft Heilwirkung

2 **Nebenwirkungen** und **Kontraindikationen:** entfallen bei spagyrischen Anwendungen

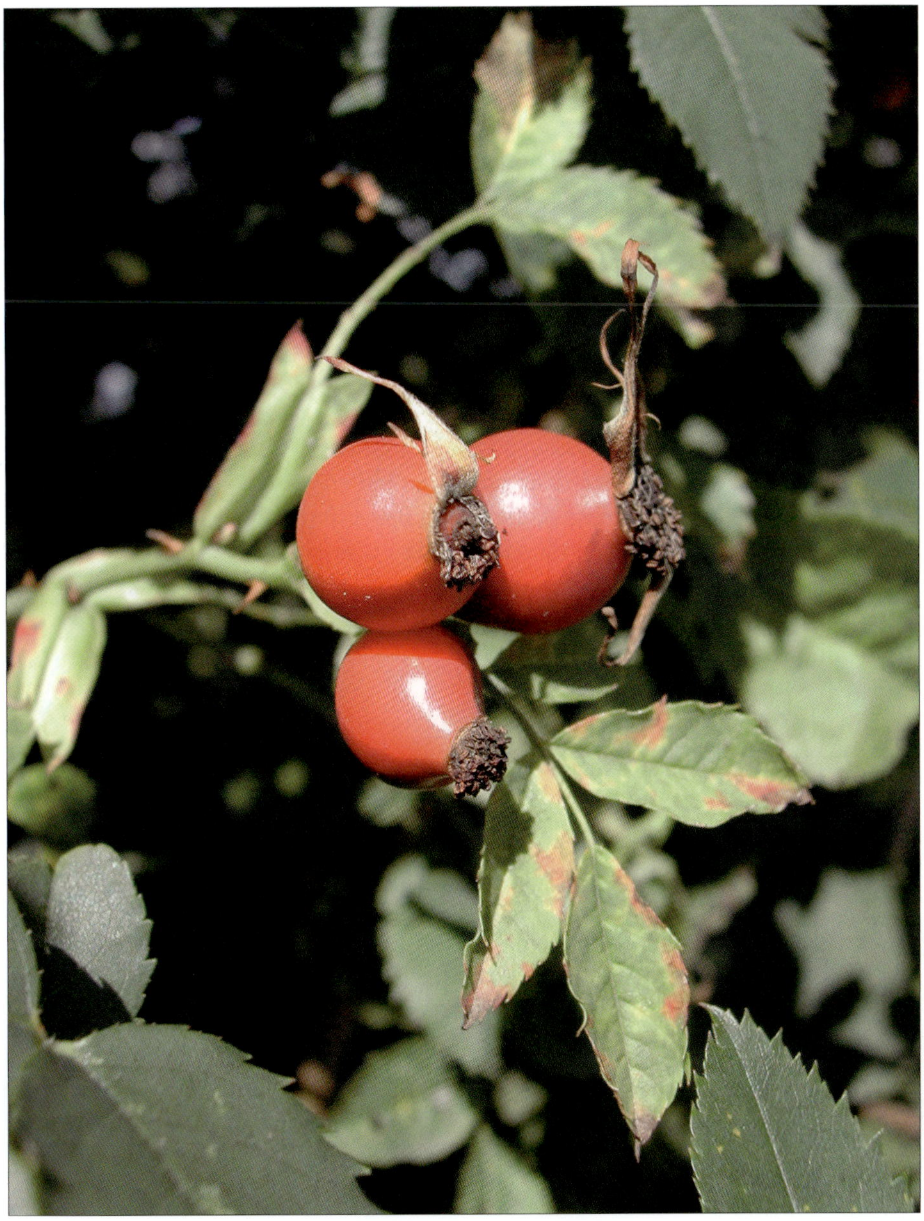

Rosa canina
Heckenrose

Lichtbringerin für die Nieren

Die Heckenrose, auch Hagebutte genannt, war unseren Vorfahren ein wichtiger nahrungsspendender Strauch. Ihre orangeroten Früchte, die bis in den Vorfrühling hinein am Zweig zu finden sind, sind wichtige Vitaminspender und können einem den Skorbut (Vitamin C- Mangelerkrankung) vom Leibe halten. Diese «Butten», wie die Früchte, wahrscheinlich auf die Form eines Lebensmittelgefässes anspielend, genannt werden, waren primär ein Nahrungsmittel und sekundär ein Heilmittel oder nach der Definition eines Avicennas (980–1037 n. Chr.) ein Nahrungsmittel mit heilkräftigen Eigenschaften. Dies ändert sich später dahin gehend, dass es zu einem Heilmittel mit nährenden Eigenschaften wird.

Der dornige Strauch mit seinen wunderschönen Blüten ist Ausdruck des Zusammenspiels des kriegerischen Mars- und des harmonisierenden Venusprinzips. In den Früchten wird die marsische Kraft durch Venuseinwirkung in eine wohltätige, ausgleichende Sonnenkraft übergeführt. Damit wird die rhythmisch tätige Mercuriuskraft zwar gesamthaft, speziell aber in den venusischen Nieren angeregt. Die Hagebutten helfen gewissermassen den Luft- und Lichtkräften, sich besser in den Nieren zu verwurzeln.

Wer schon einmal im Winter eine am Zweig stehende, weiche Hagebutte abgenommen und das Mark mit drei Fingern am leicht offenen Ende herausgedrückt und genossen hat, kennt einen Genuss, der «bis in die Nieren hinein» erfreut.

lh

Rosmarinus officinalis (Syn. Salvia rosmarinus)
Rosmarin

Pflanzenfamilie	Lamiaceae • Lippenblütler
Vorkommen	Mittelmeerraum • Vielerorts kultiviert
Humorale Qualitäten	Warm 3, trocken 3
Humorale Wirkungen	Fördert die Kochungen und die Krisis • Erwärmt und öffnet Magen, Leber, Milz und Herz-Kreislaufsystem und fördert ihren Konsensus • Erwärmt und öffnet Gebärmutter und Haut • Leitet übermässige Gelbgalle/Schwarzgalle und Schärfen aus • Zerteilt zähe Feuchtigkeit • Bringt Säfte an die Oberfläche • Fördert die Spiritus-Bildung und -Verteilung • Antidyskratisch • Deplethorisierend • Sthenisierend
Gestirne[1]	**Sonne,** Mars
Tria Principia[1]	**Sulphur,** Mercurius
Inhaltsstoffe	**Ätherische Öle** • **Gerbstoffe** • Bitterstoffe • Flavonoide
Droge	Rosmarini folium • Rosmarinblatt
Darreichungsformen	*Innerlich:* Tee, Tinktur, Urtinktur, Spagyrikum, Fertigarzneimittel *Äusserlich:* Bad, Salbe, Spiritus, Einreibung, Räucherung
Wirkungen	*Innerlich:* Herz-Kreislauf-anregend, durchblutungsfördernd, krampflösend, antimikrobiell, appetitanregend, tonisierend, verdauungsfördernd, Leber-Galle-anregend, antioxdidativ, menstruationsanregend, harntreibend, schweisstreibend, geistig anregend *Äusserlich:* Durchblutungsfördernd
Nebenwirkungen[2]	Abortiv
Kontraindikationen[2]	Schwangerschaft, Hypertonie, Hypermenorrhoe, Hyperthyreose
Anwendungsbereiche Indikationen	**Verdauung** – *Innerlich:* Appetitlosigkeit, Verdauungsschwäche **Herz-Kreislauf** – *Innerlich/Äusserlich:* Herz-Kreislaufschwäche, Hypotonie, Durchblutungsstörungen **Frauenheilkunde** – *Innerlich/Äusserlich:* Schwache oder ausbleibende Menstruationsblutung, Unterleibskälte **Bewegungsapparat** – *Äusserlich:* Rheumatische Erkrankungen **Nervensystem/Psyche** – *Innerlich:* Konzentrationsschwäche
Weiteres	

1 **Gestirne** und **Tria Prinzipia:** Zuordnung betrifft Heilwirkung

2 **Nebenwirkungen** und **Kontraindikationen:** entfallen bei spagyrischen Anwendungen

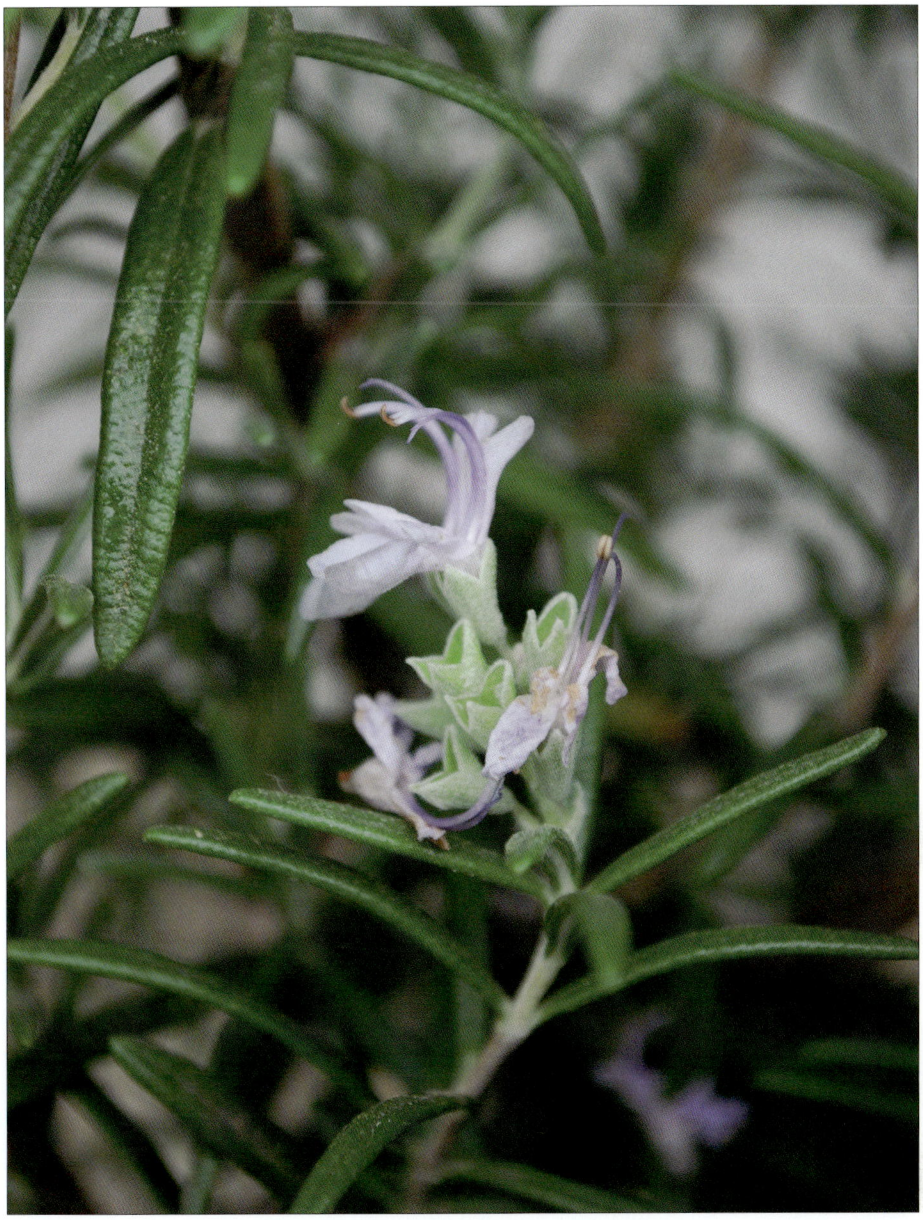

Rosmarinus officinalis

Rosmarin

Pflanze gewordenes Feuer

Der Rosmarin war den mediterranen Völkern ein heiliges Kraut, das bei den alten Griechen der Liebesgöttin Aphrodite geweiht ist. Zu Kränzen gewunden schmückt man mit ihm die Götterstatuen oder bekränzt sich selbst damit, um der begeisternden Kraft, die vom Duft dieser Pflanze ausgeht, teilhaftig zu werden. Eine unglaubliche Vitalität geht von dieser, selbst stärkster Hitze und Trockenheit trotzenden Pflanze aus, die praktisch alle Lebensfunktionen anzuregen vermag. Es sind sulphurisch-merkurielle Wärmekräfte, die in dieser Pflanze wirksam sind, die immer dann eingesetzt werden, wenn kalte, verhärtende Salkräfte im Körper dominieren. Dann durchfeuert Rosmarin den gesamten Stoffwechsel, bringt die Säfte in Bewegung und hilft, den Spiritus besser zu verteilen. Er ist ein ausgesprochen guter Kochungsförderer, sowohl für die Bereitung der Säfte wie auch der Spiritūs. Dabei hilft er auch dem seelisch-geistigen Prinzip sich besser mit dem Körper zu verbinden. Er ist ein Krisenunterstützer, von der Impulsierung bis zur schlussendlichen Umsetzung dieses Prozesses. Rosmarin fördert die dafür benötigte Energie im Menschen. Dieses «Pflanze gewordene Feuer» darf nur unter grösstem Vorbehalt bei hitzigen, sthenischen Zuständen eingesetzt werden. lh

Ruscus aculeatus
Mäusedorn, stechender

Pflanzenfamilie	Asparagaceae • Spargelgewächse
Vorkommen	Südliches Mitteleuropa, Mittelmeerraum, Südeuropa, Osteuropa, Vorderasien • In Wäldern, Gebüschen und an Steilhängen
Humorale Qualitäten	Warm 1, neutral
Humorale Wirkungen	Erwärmt, entstaut und tonisiert die venösen Gefässe • Säftebewegend • Lymphflussfördernd • Leitet Schärfen aus • Zerteilt zähe Feuchtigkeit • Deplethorisierend • Sthenisierend
Gestirne[1]	**Merkur,** Venus
Tria Principia[1]	**Mercurius**
Inhaltsstoffe	**Saponine** • Gerbstoffe • Ätherische Öle
Droge	Rusci aculeati rhizoma • Mäusedornrhizom
Darreichungsformen	*Innerlich:* Tee (selten), Tinktur, Urtinktur, Spagyrikum, Fertigarzneimittel *Äusserlich:* Salbe
Wirkungen	*Innerlich:* Venentonisierend, fördert den venösen Rückfluss, gefässpermeabilitätsregulierend, ödemhemmend, durchblutungsfördernd, abschwellend, Bluterguss resorbierend, entzündungshemmend *Äusserlich:* Abschwellend, entzündungshemmend
Nebenwirkungen[2]	Selten schleimhautreizend
Kontraindikationen[2]	Nicht auf offene Wunden auftragen
Anwendungsbereiche Indikationen	**Herz-Kreislauf** *Innerlich/Äusserlich:* Krampfadern, Venenbeschwerden, -entzündungen, Ödeme, Wadenkrämpfe **Verdauung** *Innerlich/Äusserlich:* Hämorrhoiden, Analfissuren **Bewegungsapparat** *Äusserlich:* Bluterguss, Gelenkschmerzen
Weiteres	

1 **Gestirne** und **Tria Prinzipia:** Zuordnung betrifft Heilwirkung

2 **Nebenwirkungen** und **Kontraindikationen:** entfallen bei spagyrischen Anwendungen

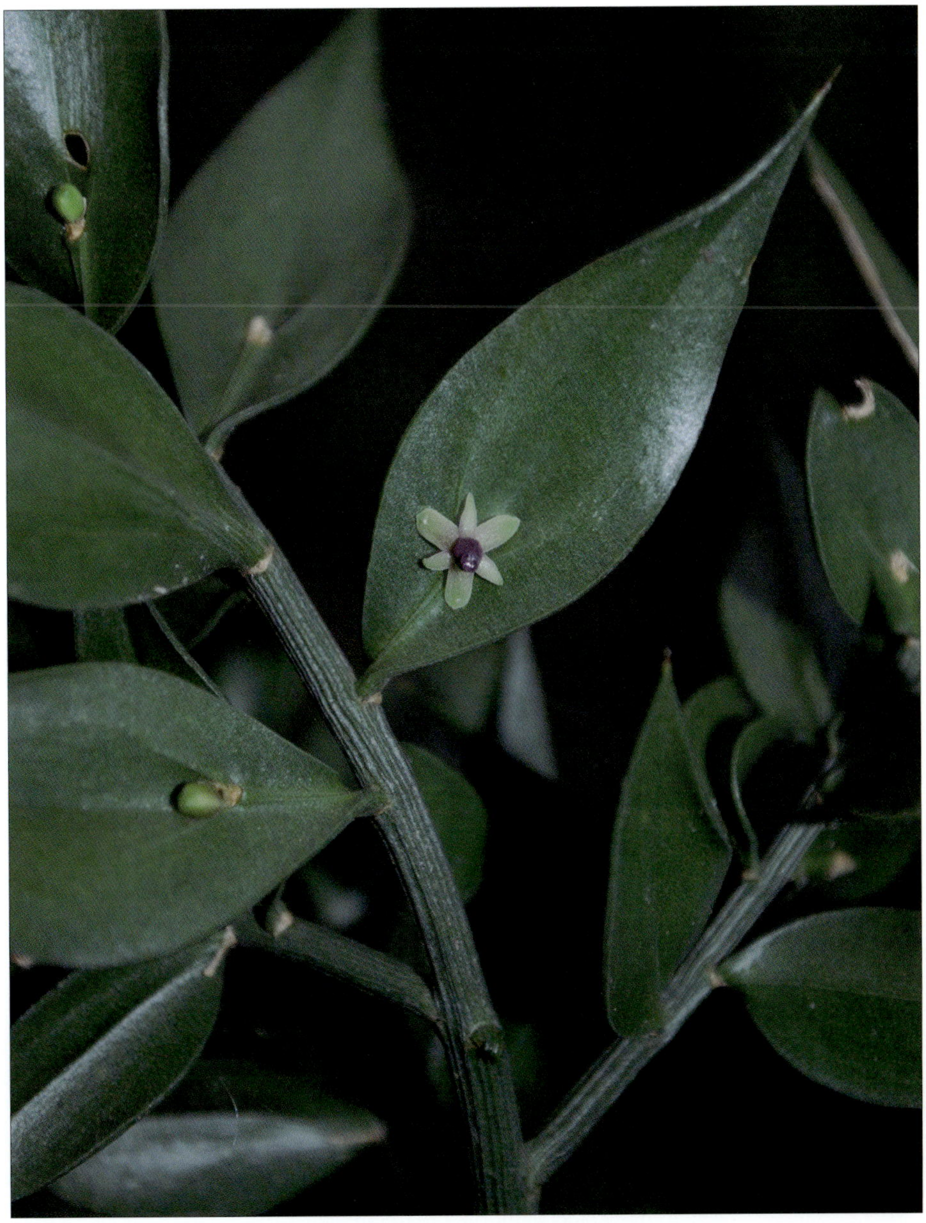

Ruscus aculeatus

Stechender Mäusedorn

Stützstrumpf von innen

Die Zweige dieses stachelig bewehrten Spargelgewächses wurden früher zur Abschreckung von Mäusen genutzt, indem man sie auf und zwischen Wurstwaren und Käse legte. Daher der Name Mäusedorn. Sein natürliches Biotop befindet sich südlich der Alpen. Häufig ist er als immergrüner und damit Hoffnung auf ein Leben nach dem Tod symbolisierender Halbstrauch auch bei uns auf Friedhöfen gepflanzt zu finden.

Bei den charakteristischen, starren, spitz zulaufenden Blättern handelt es sich botanisch gesehen um verbreiterte Kurztriebe (Phyllokladien). Die echten Blätter sind unscheinbare Schuppen, die schnell abfallen und so meist unbemerkt bleiben. Die Pflanze scheint bereits im Stängelbereich zur Blattbildung hin zu drängen, was für eine intensive Merkurwirkung spricht. Blüte und Frucht, die auf diesen Seitentrieben sitzen vermitteln so den Eindruck, als ob sie direkt aus den Blättern wüchsen. Es ist auch tatsächlich so, dass die zur Chlorophyllbildung befähigten Kurztriebe vollends die Aufgabe der merkuriell geprägten Blätter übernehmen.

Die kugligen, korallenroten Früchte erinnern an ein blutgestautes Gefäss. Die Pflanze wird wirklich auch bei Durchblutungsstörungen eingesetzt. Ruscus stärkt die Venenwände, indem sie die bindegewebige Stützfaser Elastin vor dem Abbau schützt. Das wirkt wie ein «Stützstrumpf von innen».

lh

Salix alba
Silberweide

Pflanzenfamilie	Salicaceae • Weidengewächse
Vorkommen	Europa, Asien, Nordamerika • An Ufern und in Auen
Humorale Qualitäten	Kalt 1–2, trocken 1–2
Humorale Wirkungen	Reguliert überschiessende Krisis • Mildert übermässige Gelbgalle und Schärfen • Detonisierend
Gestirne[1]	**Merkur**
Tria Principia[1]	**Mercurius,** Sal
Inhaltsstoffe	**Phenolglykoside** (Salicin u.a.) • Gerbstoffe • Flavonoide
Droge	Salicis cortex • Weidenrinde
Darreichungsformen	Tee, Tinktur, Urtinktur, Spagyrikum, Fertigarzneimittel
Wirkungen	Entzündungshemmend, fiebersenkend, schmerzlindernd, zusammenziehend
Nebenwirkungen[2]	Magenbeschwerden durch Gerbstoffe möglich
Kontraindikationen[2]	Salicylunverträglichkeit, Magen-Darmgeschwüre, Schwangerschaft, Stillzeit, Asthma, Medikation mit Antikoagulanzien
Anwendungsbereiche Indikationen	**Immunsystem** *Innerlich:* Fieber, Erkältungen, Grippe **Nervensystem/ Psyche** *Innerlich:* Schmerzen, Kopfschmerzen, Neuralgie **Bewegungsapparat** *Innerlich:* Arthrose, Arthritis, rheumatische Erkrankungen, Schmerzen
Weiteres	Es werden auch andere Arten, wie z.B. Salix purpurea, verwendet.

1 **Gestirne** und **Tria Prinzipia:** Zuordnung betrifft Heilwirkung

2 **Nebenwirkungen** und **Kontraindikationen:** entfallen bei spagyrischen Anwendungen

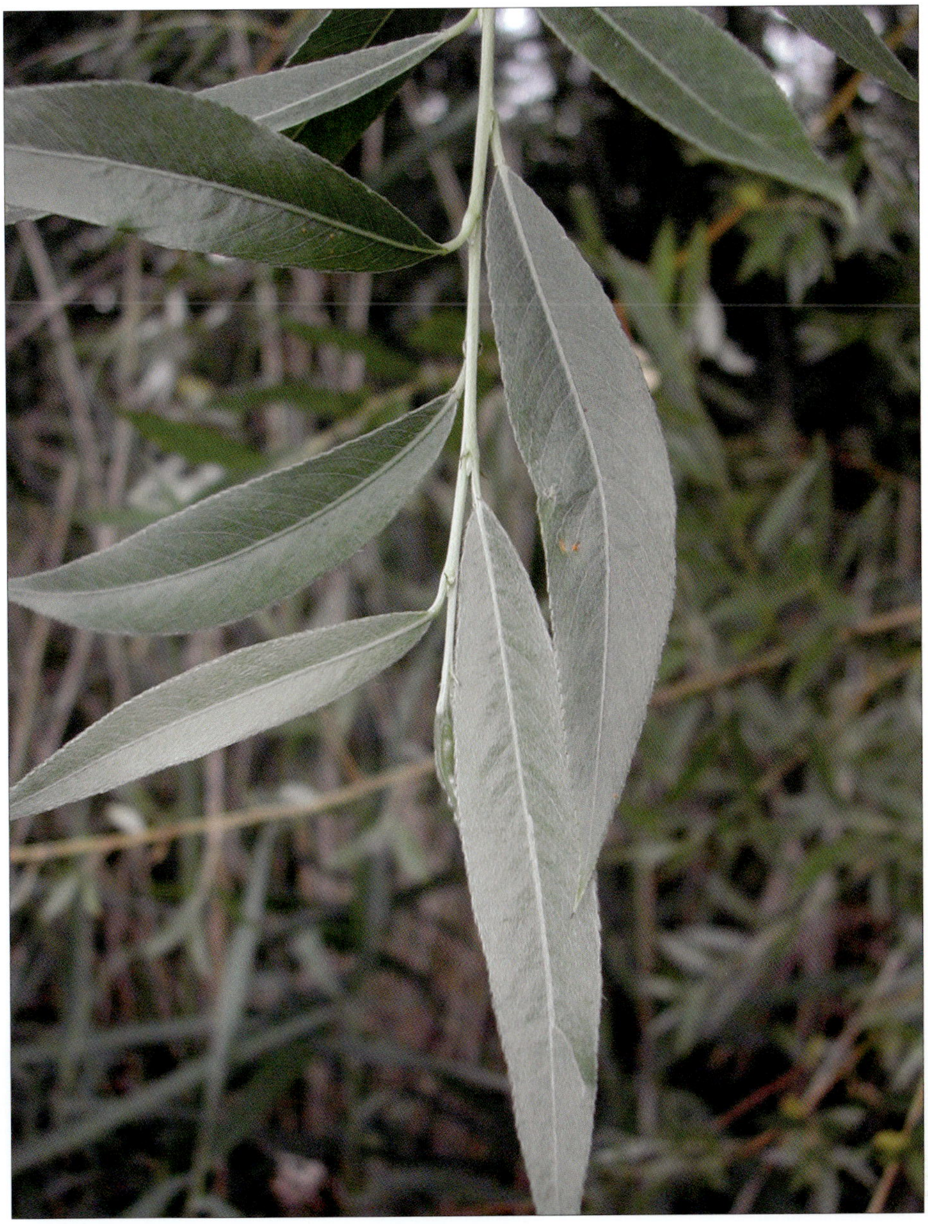

Salix alba

Silberweide

Die Kühlung Spendende

Die Silberweide ist ein typischer Pionierbaum. Sie kommt an Uferzonen vor, die von häufigen Überschwemmungen geprägt sind. Um zu überleben muss die Silberweide ausgesprochen anpassungsfähig sein und über ein elastisch-merkurielles Wesen verfügen. Diese Elastizität manifestiert sich typischerweise in den biegsamen Zweigen, die zum Flechten verwendet werden. Daher auch ihr Name, der von altdeutsch «wida» stammt, was «die Biegsame» bedeutet. Dieser merkurielle Baum nimmt aber auch das ihn umgebende flüssige Element in sich auf und war unseren Vorfahren ein der Mondgöttin geweihter Baum. Die namensgebenden, silbrigen Blätter zeugen davon, ganz besonders deutlich im nächtlichen Mondenschein. Aber auch ihr Vermögen nach jedem Rückschnitt schnell wieder auszuschlagen und der Umstand, dass selbst verkehrt herum in die Erde gesteckte Zweige austreiben, zeigen die aussergewöhnliche Vitalität der Silberweide.

Wird, wie üblich, die Rinde von jungen, zwei- bis dreijährigen Zweigen als Droge verwendet, schwindet allerdings das wässrig-Feuchte zu Gunsten trocknender Wirkung. Die merkuriell- bewegende Wirkung bleibt jedoch erhalten und vermag beispielsweise die in Gelenken abgelagerten Schärfen zu bewegen und deren reizende Wirkung zu mindern.

Bereits die hippokratische Schule verwendet die Weidenrinde bei hitzigen Prozessen, bei Fieber genauso wie bei übertriebenem Geschlechtsdrang.

lh

Salvia officinalis
Salbei

Pflanzenfamilie	Lamiaceae • Lippenblütler
Vorkommen	Mittel-, Osteuropa • Weltweit kultiviert
Humorale Qualitäten	Warm 2, trocken 3
Humorale Wirkungen	Fördert die Kochungen • Erwärmt und öffnet Magen, Leber, Milz und fördert ihren Konsensus • Leitet übermässige Gelbgalle/Schwarzgalle und Schärfen aus • Zerteilt zähe Feuchtigkeit • Vermindert Ersatzausscheidungen über die Haut und Schleimhaut • Stillt übermässige Flüsse • Fördert die Spiritus-Verteilung • Antidyskratisch • Antiskrofulös • Tonusregulierend
Gestirne[1]	**Merkur**
Tria Principia[1]	**Mercurius**, Sulphur
Inhaltsstoffe	**Ätherische Öle** (Thujon u.a.) • **Gerbstoffe** • Bitterstoffe • Flavonoide
Droge	Salviae folium • Salbeiblatt
Darreichungsformen	*Innerlich:* Tee, Tinktur, Urtinktur, Spagyrikum, Fertigarzneimittel *Äusserlich:* Mund- und Rachenspülung, Räucherung
Wirkungen	*Innerlich:* Verdauungsfördernd, krampflösend, mild Leber-Galle-anregend, tonisierend, schweisshemmend (durch östrogenartige Wirkung), antimikrobiell, antioxidativ *Äusserlich:* Zusammenziehend, antimikrobiell, entzündungshemmend
Nebenwirkungen[2]	Milchbildungshemmend, abortiv
Kontraindikationen[2]	Schwangerschaft, Stillzeit
Anwendungsbereiche Indikationen	**Verdauung** *Innerlich:* Appetitlosigkeit, Verdauungsschwäche, Schleimhautentzündungen, Aphten, Pilzerkrankungen **Haut** *Äusserlich:* Pilzerkrankungen, Entzündungen, Herpes labialis, übermässiges Schwitzen **Immunsystem** *Innerlich:* Grippe, Abwehrschwäche **Frauenheilkunde** *Innerlich:* Hitzewallungen und Schweissausbrüche in den Wechseljahren **Atemwege** *Innerlich:* Angina, Schleimhautentzündungen
Weiteres	

1 **Gestirne** und **Tria Prinzipia:** Zuordnung betrifft Heilwirkung

2 **Nebenwirkungen** und **Kontraindikationen:** entfallen bei spagyrischen Anwendungen

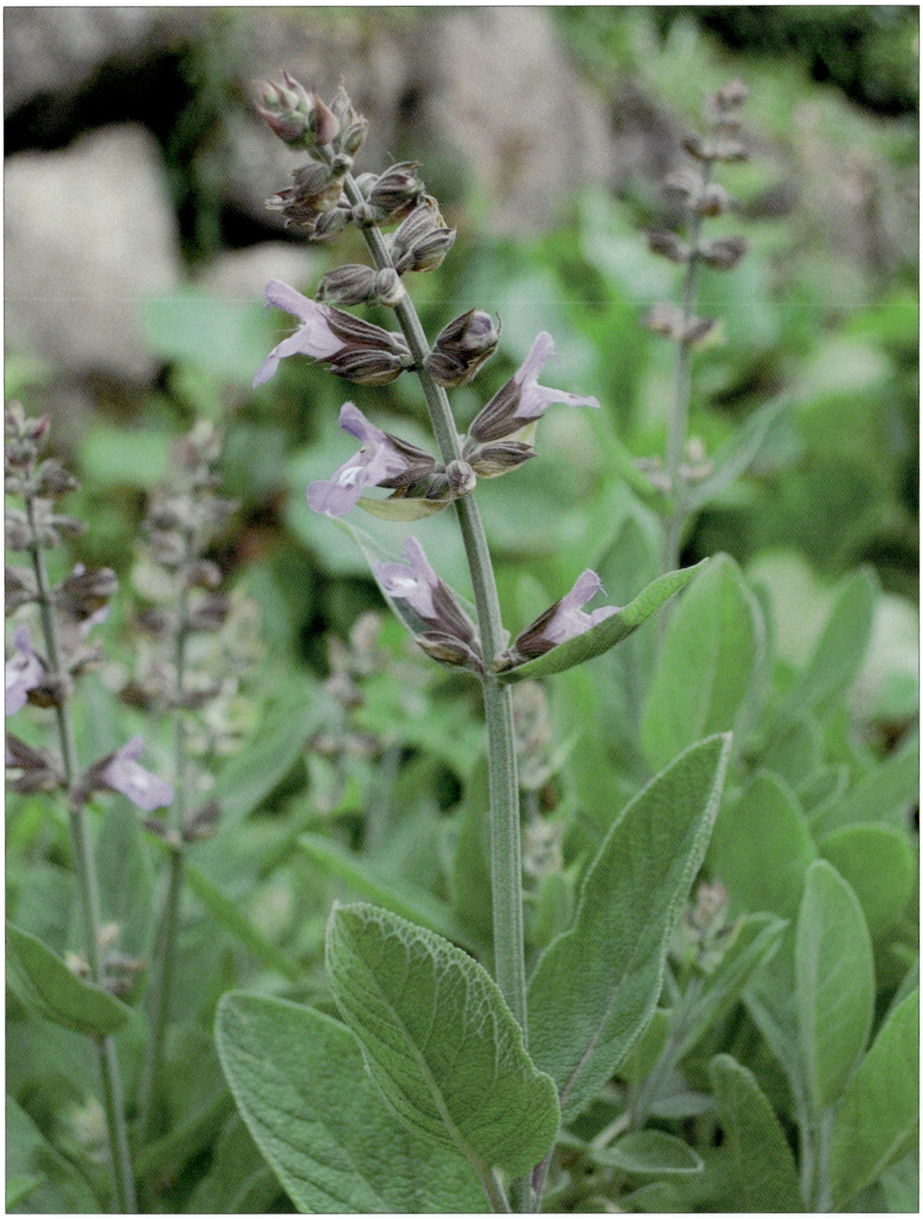

Salvia officinalis
Salbei

Inspirierende Blätter der griechisch-römischen Antike

Der Name Salvia, der vom lateinischen «salvare» = heilen abgeleitet wird, ist programmatisch für diesen anmutigen, aus den Bauerngärten nicht wegzudenkenden Halbstrauch. Er findet bereits in den frühsten antiken Kräuterbüchern Erwähnung und geniesst einen über die Jahrtausende anhaltenden Ruf eines herausragenden Heilmittels.

Die durcharomatisierte Pflanze steigert ihre Duftintensität am stärksten in den Blättern. Damit wird die ausgleichende Mercuriuswirkung der Pflanze betont. Nach unten verholzt die Pflanze und zeigt ihre Beziehung zum mineralischen Element, das sich ebenfalls in der Bildung zusammenziehender Gerbstoffe, dem vierkantigen Stängel und der kreuzgegenständigen Blattanordnung manifestiert. Der Salbei setzt sich stark mit den strukturierenden Erdkräften und den anregenden Luftkräften auseinander, wobei die Luft dominiert und die konzentrierende Kraft der Erde transformierend in sich aufnimmt. So wurden Salbeiblätter zum Beispiel in der Antike zur Förderung der geistigen Konzentration geräuchert, geraucht oder gekaut. Kein Geringerer als Homer selbst soll beim Dichten der Ilias und der Odyssee Salbei geraucht haben. Salbei ist auch ein wichtiges «Frauenkraut» und wird von Theophrast im 4. Jahrhundert vor Christus als *elelisphakon* beschrieben, was «Speise der Gebärenden» bedeutet. In der christlichen Tradition ist er der Muttergottes geweiht.

lh

Sambucus nigra
Holunder, schwarzer

Pflanzenfamilie	Adoxaceae • Moschuskrautgewächse
Vorkommen	Europa, Kleinasien, Nordafrika • In Hecken, an Wegen, auf Ruderalflächen, bei Haus und Hof
Humorale Qualitäten	**Blüte:** Warm 2, trocken 1–2 • **Frucht:** Neutral—kalt 1, trocken 2
Humorale Wirkungen	**Blüte/Frucht:** Fördert die Krisis • Erwärmt und öffnet Leber, Milz, Haut und fördert ihren Konsensus • Leitet übermässige Gelbgalle/Schwarzgalle und Schärfen aus • Säftebewegend • Zerteilt zähe Feuchtigkeit • Antidyskratisch • Antiskrofulös • Tonusregulierend **Blüte:** Bringt zusätzlich die Säfte an die Oberfläche • Fördert die Spiritus-Verteilung **Frucht:** Fördert zusätzlich die nährenden Säfte
Gestirne[1]	**Merkur**
Tria Principia[1]	**Blüte: Sulphur,** Mercurius • **Frucht: Mercurius,** Sulphur
Inhaltsstoffe	**Blüte: Flavonoide** (Rutin u.a.) • **Ätherische Öle** • Schleimstoffe **Frucht: Anthocyane** • Flavonoide • Vitamin C • Fruchtsäuren
Droge	Sambuci flos / fructus • Holunderblüte / -frucht
Darreichungsformen	**Blüte:** Tee, Tinktur, Urtinktur, Spagyrikum, Fertigarzneimittel **Früchte:** Saft, Fertigarzneimittel
Wirkungen	**Blüte:** Schweisstreibend, abwehrstärkend, entzündungshemmend, auswurffördernd, krampflösend, antimikrobiell, harntreibend **Frucht:** Antioxidativ, leicht abführend, entzündungshemmend, antineuralgisch, abwehrstärkend
Nebenwirkungen[2]	Durchfall, Erbrechen bei ungekochten Früchten
Kontraindikationen[2]	
Anwendungsbereiche Indikationen	**Immunsystem** *Innerlich:* **Blüte/Frucht:** Fieber, Erkältungen, Abwehrschwäche, Grippe, Heuschnupfen, Allergien **Atemwege** *Innerlich:* **Blüte/Frucht:** Schleimhautentzündungen, Husten, Sinusitis **Nervensystem/Psyche** *Innerlich:* **Frucht:** Neuralgien **Stoffwechsel** *Innerlich:* **Blüte/Frucht:** Stoffwechselschwäche
Weiteres	Indogermanischer Kultbaum mit Bezug zur Göttin Holla / Hulda und Frau Holle.

1 **Gestirne** und **Tria Prinzipia:** Zuordnung betrifft Heilwirkung

2 **Nebenwirkungen** und **Kontraindikationen:** entfallen bei spagyrischen Anwendungen

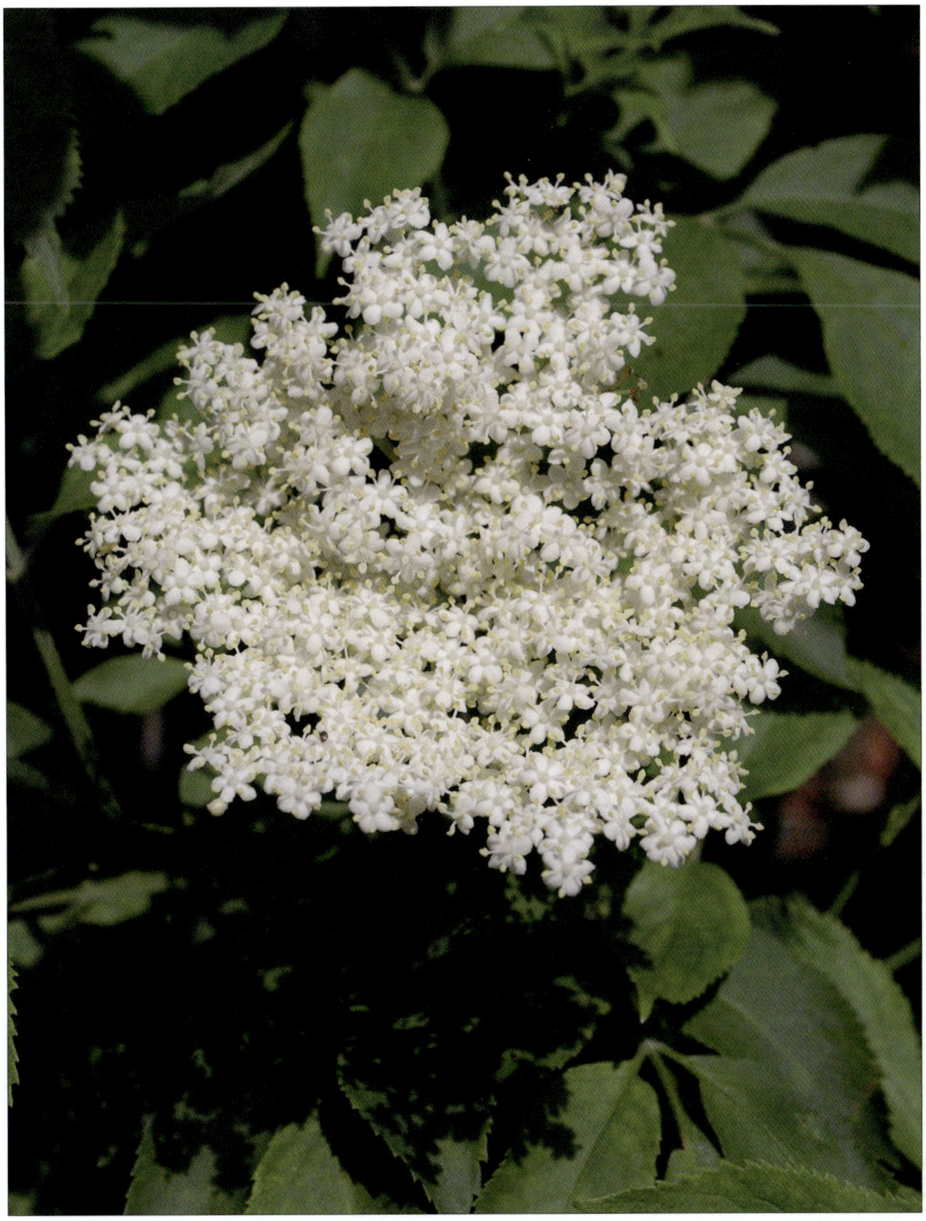

Sambucus nigra

Schwarzer Holunder

Frau Elhorns Baumapotheke

Der schwarze Holunder ist geradezu der Archetypus eines keltisch-germanischen Kultbaums mütterlicher Prägung. Im Norden Europas wird er auch als Frau Elhorn oder Hyllefrao angesprochen. Unter ihren Ästen soll sich das Zwergenvolk am Duft ihrer Blüten laben.

Tatsächlich ist der Holunderbaum ein Bodenverbesserer, er zieht regelrecht die humusbildenden Regenwürmer an und wird von Gärtnern deswegen gerne in Kompostnähe gesetzt. Der gesamte Baum ist mehr oder weniger von einem charakteristischen dumpf-aromatischen Duft durchzogen, der die Auseinandersetzung von Wärme- und Feuchtigkeitskräften wiedergibt. Dabei dominiert der sulphurische Anteil der Pflanze, ganz besonders wenn Blüten und Früchte zu Heilzwecken verwendet werden. Diese wirken vornehmlich auf den Wasseranteil des Menschen, durchwärmen, bewegen und «reinigen» diesen.

Erste schriftliche Zeugnisse über den Gebrauch als Heilpflanze finden wir bei Hippokrates im 5. Jahrhundert vor Christus. Es werden da bereits alle Teile der Pflanze medizinisch verwendet.

Dies war bestimmt schon vor Hippokrates so und hat sich zumindest in der Volksheilkunde gewisser Regionen bis zum heutigen Tag erhalten. Ganz in diesem Sinne sind auch Pfarrer Sebastian Kneipp (1821–1897) und Pfarrer Johannes Künzle (1857–1945) voll des Lobes über den Holunderbaum. lh

Sanicula europaea
Sanikel

Pflanzenfamilie	Apiaceae • Doldenblütler
Vorkommen	Europa, Kleinasien, Nordafrika • In Laubwäldern, an schattigen Standorten
Humorale Qualitäten	Warm 1, trocken 1
Humorale Wirkungen	Fördert die Kochungen und Krisis • Löst zähe Feuchtigkeit • Stillt übermässige Flüsse • Mildert Schärfen • Tonusregulierend
Gestirne[1]	**Merkur,** Mond
Tria Principia[1]	**Mercurius**
Inhaltsstoffe	**Saponine** • Gerbstoffe • Flavonoide • Bitterstoffe • Wenig ätherische Öle
Droge	Saniculae herba • Sanikelkraut
Darreichungsformen	*Innerlich:* Tee, Tinktur, Urtinktur, Spagyrikum, Fertigarzneimittel *Äusserlich:* Auflage, Spülung
Wirkungen	*Innerlich:* Auswurfsfördernd, entzündungshemmend, antimikrobiell, immunstimulierend, tonisierend *Äusserlich:* Entzündungshemmmend, wundheilungsfördernd
Nebenwirkungen[2]	
Kontraindikationen[2]	
Anwendungsbereiche Indikationen	**Atemwege** *Innerlich:* Schleimhautentzündungen, Sinusitis, Bronchitis, Erkältungen, Husten **Verdauung** *Innerlich:* Schleimhautentzündungen, Magen-Darm-Geschwüre, Durchfall *Äusserlich:* Mund-Schleimhautentzündungen. **Immunsystem** *Innerlich:* Abwehrschwäche, Grippe **Haut** *Äusserlich:* Wunden, Quetschungen, Entzündungen, Herpes labialis, Pilze, Abszesse
Weiteres	Wichtiges Kraut der Wundheilärzte

1 **Gestirne** und **Tria Prinzipia:** Zuordnung betrifft Heilwirkung

2 **Nebenwirkungen** und **Kontraindikationen:** entfallen bei spagyrischen Anwendungen

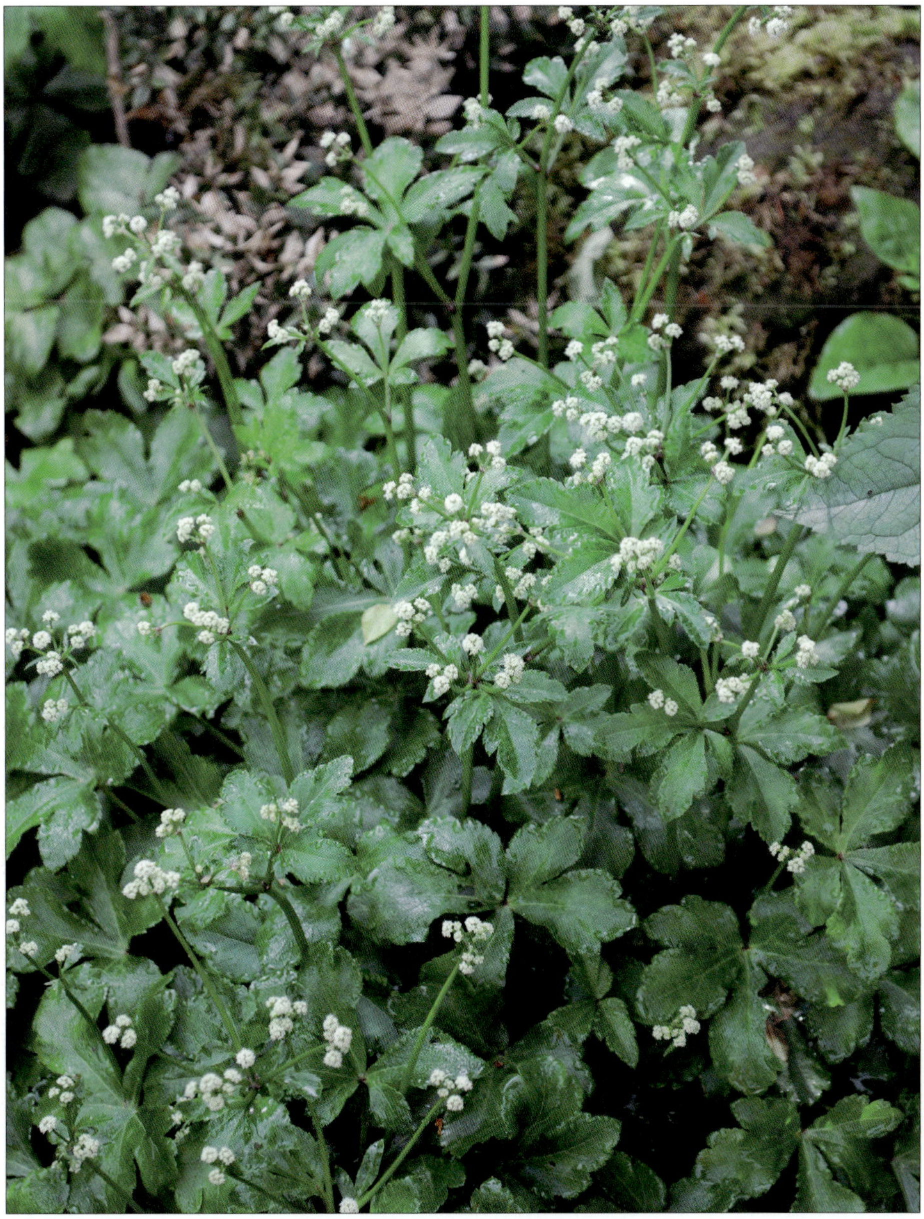

Sanicula europaea
Waldsanikel

Schattenliebendes Wundheilkraut

Dass dieser doch eher unscheinbare Doldenblütler in seinem Namen das lateinische Wort «sanare» = heilen enthält, geht auf die ab dem Mittelalter hochgeschätzte Anwendung der Pflanze als Wundheilmittel und Blutstillerin zurück. Der Waldsanikel wird knapp 60cm hoch und sucht den Halbschatten mehr oder weniger humusreicher Laub- und Mischwälder. Dort bildet er grundständige, fünfteilig gelappte Blätter, deren Ränder fein gezähnt sind. In den harmonisch gebildeten Grundblättern kündigt sich bereits die merkurielle Luftwirkung an, die den aufrechten, blattlosen Stängel beinahe filigran anmutend streckt, um dann einen unregelmässigen Blütenstand zu bilden. Dieser besteht aus kleinen, halbkugeligen weissen Döldchen, die selten auch mal rosafarben sein können. Winzig kleine Hochblätter begleiten Dolde und Döldchen und künden die Mercurius-Präsenz innerhalb der sulphurischen Blütensphäre an. So ist die Pflanze hauptsächlich auf die ausgleichende Mercuriuskraft im menschlichen Organismus wirksam. Diese Kraft manifestiert sich in hohem Masse innerhalb des Blut-Kreislauf- und Atemsystems. Deshalb wurde der Waldsanikel besonders bei Lungenerkrankungen mit blutigem Auswurf eingesetzt. Aber auch bei allen inneren und äusseren Blutungen wurde sie von Paracelsus und seinen Schülern sehr geschätzt. Sicher auch deswegen, weil der Waldsanikel eine allgemein kräftigende Wirkung hat. lh

Scrophularia nodosa
Braunwurz, knotige

Pflanzenfamilie	Scrophulariaceae • Braunwurzgewächse
Vorkommen	Europa, Westasien, Nordamerika • An feuchten Waldrändern und in Gebüschen
Humorale Qualitäten	Warm 2, trocken 2
Humorale Wirkungen	Fördert die Kochungen und Krisis • Erwärmt und öffnet Leber und Milz • Zerteilt zähe Feuchtigkeit • Säftebewegend • Lymphflussfördernd • Leitet übermässige Gelbgalle/Schwarzgalle und Schärfen aus • Mildert Ersatzausscheidungen über Haut und Schleimhaut • Fördert Konsensus Milz, Lymphe, Haut und Schleimhaut • Deplethorisierend • Antidyskratisch • Antiskrofulös • Tonusregulierend
Gestirne[1]	**Merkur**
Tria Principia[1]	**Mercurius**
Inhaltsstoffe	**Saponine** • Flavonoide • Iridoidglykoside (Aucubin u.a.) • Spuren von Alkaloiden
Droge	Scrophulariae radix / herba • Braunwurzwurzel / -kraut
Darreichungsformen	Tee, Tinktur, Urtinktur, Spagyrikum, Fertigarzneimittel
Wirkungen	Entzündungshemmend, schmerzlindernd, lymphflussfördernd
Nebenwirkungen[2]	
Kontraindikationen[2]	Magen-Darm-Geschwüre
Anwendungsbereiche Indikationen	**Lymphsystem** *Innerlich:* Lymphstauungen Lymphknotenschwellungen, Entzündungen **Haut** *Innerlich:* Hautausschläge, Ekzeme, Juckreiz, chronische Hauterkrankungen **Atemwege** *Innerlich:* Atemwegserkrankungen, chronische Schleimhautentzündungen, Sinusitis, Angina
Weiteres	Kardinalmittel der Lymphe

1 **Gestirne** und **Tria Prinzipia:** Zuordnung betrifft Heilwirkung

2 **Nebenwirkungen** und **Kontraindikationen:** entfallen bei spagyrischen Anwendungen

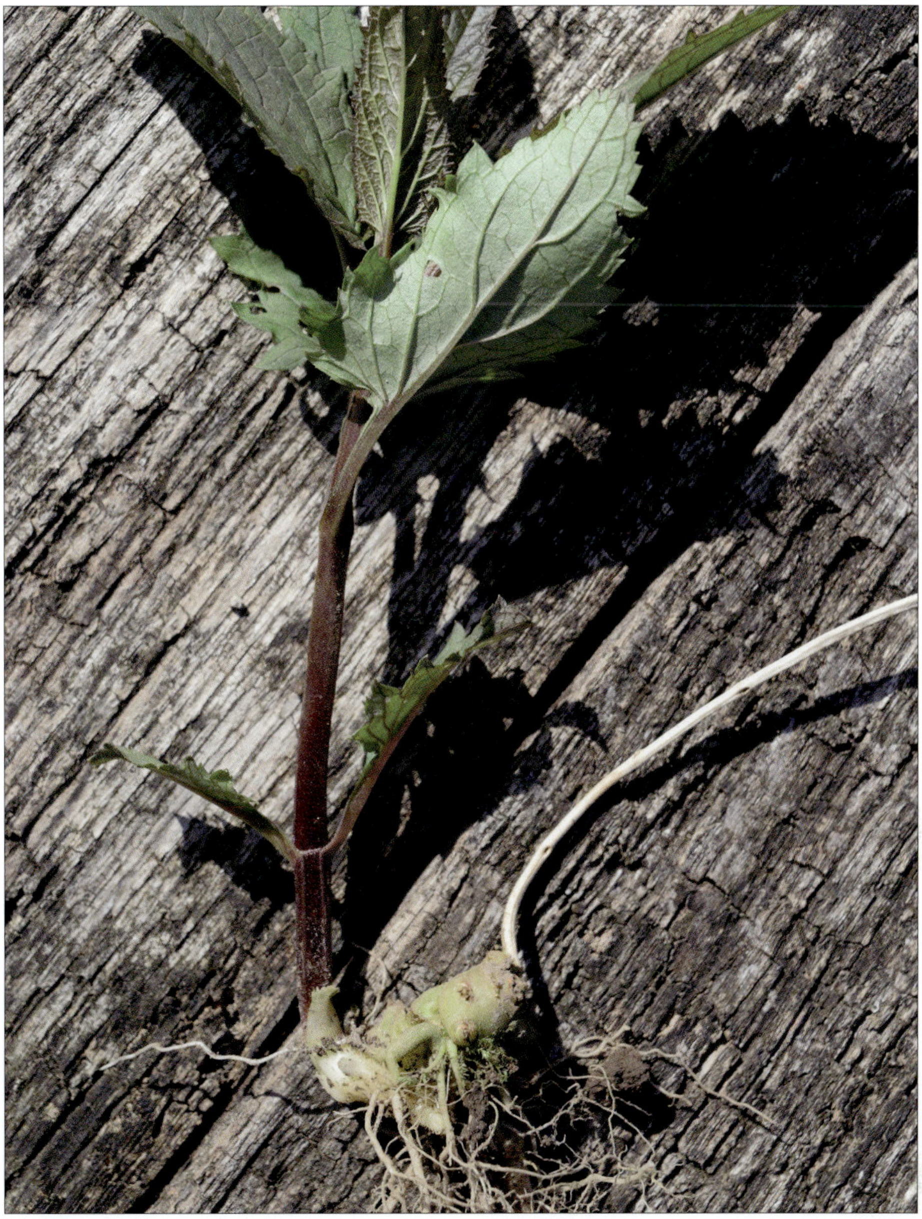

Scrophularia nodosa

Knotige Braunwurz

Knoten gegen Verknotungen

Die knotige Braunwurz gehört zu den etwas düster und seltsam anmutenden Pflanzen unserer heimischen Flora, wie es typisch für die Nachtschattengewächse ist. In manchen Gegenden Europas wurde sie auch Nachtschatten oder Hexenkraut genannt. Sie bildet aber eine eigene Familie, die der Braunwurzgewächse.

Die knotige Braunwurz wird bis zu 1.20 Meter hoch und steht auf einer knollenartigen Wurzel, deren Übergang in den Stängel ausgeprägt knotig gebildet ist. Die kleinen Blüten sind rötlich-braun und stehen in endständigen Rispen, die im Vergleich zu der übrigen kräftig gebauten Pflanze geradezu schwächlich wirken. Als ob sich die wässrig-vegetativen Kräfte durchs Aufblühen grösstenteils verbraucht und dadurch nur noch zu kleinen, aufgeblasen wirkenden, bauchigen Blüten gereicht hätte. Diese werden gerne von Hummeln angeflogen. Die ausgesprochen knotige Form von Wurzel und Stängelansatz weist organsignaturisch auf Stagnationen im Säftefluss hin, die verdichten und verhärten. Deshalb wird die Pflanze bereits seit dem Altertum gegen knotige Erkrankungen wie Lymphknotenschwellungen, Hämorrhoidenknoten, Krebs und entzündliche Schwellungen verwendet. Sie vermag Säfteanhäufungen zu zerteilen und durch die Anregung des Säfteflusses und der Säftekochung tiefgehend antidyskratisch zu wirken. lh

Selenicereus grandiflorus
Königin der Nacht

Pflanzenfamilie	Cactaceae • Kakteengewächse
Vorkommen	Südliches Nordamerika, Karibik
Humorale Qualitäten	Warm 1, neutral
Humorale Wirkungen	Erwärmt und öffnet Herz, Gefässe und Milz • Stärkt und reguliert Blut • Mildert übermässige Schwarzgalle und Schärfen • Dekongestiv • Tonusregulierend
Gestirne[1]	**Sonne,** Merkur
Tria Principia[1]	**Mercurius**
Inhaltsstoffe	**Flavonoide** (Cacticin u.a.) • Biogene Amine (Tyramin u.a.) • Schleimstoffe
Droge	Seleniceri herba / flos • Kaktuskraut / -blüte
Darreichungsformen	Tee, Urtinktur, Spagyrikum, Fertigarzneimittel
Wirkungen	Herzmuskelkontraktionskraft stärkend, Herzkranzgefässe erweiternd, Herzrhythmus regulierend, beruhigend, entspannend, leicht harntreibend
Nebenwirkungen[2]	
Kontraindikationen[2]	
Anwendungsbereiche Indikationen	**Herz-Kreislauf** *Innerlich:* Funktionelle Herzbeschwerden, nervöse Herzbeschwerden, anginapektöse Beschwerden, leichte Herzinsuffizienz, Altersherz **Nervensystem/ Psyche** *Innerlich:* Nervosität, Ängstlichkeit, Spannungszustände
Weiteres	Bei indigenen Völkern Amerikas auch als Aphrodisiakum und Anitirheumatikum in Gebrauch.

1 **Gestirne** und **Tria Prinzipia:** Zuordnung betrifft Heilwirkung

2 **Nebenwirkungen** und **Kontraindikationen:** entfallen bei spagyrischen Anwendungen

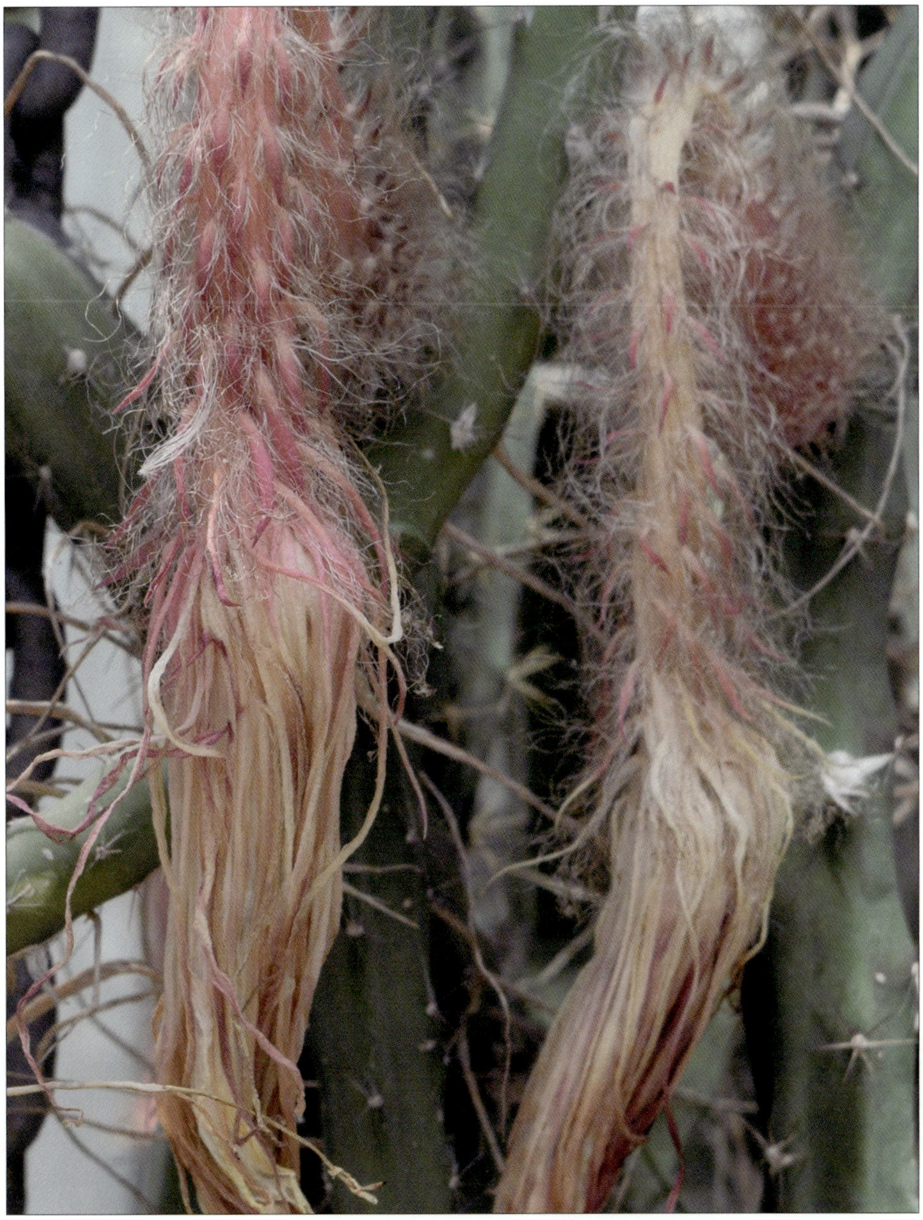

Selenicereus grandiflorus
Königin der Nacht

Eine Königin für das Herz

Dieser über fünf Meter lang werdende, schlangenförmige Kaktus verdankt seinen märchenhaften Trivialnamen dem Umstand, dass seine imposanten Blütenknospen in den Sommermonaten sich gegen 20 Uhr öffnen und einen betörenden, an Vanille erinnernden Duft verströmen, der Fledermäuse zur Bestäubung anlockt. Allerdings dauert dieses Schauspiel nur kurze Zeit, da sie bereits ab ca. 24 Uhr zu welken beginnt. Am Morgen hängt die Blüte sackförmig am Stängel.

Christoph Columbus (1451–1506) bringt diese Pflanze erstmalig nach Europa. Die amerikanischen Urbewohner verwenden die Pflanze äusserlich gegen Rheuma und Juckreiz. Innerlich bei Blasenentzündung, gegen Würmer und als Aphrodisiakum. Zum ersten Mal wird Cactus grandiflorus 1864 durch den homöopathischen Arzt Rocco Rubini (1805–1886) und seine Frau als Heilmittel bei Herzbeschwerden beschrieben.

Die grosse kuglige Blüte erinnert an eine intensive Abendsonne, die an langen fleischigen Ästen hängt und so die Sonnen- und Merkurkräfte vereint. Damit spricht die Pflanze die rhythmischen Organe des Brustraums, besonders des Sonnenorgans Herz an. Dieses ist das Kardinalorgan des Bluts, das damit ebenfalls gestärkt wird. Die Frucht ist eine mit Stacheln besetzte Beere von der Größe eines Gänseeis, die gerne von den Fledermäusen, aber auch von Menschen gegessen wird.

lh

Senna alexandrina (Syn. Cassia senna)
Senna, alexandrinische

Pflanzenfamilie	Fabaceae • Hülsenfrüchtler
Vorkommen	Nord-, Westafrika
Humorale Qualitäten	**Blatt:** Warm 1–2, trocken 1–2 • **Frucht:** Warm 1, trocken 1
Humorale Wirkungen	Erwärmt und öffnet Darm, Leber und Gebärmutter • Zerteilt zähe Feuchtigkeit • Leitet übermässige Gelbgalle/Schwarzgalle und Schärfen aus • Antidyskratisch • Sthenisierend
Gestirne[1]	**Mars,** Merkur
Tria Principia[1]	**Sulphur**
Inhaltsstoffe	**Anthrachinone** (Sennoside u.a.) • Flavonoide • Harze • Schleimstoffe Die Frucht enthält weniger Sennosoide, dafür mehr Schleimstoffe.
Droge	Sennae folium / fructus • Sennesblatt / -frucht
Darreichungsformen	Tee, Tinktur, Urtinktur, Spagyrikum, Fertigarzneimittel
Wirkungen	Abführend, gallenflussfördernd, menstruationsfördernd Die Frucht ist weniger stark abführend.
Nebenwirkungen[2]	Darmkoliken, Wasser- und Elektrolytverlust; Gewöhnungsgefahr mit Laxanzien-Abusus
Kontraindikationen[2]	**Blatt:** Stillzeit, Schwangerschaft **Blatt und Frucht:** Ileus, Hypokaliämie, Morbus Crohn, Colitis ulcerosa, Kinder unter 12 Jahren Maximale Anwendungsdauer als Monodroge 1–2 Wochen
Anwendungsbereiche Indikationen	**Verdauung** *Innerlich:* Verstopfung, zur Stuhlerweichung bei Analfissuren und Hämorrhoiden
Weiteres	Früher in verschiedene Cassia-Arten unterteilt

1 **Gestirne** und **Tria Prinzipia:** Zuordnung betrifft Heilwirkung

2 **Nebenwirkungen** und **Kontraindikationen:** entfallen bei spagyrischen Anwendungen

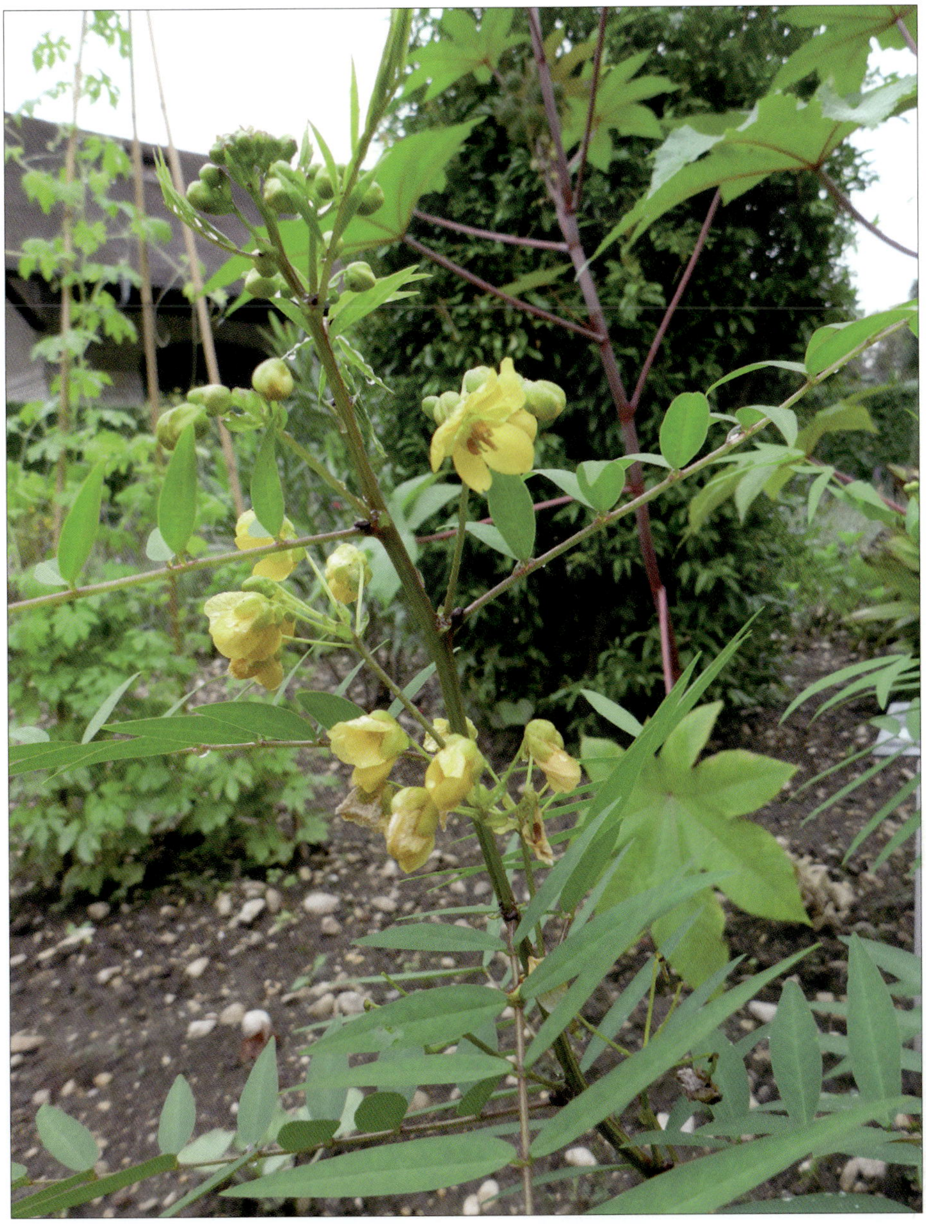

Senna alexandrina

Sennes

Antidyskratisches Purgans

Sennesblätter und Sennesfrüchte werden wahrscheinlich im Mittelalter durch die Mauren in Europa bekannt gemacht. Sie gelten den Ärzten zuerst als ein nützliches, äusserlich anzuwendendes Heilmittel bei Augenleiden und Lepra. Erst später werden sie durch den Einfluss von Paracelsus (1493–1541) als ein zuverlässiges Purgans mit tiefgehender, säftereinigender Wirkung eingesetzt.

Der im tropischen Afrika und Südindien beheimatete, zwei Meter hoch werdende Strauch fällt vor allem durch seine merkuriell geprägten, fünf- bis neunpaarig gefiederten Blätter und die intensivgelben Blüten auf. Über die Gelbfärbung werden Kräfte aus der Mars-Sphäre offenbar, die der säftebewegenden Merkurwirkung gehörig Nachdruck verleihen. Die Pflanzendroge spricht die sulphurisch geprägten Organe der Bauch- und Beckenhöhle intensiv an. Sie werden ihrer reizenden Wirkung wegen zu den Exitantien eingeteilt, die bei atonischen Säftestauungen in diesem Gebiet zum Einsatz kommen und bei Sthenie/Hypersthenie kontraindiziert sind. Wie bei jedem Exitans ist der Gebrauch zeitlich zu limitieren, da einerseits Gewöhnung eintritt und andererseits Lebenskraft verbraucht wird. lh

Serenoa repens (Syn. Sabal serrulata)
Sägepalme

Pflanzenfamilie	Arecaceae • Palmengewächse
Vorkommen	Nordafrika, Florida • In Sumpfwäldern, heute kultiviert
Humorale Qualitäten	Warm 1, trocken 1
Humorale Wirkungen	Erwärmt und öffnet das kleine Becken • Löst zähe Feuchtigkeit • Mildert Schärfen • Deplethorisierend • Dekongestiv • Tonusregulierend
Gestirne[1]	**Jupiter,** Venus
Tria Principia[1]	**Mercurius**
Inhaltsstoffe	**Phytosterine** (Beta-Sitosterol u.a.) • Flavonoide • Fette Öle • Polysaccharide
Droge	Sabal fructus • Sägepalmenfrucht
Darreichungsformen	Tinktur, Urtinktur, Spagyrikum, Fertigarzneimittel
Wirkungen	Entzündungshemmend, abschwellend, krampflösend, harnwegstonisierend, vermindert Restharn, vermindert Zellproliferation, antiandrogen
Nebenwirkungen[2]	Selten Magenreizung
Kontraindikationen[2]	Schwangerschaft, Stillzeit wird als Kontraindikation diskutiert.
Anwendungsbereiche Indikationen	**Männerheilkunde** *Innerlich:* Prostatavergrösserung und damit zusammenhängende Miktionsbeschwerden, vegetative Dysfunktion des kleinen Beckens **Frauenheilkunde** *Innerlich:* Vegetative Dysfunktion des kleinen Beckens **Nieren-Blase** *Innerlich:* Reizblase, Inkontinenz, Miktionsbeschwerden
Weiteres	Kardinalmittel der Prostata

1 **Gestirne** und **Tria Prinzipia:** Zuordnung betrifft Heilwirkung

2 **Nebenwirkungen** und **Kontraindikationen:** entfallen bei spagyrischen Anwendungen

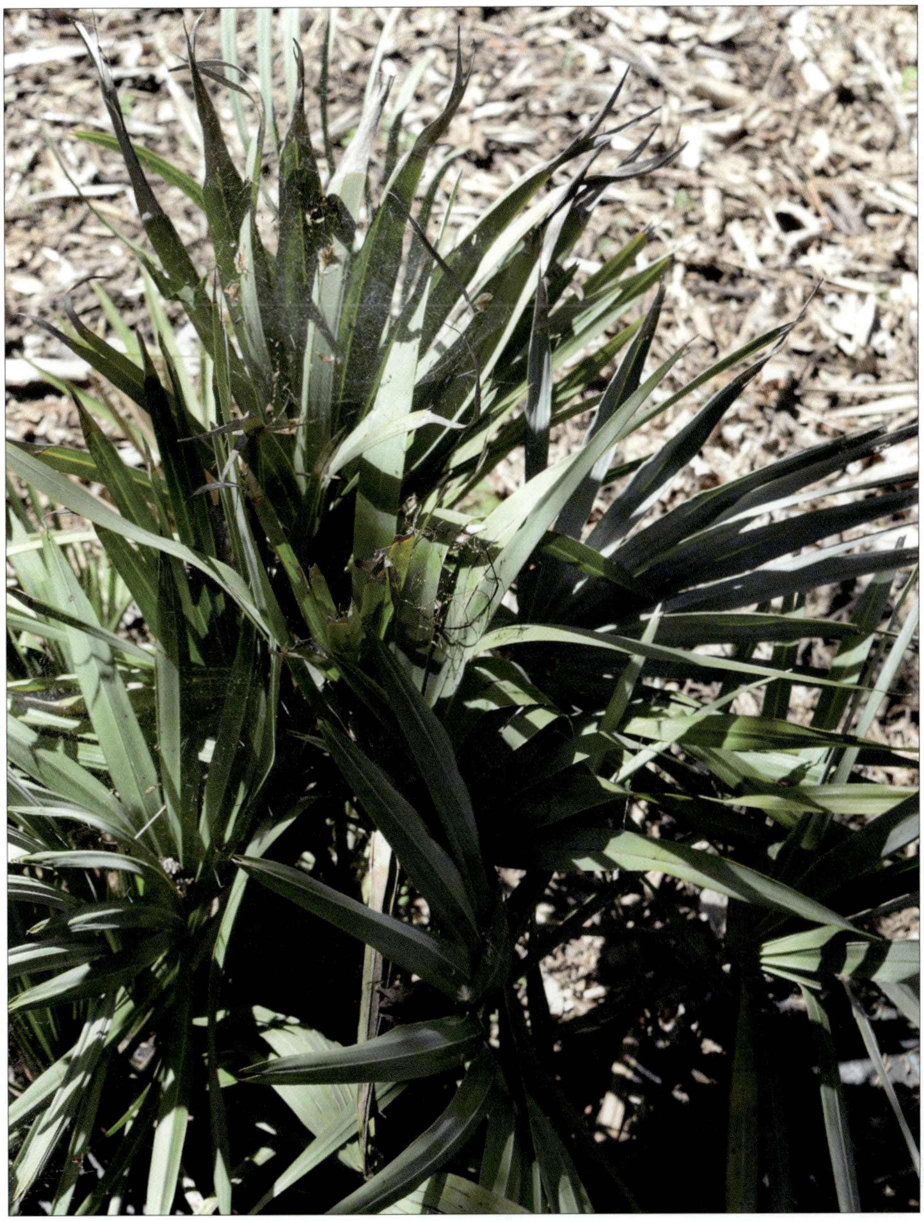

Serenoa repens

Sägepalme

Beckenregulierende Palmenfrucht

Die ursprünglich im Südosten der USA vorkommende Zwergpalme ist dort eine wichtige Nahrungs- und Heilpflanze der einheimischen Tierwelt und der indigenen Bevölkerung. Im dortigen Naturrhythmus bringt die jährliche Sommerhitze unbarmherzige Dürren mit sich, die Weidetiere im beginnenden Herbst ausgemergelt zurücklassend. Nur durchs Fressen der reifen Sägepalmenfrüchte im Herbst kommen sie wieder zu Fleisch und Kräften. Diese Beobachtung führte dazu, die Früchte auch beim Menschen zur Kräftigung einzusetzen – mit Erfolg! Darüber hinaus kennt die indigene Medizin mannigfach andere Indikationen, wo die Sägepalmenfrüchte zum Einsatz kommen.

Die anfänglich süss, dann scharf schmeckenden, olivengrossen Früchte sind das Produkt starker sulphurischer Kräfte der Pflanze. Im sulphurisch dominierten Pol des Menschen, im Bauch- und Beckenbereich, ist sie deshalb auch besonders wirksam. Sie bringt mit merkuriellen Kräften, die in den biegsamen Palmengewächsen besonders ausgeprägt zu finden sind, die Säfte in Bewegung, löst zähe Feuchtigkeiten und mildert Schärfen. Dabei zeigt sich die Sägepalme genauso wie in ihrem natürlichen Habitat als milieuverbessernd, ist sie doch eine Pionierpflanze, die nach Waldbränden oder Überschwemmungen einer neuen Vegetationsentfaltung Ammendienste leistet. lh

Silybum marianum
Mariendistel

Pflanzenfamilie	Asteraceae • Korbblütler
Vorkommen	Mittelmeerraum, Nordafrika • Weltweit kultiviert, verwildert auf Ruderalflächen und in Wiesen
Humorale Qualitäten	Warm 2, trocken 2
Humorale Wirkungen	Fördert die Kochungen • Erwärmt und öffnet Leber, Milz und Pfortader • Leitet übermässige Gelbgalle/Schwarzgalle und Schärfen aus • Deplethorisierend • Tonusregulierend
Gestirne[1]	**Jupiter,** Mars
Tria Principia[1]	**Sulphur,** Mercurius
Inhaltsstoffe	**Flavonoide** • Fette Öle • Bitterstoffe (v.a. in Blättern)
Droge	Silybi fructus • Mariendistelfrucht
Darreichungsformen	Tee (reine Verdauungsförderung), Tinktur, Urtinktur, Spagyrikum, Fertigarzneimittel
Wirkungen	Leber-Galle-anregend, entzündungshemmend, leberzellschützend, leberzellregenerierend, antioxidativ
Nebenwirkungen[2]	Ev. leicht abführend, Allergiepotenzial
Kontraindikationen[2]	Korbblütlerallergie, Fortgeschrittene Leberzirrhose, Verschluss der Gallenwege
Anwendungsbereiche Indikationen	**Verdauung** *Innerlich:* Verdauungsschwäche, Appetitlosigkeit, Funktionsschwäche der Leber, Leberentzündungen, Fettleber, Leberbelastungen (Arzneimittel, Alkohol, andere Noxen) **Herz-Kreislauf** *Innerlich:* Unterstützend bei Krampfadern
Weiteres	Kardinal- und Parenchymmittel der Leber • Verwendet wird auch Silybi folium, das Mariendistelblatt, als verdauungsförderndes Mittel.

1 **Gestirne** und **Tria Prinzipia:** Zuordnung betrifft Heilwirkung

2 **Nebenwirkungen** und **Kontraindikationen:** entfallen bei spagyrischen Anwendungen

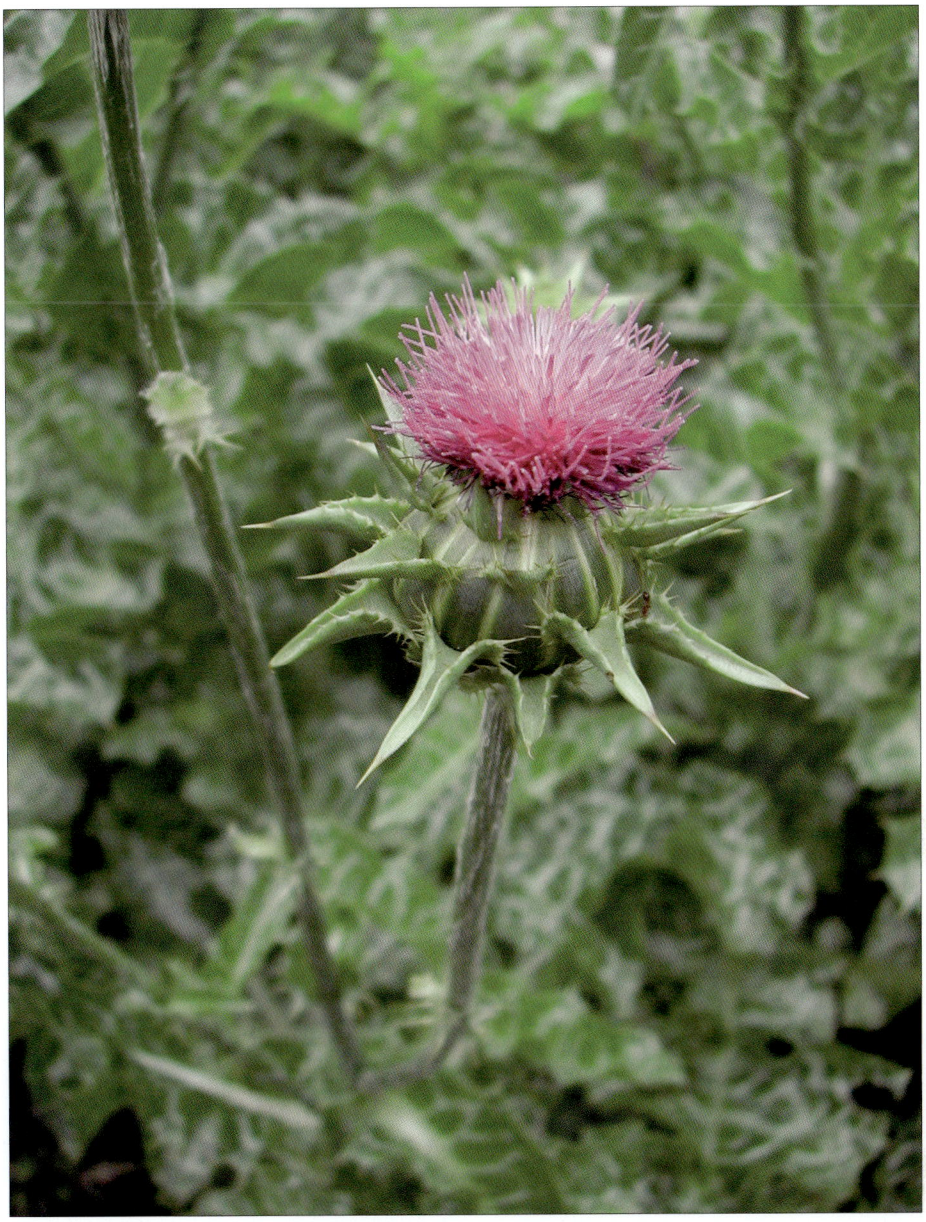

Silybum marianum
Mariendistel

Leberparenchymmittel Nummer 1

Die stachlige und durch ihre glänzend-weiss marmorierten Blätter auf sich aufmerksam machende Pflanze findet bereits seit dem Altertum als Heilpflanze Verwendung. Auch im Frühmittelalter wurde sie von Hildegard von Bingen geschätzt. Damals werden noch alle Teile der Pflanze zu medizinischen Zwecken verwendet. Der Gebrauch der Früchte in Form einer Tinktur wird erst viel später durch den famosen Arzt Johann Gottfried Rademacher (1772–1850) in der Behandlung von chronischen Leber- und Milzleiden empfohlen. Diese Empfehlung findet bis zum heutigen Tag viele Nachahmer, bewährt sie sich doch stets von Neuem. Die Mariendistel vereint durch ihre üppig ausladenden, grundständigen Blätter, die an ihrem Rand Dornen tragen, Jupiter- und Marskräfte. Je höher es in die Blütensphäre geht, um so dorniger wird die Pflanze. Die stattlich bedornten Blütenkörbe haben zum Namen «Christi Dornenkrone» geführt. Im Reifungsprozess entstehen glänzend schwarze, gräulich gefleckte, ölreiche Samen, die Jupiters Werk sind und den Bezug zur Leber anzeigen. Diese dornenumrahmten Samen sind gleichsam ein Bild der schützenden Wirkung, die die Mariendistel der Leber vermittelt. Die weisse Blattäderung offenbart die in den Blättern wirkenden Mondkräfte, die diese auch zu einem guten Lymphmittel machen. lh

Smilax regelii
Sarsaparille / Stechwinde

Pflanzenfamilie	Smilaceae • Stechwindengewächse
Vorkommen	Süd- und Zentralamerika, im Mittelmeerraum verwildert
Humorale Qualitäten	Warm 2, trocken 2
Humorale Wirkungen	Erwärmt und öffnet Milz, Nieren und Harnwege • Zerteilt zähe Feuchtigkeit • Leitet übermässige Gelbgalle/Schwarzgalle und Schärfen aus • Vermindert Ersatzausscheidungen über Haut und Schleimhaut • Fördert den Konsensus von Leber, Milz, Haut und Nieren • Deplethorisierend • Antidyskratisch • Antiskrofulös • Sthenisierend
Gestirne[1]	**Merkur**
Tria Principia[1]	**Mercurius**
Inhaltsstoffe	**Saponine** • Glykoside (Sarsaparilloside u.a.)
Droge	Sarsaparillae radix • Stechwinden- / Sarsaparillewurzel
Darreichungsformen	Tee, Tinktur, Urtinktur, Spagyrikum, Fertigarzneimittel
Wirkungen	Kortisonähnlich, entzündungshemmend, schweiss- und harntreibend, hautstoffwechselregulierend
Nebenwirkungen[2]	Nierenreizung, Schleimhautreizung in Magen und Darm
Kontraindikationen[2]	**Interaktion:** Gleichzeitig eingenommene Digitalisglykoside werden in ihrer Wirkung verstärkt, andere Medikamente jedoch schneller eliminiert.
Anwendungsbereiche Indikationen	**Bewegungsapparat** *Innerlich:* Rheumatische Erkrankungen
	Nieren-Blase *Innerlich:* Harnwegsinfekte, Reizblase
	Stoffwechsel *Innerlich:* Gicht
	Haut *Innerlich:* Hauterkrankungen, Herpes, Psoriasis, Furunkel, Juckreiz
Weiteres	Eine ältere Bezeichnungen ist Sarsaparilla officinalis. Als Droge werden ebenso die Wurzeln anderer Smilax-Arten verwendet.

1 **Gestirne** und **Tria Prinzipia:** Zuordnung betrifft Heilwirkung

2 **Nebenwirkungen** und **Kontraindikationen:** entfallen bei spagyrischen Anwendungen

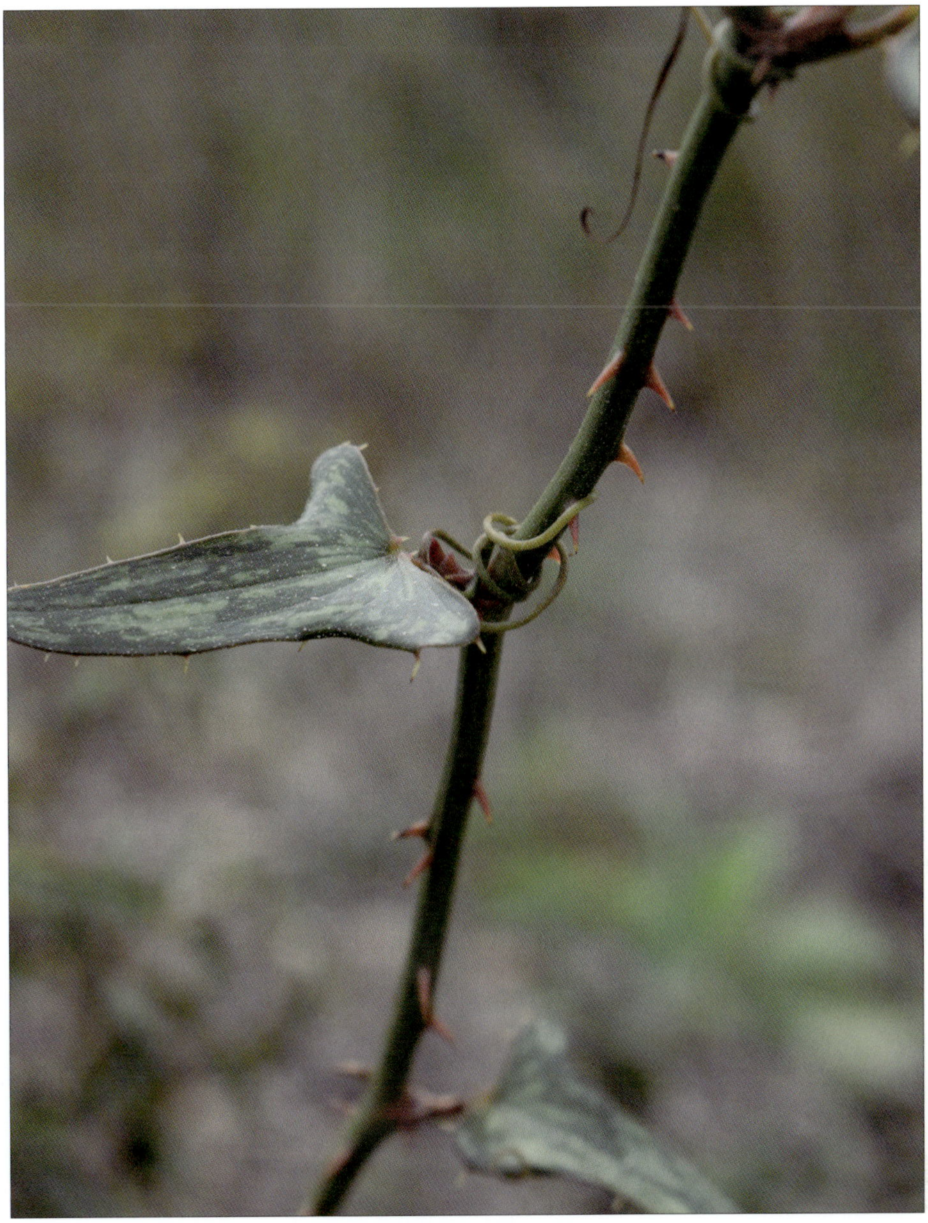

(Hier: Smilax sp.)

Smilax regelii

Sarsaparilla

Windendes Antidyskratikum marsischer Prägung

Die Gattung Smilax ist weltweit vertreten. Es ist Alexander von Humboldt, der berühmte Naturforscher, der die Pflanze in der ersten Hälfte des 16. Jahrhunderts am Rio Magdalena in Kolumbien sammelt und nach Europa bringt. Es dauert nicht lange und sie fängt an sich im gesamten mediterranen Raum zu verbreiten. Humboldt ist es auch, der berichtet, dass die Wurzel bei den Einheimischen ein hohes Ansehen als Heilmittel geniesst. Vor allem soll sie gegen die Syphilis nützlich sein. Relativ schnell wird die Pflanze in die Pharmakopoen diverser europäischer Staaten integriert und vom grossen Naturarzt Christoph Wilhelm Hufeland vielfach gelobt und häufig eingesetzt.

Die bis 15 Meter lange, mit scharfen Stacheln besetzte Kletterpflanze setzt ihren windenden Habitus auch unterirdisch mit den bis über zwei Meter lang werdenden und sich stark verzweigenden Wurzeln fort – eine starke Merkurkraft offenbarend, die in der Pflanze wirkt. Die oberirdischen, aggressiv bewehrten Stängel und Blätter widerspiegeln intensive Kräfte des Marsprinzips. Diese verleihen den merkuriellen Kräften eine markant erhöhte Intensität.

Sarsaparilla wird dadurch zu einer intensiven, stoffwechselanregenden und krisenfördernden Droge. Das macht sie zu einem starken Antidyskratikum, das vor allem bei chronischen Prozessen eingesetzt wird. lh

Solanum dulcamara
Nachtschatten, bittersüsser

Pflanzenfamilie	Solanaceae • Nachtschattengewächse
Vorkommen	Mitteleuropa, Asien, Nordamerika • An Waldrändern, Ufern und auf Schuttplätzen
Humorale Qualitäten	Warm 1, trocken 1
Humorale Wirkungen	Fördert die Krisis • Erwärmt und öffnet Leber, Milz und Nieren • Leitet übermässige Gelbgalle/Schwarzgalle und Schärfen aus • Zerteilt zähe Feuchtigkeit • Vermindert Ersatzausscheidungen über Haut und Schleimhaut • Fördert den Konsensus von Nieren und Haut • Antidyskratisch • Antiskrofulös • Detonisierend
Gestirne[1]	**Merkur,** Saturn
Tria Principia[1]	**Mercurius**
Inhaltsstoffe	**Alkaloide** • Saponine • Gerbstoffe • Bitterstoffe • Kieselsäure
Droge	Dulcamarae stipes • Bittersüssstängel
Darreichungsformen	*Innerlich:* Tee, Tinktur, Urtinktur, Spagyrikum, Fertigarzneimittel *Äusserlich:* Salbe, Auflage
Wirkungen	*Innerlich:* Harntreibend, krampflösend, auswurffördernd, entzündungshemmend, immunmodulierend, antiallergisch, kortisonähnlich, schmerzstillend, juckreizlindernd, antimikrobiell *Äusserlich:* Entzündungshemmend, kortisonähnlich, zusammenziehend, schmerzstillend, juckreizlindernd, antimikrobiell
Nebenwirkungen[2]	
Kontraindikationen[2]	In der Schwangerschaft und Stillzeit keine innerlichen Anwendungen.
Anwendungsbereiche Indikationen	**Haut** *Innerlich/Äusserlich:* Chronische Ekzeme, Akne, Neurodermitis, Psoriasis, Herpes, Juckreiz, Nesselfieber **Stoffwechsel** *Innerlich:* Gicht **Bewegungsapparat** *Innerlich:* Unterstützend bei rheumatischen Erkrankungen **Atemwege** *Innerlich:* Bronchitis, Asthma, Husten **Immunsystem** *Innerlich:* Erkältungen, grippale Infekte
Weiteres	

1 **Gestirne** und **Tria Prinzipia:** Zuordnung betrifft Heilwirkung

2 **Nebenwirkungen** und **Kontraindikationen:** entfallen bei spagyrischen Anwendungen

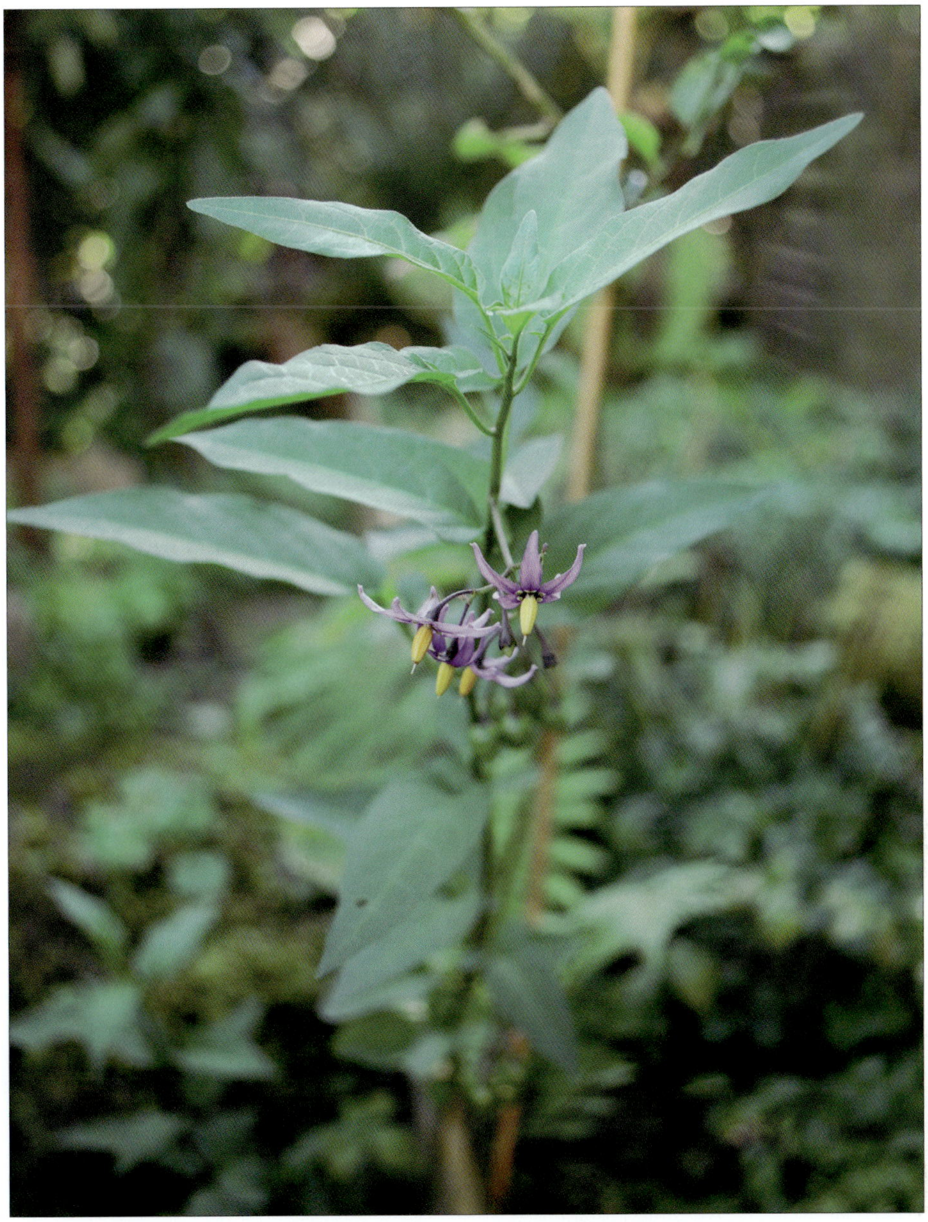

Solanum dulcamara
Bittersüsser Nachtschatten

Durchluftendes Antidyskratikum

Unter den wenigen in Mitteleuropa heimischen, saturnisch geprägten Nachtschattengewächsen ist der bittersüsse Nachtschatten die einzige Kletterpflanze. Durch das windende Wachstum offenbart er seine merkurielle Ausrichtung, die ihn im Vergleich zu seinen streng-melancholischen Verwandten jugendlich-sanguinisch erscheinen lässt. So ist seine Giftigkeit auch sehr gering und seine gelb-lila farbigen Blüten sind in der mitteleuropäischen Flora eine selten anzutreffende Farbkombination. Er durchluftet mit seinem merkuriellen Wesen den saturnischen Typus der Nachtschattengewächse, bringt lösende, bewegende und der Ausscheidung zuführende Kräfte in den Flüssigkeitsorganismus des Menschen. Er wächst auch gerne auf feuchtem Standort und weiss mit Feuchtigkeit umzugehen. Üppig sind auch seine Vegetationskräfte. Er blüht und fruchtet die ganze Vegetationsperiode, so dass an einer Pflanze alle Blüh- und Fruchtstadien zu finden sind. Damit schert er auch aus dem Konventionellen einer Blütepflanze aus, die für gewöhnlich ab Beginn der Blüte das Wachstum einstellt. Beim Bittersüss ist es gleichsam so, dass er den Blatt-Stängel-Bereich (Mercurius) in den Blütenbereich (Sulphur) hinein «windet» und so den stoffwechselaktivierenden Kräften eine Subtilität verleiht, die geeignet ist, zähe Schärfen zu mobilisieren und auszuscheiden. lh

Solidago virgaurea
Goldrute, echte

Pflanzenfamilie	Asteraceae • Korbblütler
Vorkommen	Europa, Zentralasien, Nordamerika • In lichten Wäldern, an Waldrändern und auf Schuttplätzen
Humorale Qualitäten	Warm 2, trocken 2
Humorale Wirkungen	Erwärmt und öffnet Nieren und Harnwege • Leitet übermässige Gelbgalle/ Schwarzgalle und Schärfen aus • Löst übermässige Feuchtigkeit • Vermindert Ersatzausscheidungen über Haut und Schleimhaut • Fördert den Konsensus von Nieren und Milz • Antidyskratisch • Sthenisierend
Gestirne[1]	**Sonne,** Venus
Tria Principia[1]	**Sulphur,** Mercurius
Inhaltsstoffe	**Flavonoide** • Saponine • Ätherische Öle • Gerbstoffe
Droge	Solidaginis herba • Goldrutenkraut
Darreichungsformen	*Innerlich:* Tee, Tinktur, Urtinktur, Spagyrikum, Fertigarzneimittel *Äusserlich:* Auflage
Wirkungen	*Innerlich:* Harntreibend, entzündungshemmend, Nierenzellen schützend und regenerierend, leicht krampflösend und schmerzlindernd, abschwellend
Nebenwirkungen[2]	
Kontraindikationen[2]	Korbblütlerallergie; Keine Durchspülungstherapie bei Ödemen infolge Herz- oder Niereninsuffizienz
Anwendungsbereiche Indikationen	**Nieren-Blase** *Innerlich:* Funktionsschwäche der Nieren, Harnwegsinfekte, Reizblase, Inkontinenz, Vorbeugung von Steinbildung, unterstützend bei Niereninsuffizienz **Haut** *Innerlich:* Unterstützend bei Hauterkrankungen **Bewegungsapparat** *Innerlich:* Unterstützend bei rheumatischen Erkrankungen
Weiteres	Kardinal- und Parenchymmittel der Nieren. Der Name Solidago deutet auf die frühere Verwendung als Wundheilkraut hin.

1 **Gestirne** und **Tria Prinzipia:** Zuordnung betrifft Heilwirkung

2 **Nebenwirkungen** und **Kontraindikationen:** entfallen bei spagyrischen Anwendungen

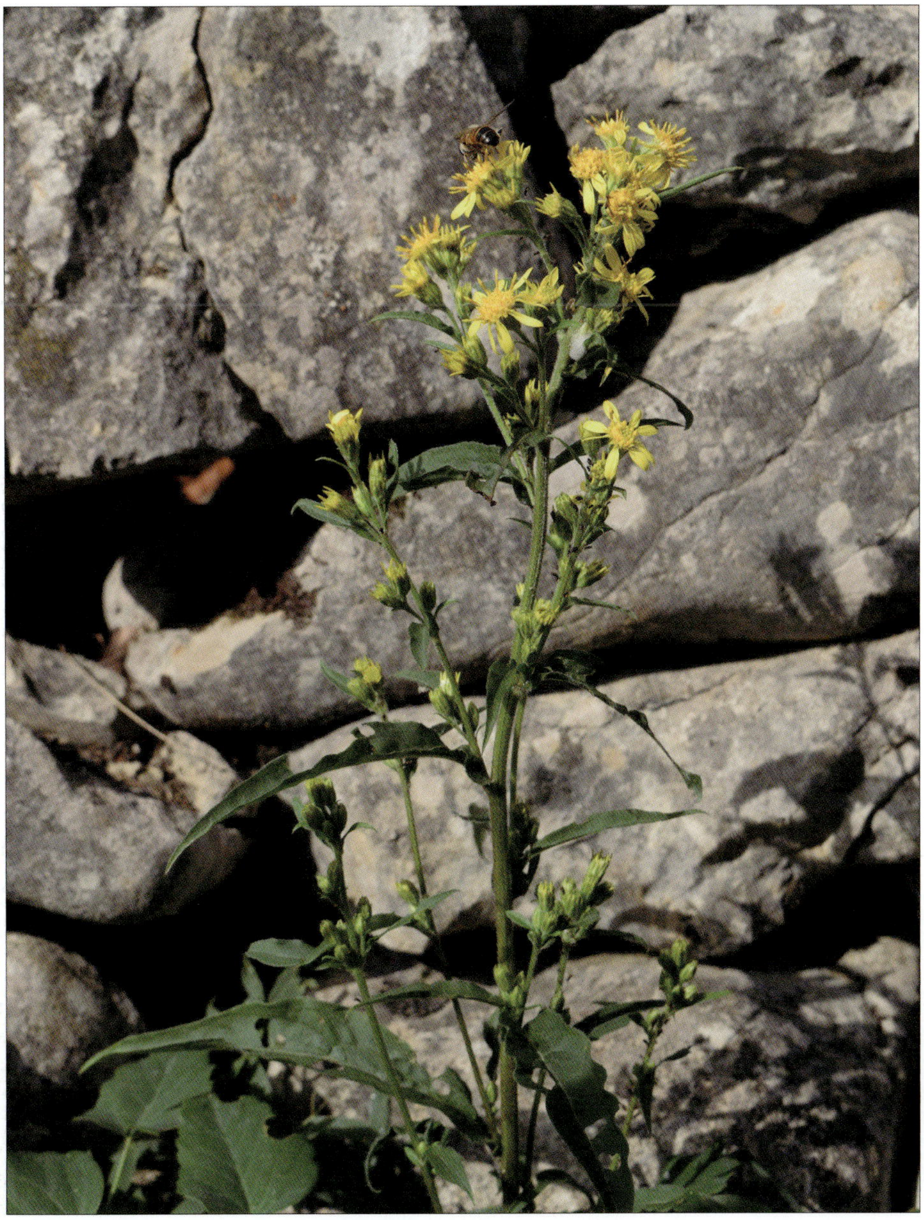

Solidago virgaurea

Goldrute

Die Nierenpflanze Nummer 1

Die in Europa heimische, ausdauernde Goldrute darf nicht mit den amerikanischen Goldruten, die als Neophyten in Europa inzwischen sehr häufig entlang von Flussufern und auf Ruderalplätzen anzutreffen sind, verwechselt werden. Mit ihren bis 120cm hohen, geraden und teilweise verzweigten Stängeln, deren obere Drittel sich im Sommer mit goldgelben Korbblüten schmücken, machen geradlinig-aufrechte Kräfte der Sonnensphäre auf sich aufmerksam. Diese sulphurischen Blüten-Kräfte verbinden sich in der Goldrute mit den merkuriellen Blattkräften, sichtbar werdend in der Art, wie die in kleinen Blütentrauben zusammengefassten Einzelblüten den Kontakt mit dem Stängelansatz der Blätter suchen. Diese wohltätigen Sonnenkräfte werden von den Heilern früherer Zeiten vor allem zur Wundpflege genutzt. Der Gattungsname Solidago vereint die lateinischen Begriffe solidare (zusammenfügen) und solidus (gesund, fest). Im deutschsprachigen Raum ist der aus dem Mittelalter stammende Name «Heidnisch Wundkraut» bis in die Neuzeit noch in Gebrauch. Es ist der deutsche Arzt und bekennende Paracelsist Johann Gottfried Rademacher (1772–1850), der die besonders heilkräftige Wirkung der Goldrute für die Nieren heraushebt und damit eine Wende in der Anwendung der Goldrute als Heilpflanze bewirkt. Die früher geschätzte «zusammenfügende» und die damit 3. Kochung/Gewebekochung fördernde Wirkung ist auch in den paarigen Venus-Organen wirksam und hat schon vielen «am Fleisch geschädigten» Nieren einen erneuten Sonnenaufgang geschenkt. Allerdings gilt es genau darauf zu achten, dass Solidago virgaurea als Droge verwendet wird und keine andere Goldrutenart. lh

Stellaria media
Vogelmiere

Pflanzenfamilie	Caryophyllaceae • Nelkengewächse
Vorkommen	In gemässigten Zonen • Auf Wiesen, Brachflächen, an Wegrändern und Ufern
Humorale Qualitäten	Neutral, neutral—feucht 1
Humorale Wirkungen	Fördert die nährenden Säfte • Löst zähe Feuchtigkeit • Erweichend • Leitet übermässige Gelbgalle/Schwarzgalle und Schärfen aus • Detonisierend
Gestirne[1]	**Merkur,** Mond
Tria Principia[1]	**Mercurius**
Inhaltsstoffe	**Saponine** • **Schleimstoffe** • Flavonoide • Cumarine • Kieselsäure
Droge	Stellariae herba • Vogelmierenkraut
Darreichungsformen	*Innerlich:* Tee, Tinktur, Urtinktur, Spagyrikum *Äusserlich:* Auflage, Bad
Wirkungen	*Innerlich:* Schleimlösend, hustenlindernd, entzündungshemmend, harntreibend, reizlindernd *Äusserlich:* Hautstoffwechselanregend, juckreizlindernd, entzündungshemmend, wundheilend, erweichend
Nebenwirkungen[2]	
Kontraindikationen[2]	
Anwendungsbereiche Indikationen	**Stoffwechsel** *Innerlich:* Stoffwechselschwäche, Frühjahrsmüdigkeit, Gicht **Atemwege** *Innerlich:* Husten, Bronchitis **Verdauung** *Äusserlich:* Hämorrhoiden **Haut** *Innerlich:* Unterstützend bei Hauterkrankung; *Äusserlich:* Hautentzündungen, Furunkel, Juckreiz, Ekzeme **Sinnesorgane** *Äusserlich:* Augen- und Lidrandentzündungen, Gerstenkorn
Weiteres	Wird auch Sternmiere genannt

1 **Gestirne** und **Tria Prinzipia:** Zuordnung betrifft Heilwirkung

2 **Nebenwirkungen** und **Kontraindikationen:** entfallen bei spagyrischen Anwendungen

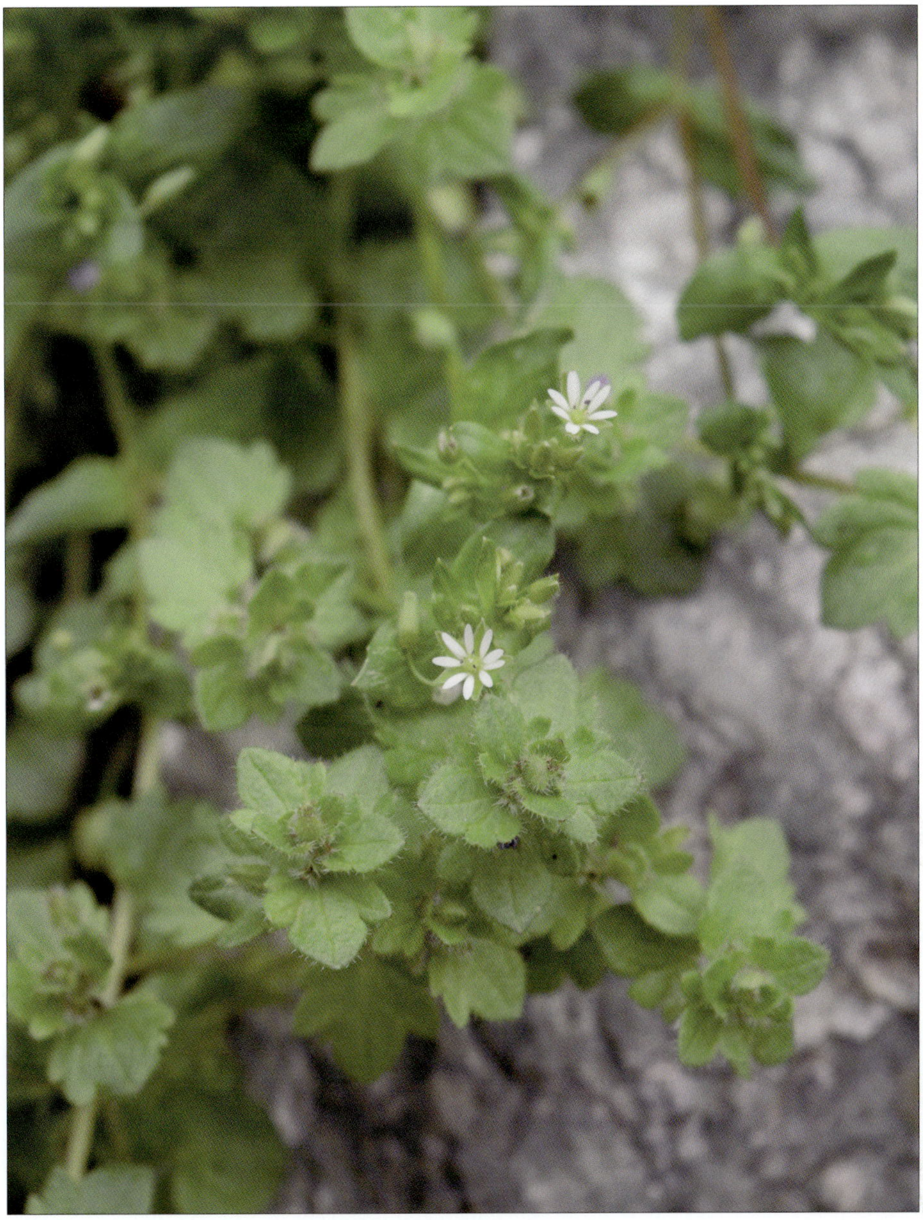

Stellaria media
Vogelmiere

Bewegende und lösende Anmut voller Vitalität

Die Vogelmiere ist eine häufig um Haus und Hof wachsende, das ganze Jahr über gedeihende Pflanze, die mit Hilfe des Menschen inzwischen weltweit vorkommt. Im Ganzen zwar unscheinbar in ihrer Erscheinung, sind die weissen, sternenförmigen Blüten doch von zarter Anmut. Sie ist ausgesprochen anspruchslos und anpassungsfähig. Es gibt viele Formvarianten der Vogelmiere, die als Unterarten klassifiziert werden.

Es sind starke Mond- und Merkurkräfte, die in der Pflanze wirksam sind und ihr die Vitalität und Anpassungsfähigkeit geben, weltweit zu gedeihen. Der feuchtigkeitsvermittelnde Mondeinfluss gibt der Pflanze eine gewisse Schwere, lässt sie kriechend wachsen. Die Aufrichtung bleibt ihr gänzlich verwehrt. Durch die merkurielle Einwirkung wächst sie aber ausgesprochen schnell und bildet oft kleine Rasenflächen. Damit kommen merkurielle Luft- und mondige Wasserkräfte in der Vogelmiere zusammen und geben ihr nährende und bewegende Eigenschaften.

Wegen ihrem etwas knotigen Stängel wird sie auch Hühnerdarm genannt. Dabei unterscheidet man früher den weissen, weiblichen Hühnerdarm (Stellaria media) und den rötlichen, männlichen Hühnerdarm (Acker-Gauchheil/Anagallis arvensis). Den weissen Hühnerdarm gibt man den Mädchen, den rötlichen den Knaben in die Wiege, damit sie vor allerlei Schäden geschützt sind. lh

Symphytum officinale
Beinwell / Wallwurz

Pflanzenfamilie	Boraginaceae • Borretschgewächse
Vorkommen	Europa, Westasien, Nordafrika, Nordamerika • In feuchten Wiesen, an Bachufern
Humorale Qualitäten	Kalt 2, feucht 1
Humorale Wirkungen	Fördert die 3. Kochung und die nährenden Säfte • Fördert die Widerstandskraft des Bindegewebes und stabilisiert es • Mildert übermässige Gelbgalle/Schwarzgalle und Schärfen • Tonusregulierend
Gestirne[1]	**Saturn,** Mond
Tria Principia[1]	**Sal**
Inhaltsstoffe	**Allantoin** • **Schleimstoffe** • Gerbstoffe • Kieselsäure • Pyrrolizidin-Alkaloide (PA)
Droge	Symphyti radix • Beinwellwurzel
Darreichungsformen	*Innerlich:* Spagyrikum *Äusserlich:* Salbe, Auflage
Wirkungen	*Innerlich:* Gewebebildend, entzündungshemmend, regt Kallusbildung an, wundheilend *Äusserlich:* Wundheilend, gewebebildend, entzündungshemmend, schmerzstillend, reizmildernd, regt Kallusbildung an, Blutergüsse resorbierend
Nebenwirkungen[2]	
Kontraindikationen[2]	Für PA-freie Zubereitungen keine Einschränkungen (ansonsten Schwangerschaft, Stillzeit)
Anwendungsbereiche Indikationen	**Bewegungsapparat** *Äusserlich:* Stumpfe Verletzungen (Prellungen, Verstauchungen, Quetschungen), Blutergüsse, Gelenk-, Sehnenentzündungen, rheumatische Erkrankungen, Phantomschmerzen **Herz-Kreislauf** *Äusserlich:* Venenentzündungen
Weiteres	

1 **Gestirne** und **Tria Prinzipia:** Zuordnung betrifft Heilwirkung

2 **Nebenwirkungen** und **Kontraindikationen:** entfallen bei spagyrischen Anwendungen

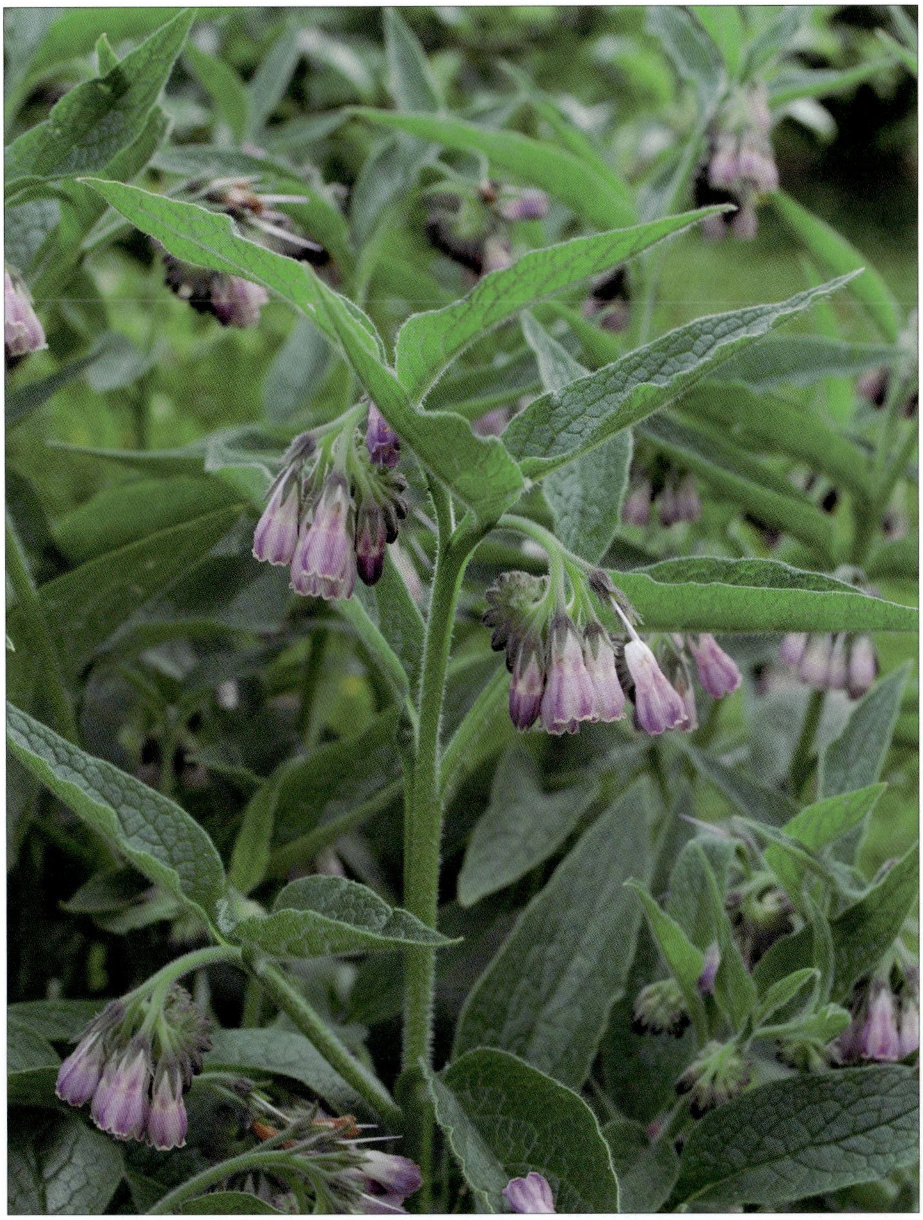

Symphytum officinale
Beinwell

Geweberegulierung

Der alte und noch nicht ganz vergessene Name für den Beinwell ist Consolida major und meint so viel wie «grosser Zusammenfüger» oder «grosser Festmacher», was das gleiche bedeutet wie Symphytum, aus dem griechischen symphytos (= zusammengewachsen). Der deutsche Name präzisiert, wo er genau wirkt: Die Gebeine (Bein = Knochen) werden da besonders hervorgehoben. Ein anderer Name, Schmerwurz, nimmt Bezug auf die fette Konsistenz der Wurzel. In der humoralmedizinischen Pharmakologie wirkt die fettige Qualität befeuchtend und glättend zugleich. Somit nährt es die Gewebe und merzt Rauigkeiten und Unebenheiten aus. Das geht nur über ein regulierendes Eingreifen in die 3. Kochung/Gewebekochung. Genau diese Wirkung des Beinwells wird zu allen Zeiten am meisten geschätzt.

Beinwell regt die substanziellen, Säfte nährenden Mondkräfte an und stellt sie unter die Einwirkung des Saturns, der dafür sorgt, dass die Gewebebildung in geordneter Weise abläuft. Genauso werden aber auch befeuchtende Mondkräfte in die erdige Saturnsphäre, wie z.B. Knochen und Sehnen, gelenkt.

Der Beinwell vereint also in hohem Masse Mond- und Saturnkräfte. Innerhalb der klassischen sieben Planeten-Anordnung bilden diese die Polarität von Wasser und Erde, Feuchtigkeit und Trockenheit, Anfang und Ende. lh

Syzygium aromaticum
Gewürznelkenbaum

Pflanzenfamilie	Myrtaceae • Myrtengewächse
Vorkommen	Indonesien, Madagaskar und Sansibar
Humorale Qualitäten	Warm 3, trocken 3
Humorale Wirkungen	Fördert die Kochungen und die Krisis • Erwärmt und öffnet Magen, Leber und Milz • Leitet übermässige Gelbgalle/Schwarzgalle und Schärfen aus • Zerteilt zähe Feuchtigkeit • Fördert die Spiritus-Verteilung • Deplethorisierend • Tonusausgleichend
Gestirne[1]	**Merkur,** Sonne
Tria Principia[1]	**Mercurius,** Sulphur
Inhaltsstoffe	**Ätherische Öle** (Eugenol u.a.) • Gerbstoffe • Flavonoide
Droge	Caryophylli flos • Gewürznelkenblüte
Darreichungsformen	*Innerlich:* Tee, Tinktur, Spagyrikum, Fertigarzneimittel *Äusserlich:* Öleinreibung
Wirkungen	*Innerlich:* Appetitanregend, Leber-Galle-anregend, verdauungsfördernd, antimikrobiell, krampflösend, lokalanästhesierend, antioxidativ, entzündungshemmend *Äusserlich:* Lokalanästhesierend, schmerzlindernd, entzündungshemmend, durchblutungsfördernd
Nebenwirkungen[2]	
Kontraindikationen[2]	Schwangerschaft, Stillzeit, Interaktionen mit Paracetamol und Antikoagulanzien werden diskutiert
Anwendungsbereiche Indikationen	**Verdauung** *Innerlich:* Appetitmangel, Verdauungsbeschwerden, Magen-Darmkrämpfe, Funktionsschwäche von Leber und Gallenblase *Äusserlich:* Mund-Rachenentzündungen, Zahnschmerzen **Herz-Kreislauf** *Äusserlich:* Durchblutungsstörungen **Bewegungsapparat** *Äusserlich:* Schmerzen, Rheumatische Erkrankungen
Weiteres	

1 **Gestirne** und **Tria Prinzipia:** Zuordnung betrifft Heilwirkung

2 **Nebenwirkungen** und **Kontraindikationen:** entfallen bei spagyrischen Anwendungen

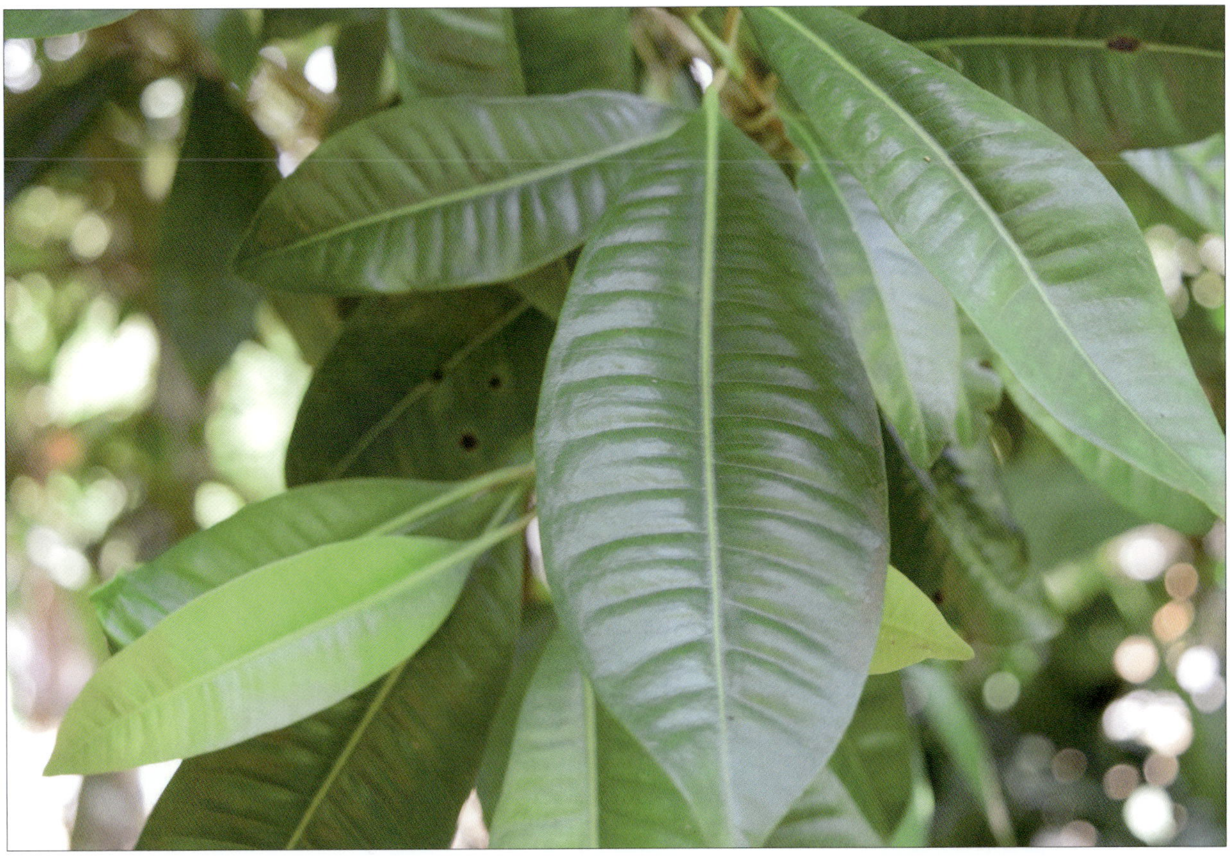

Sycygium aromaticum
Gewürznelke

Weitgereiste Blütenknospe mit starker Mercuriuswirkung

Die stark aromatische Gewürznelke kennen bereits die Römer als wertvolles Heilmittel und Gewürz, obwohl sie von den weit entfernten Inseln Indonesiens, den Molukken stammt. Das an kleine Nägel erinnernde Gewürz ist eine kurz vor dem Aufblühen geerntete und an der tropischen Sonne getrocknete Blütenknospe. Sie ist ausgesprochen reich an ätherischen Ölen mit starker spiritusbewegender Wirkung. Es begegnet uns in der Gewürznelke ein ausgesprochen sulphurisch geprägter Mercurius mit zerteilender und bewegender Wirkung auf alle Formen der Säfte- und Spiritusstockungen. Es ist ein klassisches Exitans mit Lebenskraft anregender Wirkung, das bei asthenischen Zuständen verwendet wird.

Das der Gewürznelke den charakteristischen Geschmack verleihende Eugenol besitzt eine erstaunlich starke, lokalanästhetische Wirkung, die hauptsächlich bei Zahnschmerzen zur Anwendung kommt.

Ihre schärfenausleitende Kapazität drückt sich unter anderem in ihrer aussergewöhnlich hohen Fähigkeit freie Radikale zu neutralisieren aus. Sie gilt als eine der Natursubstanzen mit höchstem ORAC (Oxygen Radical Absorption Capacity) Wert.

Gewürznelkenextrakte haben ein hohes Komplexbildungspotenzial für Fe3+, wodurch die Produktion von Hydroxylradikalen verhindert wird. Ein Grund, weshalb Gewürznelken bei Eisenüberschüssigkeit eingesetzt wird. lh

Tanacetum parthenium
Mutterkraut

Pflanzenfamilie	Asteraceae • Korbblütler
Vorkommen	Weltweit • Auf Schuttplätzen, in Gärten und Gebüschen
Humorale Qualitäten	Warm 2, trocken 2
Humorale Wirkungen	Fördert die Kochungen • Leitet übermässige Gelbgalle/Schwarzgalle und Schärfen aus • Erwärmt und öffnet die Gebärmutter • Zerteilt zähe Feuchtigkeit • Fördert die Spiritus-Verteilung • Deplethorisierend • Dekongestiv • Detonisierend
Gestirne[1]	**Merkur,** Venus
Tria Principia[1]	**Mercurius,** Sulphur
Inhaltsstoffe	**Ätherische Öle** (Parthenolid u.a.) • Flavonoide • Bitterstoffe
Droge	Tanaceti parthenii herba • Mutterkraut
Darreichungsformen	Tee, Tinktur, Urtinktur, Spagyrikum, Fertigarzneimittel
Wirkungen	Schmerzlindernd, fiebersenkend, entzündungshemmend, krampflösend, Leber-Galle-anregend, menstruationsanregend, antimikrobiell, antiallergisch
Nebenwirkungen[2]	Magenbeschwerden
Kontraindikationen[2]	Korbblütlerallergie, Schwangerschaft, Stillzeit
Anwendungsbereiche Indikationen	**Nervensystem/ Psyche** *Innerlich:* Migräne, Kopfschmerzen, Neuralgien **Frauenheilkunde** *Innerlich:* Schwache oder ausbleibende Menstruationsblutung, Krämpfe **Immunsystem** *Innerlich:* Fieber, Allergien **Bewegungsapparat** *Innerlich:* Rheumatische Erkrankungen
Weiteres	

1 **Gestirne** und **Tria Prinzipia:** Zuordnung betrifft Heilwirkung

2 **Nebenwirkungen** und **Kontraindikationen:** entfallen bei spagyrischen Anwendungen

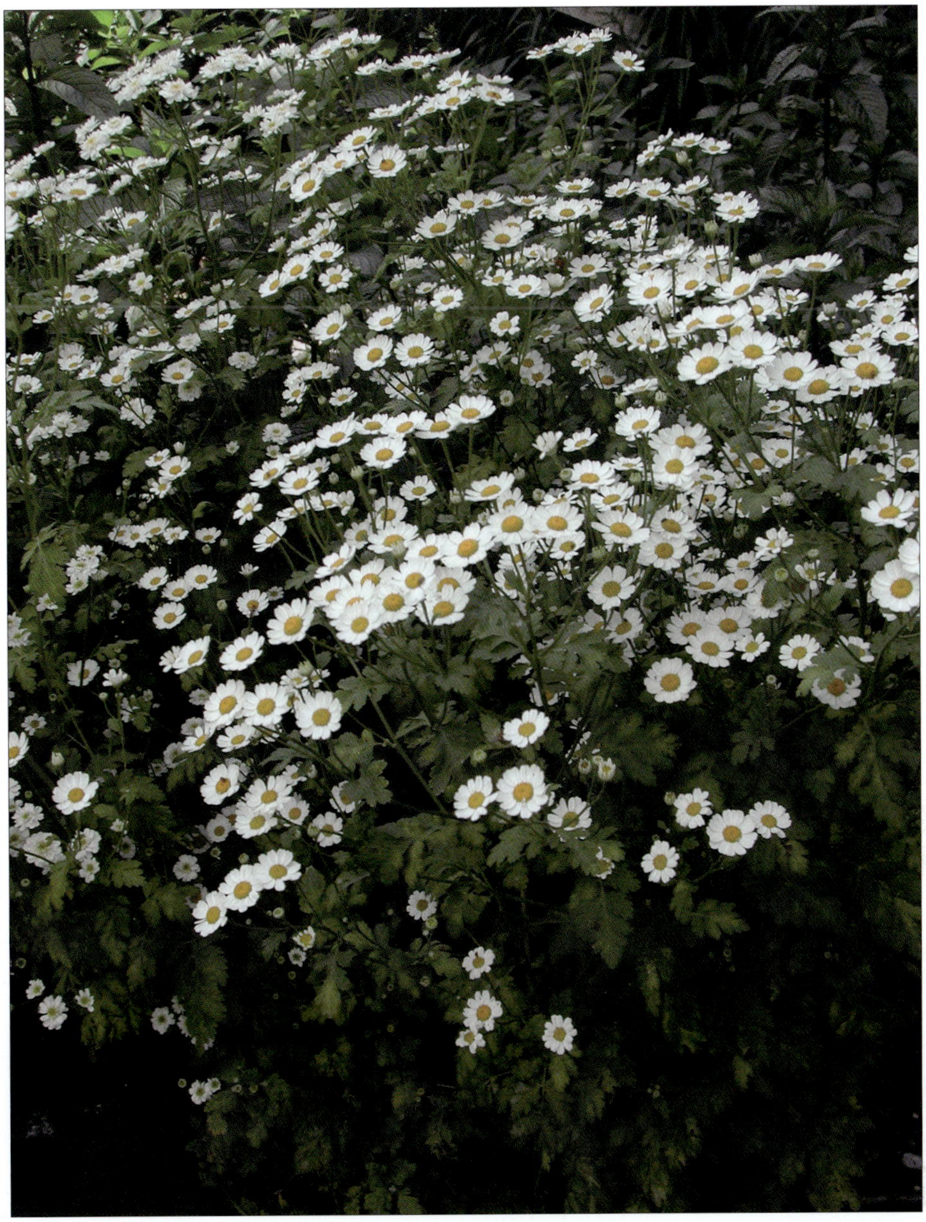

Tanacetum parthenium
Mutterkraut

Rhythmisierung des Stoffwechsels

Das Mutterkraut ist eine alte Heilpflanze, die mit ihren weissen Zungenblüten und gelben Röhrenblüten etwas an die Kamille erinnert. Im Gegensatz zu dieser ist sie mehrjährig und wesentlich robuster gebaut. Die ganze Pflanze ist stark aromatisiert und von ausgeprägt bitterem Geschmack, dem etwas Dumpfes anhaftet. Die subtile Aromatik der feingliedrigen Kamille ist ihr nicht gegeben. Aroma- und Bitterstoffe sind am ausgeprägtesten im Blatt zu finden. Damit werden die sulphurischen Wärmekräfte mit den merkuriellen Kräften vereint. Der Mercurius der Pflanze wird «durchschwefelt» und erhält dadurch eine erhöhte Wirksamkeit. Das blühende Kraut regt die rhythmisch ablaufenden Prozesse und die Stoffwechselprozesse im Menschen an. Übermässig vorliegende kalte Säfte werden zerteilt, bewegt und ausgeleitet. Die Pflanze wird in der Antike viel zur Harmonisierung des weiblichen Unterleibs verwendet und ist der griechischen Göttin Artemis geweiht. Der Name Mutterkraut meint eigentlich «Gebärmutterkraut».

Von den antiken Ärzten übernehmen die christlichen Ordensleute die Anwendung der Pflanze und bauen sie in den Klostergärten an. Von dort findet sie dann Eingang in den Bauerngarten. lh

Taraxacum officinale
Löwenzahn

Pflanzenfamilie	Asteraceae • Korbblütler
Vorkommen	Weltweit • An Wegrändern, auf Fettwiesen, Äckern und Brachflächen
Humorale Qualitäten	**Wurzel:** Warm 1, trocken 1 • **Kraut:** Warm 1–2, trocken 2
Humorale Wirkungen	Fördert die Kochungen und Krisis • Erwärmt und öffnet Leber, Nieren, Milz und fördert ihren Konsensus • Leitet übermässige Gelbgalle/Schwarzgalle und Schärfen aus • Zerteilt zähe Feuchtigkeit • Antidyskratisch • Antiskrofulös • Deplethorisierend • Sthenisierend
Gestirne[1]	**Jupiter,** Sonne
Tria Principia[1]	**Sulphur,** Mercurius
Inhaltsstoffe	**Bitterstoffe** • Flavonoide • Kalium (v.a. Blätter) • Inulin (Wurzel)
Droge	Taraxaci radix / herba • Löwenzahnwurzel / -kraut Taraxaci radix cum herba • Löwenzahnwurzel mit -kraut
Darreichungsformen	Tee, Tinktur, Urtinktur, Spagyrikum, Fertigarzneimittel
Wirkungen	Leber-Galle-anregend, pankreasanregend, verdauungsfördernd, appetitanregend, harntreibend, tonisierend
Nebenwirkungen[2]	
Kontraindikationen[2]	Magen-Darmgeschwüre, Verschluss der Gallenwege. Keine Durchspülungstherapie bei Ödemen infolge von Herz- oder Niereninsuffizienz.
Anwendungsbereiche Indikationen	**Verdauung** *Innerlich:* Verdauungsschwäche Appetitlosigkeit, Funktionsschwäche von Leber, Gallenblase und Pankreas **Nieren-Blase** *Innerlich:* Funktionschwäche von Nieren und Blase **Haut** *Innerlich:* Unterstützend bei Ekzemen, Hautkrankheiten **Bewegungsapparat** *Innerlich:* Unterstützend bei rheumatischen Erkrankungen **Stoffwechsel** *Innerlich:* Fettstoffwechselstörung, metabolisches Syndrom
Weiteres	

1 **Gestirne** und **Tria Prinzipia:** Zuordnung betrifft Heilwirkung

2 **Nebenwirkungen** und **Kontraindikationen:** entfallen bei spagyrischen Anwendungen

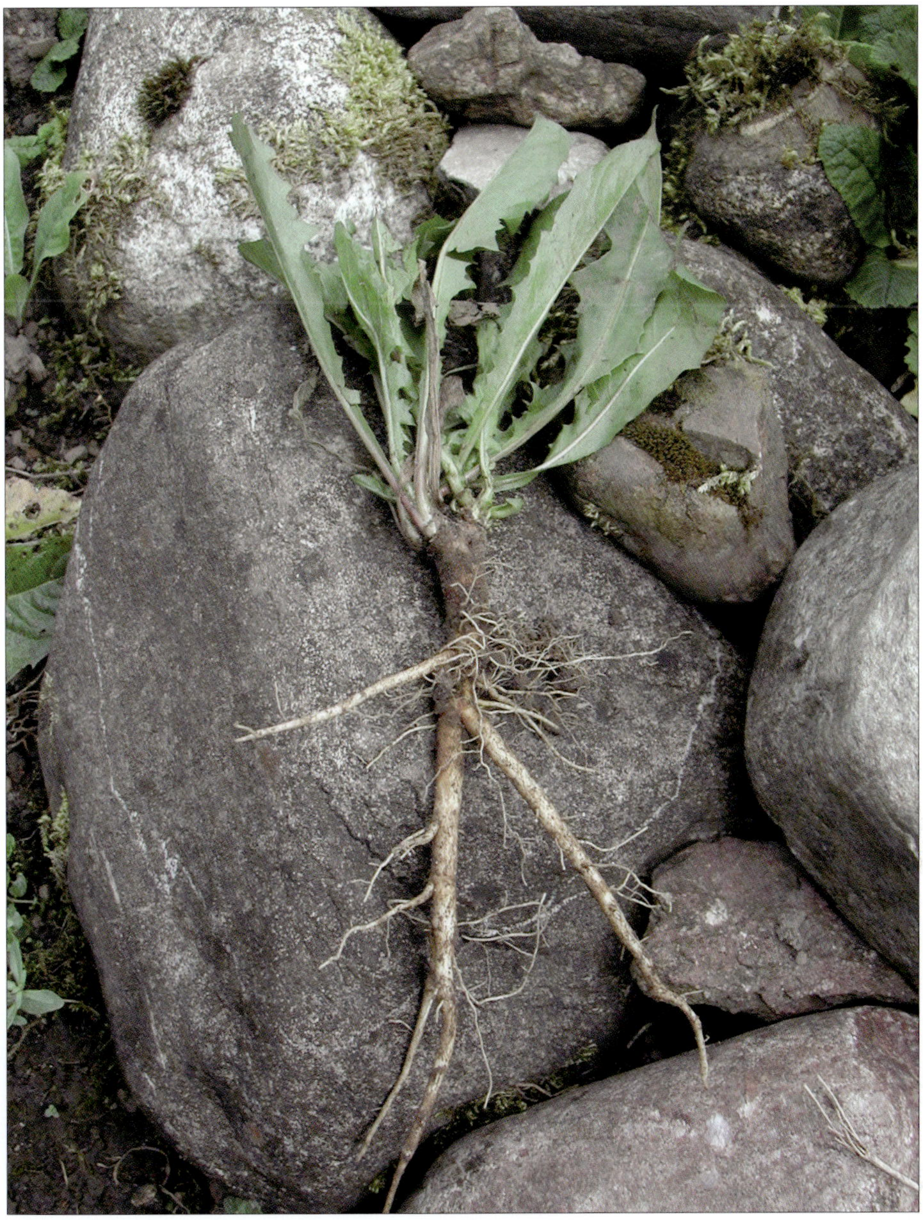

Taraxacum officinale
Löwenzahn

Sonnenkraft für die Bauchorgane

Der Löwenzahn vermittelt Pionierkräfte. Egal wie lebensfeindlich der Boden sein mag, sein vom Wind herangewehter Same findet die Ritze, in der er keimen und wachsen wird. Genauso wie er auf nährstoffarmem Boden gedeihen kann, ist er doch auf nährstoffreichen Wiesen, die er während der Blütezeit in lebende, goldene Teppiche verwandelt, am häufigsten zu finden. Er spiegelt wie kaum eine andere Pflanze die Sonne in seinen goldgelben Blüten wider. Der Löwenzahn hat vom intensiven Düngergebrauch der modernen Landwirtschaft profitiert. Als nitrophile Pflanze weiss er, wie damit umzugehen ist.

Mit seiner bis zu zwei Meter langen Pfahlwurzel ist die mehrjährige Pflanze fest in der Erde verankert, nimmt daraus die kühle, mineralienreiche Feuchtigkeit in sich auf und durchsetzt diese mit den durch die Blütensphäre aufgenommenen Wärmekräften, die sich in der Bildung von Zucker- und Bitterstoffen niederschlägt.

Der Löwenzahn wird seit jeher als Universalentgifter mit gleichzeitig kräftigender Wirkung verwendet. Er gehört zu den Amara resolventia, den Bittermitteln mit auflösenden Eigenschaften, die bei verdichteten Säften vorteilhaft zur Anwendung kommen, sowohl bei hitzigen wie auch bei kalten Säftestagnationen. Besonders im Bereich der Bauchorgane wird seine entstauende und auflösende Wirkung besonders geschätzt. lh

Thymus serpyllum
Quendel / Feldthymian

Pflanzenfamilie	Lamiaceae • Lippenblütler
Vorkommen	Europa • Auf Trockenwiesen, Felsen und Sandplätzen
Humorale Qualitäten	Warm 2—3, trocken 2—3
Humorale Wirkungen	Fördert die Kochungen und Krisis • Erwärmt und öffnet Atem-, Verdauungswege, Milz und Gebärmutter • Zerteilt zähe Feuchtigkeit • Leitet übermässige Schwarzgalle und Schärfen aus • Vermindert Ersatzausscheidungen über die Schleimhaut • Fördert die Spiritus-Bildung und -Verteilung • Deplethorisierend • Tonusregulierend
Gestirne[1]	**Sonne,** Venus
Tria Principia[1]	**Sulphur,** Mercurius
Inhaltsstoffe	**Ätherische Öle** • Gerbstoffe • Bitterstoffe • Flavonoide
Droge	Serpylli herba • Quendelkraut
Darreichungsformen	*Innerlich:* Tee, Tinktur, Spagyrikum, Fertigarzneimittel *Äusserlich:* Auflage, Bad, Salbe, Räucherung, Inhalation
Wirkungen	*Innerlich:* Verdauungsfördernd, Leber-Galle-anregend, abwehrstärkend, entzündungshemmend, krampflösend, schleimlösend, auswurffördernd, antimikrobiell, menstruationsanregend *Äusserlich:* Entzündungshemmend, antimikrobiell, durchblutungsfördernd
Nebenwirkungen[2]	
Kontraindikationen[2]	Vorsicht bei Schwangerschaft, Hypertonie, Hyperthyreose
Anwendungsbereiche Indikationen	**Verdauung** — *Innerlich:* Verdauungsschwäche, Appetitlosigkeit **Atemwege** — *Innerlich/Äusserlich:* Atemwegserkrankungen, Bronchitis, Pseudokrupp, Krampf- und Keuchhusten **Frauenheilkunde** — *Innerlich/Äusserlich:* Schwache oder ausbleibende Menstruationsblutung, Unterleibskälte, Menstruationskrämpfe **Bewegungsapparat** — *Innerlich/Äusserlich:* Rheumatische Erkrankungen **Immunsystem** — *Innerlich/Äusserlich:* Abwehrschwäche, Grippe, Erkältungen
Weiteres	Es werden auch andere Arten wie z.B. Thymus pulegioides verwendet.

1 **Gestirne** und **Tria Prinzipia:** Zuordnung betrifft Heilwirkung

2 **Nebenwirkungen** und **Kontraindikationen:** entfallen bei spagyrischen Anwendungen

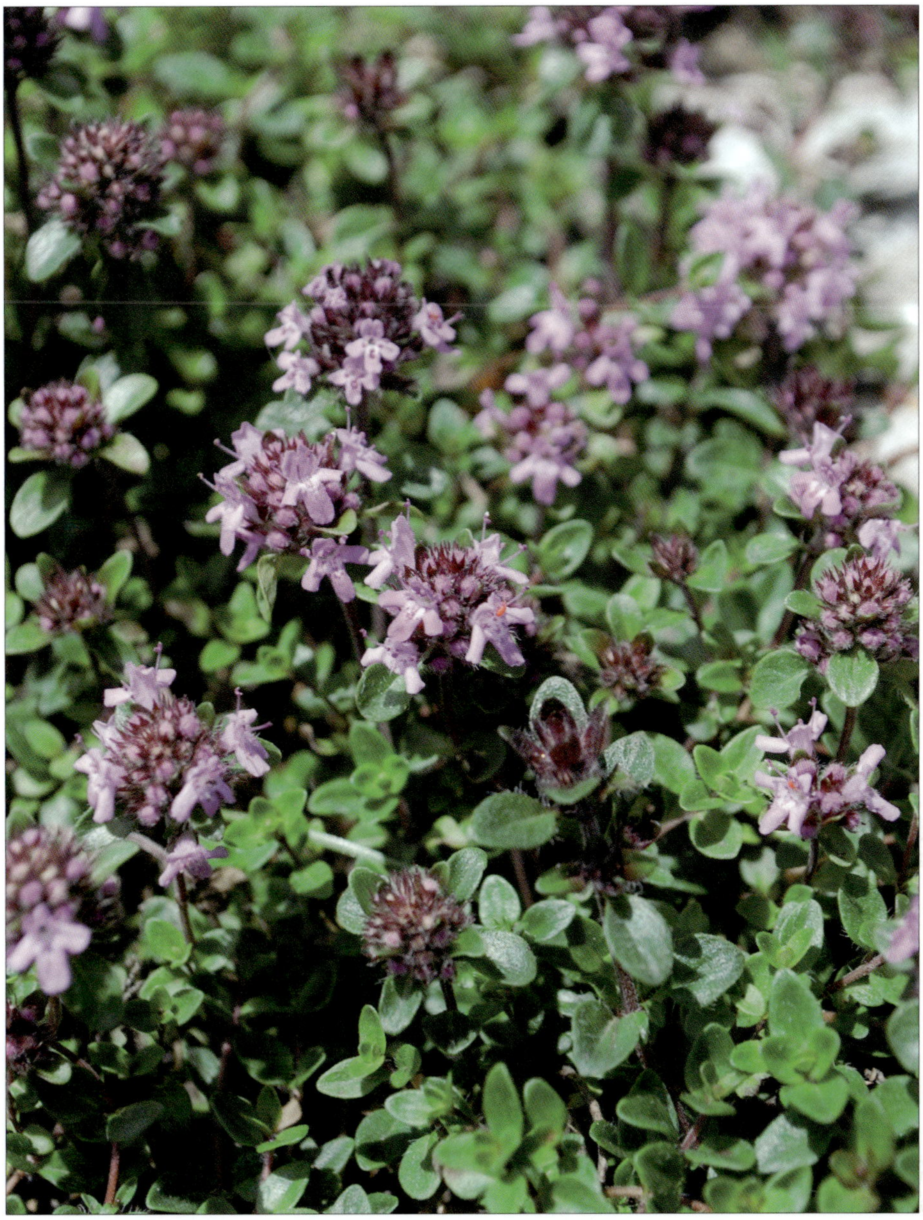

Thymus serpyllum
Quendel

Sanfte Wärme für das kleine Becken der Frau

Der Quendel ist wie sein naher Verwandte, der Thymian (siehe dort), ein Licht- und Wärme-Liebhaber. In ihm ist aber das Venusprinzip wesentlich stärker ausgeprägt; wie es seine anmutenden, rundlichen Blütenköpfe schön zeigen. Gerne bildet er kleine teppichförmige Gemeinschaften, die, wenn sie etwas voneinander getrennt gedeihen, jeweils unterschiedlich duften und schmecken. Der Quendel duftet weitaus lieblicher und ist in seiner Wirkung sanfter als der Thymian. Seine Wärme ist gemildert und besonders wohltuend. Vor allem in der Frauenheilkunde wird der Quendel sehr geschätzt. Seine harmonische Wärme ist speziell geeignet, das kleine Becken der Frau zu wärmen und in einen individuell passenden Rhythmus zu bringen. Auch als «Geburtskraut» ist er wohl bekannt, wird Mensch und Tier vor und nach der Entbindung gereicht. Darüber hinaus soll es vor dämonischen Anfeindungen schützen, wenn man es bei sich trägt oder damit räuchert.

Ganz besonders haftet ihm, im Vergleich zum Thymian, etwas Kindliches an, was ihn in der Volksheilkunde auch zu einem beliebten Kinderheilmittel macht. lh

Thymus vulgaris
Thymian

Pflanzenfamilie	Lamiaceae • Lippenblütler
Vorkommen	Mittelmeerraum • Vielerorts kultiviert
Humorale Qualitäten	Warm 3, trocken 3
Humorale Wirkungen	Fördert die Kochungen und Krisis • Erwärmt und öffnet Atem-, Verdauungswege und Milz • Zerteilt zähe Feuchtigkeit • Leitet übermässige Schwarzgalle und Schärfen aus • Bringt die Säfte an die Oberfläche • Vermindert Ersatzausscheidungen über die Schleimhaut • Fördert die Spiritus-Bildung und -Verteilung • Deplethorisierend • Tonusreguliererend
Gestirne[1]	**Sonne,** Mars
Tria Principia[1]	**Sulphur,** Mercurius
Inhaltsstoffe	**Ätherische Öle** (Thymol u.a.) • Bitterstoffe • Gerbstoffe • Flavonoide
Droge	Thymi herba / folium • Thymiankraut / -blatt
Darreichungsformen	*Innerlich:* Tee, Tinktur, Urtinktur, Spagyrikum, Fertigarzneimittel *Äusserlich:* Auflage, Salbe, Bad, Inhalation, Räucherung, Fertigarzneimittel
Wirkungen	*Innerlich:* Entzündungshemmend, abwehrstärkend, schleimlösend, hustenlindernd, bronchospasmolytisch, krampflösend, verdauungsfördernd, Leber-Galle-anregend, antimikrobiell, tonisierend, menstruationsanregend *Äusserlich:* Entzündungshemmend, antimkrobiell, durchblutungsfördernd
Nebenwirkungen[2]	
Kontraindikationen[2]	Vorsicht bei Schwangerschaft, Hypertonie, Hyperthyreose
Anwendungsbereiche Indikationen	**Atemwege** *Innerlich/Äusserlich:* Asthma, Atemwegserkrankungen, Bronchitis, Pseudokrupp, Krampf- und Keuchhusten **Immunsystem** *Innerlich/Äusserlich:* Grippe, Erkältungen, Abwehrschwäche **Verdauung** *Innerlich:* Verdauungsschwäche, Appetitlosigkeit **Bewegungsapparat** *Innerlich/Äusserlich:* Rheumatische Erkrankungen
Weiteres	

1 **Gestirne** und **Tria Prinzipia:** Zuordnung betrifft Heilwirkung

2 **Nebenwirkungen** und **Kontraindikationen:** entfallen bei spagyrischen Anwendungen

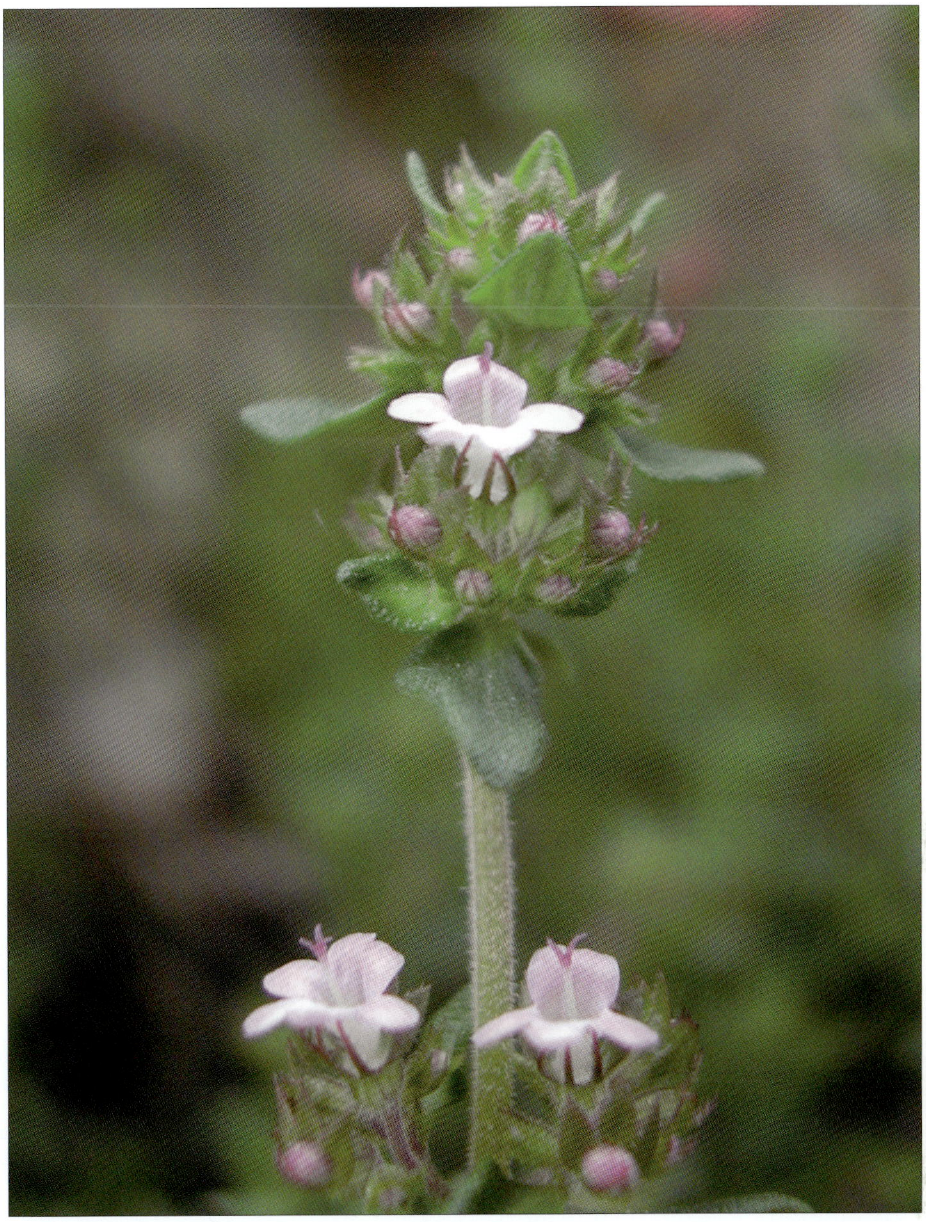

Thymus vulgaris
Thymian

Verdichtete Wärmekräfte

Der Thymian ist ein ausgesprochener Licht- und Wärme-Liebhaber. Er saugt das Licht und die Wärme regelrecht in sich auf und verdichtet sie zu flüchtigen Ölen besonders intensiver Art.

Diese Geste des Verdichtens wirkt sich bis in seinen Habitus hinein. Als Halbstrauch mit den etwas zusammengestauchten, verholzenden Zweigen, die kleine, zusammengezogene Blättchen tragen, hat er etwas von einem gedrungenen Choleriker.

Die zarten, rosa- bis lilafarbenen Blüten künden hingegen von der harmonisierenden Präsenz venusischer Kräfte. Diese sorgen dafür, dass der hohe Wärmegrad der Pflanze nicht in allzu grosse Hitze entflammt.

Thymiankraut weckt und unterhält den Sulphuraspekt im Menschen, zerteilt kalte, verdichtete Säfte und lässt den Spiritus die Säfte und Gewebe besser durchdringen.

Starke Wärmekräfte schlummern in diesem kleinen Strauch. Nicht umsonst meint sein Name, vom griechischen «thymos» herstammend, so viel wie «mutig, zornig, stark». Allerdings beinhaltet der Name auch das griechische Wort «thyein» mit der Bedeutung «räuchern», «ein Rauchopfer darbringend». Thymian ist auch wirklich ein bekanntes Räucherkraut von der Antike bis zum heutigen Tag.

Bei hypersthenischen Zuständen sollte Thymian allerdings mit Vorsicht eingesetzt werden. lh

Tilia platyphyllos
Linde / Sommerlinde

Pflanzenfamilie	Malvaceae • Malvengewächse
Vorkommen	Europa, Westasien • In Mischwäldern und an Waldrändern
Humorale Qualitäten	Warm 1, trocken 1
Humorale Wirkungen	Erwärmt und öffnet Atemwege und Herz • Erheitert Herz und Gemüt • Zerteilt zähe Feuchtigkeit • Leitet Gelbgalle/Schwarzgalle und Schärfen ab • Erweichend • Bringt Säfte an die Oberfläche • Fördert subtilerweise die Spiritus-Verteilung und die nährenden Säfte • Dekongestiv • Detonisierend
Gestirne[1]	**Venus,** Sonne
Tria Principia[1]	**Mercurius,** Sulphur
Inhaltsstoffe	**Flavonoide** • **Ätherische Öle** • Schleimstoffe • Gerbstoffe • Saponine
Droge	Tiliae flos • Lindenblüte
Darreichungsformen	Tee, Tinktur, Urtinktur, Spagyrikum, Fertigarzneimittel
Wirkungen	Harntreibend, auswurffördernd, schleimhautschützend, schweisstreibend, abwehrstärkend, fiebersenkend, krampflösend, leicht Herz-Kreislauf regulierend, leicht beruhigend, schlaffördernd
Nebenwirkungen[2]	
Kontraindikationen[2]	
Anwendungsbereiche Indikationen	**Verdauung** *Innerlich:* Schleimhautentzündungen **Atemwege** *Innerlich:* Husten, Bronchitis, Schleimhautentzündungen **Immunsystem** *Innerlich:* Erkältungen, Grippe, Fieber, Abwehrschwäche **Nieren-Blase** *Innerlich:* Funktionsschwäche der Nieren, Reizblase **Herz-Kreislauf** *Innerlich:* Nervöse Herz-Kreislauf-Beschwerden **Nervensystem/ Psyche** *Innerlich:* Schlafstörung, Nervosität, Spannungszustände
Weiteres	Ebenfalls verwendet wird Tilia cordata, die Winterlinde

1 **Gestirne** und **Tria Prinzipia:** Zuordnung betrifft Heilwirkung

2 **Nebenwirkungen** und **Kontraindikationen:** entfallen bei spagyrischen Anwendungen

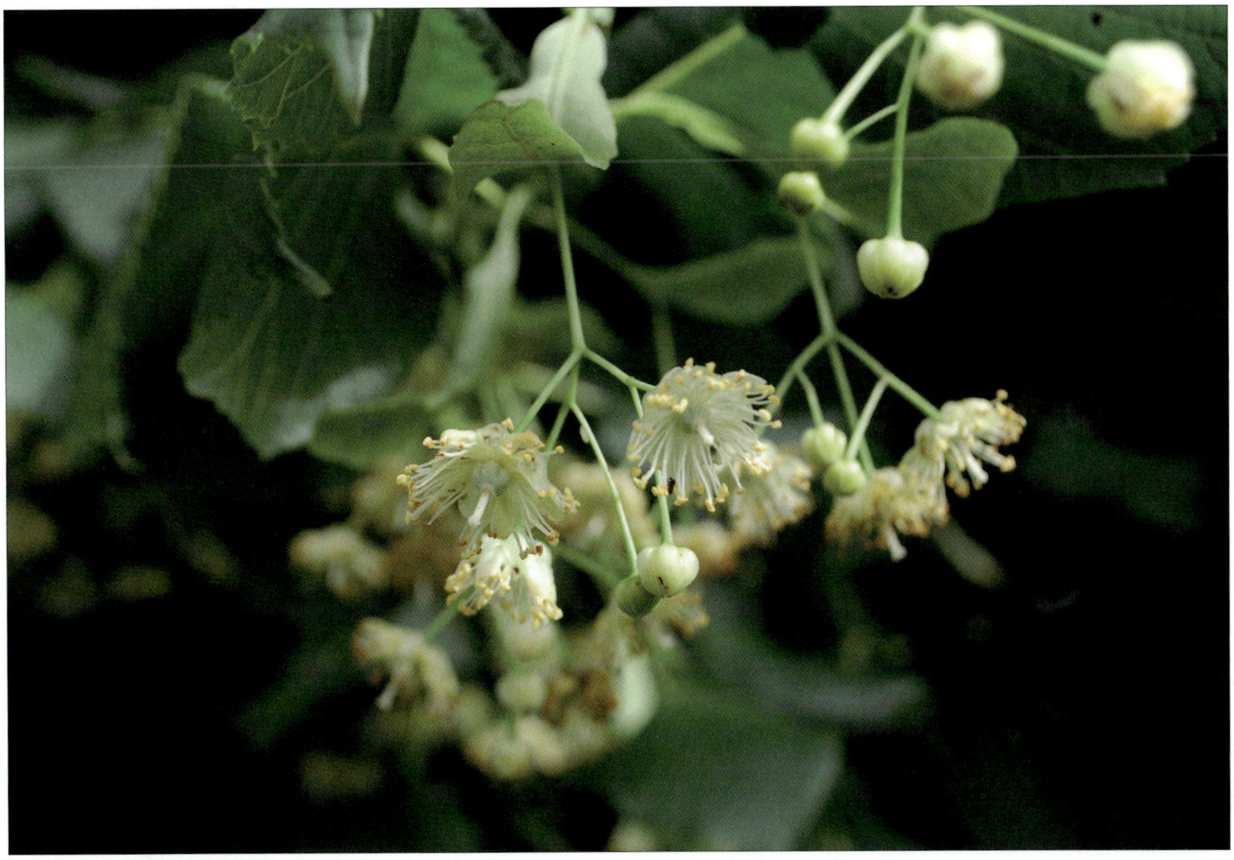

Tilia platyphyllos
Sommerlinde

Baumgewordener Engel

Die Sommerlinde ist mit ihren 40 Metern Höhe einer der höchsten einheimischen Laubbäume Mitteleuropas. Unsere Ahnen sehen in ihr das Wirken der milde stimmenden germanischen Liebes- und Vegetationsgöttin Freya. Dieser achtsamen Göttin werden, in der Hoffnung, Linderung zu finden, unter dem Lindenbaum Sorgen und Leiden anvertraut. So kommt der Baum zu seinem Namen und heute noch sucht man unter der Lindenkrone Kraft und Trost oder lindert seine Beschwerden mit einem Lindenblütentee.

Ihre Knospen enthalten einen angenehmen, schleimigen Saft, der sie in den Wirkkreis des wässrigen Elements stellt. Im Aufblühen wird das Wässrige durch Wärmekräfte gleichsam destilliert und als unvergleichlichen, begeisternden Duft der Luft übergeben.

Im intensiven Blühprozess offenbart die Sommerlinde ihren charakteristisch milden, sich in den Dienst des Mercurius stellenden Sulphuraspekt. Die Blüten sind es dann auch, die ab dem 17. Jahrhundert als wässriger Auszug zu einem der beliebtesten Hausmittel werden. Diese werden als gleichzeitig krisenförderndes und besänftigendes Remedium geschätzt. Dabei gilt es aber zu erwähnen, dass noch unsere Grosseltern die Lindenblüten kurz aufkochten. Das verleiht dem Auszug eine tiefrote Farbe und stellte den Bezug zum Blut her, kräftigt und «reinigt» dieses. lh

Trifolium pratense
Rotklee

Pflanzenfamilie	Fabaceae • Hülsenfrüchtler
Vorkommen	Europa, Asien, Amerika • Auf Fettwiesen
Humorale Qualitäten	Neutral—warm 1, neutral
Humorale Wirkungen	Fördert die nährenden Säfte • Mildert Schärfen • Detonisierend
Gestirne[1]	**Venus,** Mond
Tria Principia[1]	**Mercurius**
Inhaltsstoffe	**Isoflavone** • Gerbstoffe
Droge	Trifolii pratensis flos / herba • Rotkleeblüte / -kraut
Darreichungsformen	Tee, Tinktur, Urtinktur, Spagyrikum, Fertigarzneimittel
Wirkungen	Östrogenisierend, entzündungshemmend, zusammenziehend
Nebenwirkungen[2]	
Kontraindikationen[2]	Schwangerschaft, Stillzeit, Vorsicht bei hormonabhängigen Tumoren
Anwendungsbereiche Indikationen	**Frauenheilkunde** *Innerlich:* Klimakterische Beschwerden, Hitzewallungen, Schweissausbrüche, depressive Verstimmungen, Reizbarkeit, Osteoporoseprophylaxe, Schleimhauttrockenheit
Weiteres	

1 **Gestirne** und **Tria Prinzipia:** Zuordnung betrifft Heilwirkung

2 **Nebenwirkungen** und **Kontraindikationen:** entfallen bei spagyrischen Anwendungen

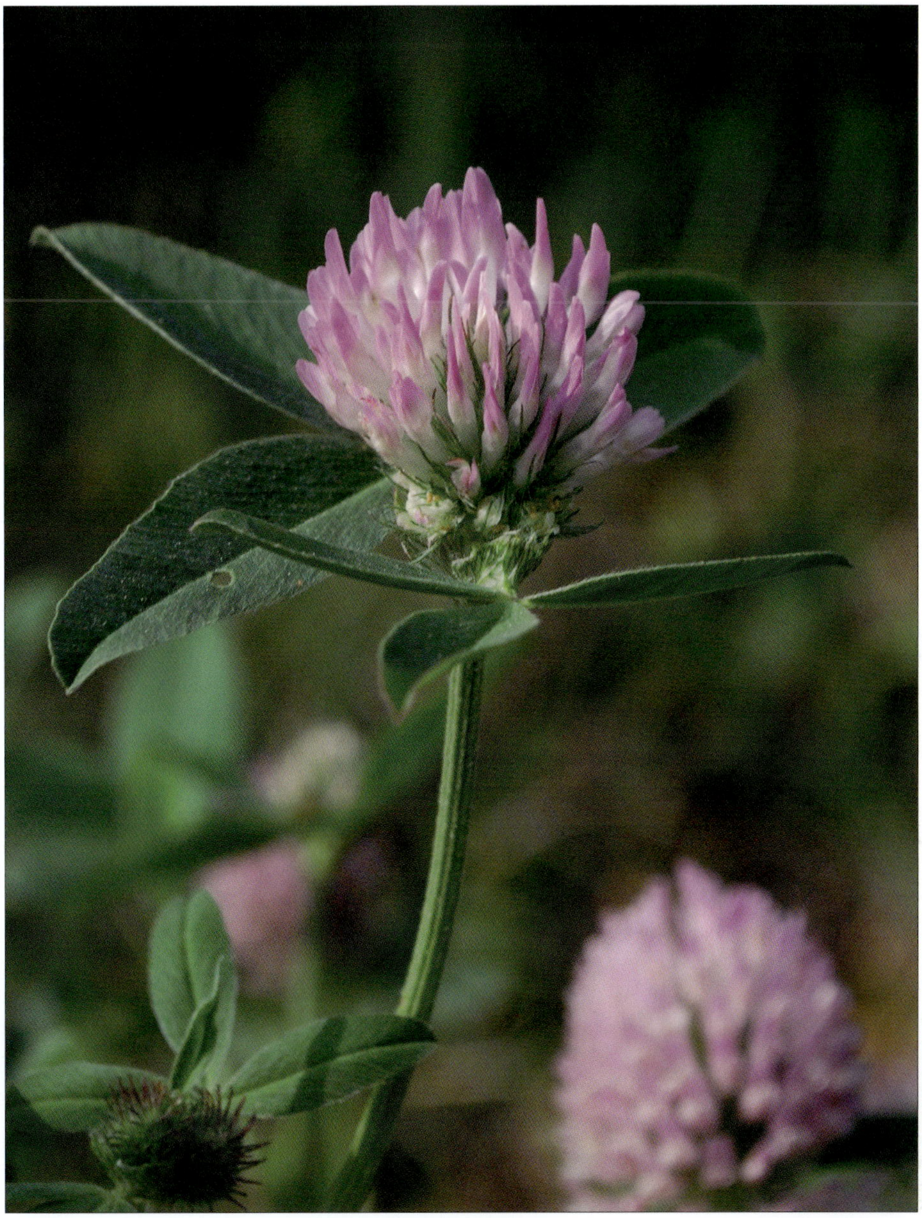

Trifolium pratense

Rotklee

Glücksbringer… auch für den Boden

Zuckerblüemli, Hungsuuger und Honigblume sind drei Volksnamen von Rotklee, die uns an unsere Kindheit erinnern – eben weil wir (wie die Hummeln auch) den süssen Nektar gerne aus den Blüten saugten.

Der Mythos des Glückbringers geht auf Eva zurück, die ein vierblättriges Kleeblatt als Andenken aus dem Paradies mitgenommen haben soll. Rotklee bringt auch dem Boden «Glück». Rotkleewurzeln bilden Knötchen, die sogenannte Knöllchenbakterien enthalten, Stickstoff binden und auf diese Wiese die Bodenqualität verbessern.

Wenn aber Kühe viel Rotklee fressen, entwickeln sie aufgrund der östrogenisierenden Wirkung der Isoflavone Fruchtbarkeitsstörungen. In der frischen Pflanze sind die Isoflavone im Zellgewebe gebunden. Der Rotklee verweilt durch das Widerkäuen 1–3 Tage in den Pansen und kommt in den Kontakt mit der tierischen Mikroflora. Dadurch werden die Pflanzenzellen aufgeschlossen, die Isoflavone freigesetzt und damit resorbierbar. Für eine Östrogenwirkung kann Rotklee beim Menschen hingegen nicht als Frischpflanze oder getrocknete Droge eingesetzt werden. Da der menschliche Verdauungstrakt die Isoflavone nicht freisetzt, sind in diesem Fall Tinkturen oder Fertigpräparate angezeigt. Hingegen hat sich der Tee in der Volksheilkunde bei Keuchhusten, chronischen Hauterkrankungen und zur Blutreinigung bewährt.

Auf der psychischen Ebene strahlt Rotklee Glück und Lebensfreude aus und hilft, Ruhe, Klarheit und Gelassenheit zu finden.

chg

Trigonella foenum-graecum
Bockshornklee

Pflanzenfamilie	Fabaceae • Hülsenfrüchtler
Vorkommen	Mittelmeerraum, Asien
Humorale Qualitäten	Warm 2, neutral
Humorale Wirkungen	Fördert die Kochungen und die Krisis • Erwärmt und öffnet Leber, Milz und Atemwege • Fördert die nährenden Säfte • Leitet Schärfen aus • Zerteilt zähe Feuchtigkeit • Erweichend • Bringt die Säfte an die Oberfläche • Deplethorisierend • Sthenisierend
Gestirne[1]	**Merkur**
Tria Principia[1]	**Mercurius**
Inhaltsstoffe	**Schleimstoffe** • Saponine • Bitterstoffe • Flavonoide • Ätherische Öle
Droge	Foenugraeci semen • Bockshornkleesamen
Darreichungsformen	*Innerlich:* Tee, Tinktur, Urtinktur, Spagyrikum, Fertigarzneimittel *Äusserlich:* Auflage
Wirkungen	*Innerlich:* Leber-Galle-anregend, verdauungsfördernd, appetitregulierend, Fettstoffwechsel regulierend, abwehrstärkend, auswurffördernd, milchbildungsfördernd, blutzuckersenkend, entzündungshemmend *Äusserlich:* Entzündungshemmend, erweichend
Nebenwirkungen[2]	
Kontraindikationen[2]	Bockshornklee-Allergie

Anwendungsbereiche Indikationen		
	Stoffwechsel	*Innerlich:* Fettstoffwechselstörungen, unterstützend bei Diabetes mell. II
	Atemwege	*Äusserlich:* Bronchitis, Sinusitis
	Immunsystem	*Innerlich:* Abwehrschwäche
	Lymphsystem	*Äusserlich:* Lymphknotenschwellungen, -entzündungen, Lymphstauungen
	Haut	*Äusserlich:* Abszesse, Furunkel, Hautentzündungen, Ekzeme, Verhärtungen
	Verdauung	*Innerlich:* Appetitlosigkeit, Verdauungsschwäche
	Frauenheilkunde	*Innerlich:* Milchmangel bei Stillenden

Weiteres	Volksheilkundliches Aphrodisiakum

1 **Gestirne** und **Tria Prinzipia:** Zuordnung betrifft Heilwirkung

2 **Nebenwirkungen** und **Kontraindikationen:** entfallen bei spagyrischen Anwendungen

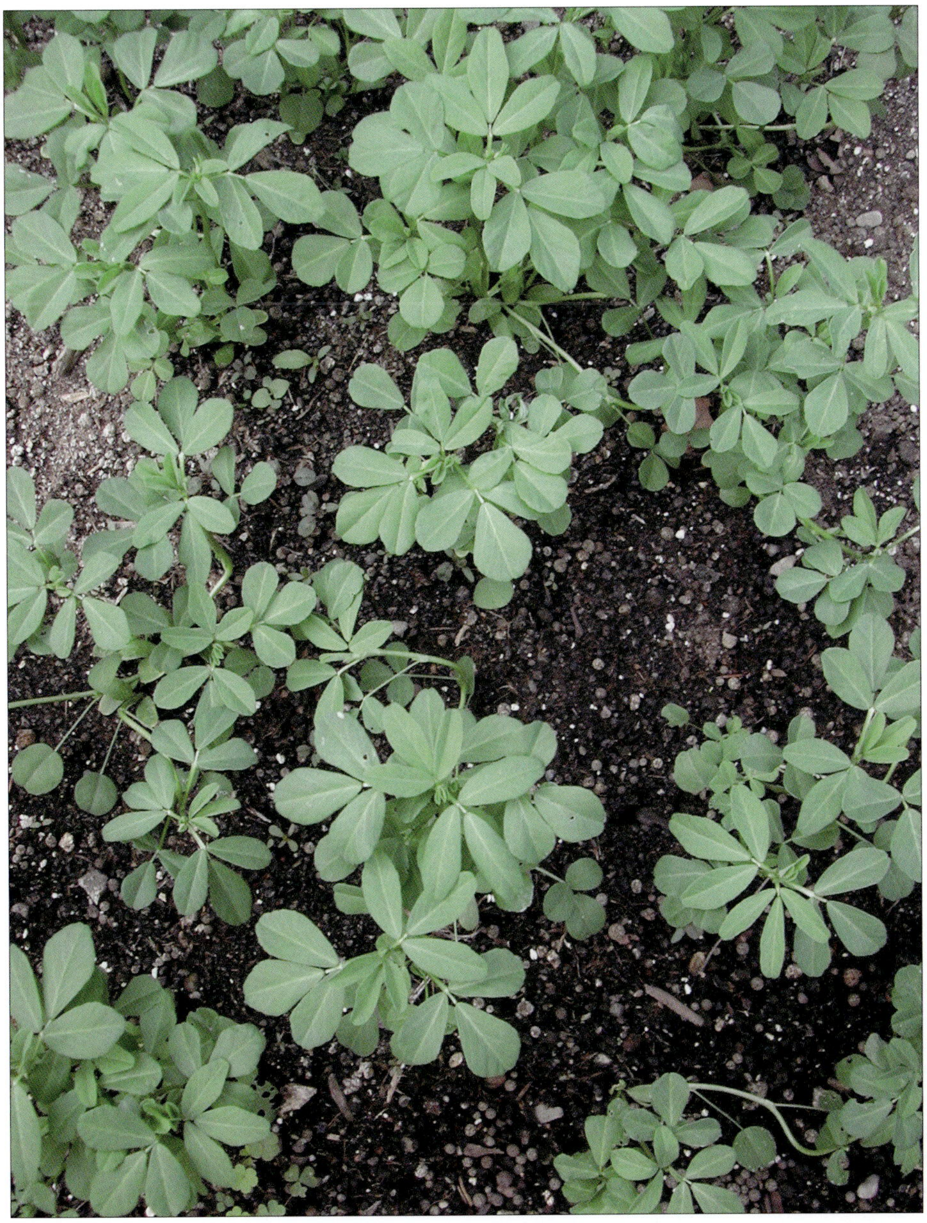

Trigonella foenum-graecum

Bockshornklee

Stärkende Kraft für Körper und Geist

Bockshornklee war bereits im Altertum in China, Indien, Ägypten, im nahen Osten und im Mittelmeerraum als Heilpflanze bekannt. In der Grabstätte des Tutanchamun wurden Bockshornkleesamen als Grabbeigabe gefunden. Auch als Nahrungsmittel sind die Samen seit langem beliebt, unter anderem als Bestandteil von Currymischungen oder um Mehl zu strecken. Bockshornklee war bereits im Altertum ein wichtiges Roborans für geschwächte Menschen. Dies insbesondere wegen seiner Wirkung, den Appetit bei zehrenden, langwierigen Erkrankungen anzuregen und dem Menschen wieder Kraft und Lebensfreude zu schenken. Sokrates soll die gerösteten und mit Honig angereicherten Samen zu Nüssen und Rosinen gereicht haben, eine antike Variante des Studentenfutters. Darum wird Bockshornklee auch «Philosophenklee» genannt.

Im 9. Jh. gelangte die Pflanze nach Europa und wurde auf Geheiss von Karl dem Grossen als Pflanze in Klostergärten angebaut. Bockshornklee wird in den mittelalterlichen Kräuterbüchern rühmend erwähnt.

Die einjährige Pflanze wird etwa einen halben Meter gross, bildet eine tiefe Pfahlwurzel, kleeähnliche Blätter und gelblich-weisse Blüten. Ihre Fruchthülsen werden bis zu 10cm lang, gleichen den Hörnern eines Ziegenbocks oder eines Rindes (Kuhhornklee) und gaben der Pflanze den volkstümlichen Namen «griechisches Heu». In den Fruchthülsen befinden sich die harten, aromatischen, leicht nach Curry riechenden Samen. chg

Tropaeolum majus
Kapuzinerkresse

Pflanzenfamilie	Tropaeolaceae • Kapuzinerkressengewächse
Vorkommen	Südamerika • Weltweit kultiviert
Humorale Qualitäten	Warm 3, trocken 1–2
Humorale Wirkungen	Fördert die Kochungen und Krisis • Erwärmt und öffnet Atem- und Harnwege • Leitet Schärfen aus • Zerteilt zähe Feuchtigkeit • Säftebewegend • Lymphflussfördernd • Vermindert Ersatzausscheidungen über die Schleimhaut • Deplethorisierend • Antiskrofulös • Sthenisierend
Gestirne[1]	**Mars,** Merkur
Tria Principia[1]	**Sulphur,** Mercurius
Inhaltsstoffe	**Senfölglykoside** • Flavonoide • Vitamin C
Droge	Tropaeoli herba • Kapuzinerkressenkraut
Darreichungsformen	*Innerlich:* Tee, Tinktur, Urtinktur, Spagyrikum, Fertigarzneimittel Äusserlich: Auflage, Spülung
Wirkungen	*Innerlich:* Antimikrobiell, abwehrstärkend, schleimlösend, auswurfördernd, verdauungsfördernd, durchblutungsfördernd *Äusserlich:* Antimikrobiell, durchblutungsfördernd
Nebenwirkungen[2]	Selten Haut und Schleimhaut reizend
Kontraindikationen[2]	Magen-Darmgeschwüre, Nierenentzündung Keine Anwendung bei Kindern unter sechs Jahren
Anwendungsbereiche Indikationen	**Atemwege** *Innerlich:* Schleimhautentzündungen, Sinusitis, Angina **Nieren-Blase** *Innerlich:* Harnwegsentzündungen **Verdauung** *Innerlich:* Verdauungsschwäche, Pilzinfektionen **Haut** *Innerlich/Äusserlich:* Pilzinfektionen **Immunsystem** *Innerlich:* Abwehrschwäche, Erkältungen, Grippe
Weiteres	

1 **Gestirne** und **Tria Prinzipia:** Zuordnung betrifft Heilwirkung

2 **Nebenwirkungen** und **Kontraindikationen:** entfallen bei spagyrischen Anwendungen

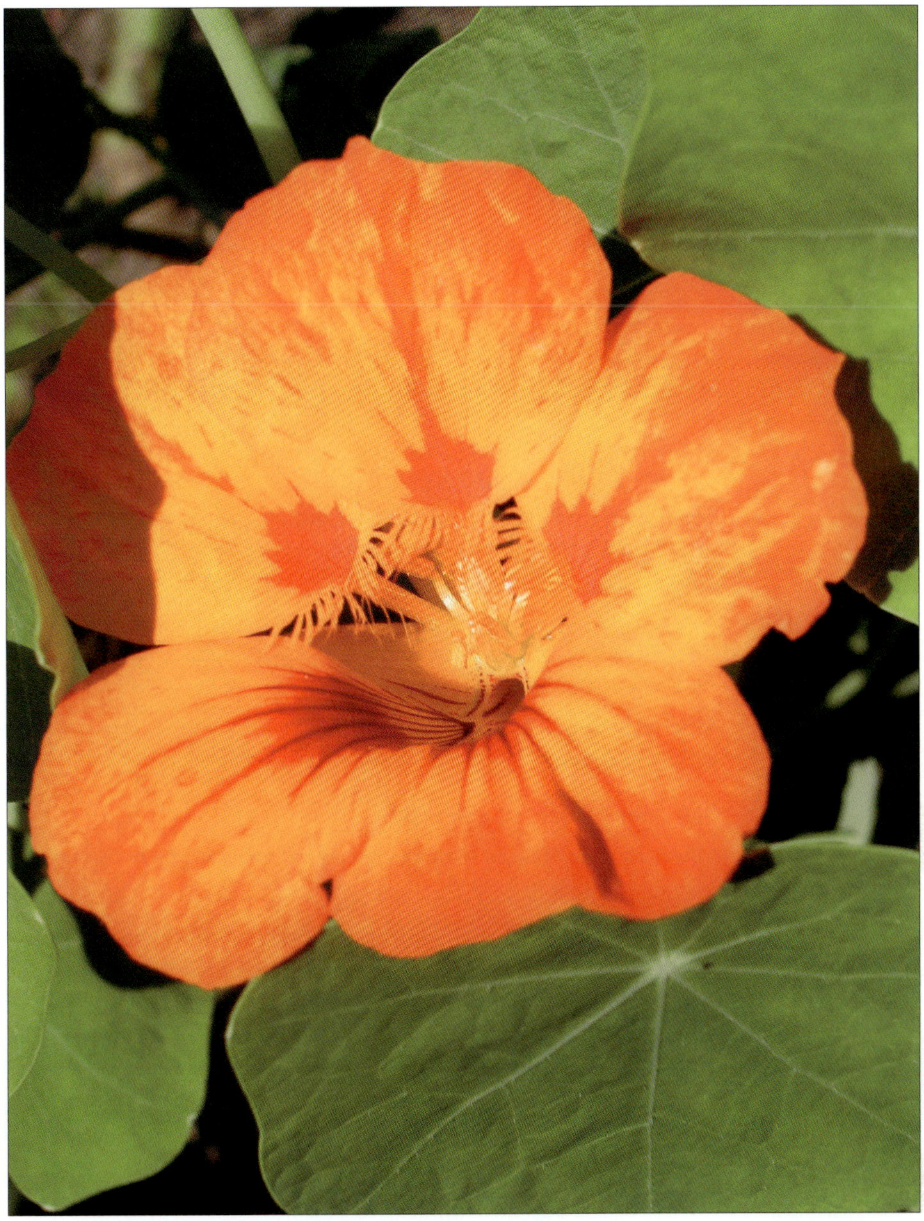

Tropaeolum majus

Kapuzinerkresse

Natürliches Antibiotikum

Im Europa des 17. Jahrhunderts beginnt die Kultivierung der aus Südamerika stammenden Kapuzinerkresse. Diese Pflanze hat sich als eine beliebte Zier-, Salat-, Gewürz- und Heilpflanze in den europäischen Bauerngärten schnell akklimatisiert und vermag sich inzwischen sogar nördlich der Alpen selbständig zu vermehren. Stickstoffliebend findet sie gerne einen Platz beim Komposthaufen, wo sie beinahe unaufhörlich in die Breite wächst. Dabei bildet sie einen hellgrünen Blätterteppich, aus dem die intensiv orangerot gefärbten Blüten leicht herausragen. Die weisslichen, fleischigen Hauptsprossen mit Blatt- und Blütenstängel erinnern etwas an übergrosse Lymphgefässe. So ist auch die gesamte Pflanze wässrig-schleimig durchzogen.

Ihre Feuchtigkeit ist gleichzeitig von intensivster marsischer Schärfe durchdrungen. In dieser Pflanze begegnen sich unverkennbar die Elemente Feuer und Wasser aufs intensivste.

Sie bringt kochungs- und krisenfördernde Kräfte auch bevorzugt zu den feuchten, schleimhautüberzogenen Stellen des Körpers. Sie stärkt allerdings nicht nur dort, sondern allgemein, wie es ihre charakteristischen schildförmigen Blätter erahnen lassen, das Abwehrsystem des Organismus.

Als Salat gegessen überzeugen Blüten und Blätter nicht nur kulinarisch, sondern sind ein echter Gewinn zur Stärkung des Menschen.

lh

Turnera diffusa
Damiana

Pflanzenfamilie	Passifloraceae • Passionsblumengewächse
Vorkommen	Süd-, Mittel und Nordamerika
Humorale Qualitäten	Warm 1–2, trocken 1–2
Humorale Wirkungen	Erwärmt und öffnet das kleine Becken und die Atemwege • Zerteilt zähe Feuchtigkeit • Mildert übermässige Schwarzgalle und Schärfen • Fördert die Spiritus-Bildung und -Verteilung • Deplethorisierend, dekongestiv • Tonusregulierend
Gestirne[1]	**Sonne,** Venus
Tria Principia[1]	**Mercurius**
Inhaltsstoffe	**Ätherische Öle** • Bitterstoffe • Gerbstoffe • Phenol-Glykosid (Arbutin) • Alkaloid (Koffein)
Droge	Damianae folium • Damianablatt
Darreichungsformen	*Innerlich:* Tee, Tinktur, Urtinktur, Spagyrikum, Fertigarzneimittel
Wirkungen	Verdauungsfördernd, krampflösend, anregend, stimmungsaufhellend, Stresstoleranz erhöhend, aphrodisierend, menstruationsfördernd, hormonregulierend
Nebenwirkungen[2]	
Kontraindikationen[2]	Vorsicht bei Hypertonie, Eisenmangel und in der Schwangerschaft
Anwendungsbereiche Indikationen	**Nervensystem/ Psyche:** *Innerlich:* Erschöpfung, depressive Verstimmung, Anpassungs-, Nervenschwäche Spannungszustände
	Frauenheilkunde: *Innerlich:* Wechseljahrbeschwerden, Menstruationsschmerzen, Libidoschwäche, Unterleibskälte
	Atemwege: *Innerlich:* Asthma
	Männerheilkunde: *Innerlich:* Libidoschwäche, Unterleibskälte
	Verdauung: *Innerlich:* Verdauungsschwäche, Appetitlosigkeit
Weiteres	Sexualtonikum der Maya

1 **Gestirne** und **Tria Prinzipia:** Zuordnung betrifft Heilwirkung

2 **Nebenwirkungen** und **Kontraindikationen:** entfallen bei spagyrischen Anwendungen

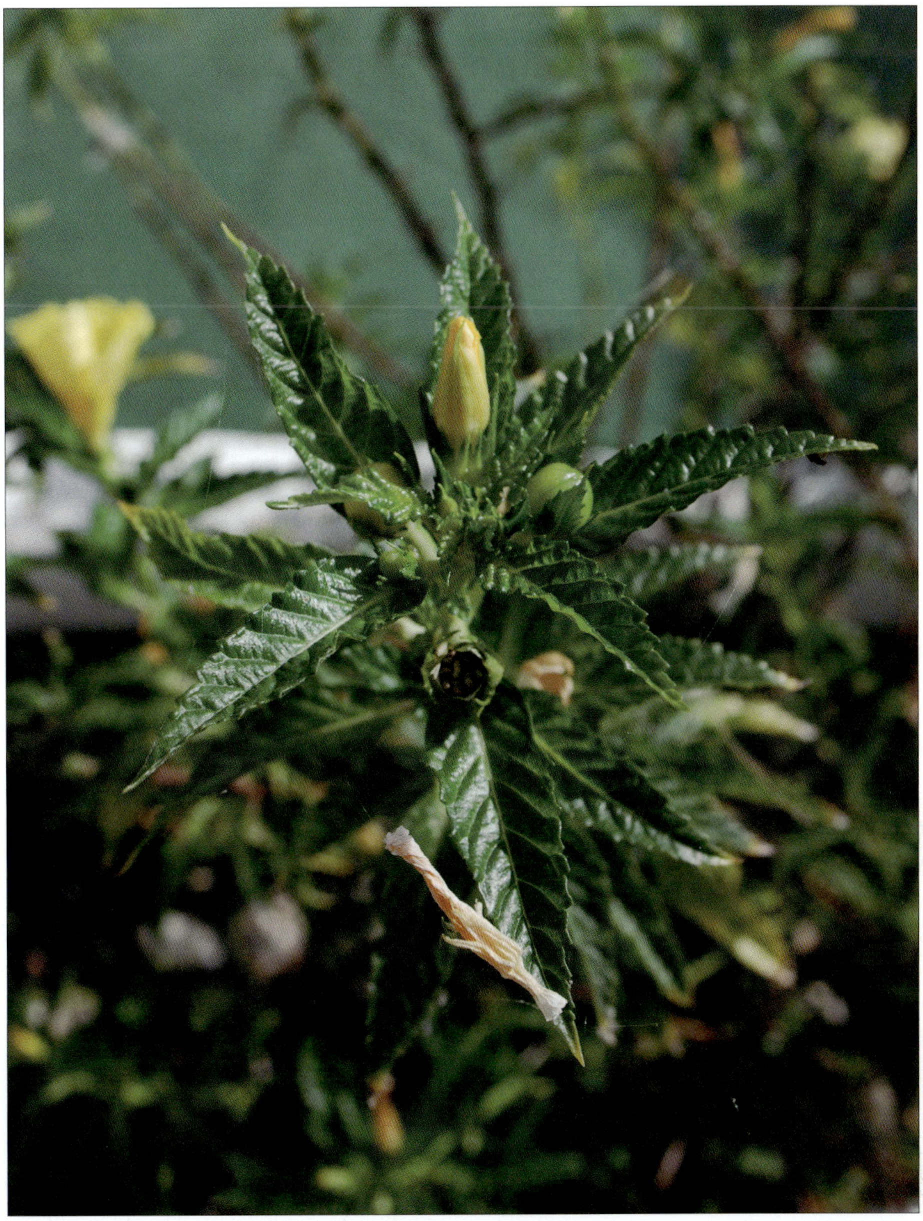

Turnera diffusa
Damianakraut

Quintessentiale Pflanze der Mayas

Damiana ist eine der Heilpflanzen der Maya-Medizin (und anderer indigener Völker Amerikas), die 1880 in den Pharmakopoen europäischer Länder aufgenommen wird. Sie ist ein zäher Strauch von starkem bitter-aromatischen Geruch.

Genutzt werden die Blätter, die wärmend auf alle merkuriellen Tätigkeiten wirken und somit alle rhythmischen Prozesse anregen. Darunter auch die ausgleichenden Kräfte, die von Herz und Lungen ausgehen, mitunter dem Lungen-Spiritus, der allen anderen Spiritusformen die wichtigste Quelle ist. Gleichzeitig regt sie die sulphurisch dominierte Magen- und Leberkochung an. Dadurch verbessert sie den vom Bauchraum aufsteigenden Nährstrom und den vom Brustraum aus sich verteilenden Spiritusstrom und unterstützt deren gegenseitige Durchdringung und Durchmischung. Der gesamte Organismus wird dadurch tiefgehend vitalisiert. Die Gewebekochung wird bis in die Bildung der edelsten Substanzen hinein (Ei- und Samenzelle) unterstützt. So ist es nicht verwunderlich, dass Damianablätter und ihre Zubereitungen vielen indigenen Völkern Amerikas in etwa das bedeuten, was den Chinesen der Ginseng ist.

Damiana wird auch zu den quintessentialen Kräutern gezählt, kann in geringen Mengen jeder Heilkräutermischung zur Harmonisierung der Einzelkomponenten zugegeben werden und steigert so deren Wirkung. lh

Tussilago farfara
Huflattich

Pflanzenfamilie	Asteraceae • Korbblütler
Vorkommen	Europa, Nordafrika, Westasien, Amerika • Auf Schuttplätzen und an Wegrändern
Humorale Qualitäten	**Blatt:** Neutral—kalt 1, feucht 1 • **Blüte:** Warm 1, feucht 1
Humorale Wirkungen	Öffnet und stärkt die Lungen • Befeuchtet und nährt die Schleimhaut • Mildert übermässige Gelbgalle/Schwarzgalle und Schärfen • Vermindert Ersatzausscheidungen über die Schleimhaut • Erweichend • Antiskrofulös • Tonusregulierend
Gestirne[1]	**Merkur,** Sonne
Tria Principia[1]	**Mercurius,** Sulphur
Inhaltsstoffe	**Schleimstoffe** • Flavonoide • Bitterstoffe • Gerbstoffe • Pyrrolizidinalkaloide (PA)
Droge	Farfarae folium / flos • Huflattichblatt / -blüte
Darreichungsformen	*Innerlich:* Tee, Tinktur, Urtinktur, Spagyrikum, Fertigarzneimittel
Wirkungen	*Innerlich:* Entzündungshemmend, hustenreizlindernd, schleimlösend, schleimhautregenerierend, krampflösend
Nebenwirkungen[2]	Allergiepotenzial
Kontraindikationen[2]	Korbblütlerallergie Schwangerschaft, Stillzeit – entfallen bei PA-freien Zubereitungen Wegen PA keine Langzeittherapie aufgrund möglicher Leberschädigung
Anwendungsbereiche Indikationen	**Atemwege** *Innerlich:* Schleimhautentzündungen, Husten, Bronchitis, Heiserkeit, Asthma
Weiteres	

1 **Gestirne** und **Tria Prinzipia:** Zuordnung betrifft Heilwirkung

2 **Nebenwirkungen** und **Kontraindikationen:** entfallen bei spagyrischen Anwendungen

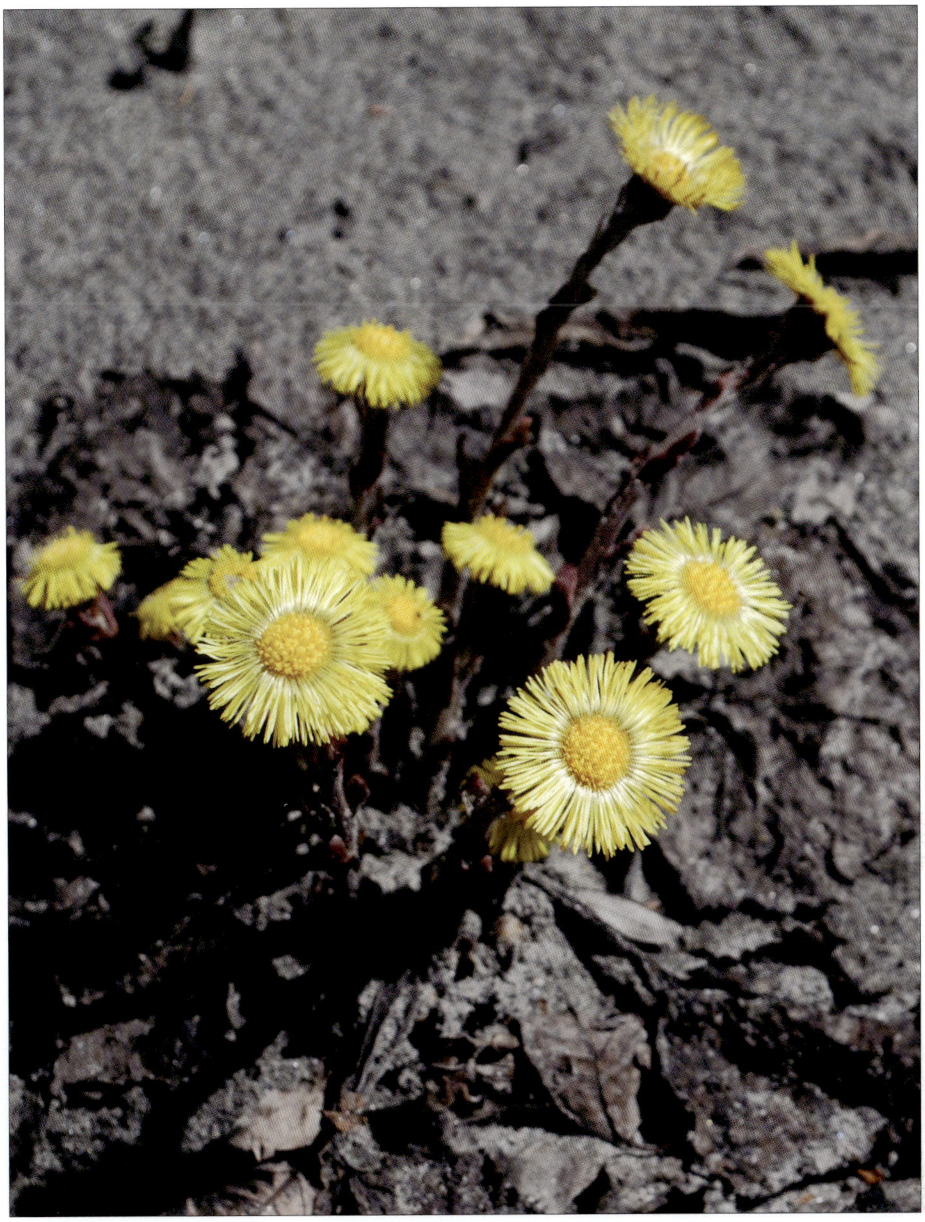

Tussilago farfara

Huflattich

Frühlingstonikum für die wintermüden Atemwege

Viele Pflanzenliebhaber können die ersten goldgelben Blütentupfer des Huflattichs kaum erwarten. Noch liegen in schattigen Winkeln die letzten Resten des Winterschnees, da wagen sie sich ohne Begleitung ihrer Blätter – übermütigen Kindern gleich – an besonders besonnten Plätzen bereits ans Licht. Sie künden den nahenden Frühling und den Beginn eines neuen Vegetationskreises. Doch noch ist Geduld gefragt, Väterchen Frost ist derzeit nicht gewillt, sein Zepter gänzlich abzugeben. Empfindlich-kalte Märzwinde und tiefe Morgentemperaturen stellen für unser Abwehrsystem und vor allem für unsere Atemwege noch immer eine grosse Herausforderung dar. Huflattich bietet für deren Schleimhäute genau die richtige Stärkungskur, indem er sie gleichzeitig befeuchtet, kräftigt und tonisiert, damit sie ihre überaus wichtige Funktion optimal erfüllen können.

Als zusätzliches Bonusmaterial für das Immunsystem weist Huflattich einen bedeutsamen Gehalt von Zink auf, da er dieses Spurenelement sogar aus dem Boden aufnehmen und speichern kann.

In den letzten Jahrzehnten ist diese altgediente Atemwegsheilpflanze wegen ihrem Gehalt an Pyrrolizidinalkaloiden vielerorts in Misskredit geraten. In angepasster Dosierung und entsprechender Zubereitung ist Huflattich – insbesondere seine Blätter – weiterhin ein altbewährtes Heilmittel.

cr

Urtica dioica
Brennnessel, grosse

Pflanzenfamilie	Urticaceae • Brennnesselgewächse
Vorkommen	Weltweit • Auf Schuttplätzen, an Strassenrändern, um Haus und Hof
Humorale Qualitäten	Warm 2–3, trocken 2–3
Humorale Wirkungen	Fördert die Kochungen und Krisis • Erwärmt und öffnet Leber, Milz, Nieren, Gebärmutter und fördert ihren Konsensus • Stärkt, reguliert Blut und fördert die nährenden Säfte • Leitet übermässige Gelbgalle/Schwarzgalle und Schärfen aus • Zerteilt zähe Feuchtigkeit • Vermindert Ersatzausscheidungen über Haut und Schleimhaut • Fördert die Widerstandskraft des Bindegewebes • Fördert die Spiritus-Verteilung • Antidyskratisch • Antiskrofulös • Sthenisierend
Gestirne[1]	**Mars,** Merkur
Tria Principia[1]	**Sulphur,** Mercurius
Inhaltsstoffe	**Blatt: Chlorophyll** • **Kieselsäure** • Flavonoide • Bitterstoffe • Eisen **Wurzel: Phytosterine** (Beta-Sitosterol u.a.) • Lektine • Lignane
Droge	Urticae folium / radix • Brennnesselblatt / -wurzel
Darreichungsformen	*Innerlich:* Tee, Tinktur, Urtinktur, Spagyrikum, Presssaft, Fertigarzneimittel **Blatt,** *Äusserlich:* Waschung, Auflage, Urtikation
Wirkungen	**Blatt,** *Innerlich:* Harntreibend, menstruationsanregend, milchbildungsfördernd, entzündungshemmend, antioxidativ • *Äusserlich:* Hyperämisierend **Wurzel:** Entzündungshemmend, proliferationshemmend, harntreibend
Nebenwirkungen[2]	
Kontraindikationen[2]	**Blatt:** Vorsicht bei Allergikern. Keine Durchspülungstherapie bei Ödemen infolge Herz- oder Niereninsuffizienz.
Anwendungsbereiche Indikationen	**Nieren-Blase:** **Blatt,** *Innerlich:* Harnwegsinfekte, Reizblase, Inkontinenz • **Wurzel,** *Innerlich:* Prostatavergrösserung und damit zusammenhängende Miktionsbeschwerden, vegetative Dysfunktion des kleinen Beckens **Herz-Kreislauf:** *Innerlich:* Anämie **Frauenheilkunde:** *Innerlich:* Schwache oder ausbleibende Menstruationsblutung, Milchmangel bei Stillenden **Bewegungsapparat:** *Innerlich/Äusserlich:* Unterstützend bei rheumatischen Erkrankungen **Haut:** *Innerlich:* Unterstützend bei Hauterkrankungen
Weiteres	Kardinalmittel des Blutes. Zusätzlich werden auch andere Arten, z.B. die kleine Brennnessel, Urtica urens, verwendet. Brennnesselfrüchte werden als Roborans eingesetzt.

1 **Gestirne** und **Tria Prinzipia:** Zuordnung betrifft Heilwirkung

2 **Nebenwirkungen** und **Kontraindikationen:** entfallen bei spagyrischen Anwendungen

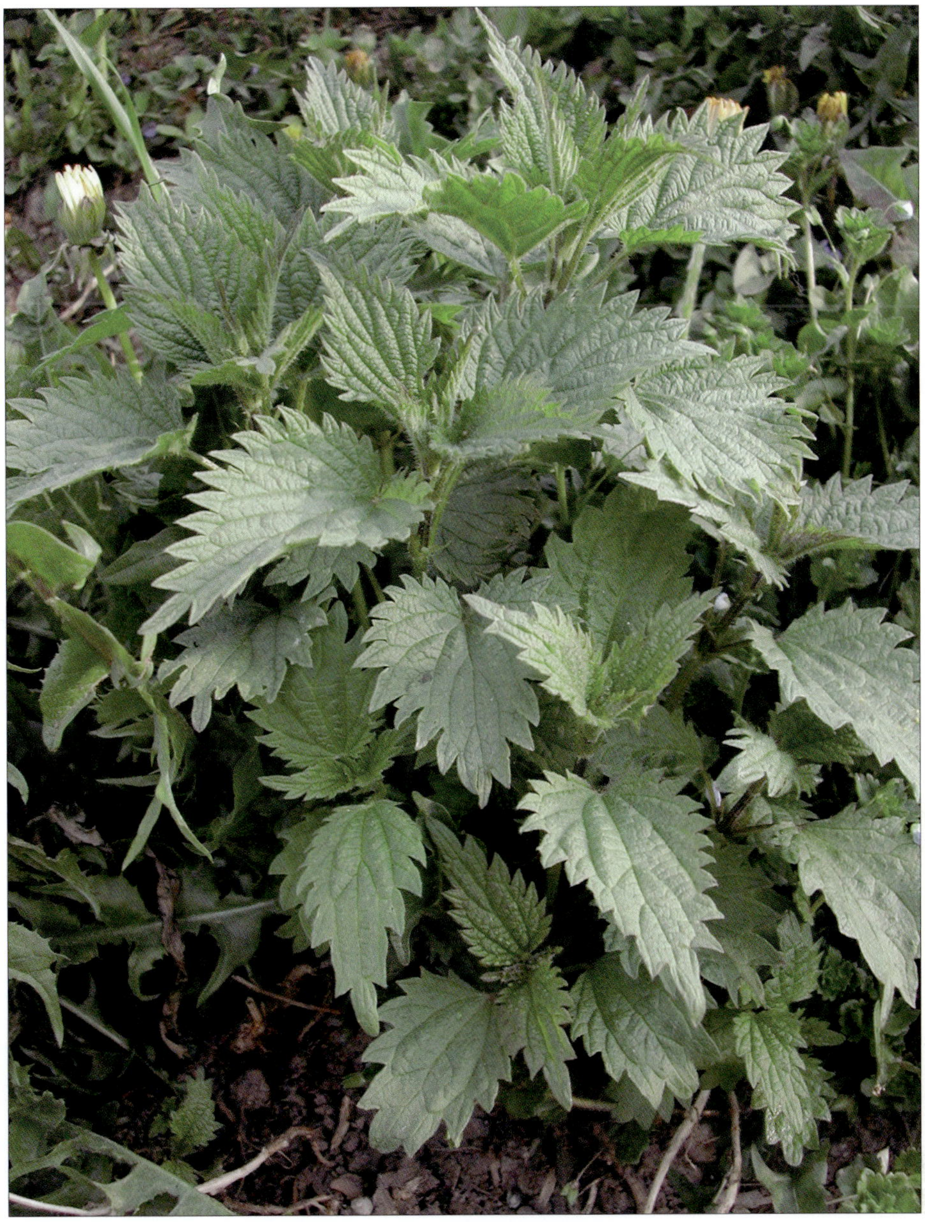

Urtica dioica
Grosse Brennnessel

Regt die Feuerkräfte an

Die grosse Brennnessel ist eine typische Kulturfolgerin des Menschen mit besonderer Vorliebe für stickstoffangereicherten Boden. Der Nähe zum Menschen ist das Wissen über die vielfältigen Anwendungen dieser Pflanze zu verdanken. Sie ist Speise-, Textil-, Heil-, Kult- und Schutzpflanze zugleich. Sie wird zu allen Zeiten als eine Heilpflanze mit besonderer Affinität zum Blut wahrgenommen. Mit ihren marsischen Eigenschaften, die sich unter anderem durch ihre Brennhaare und ihrem Eisenreichtum manifestieren, stärkt, nährt und «reinigt» sie den Lebenssaft Blut wie kaum eine andere Heilpflanze. Sie wird zu Recht als Kardinalmittel des Blutes und als Universalentgifter betrachtet!

Sie kurbelt die Wärmekräfte im Organismus an und hilft damit der unsterblichen Seele (Anima), sich intensiver mit dem Körper zu verbinden. Übermässige Sal-Einwirkung wird zurückgedrängt, der Säftefluss und die sulphurischen Aufbaukräfte gefördert. Dabei wird sie innerlich wie auch äusserlich angewendet. Die äusserliche Anwendung in Form der Urtifikation (Bestreichung der Haut mit dem frischen Kraut) ist eine zwar heroische, aber unbestritten äusserst intensive, durchblutungsanregende, ab- und ausleitende Massnahme, die noch heute Anwendung findet. lh

Vaccinium myrtillus
Heidelbeerstrauch

Pflanzenfamilie	Ericaceae • Heidekrautgewächse
Vorkommen	Europa, Asien, Nordamerika • In Moorlandschaften und Wäldern
Humorale Qualitäten	**Frische Frucht:** Warm 1, feucht 1 • **Getrocknete Frucht:** Neutral, trocken 1
Humorale Wirkungen	**Frische Frucht:** Fördert die 3. Kochung, die nährenden Säfte und die Blutverteilung. • Erwärmt und öffnet die Gefässe • Mildert übermässige Gelbgalle/Schwarzgalle und Schärfen • Tonusregulierend **Getrocknete Frucht:** Mildert übermässige Gelbgalle und Schärfen • Stillt übermässige Flüsse • Tonusregulierend
Gestirne[1]	**Frische Frucht: Merkur,** Sonne • **Getrocknete Frucht: Saturn**
Tria Principia[1]	**Frische Frucht: Mercurius** • **Getrocknete Frucht: Sal,** Mercurius
Inhaltsstoffe	**Gerbstoffe** (v.a. in getrockneter Frucht) • **Anthocyane** (v.a. in frischer Frucht) • Flavonoide • Fruchtsäuren (v.a. in frischer Frucht)
Droge	Myrtilli fructus • Heidelbeere
Darreichungsformen	Tee, Tinktur, Urtinktur, Spagyrikum, Beerensaft, Fertigarzneimittel
Wirkungen	**Frische Frucht:** Abführend, entzündungshemmend, antioxidativ, Mikrozirkulation optimierend, Augenfunktion stärkend und Nachtsehleistung optimierend, Epithel regenerierend **Getrocknete Frucht:** Stopfend, entzündungshemmend, adsorbierend
Nebenwirkungen[2]	
Kontraindikationen[2]	
Anwendungsbereiche Indikationen	**Verdauung** — **Getrocknete Frucht,** *Innerlich:* Durchfall, Schleimhautentzündungen, Aphten **Herz-Kreislauf** — **Frische Frucht,** *Innerlich:* Durchblutungsstörungen **Sinnesorgane** — **Frische Frucht,** *Innerlich:* Nachlassendes Sehvermögen, Augenentzündungen
Weiteres	Getrocknete Früchte sind ein bewährtes Kinderheilmittel bei Durchfall.

1 **Gestirne** und **Tria Prinzipia:** Zuordnung betrifft Heilwirkung

2 **Nebenwirkungen** und **Kontraindikationen:** entfallen bei spagyrischen Anwendungen

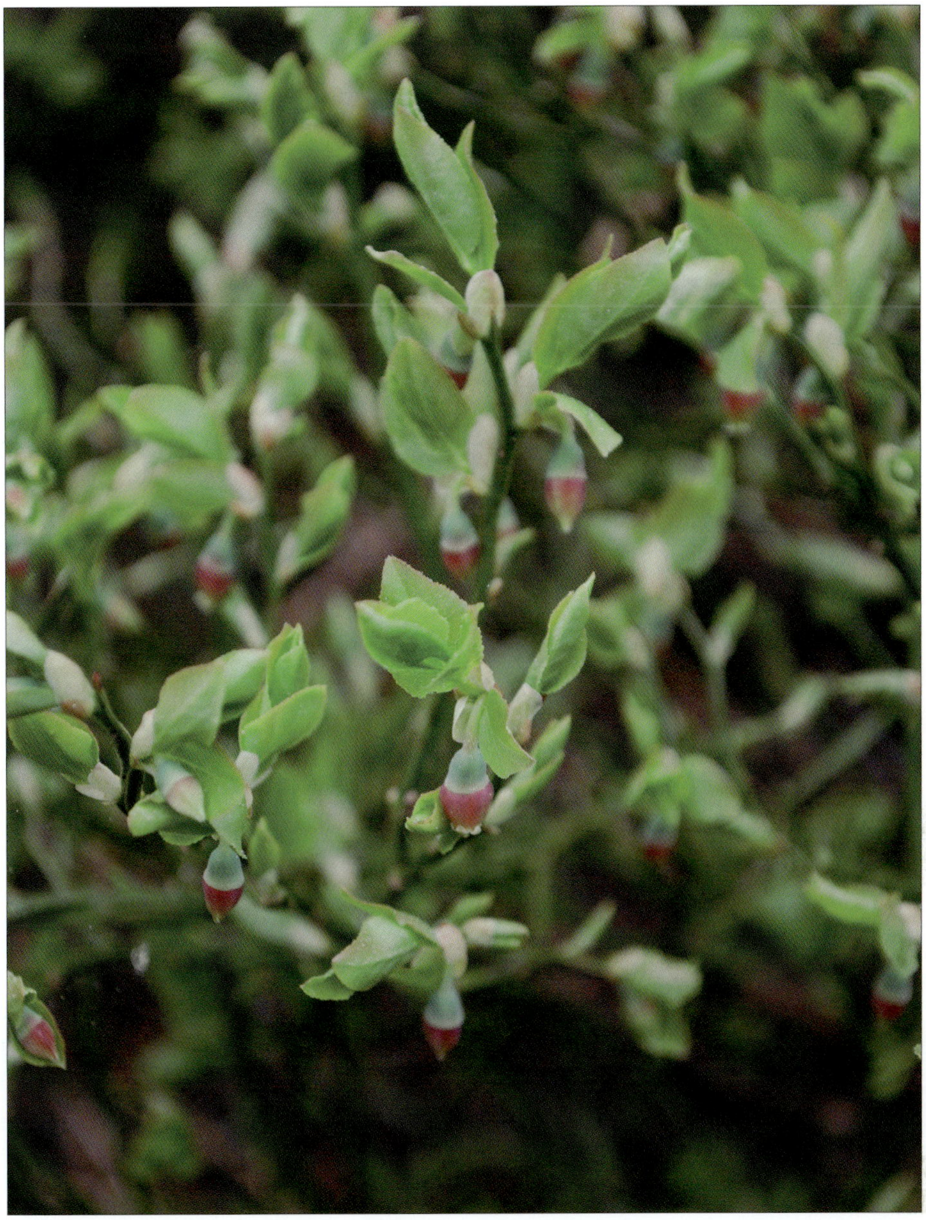

Vaccinium myrtillus
Heidelbeerstrauch

Beeren für die Sehkraft

Der sommergrüne Heidelbeerstrauch ist von der Ebene bis zum Gebirge häufig auf siliciumreichen Boden zu finden, wo er die charakteristischen bis zu 1000 Quadratmeter grossen «Teppiche» bildet, in denen die schmackhaften, tiefblauen Heidelbeeren zu finden sind. Diese leicht augenförmigen Beeren haben in gewissen Regionen zu Namen wie Äuglbeer, Blickbeere und Schwarzäuglbeere geführt. Tatsächlich stärkt der Genuss frischer Heidelbeeren durch ihren hohen Gehalt an Anthocyanen nachweislich die Sehkraft, vor allem in der Dämmerung. Von der augenstärkenden Wirkung der Beere wusste bereits Hildegard von Bingen im 12. Jahrhundert zu berichten.

Im Mittelalter verwenden die Ärzte die Beeren ebenfalls häufig gegen Entzündungen von Haut und Schleimhaut, besonders im Genitalbereich. Die entzündungshemmende Wirkung ist zuverlässig und sanft zugleich. Ihre gute Verträglichkeit ist auch der Grund, warum sie in der Kinderheilkunde gerne verwendet werden. Die lustigen blauen Beeren sprechen die sanguinischen Kräfte besonders an. Im Vergleich wirken frische Heidelbeeren stärker säfteanregend und stärkend auf das Blutprinzip. Die getrockneten Beeren hingegen vermindern übermässigen Säftefluss und trocknen unmässige Feuchtigkeit im Körper. Gemeinsam ist beiden die schärfenmildernde, antioxidative Wirkung, die schützend und gleichsam verjüngend auf alle Gewebe wirkt.

lh

Vaccinium vitis-idaea
Preiselbeerstrauch

Pflanzenfamilie	Ericaceae • Heidekrautgewächse
Vorkommen	Europa, Asien, Nordamerika • In lichten Wäldern und Mooren
Humorale Qualitäten	Kalt 1, trocken 1
Humorale Wirkungen	Mildert übermässige Gelbgalle und Schärfen • Stillt übermässige Flüsse • Sthenisierend
Gestirne[1]	**Saturn**, Venus
Tria Principia[1]	**Sal**
Inhaltsstoffe	**Gerbstoffe** • **Anthocyane** • Flavonoide • Fruchtsäuren
Droge	Vitis idaeae fructus • Preiselbeerfrucht
Darreichungsformen	Beerensaft, Fertigarzneimittel
Wirkungen	Zusammenziehend, antioxidativ, antimikrobiell, entzündungshemmend, antiadhäsiv auf Bakterien
Nebenwirkungen[2]	Selten Nesselfieber
Kontraindikationen[2]	
Anwendungsbereiche Indikationen	**Nieren-Blase** *Innerlich:* Harnwegsentzündungen, Reizblase
Weiteres	Vitis idaeae folium, die Preiselbeerblätter werden ähnlich wie die Blätter der Bärentraube verwendet.

1 **Gestirne** und **Tria Prinzipia:** Zuordnung betrifft Heilwirkung

2 **Nebenwirkungen** und **Kontraindikationen:** entfallen bei spagyrischen Anwendungen

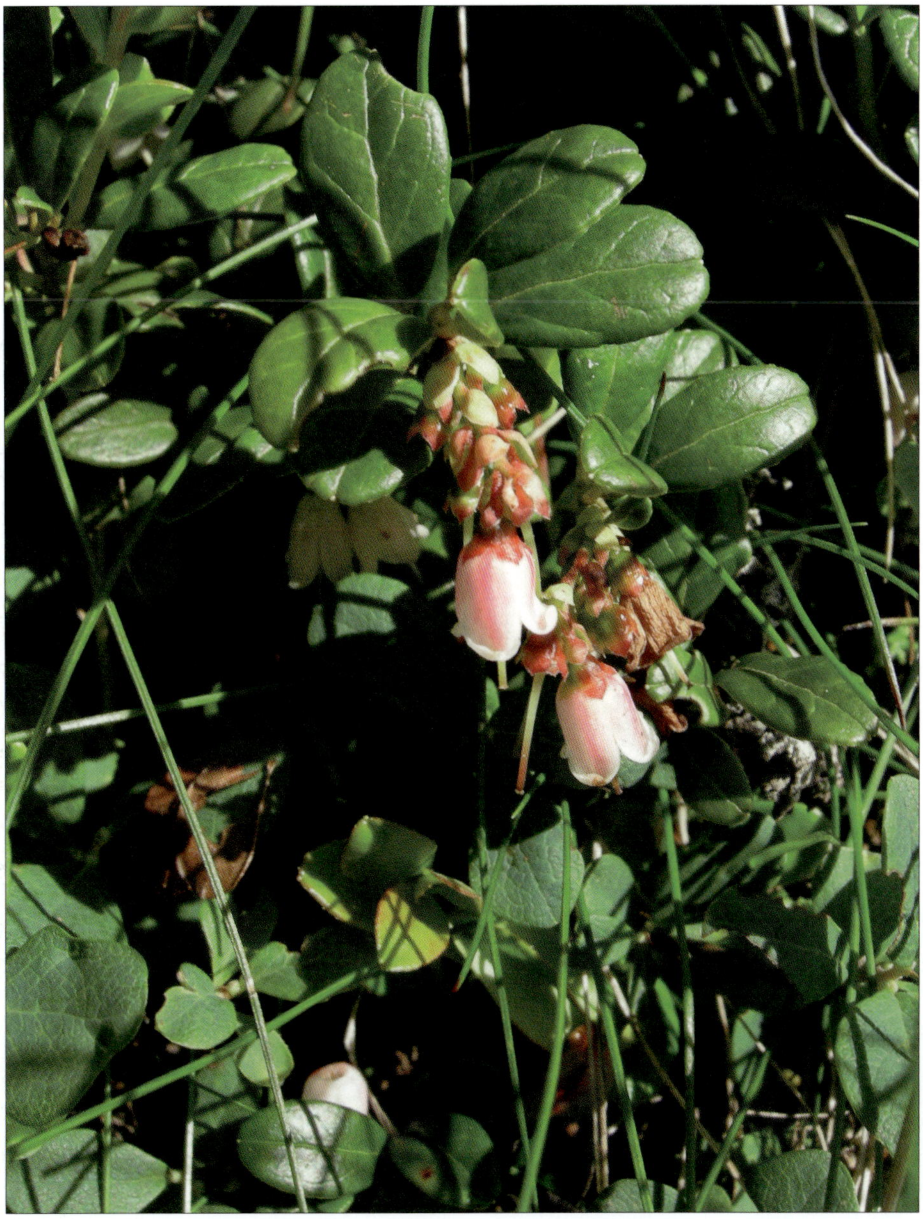

Vaccinium vitis idaea

Preiselbeerstrauch

Mysterienpflanze Kareliens

Der immergrüne Preiselbeerstrauch ist eine Pionierpflanze nährstoffarmer saurer Böden, der mit kalten Temperaturen gut klarkommt. Bedingungen, die beispielsweise in den Kältesteppen (Tundra) der Arktis und der Hochgebirge herrschen, wo die kriechende Pflanze weite Teppiche bildet und für Mensch und Tier mit seinen roten, vitaminreichen Beeren ein wichtiger Nahrungslieferant ist.

Im finnischen Nationalepos, dem Kalevala, kommt der Preiselbeere eine bedeutungsvolle Rolle zu, indem die Jungfrau Marjatta durch das Essen einer Preiselbeere schwanger wird und den in allen Dingen meisterhafte Helden Kalevala, späterer König Kareliens, zur Welt bringt.

Diese Beeren sind von stark säuerlichem Geschmack und wirken zusammenziehend und Oberflächen abdichtend. Es sind dies die begrenzenden und verdichtenden Kräfte des Erdelements, die sich darin manifestieren und hitzige und auflösende Kräfte einschränken können. Dadurch vermittelt die Preiselbeere stabilisierende Kräfte an die Schleimhäute der Becken- und Bauchorgane. So hemmt sie beispielsweise die Anheftung der Bakterien an die Blasenschleimhaut und wirkt schärfenmildernd auf alle Körperoberflächen. lh

Valeriana officinalis
Baldrian

Pflanzenfamilie	Caprifoliaceae • Geissblattgewächse
Vorkommen	Europa, Asien • Auf Wiesen, an Ufern und in Gräben
Humorale Qualitäten	Neutral—warm 1, trocken 2
Humorale Wirkungen	Erwärmt und öffnet die Nerven • Mildert übermässige Gelbgalle/Schwarzgalle und Schärfen • Zerteilt zähe Feuchtigkeit • Fördert die Spiritus-Bildung und -Verteilung • Dekongestiv • Tonusregulierend
Gestirne[1]	**Merkur,** Mond
Tria Principia[1]	**Mercurius,** Sal
Inhaltsstoffe	**Ätherische Öle** • Valerensäure • Iridoidglykoside (Valepotriate u.a.) • Flavonoide • Alkaloide
Droge	Valerianae radix • Baldrianwurzel
Darreichungsformen	*Innerlich:* Tee, Tinktur, Urtinktur, Spagyrikum Fertigarzneimittel *Äusserlich:* Bad, Räucherung
Wirkungen	Beruhigend, krampflösend, muskelrelaxierend, vegetativ und psychisch ausgleichend, hilft zu fokussieren, reizabschirmend, angstlösend
Nebenwirkungen[2]	Umkehrwirkung möglich bei zu hoher oder zu tiefer Dosierung
Kontraindikationen[2]	Interaktionen mit Benzodiazepinen
Anwendungsbereiche Indikationen	**Nervensystem/ Psyche** *Innerlich:* Nervöse Erregungszustände, Schlafstörungen, Angstzustände; nervöse Beschwerden von Herz-Kreislauf, Atem-, Harn- und Verdauungswegen; unterstützend bei Suchtmittelentwöhnung
Weiteres	Dem Sonnengott Baldur geweiht. Früher wichtiges Theriakkraut.

1 **Gestirne** und **Tria Prinzipia:** Zuordnung betrifft Heilwirkung

2 **Nebenwirkungen** und **Kontraindikationen:** entfallen bei spagyrischen Anwendungen

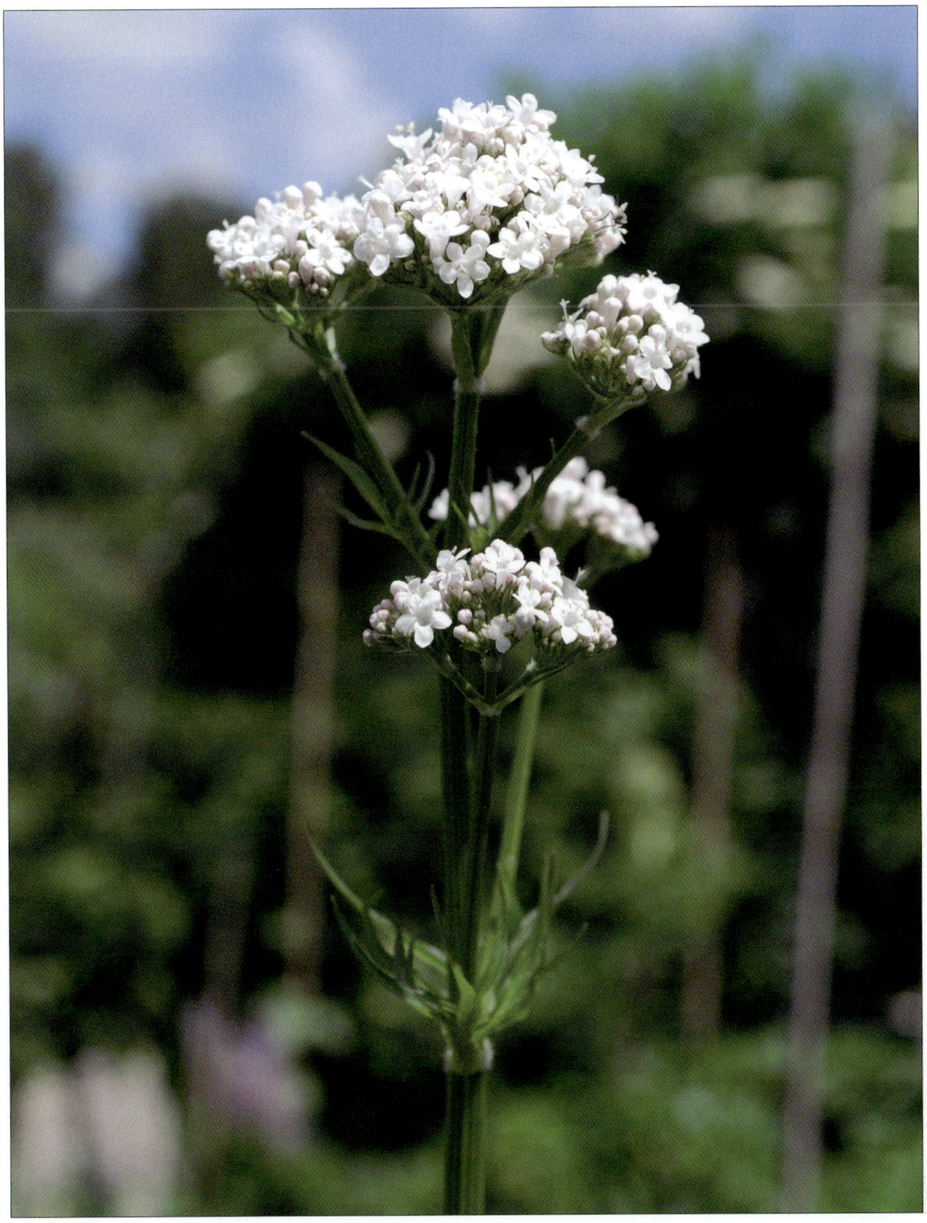

Valeriana officinalis
Baldrian

Merkuriell erhöhte Mondenkraft

Der Baldrian bevorzugt feuchte Standorte. Sein bis zu zwei Meter langer, gerader Stängel, dessen Ende sich im Sommer in strahlend weisse bis hellrosa farbige Blüten versprüht, erinnert etwas an einen Lichtstrahl. Sicher ein Grund, weshalb Baldrian den Namen des germanischen Sonnengottes Baldur trägt. Seine gefiederten Blätter und sein hohler Stängel manifestieren die intensive Merkur-Einwirkung, die Licht- und Wärmekräfte in die Wurzelsphäre leitet, wo es auf die der feuchten Umgebung entnommenen, mondigen Kräfte trifft. Das Mondig-Feuchte wird in der Wurzel durch Merkurkräfte zu einem grossen Teil getrocknet und bleibt nur noch im charakteristischen, pheromonartigen (Pheromone = Sexualdüfte) Baldrianduft sinnlich wahrnehmbar erhalten. Die Mondqualität wird so von der wässrigen Schwere befreit und subtilisiert. Diese merkuriell erhöhte Mondqualität manifestiert sich beispielsweise dadurch, dass Baldrianwurzel das Nervensystem kräftigt, von Schleimigkeiten befreit und die Verteilung des Gehirnspiritus / Spiritus rationalis fördert. Verbunden mit den Eigenschaften der Sonne tritt die allgemein kräftigende Wirkung in den Vordergrund, weshalb Baldrian früher eine wichtige Ingredienz des berühmten Theriaks (= Universalheilmittel) ist und auch Theriakkraut genannt wird. Baldrianwurzel ist ein gutes Kräftigungsmittel für das Nervensystem.

lh

Verbascum densiflorum
Königskerze, grossblütige

Pflanzenfamilie	Scrophulariaceae • Braunwurzgewächse
Vorkommen	Europa, Nordafrika, Westasien • Auf Brachflächen, Schutthalden, an Wegrändern, Strassen und Bahndämmen
Humorale Qualitäten	Warm 1, neutral—trocken 1
Humorale Wirkungen	Erwärmt und öffnet die Atemwege • Zerteilt zähe Feuchtigkeit • Leitet Gelbgalle/Schwarzgalle und Schärfen aus • Vermindert Ersatzausscheidungen über die Schleimhaut • Lymphflussfördernd im Kopf- und Brustbereich • Antiskrofulös • Detonisierend
Gestirne[1]	**Merkur,** Mond
Tria Principia[1]	**Mercurius,** Sulphur
Inhaltsstoffe	**Schleimstoffe** • **Saponine** • Iridoid-Glykoside • Flavonoide • Wenig ätherische Öle
Droge	Verbasci flos • Königskerzenblüte
Darreichungsformen	Tee, Tinktur, Urtinktur, Spagyrikum, Fertigarzneimittel
Wirkungen	Hustenreizlindernd, schleimhautregenerierend, entzündungshemmend, antioxidativ, auswurffördernd, krampflösend
Nebenwirkungen[2]	
Kontraindikationen[2]	
Anwendungsbereiche Indikationen	**Atemwege** *Innerlich:* Schleimhautentzündungen, Husten, Asthma, Bronchitis, Heiserkeit, Sinusitis **Immunsystem** *Innerlich:* Erkältungen, grippale Infekte (u.a. mit neuralgischen Symptomen im Kopfbereich)
Weiteres	Ebenso wird Verbascum thapsus, die kleinblütige Königskerze verwendet.

1 **Gestirne** und **Tria Prinzipia:** Zuordnung betrifft Heilwirkung

2 **Nebenwirkungen** und **Kontraindikationen:** entfallen bei spagyrischen Anwendungen

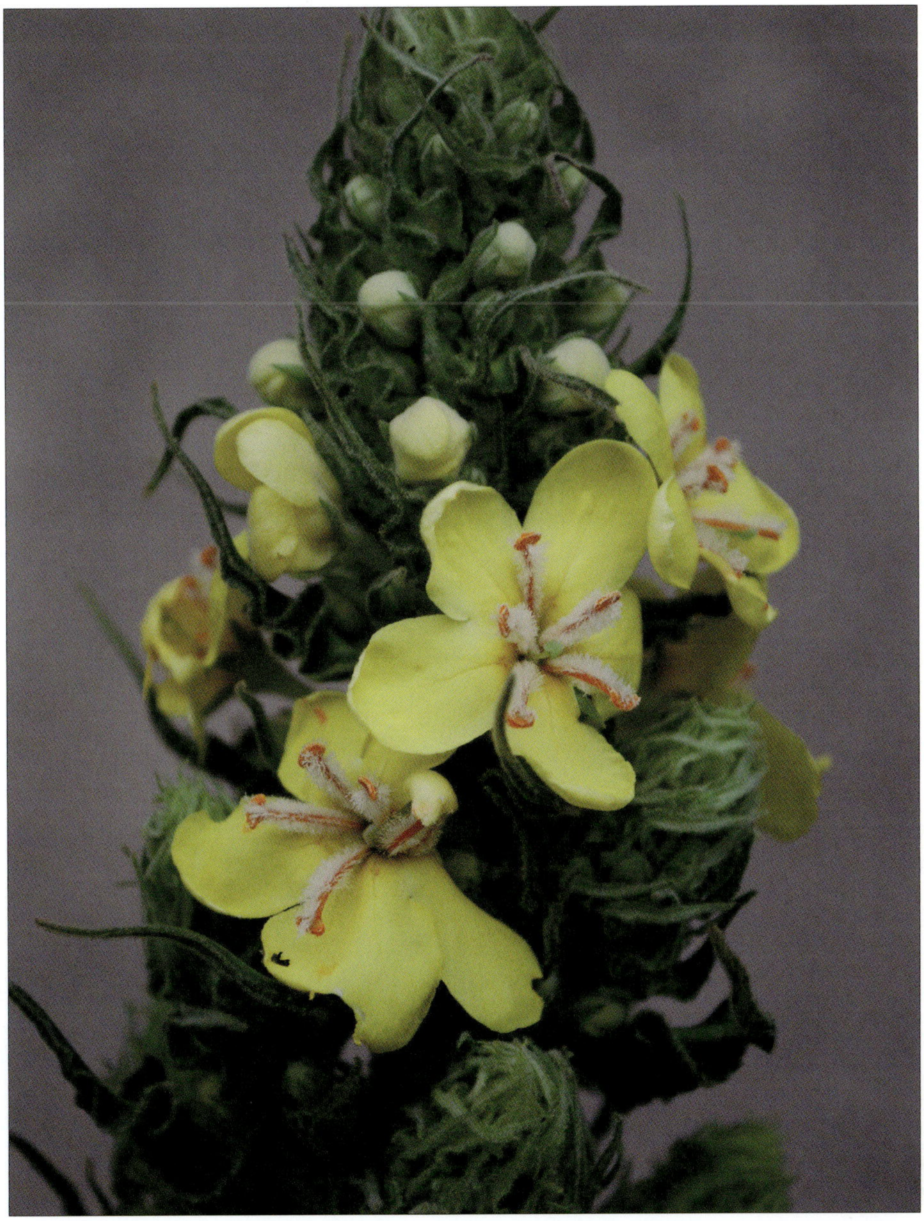

Verbascum densiflorum

Grossblütige Königskerze

Sanfte Beschützerin

Wie eine gutmütige Wächterin steht die Königskerze auf Brachflächen oder in Gärten, wo sie die meisten Mitpflanzen um ein Vielfaches überragt. Während die Abendsonne untergeht, scheint dabei ein beruhigendes, goldenes Strahlen von ihr auszugehen. Ihre Pflanzenteile wurden in früheren Zeiten tatsächlich als Lichtbringer in Form von Fackeln oder Dochten verwendet.

In der traditionellen Weltsicht steht die Königskerze mit schützenden, weiblichen Gottheiten in Verbindung, z.B. mit der christlichen Muttergottes. In den Kräutersträussen, die am 15. August zu Maria Himmelfahrt gesegnet wurden und an einigen Orten noch immer werden, nimmt die Königskerze oft eine zentrale Stellung ein. Den modernen Menschen schützt die derart geweihte Heilpflanze nicht nur wie früher vor Gewitter und bösem Zauber, sondern vor Unheil in Form von Atemwegserkrankungen. Durch ihre reizlindernde und die Schleimhaut regenerierende Wirkung kommt auch heute die nährende, weibliche Qualität zum Tragen.

Eine wunderbare Zubereitung ist die Herstellung von Goldöl: Frische Blüten werden bis zum Rand in ein Glas eingefüllt. Verschlossen wird dieses für drei Tage an die Sonne gestellt. Das schleimige, goldfarbene Kondensat wird abgeseiht und dunkel aufbewahrt. Es hilft äusserlich angewendet bei Ohrenschmerzen oder Neuralgien – ist jedoch ohne Zugabe von konservierendem Alkohol nur kurz haltbar. cr

Verbena officinalis
Eisenkraut, echtes

Pflanzenfamilie	Verbenaceae • Eisenkrautgewächse
Vorkommen	Weltweit • An Wegrändern, auf Schuttplätzen
Humorale Qualitäten	Warm 2, trocken 1
Humorale Wirkungen	Fördert die Kochungen • Stärkt und reguliert Blut • Erwärmt und öffnet Magen, Leber, Milz, Gebärmutter und fördert ihren Konsensus • Leitet Gelbgalle/Schwarzgalle und Schärfen aus • Zerteilt zähe Feuchtigkeit • Fördert die Spiritus-Verteilung • Deplethorisierend • Dekongestiv • Tonusregulierend
Gestirne[1]	**Merkur,** Jupiter
Tria Principia[1]	**Mercurius**
Inhaltsstoffe	**Iridoid-Glykoside** • Bitterstoffe • Ätherische Öle • Alkaloide • Flavonoide
Droge	Verbenae herba • Eisenkraut
Darreichungsformen	*Innerlich:* Tee, Tinktur, Urtinktur, Spagyrikum, Fertigarzneimittel *Äusserlich:* Bad, Auflage, Räucherung
Wirkungen	*Innerlich:* Zusammenziehend, Herz und Gefässe tonisierend, verdauungsfördernd, Leber-Galle-anregend, krampflösend, entzündungshemmend, menstruationsanregend, antimikrobiell, nervenstärkend, stimmungsaufhellend *Äusserlich:* Wundheilend, zusammenziehend
Nebenwirkungen[2]	Abortiv
Kontraindikationen[2]	Schwangerschaft
Anwendungsbereiche Indikationen	**Atemwege** *Innerlich:* Angina, Erkältungen, Sinusitis **Verdauung** *Innerlich:* Verdauungsschwäche, Appetitlosigkeit, Krämpfe **Frauenheilkunde** *Innerlich:* Schwache oder ausbleibende Menstruationsblutung, Wechseljahrbeschwerden **Nervensystem/Psyche** *Innerlich/Äusserlich:* Nervosität, Schmerzen, Kopfneuralgien, depressive Verstimmung **Haut** *Äusserlich:* Wunden, Hautausschläge
Weiteres	Alte Ritual- und Beschwörungspflanze

1 **Gestirne** und **Tria Prinzipia:** Zuordnung betrifft Heilwirkung

2 **Nebenwirkungen** und **Kontraindikationen:** entfallen bei spagyrischen Anwendungen

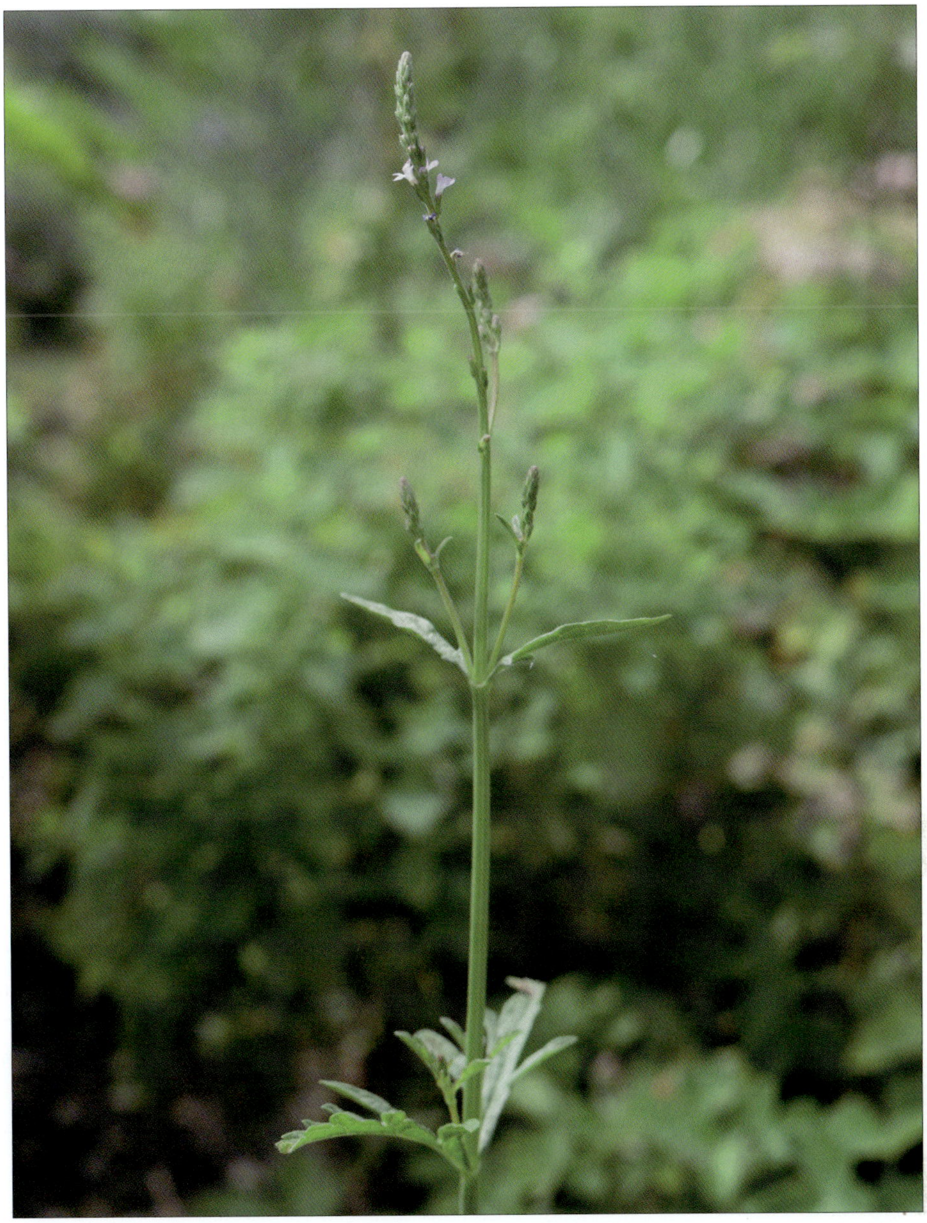

Verbena officinalis
Echtes Eisenkraut

Mediationskraut der Römer

Das echte Eisenkraut ist die herba sacra (heiliges Kraut) der Römer, die es dem Göttervater Jupiter weihen. Trägt man dieses Kraut bei sich, steht man unter dem Schutz Jupiters. So werden die römischen Boten, die zwischen verfeindeten Parteien vermitteln, nach der Pflanze verbenaria benannt. Sie geniessen unbedingte Immunität.

Eisenkraut ist eine alte Kulturbegleiterin des Menschen und kommt durch diesen inzwischen weltweit von den gemässigten bis zu den tropischen Klimazonen vor. Sie ist ausgesprochen anpassungs- und widerstandsfähig. Qualitäten, die sie dem Menschen weitergibt.

Sie ist eine stark gestielte Pflanze mit vielen Verzweigungen. Ihre Blätter sind im unteren Bereich kräftig gebaut, um im oberen Bereich nur noch verkümmert vorzukommen. Die Blütenstände sind ebenfalls strahlig lang gebaut und tragen viele kleine blass-lila farbige Blüten. Die Polarität zwischen dem blattdominanten unteren und stängeldominanten oberen Pflanzenteil ist Signatur dafür, wie die schweren Elemente intensiv von den leichten Elementen erfasst und dem Strahlig-Lichten zugeführt werden. So wird das echte Eisenkraut auch traditionell verwendet, um schwere, verdichtete Zustände aufzulösen und durchgängig zu machen. Gleichzeitig fördert es die Säfte- und Gewebekochung und wirkt dadurch blutbildend und allgemein kräftigend. lh

Veronica officinalis
Ehrenpreis, echter

Pflanzenfamilie	Plantaginaceae • Wegerichgewächse
Vorkommen	Europa, Westasien • In Wäldern, auf Magerwiesen und in Gebüschen
Humorale Qualitäten	Warm 1, trocken 1
Humorale Wirkungen	Fördert die Kochungen • Erwärmt und öffnet die Atem- und Verdauungswege • Löst zähe Feuchtigkeit • Vermindert Ersatzausscheidungen über Haut und Schleimhaut • Fördert die Spiritus-Verteilung • Antidyskratisch • Antiskrofulös • Tonusregulierend
Gestirne[1]	**Merkur,** Venus
Tria Principia[1]	**Mercurius**
Inhaltsstoffe	**Iridoid-Glykoside** (Aucubin u.a.) • Flavonoide • Saponine • Bitterstoffe
Droge	Veronicae herba • Ehrenpreiskraut
Darreichungsformen	*Innerlich:* Tee, Tinktur, Urtinktur, Spagyrikum, Fertigarzneimittel *Äusserlich:* Bad, Auflage
Wirkungen	*Innerlich:* Hustenlindernd, auswurffördernd, entzündungshemmend, verdauungsfördernd, lymphflussfördernd *Äusserlich:* Wundheilungsfördernd, entzündungshemmend, juckreizlindernd
Nebenwirkungen[2]	
Kontraindikationen[2]	
Anwendungsbereiche Indikationen	**Atemwege** *Innerlich:* Schleimhautentzündungen, Bronchitis, Asthma **Verdauung** *Innerlich:* Verdauungsschwäche, Appetitlosigkeit, Schleimhautentzündungen **Bewegungapparat** *Innerlich:* Rheumatische Erkrankungen **Lymphsystem** *Innerlich:* Lymphknotenschwellungen, -entzündungen **Haut** *Innerlich/Äusserlich:* Hauterkrankungen, Wunden
Weiteres	

1 **Gestirne** und **Tria Prinzipia:** Zuordnung betrifft Heilwirkung

2 **Nebenwirkungen** und **Kontraindikationen:** entfallen bei spagyrischen Anwendungen

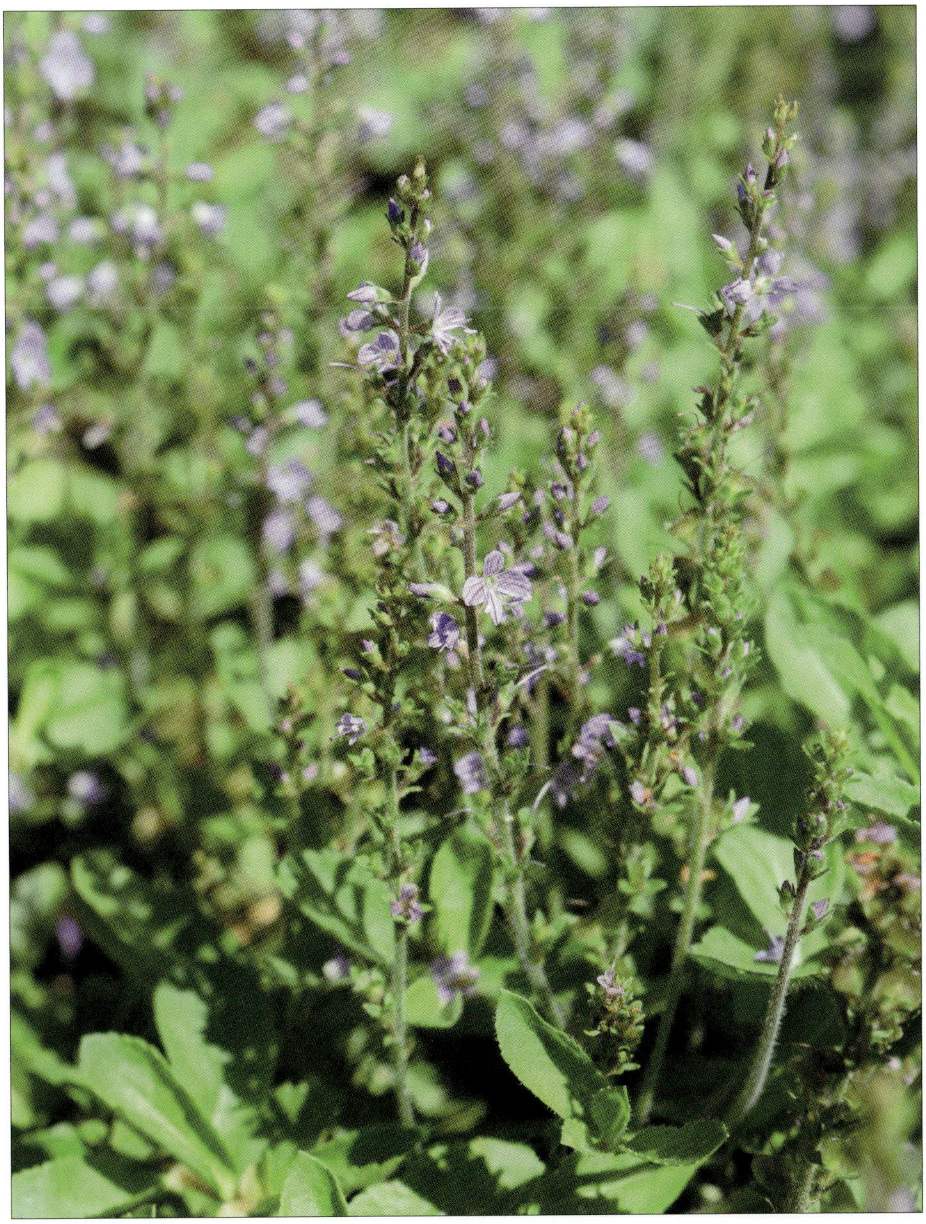

Veronica officinalis
Echter Ehrenpreis

Comfortativum für die Säfte

Der echte Ehrenpreis ist eine unauffällige, am Boden entlang kriechende, stärker verzweigte Pflanze, die öfters kleine Teppiche bildet. Die kurzen, dicht besetzten Blütenstände stehen senkrecht vom liegenden Spross ab. Damit überwindet die Pflanze im Blühprozess die Last der Schwerkraft und erobert die Luftsphäre.

Im Mittelalter geniesst sie als Heilkraut hohes Ansehen, was Namen wie Grundheil oder Ehrenpreis deutlich machen. Allerdings gehört sie nicht zu den Heilkräutern, die uns die griechisch-römische Antike überliefert hat. Die deutschen Arztbotaniker der Renaissance verdankten ihr Wissen von den Tugenden dieses Krauts den heilkundigen Frauen der damaligen Zeit.

Das hohe Ansehen, das der echte Ehrenpreis früher genoss, kann die moderne, rationale Phytotherapie allerdings nicht teilen, die anerkannten Wirkstoffe sind in zu geringen Mengen zu finden. Die in den voluminösen Heilkräuterbüchern der Renaissance angegebenen Indikationen sind sehr vielfältig, was dem modernen Pharmakologen eher verdächtig vorkommt, als es ein Zeugnis ihrer Heilkraft ist. Ehrenpreis ist ein Comfortativum (sanft kräftigendes Heilmittel), das durch subtile Anregung der Lebenskraft funktionsverbessernd auf den gesamten Organismus wirkt und damit zu verbesserter Säftebildung und Säftemischung führt.

lh

Viola odorata
Veilchen, wohlriechendes

Pflanzenfamilie	Violaceae • Veilchengewächse
Vorkommen	Europa, Asien • An Waldrändern, in Hecken und Gebüschen
Humorale Qualitäten	Neutral—warm 1, feucht 1
Humorale Wirkungen	Erwärmt und öffnet Atemwege, Milz und Nerven • Löst zähe Feuchtigkeit • Leitet übermässige Gelbgalle/Schwarzgalle und Schärfen aus • Vermindert Ersatzausscheidungen über Haut/Schleimhaut • Fördert die Spiritus-Verteilung • Erweichend • Antiskrofulös • Detonisierend
Gestirne[1]	**Venus,** Merkur
Tria Principia[1]	**Mercurius**
Inhaltsstoffe	**Schleimstoffe** • **Saponine** • Flavonoide • Phenolglykoside (Salicylate u.a.) • Ätherische Öle
Droge	Violae odoratae flos / radix • Veilchenblüte / -wurzel
Darreichungsformen	*Innerlich:* Tee, Tinktur, Urtinktur, Spagyrikum, Fertigarzneimittel *Äusserlich:* Salbe, Auflage
Wirkungen	*Innerlich:* Entzündungshemmend, schleimlösend, auswurffördernd, reizlindernd, schweisstreibend, beruhigend, krampflösend *Äusserlich:* Entzündungshemmend, narbenerweichend
Nebenwirkungen[2]	
Kontraindikationen[2]	
Anwendungsbereiche Indikationen	**Atemwege** *Innerlich:* Schleimhautentzündungen, Angina, Bronchitis, Husten, Reizhusten, Heiserkeit, Asthma **Immunsystem** *Innerlich:* Erkältungen, Fieber **Nervensystem/Psyche** *Innerlich:* Migräne, Spannungszustände **Haut** *Äusserlich:* Entzündungen, Herpes, Wunden, Narben
Weiteres	Bewährtes Kinderarzneimittel

1 **Gestirne** und **Tria Prinzipia:** Zuordnung betrifft Heilwirkung

2 **Nebenwirkungen** und **Kontraindikationen:** entfallen bei spagyrischen Anwendungen

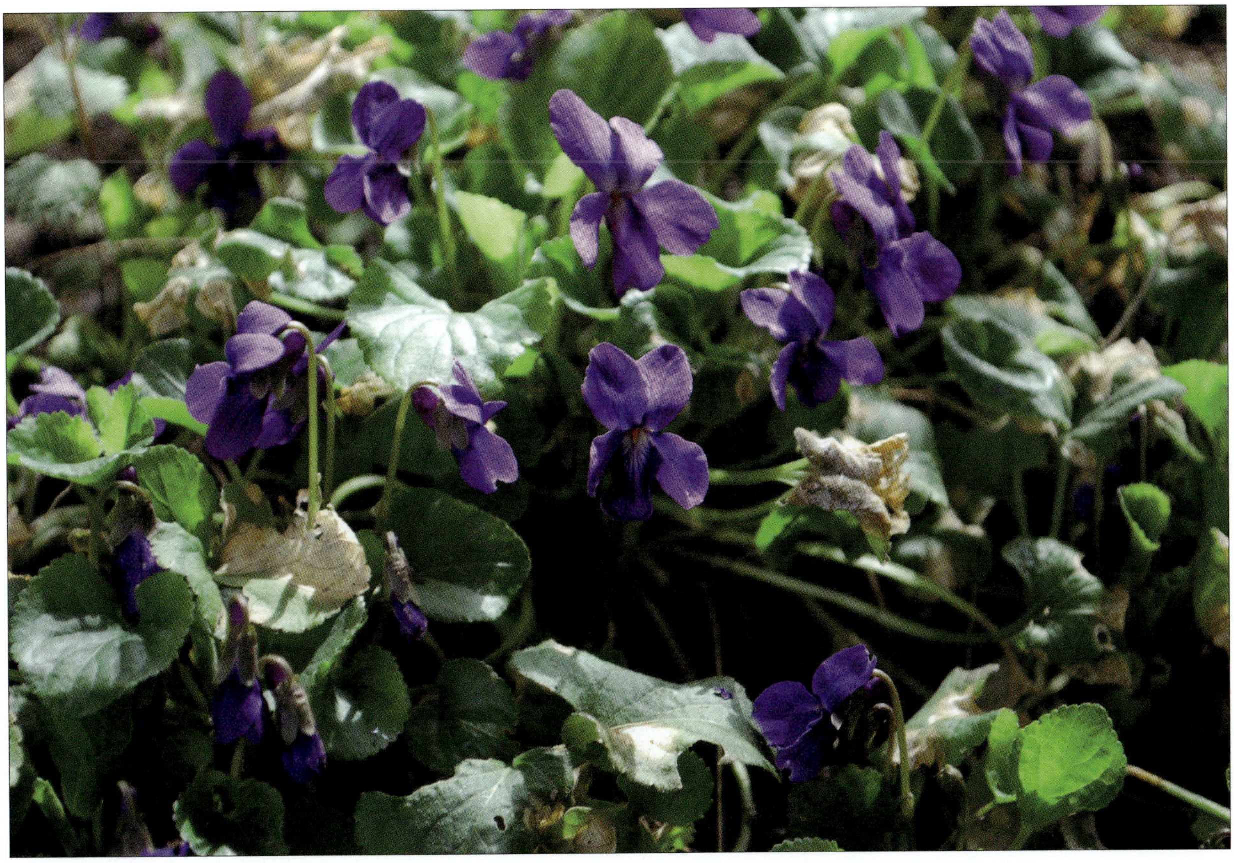

Viola odorata
Wohlriechendes Veilchen

Blume aus Persephones Garten

Das wohlriechende Veilchen gehört als ein typischer Frühjahrsblüher in den Kräftekreis von Merkur und Venus. Ursprünglich aus dem Mittelmeerraum stammend wird es bereits in der Antike aus Hecken und Waldrändern in den Garten geholt. Man will sicher gehen, über ausreichend Pflanzen zum Binden der damals beliebten Frühjahrskränze für die Kultfeste der sich erneuernden Lebenskraft zu verfügen. Das Veilchen ist der Liebesgöttin Aphrodite und der Herrscherin über die Totenwelt, Persephone, geweiht.

Als Halbschattenpflanze neigt sie sich dem Hellen wie dem Dunklen zu, verbindet diese in ihrem Wesen. Das Resultat dieser Vermählung atmet sie als unverkennbaren Duft durch die dunkelviolette Blüte in die Welt hinaus. Sie spricht damit die rhythmisch zwischen den Polen vermittelnde Mercuriussphäre an, vermeidet Einseitigkeiten, wirkt lösend und entkrampfend im Atem- und Kreislaufsystem, hebt Schweregefühle im Gemüt, stärkt den Glauben und die Hoffnung in das Gute und Schöne. Sie erwärmt die Milz, unterstützt damit die abbauenden Funktionen und regt gleichzeitig die Quelle der Lebenskraft, die Lungen, an. So erfrischt und bewegt sie die Säfte, löst schärfendurchsetzten Schleim und führt diesen der Krisis zu.

Ein alter deutscher Volksbrauch lässt die erste Veilchenblüte des Jahres an einen Stock heften und diesen im Dorf unter Jubel und Tanz herumreichen.

lh

Viola tricolor
Stiefmütterchen

Pflanzenfamilie	Violaceae • Veilchengewächse
Vorkommen	Europa, Asien • Auf Äckern und Brachland
Humorale Qualitäten	Neutral—warm 1, neutral—feucht 1
Humorale Wirkungen	Fördert die Kochungen und die Krisis • Erwärmt und öffnet Haut, Schleimhaut, Lymphsystem und fördert ihren Konsensus • Leitet Gelbgalle/Schwarzgalle und Schärfen aus • Zerteilt zähe Feuchtigkeit • Bringt Säfte an die Oberfläche • Lymphflussfördernd • Vermindert Ersatzausscheidungen über Haut und Schleimhaut • Antidyskratisch • Antiskrofulös • Tonusregulierend
Gestirne[1]	**Venus,** Merkur
Tria Principia[1]	**Mercurius**
Inhaltsstoffe	**Flavonoide** • Schleimstoffe • Gerbstoffe • Cumarine • Saponinartig wirksame Stoffe • Phenolglykoside (Salicylate u.a.)
Droge	Violae tricoloris herba • Stiefmütterchenkraut
Darreichungsformen	*Innerlich:* Tee, Tinktur, Urtinktur, Fertigarzneimittel *Äusserlich:* Salbe, Auflage
Wirkungen	*Innerlich:* Entzündungshemmend, Hautstoffwechsel regulierend, kortisonähnlich, antiallergisch, juckreizlindernd, schleimlösend, auswurffördernd, harntreibend, lymphflussfördernd *Äusserlich:* Hautstoffwechsel regulierend,entzündungshemmend, juckreizlindernd
Nebenwirkungen[2]	
Kontraindikationen[2]	

Anwendungsbereiche Indikationen		
	Haut	*Innerlich/Äusserlich:* Entzündungen, Akne, Milchschorf, Neurodermitis, Psoriasis, Wunden, Juckreiz.
	Atemwege	*Innerlich:* Schleimhautentzündungen, Bronchitis
	Lymphsystem	*Innerlich:* Lymphstauungen, Lymphknotenentzündungen, -schwellungen
	Stoffwechsel	*Innerlich:* Gicht
	Verdauung	*Innerlich:* Schleimhautentzündungen

Weiteres	Kardinalmittel der Haut

1 **Gestirne** und **Tria Prinzipia:** Zuordnung betrifft Heilwirkung

2 **Nebenwirkungen** und **Kontraindikationen:** entfallen bei spagyrischen Anwendungen

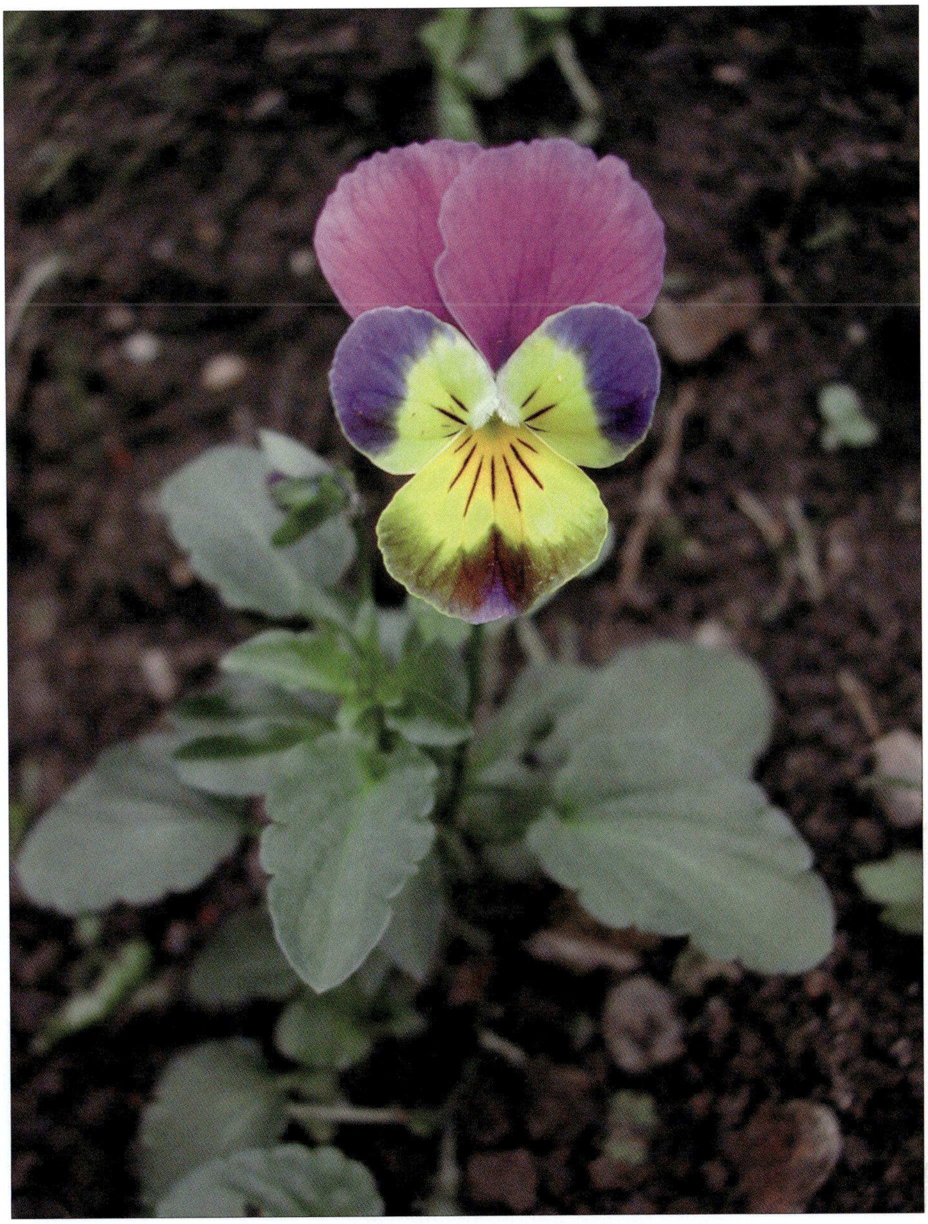

Viola tricolor
Stiefmütterchen

Terrainverbessernde Getreidebegleiterin

Das 10–40cm hoch werdende Stiefmütterchen begleitet den Menschen bereits seit der jungsteinzeitlichen Revolution auf seinen neu angelegten Getreidefeldern. Es gehört mit Klatschmohn, Kornrade, Kornblume zu den typischen Getreidebegleitern, dabei speziell den Roggen bevorzugend. Mit dem Aufkommen der industrialisierten Landwirtschaft, deren oberstes Gebot maximale Rendite ist, wird den farbenfrohen Getreidebegleitern durch aggressive Herbizide der Krieg erklärt. Die charakteristischen bunten Flecken im Getreidefeld verschwinden dadurch fast gänzlich, aber das Stiefmütterchen erweist sich als ungewöhnlich resistent. Es überlebt nicht nur, sondern nimmt an Grösse und Widerstandskraft zu. Es scheint, mit Giften mühelos umgehen zu können.

Das Terrain zu verbessern, liegt im Wesen dieses zierlichen und doch so resistenten Veilchengewächses. Christoph Wilhelm Hufeland, der geniale Naturarzt des 19. Jahrhunderts verwendet wie bereits Paracelsus vor ihm, das Stiefmütterchen als ausgezeichnetes «Blutreinigungsmittel», das bei verschiedenen Krankheiten eingesetzt wird; ganz besonders dann, wenn Lymphsystem und Haut betroffen sind. Alte, heute nicht mehr gebräuchliche Namen wie «Frieselkraut» (von Friesel = Hautausschlag) und «Skrofelkraut» (gegen Skrofulose wirkend) nehmen Bezug darauf. lh

Viscum album
Mistel

Pflanzenfamilie	Santalaceae • Sandelholzgewächse
Vorkommen	Europa • Schmarotzender Halbparasit auf verschiedenen Bäumen
Humorale Qualitäten	Warm 1, feucht 1
Humorale Wirkungen	Erwärmt und öffnet die Milz • Fördert die Blutverteilung und stärkt die nährenden Säfte • Mildert übermässige Gelbgalle/Schwarzgalle und Schärfen • Löst zähe Feuchtigkeit • Fördert die Spiritus-Verteilung • Deplethorisierend • Dekongestiv • Tonusregulierend
Gestirne[1]	**Sonne,** Saturn
Tria Principia[1]	**Mercurius,** Sulphur
Inhaltsstoffe	**Alkaloide** • **Lektine** • Lignane • Viscotoxine • Flavonoide • Polysaccharide
Droge	Visci herba • Mistelkraut
Darreichungsformen	Tee, Tinktur, Urtinktur, Spagyrikum, Fertigarzneimittel, Injektion (Bitte nationale Gesetze beachten!)
Wirkungen	*Orale Einnahme:* Senkt erhöhten Blutdruck *Injektion:* Immunmodulierend, schmerzlindernd, entzündungshemmend, tumorhemmend
Nebenwirkungen[2]	*Injektion:* Allergiepotenzial
Kontraindikationen[2]	*Injektion:* Schwangerschaft, akute Entzündungen, starke Menstruationsblutung, einige Formen von Hirntumoren und Leukämien
Anwendungsbereiche Indikationen	**Herz-Kreislauf** – *Innerlich:* Hypertonie (orale Einnahme) **Bewegungsapparat** – *Innerlich:* Unterstützend bei rheumatischen Erkrankungen (Injektion) **Immunsystem / Krebs** – *Innerlich:* Abwehrschwäche, unterstützend bei Malignomen (Injektion)
Weiteres	Alte Kult- und Ritualpflanze

1 **Gestirne** und **Tria Prinzipia:** Zuordnung betrifft Heilwirkung

2 **Nebenwirkungen** und **Kontraindikationen:** entfallen bei spagyrischen Anwendungen

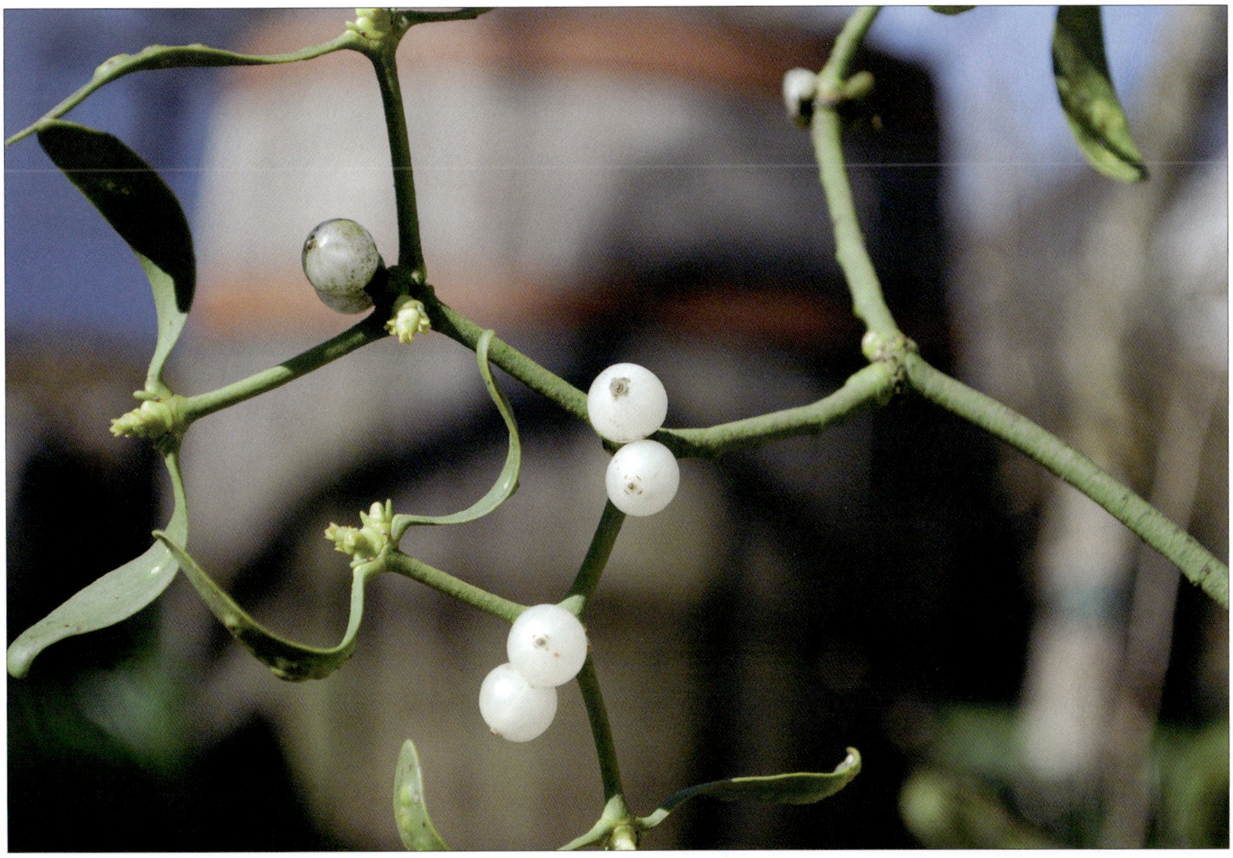

(Hier: *Viscum album ssp. abietis*)

Viscum album

Mistel

Grünende Kraft in winterlicher Kälte

Die immergrüne Mistel ist ein Halbschmarotzer mit erstaunlich antirhythmischer Eigenschaft, im Winter zu blühen und zu fruchten. Von der Blüte im Februar bis zur Reife der Beeren in der Adventszeit vergehen circa neun Monate, was die Mistel in eine besondere Beziehung zum Menschen stellt. Überall, wo sie wächst, hat sie die Menschen tief beeindruckt. Diese spüren instinktiv, dass sie es mit einer aussergewöhnlichen Pflanze zu tun haben. So trifft man sie in vielen Sagen und Legenden dort an, wo von besonders schicksalsweisenden Begebenheiten erzählt wird.

Eine Pflanze, deren Vermehrungskräfte der lebensfeindlichen Winterkälte trotzen, muss auch über ausserordentliche Heilkräfte verfügen. Vorsichtig und unter Gebrauch magischer Beschwörungsformeln und beschwichtigender Rituale wird sie gesammelt.

«Heil aller Schäden» ist wohl einer der vornehmsten Namen, die ihr der Volksmund gegeben hat. Und so erstaunt es dann auch nicht, dass die Mistel zwar als Heilkraut, vor allem aber als Zauberkraut Verwendung gefunden hat. Sie hat die Gabe, saturnischen Vergreisungstendenzen im Menschen durch Anregung merkurieller und solarer Ausgleichs- und Aufbaukräfte entgegenzuwirken. Sie ist in besonderem Masse eine Pflanze, die in der Winterskälte die Hoffnung auf bald kommendes Frühlingsgrün symbolisiert. lh

Vitex agnus-castus (Syn. Agnus castus)
Mönchspfeffer

Pflanzenfamilie	Lamiaceae • Lippenblütler
Vorkommen	Mittelmeerraum, Vorderasien • An Küsten, vielerorts kultiviert
Humorale Qualitäten	Warm 2–3, trocken 2–3
Humorale Wirkungen	Fördert die Kochungen • Erwärmt und öffnet Lymphsystem, Gebärmutter und Milz • Zerteilt zähe Feuchtigkeit • Leitet übermässige Schwarzgalle und Schärfen aus • Lymphflussfördernd • Deplethorisierend • Dekongestiv • Antiskrofulös • Tonusregulierend
Gestirne[1]	**Merkur,** Venus
Tria Principia[1]	**Mercurius,** Sulphur
Inhaltsstoffe	**Flavonoide** • Iridoid-Glykosid (Aucubin u.a.) • Bitterstoffe • Ätherische Öle
Droge	Agni casti fructus • Mönchspfefferfrucht
Darreichungsformen	Tinktur, Urtinktur, Spagyrikum, Fertigarzneimittel
Wirkungen	Reguliert Hypothalamus-Hypophysen-Gonaden-Achse, Progesteronbildung anregend, prolaktinregulierend, verdauungsfördernd, libidohemmend beim Mann
Nebenwirkungen[2]	Selten Hautausschlag
Kontraindikationen[2]	Schwangerschaft, Stillzeit, Interaktion mit Dopamin-Antagonisten wird diskutiert
Anwendungsbereiche Indikationen	**Frauenheilkunde** – *Innerlich:* Menstruationsbeschwerden, PMS, Wechseljahrbeschwerden, Endometriose, Fruchtbarkeitsstörungen
Weiteres	

1 **Gestirne** und **Tria Prinzipia:** Zuordnung betrifft Heilwirkung

2 **Nebenwirkungen** und **Kontraindikationen:** entfallen bei spagyrischen Anwendungen

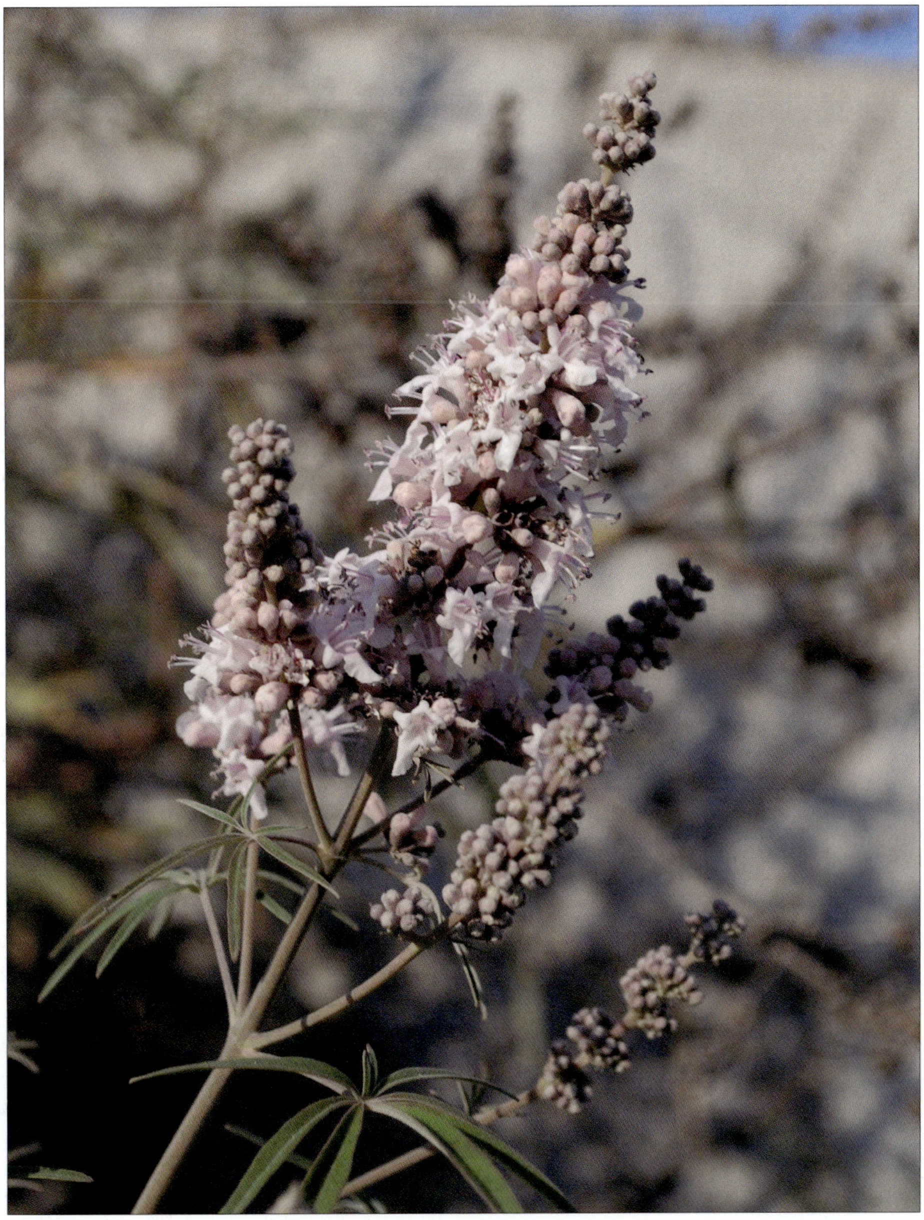

Vitex agnus-castus
Mönchspfeffer

Regulierung der Sexualhormone

Der ursprünglich aus dem mittelmeerischen und vorderasiatischen Raum stammende Mönchspfeffer bevorzugt feuchte Standorte in Küsten- und Ufernähe. Die aromatischen Blätter und intensiv riechenden Blüten machen ihn zu einer Bereicherung vieler Duftgärten.

Seine an schwarze Pfefferkörner erinnernden Steinfrüchte werden als Pfefferersatz in der Küche und wegen ihrer lusthemmenden Wirkung besonders häufig in der mittelalterlichen Klosterküche zum Aromatisieren verwendet. Daher rühren die Namen Mönchspfeffer und Keuschlamm für diese Pflanze. Das Wärmekräfte anregende, pfeffrige Aroma, das die gesamte Pflanze durchzieht, steht dazu allerdings in einem Gegensatz. Die Mönchspfefferfrüchte wirken genau genommen regulierend auf die Sexualhormone; können also auch libidostärkend sein.

Mönchspfefferfrüchte vermitteln merkurielle, säftebewegende Impulse. Diese beleben besonders den sulphurischen Pol des Menschen; und hier vorwiegend die verdauenden und reproduktiven Organe.

Die Feuchtigkeit ihres natürlichen Lebensraumes nimmt die Pflanze ebenfalls, wenn auch vom luftigen Element gemässigt, in sich auf. Dem süsslichen Blütenduft und dem pfeffrigen Körnergeschmack hängt hintergründig immer noch etwas Dumpf-Feuchtes an. Der Mönchspfeffer ist eine Pflanze, die intensiv im Kräftespiel zwischen Luft und Wasser eingespannt ist. Dabei das Wässrige in besonderem Masse «durchluftend». lh

Vitis vinifera rubra
Weinlaub, rotes

Pflanzenfamilie	Vitaceae • Weinrebengewächse
Vorkommen	Mitteleuropa, Südeuropa • In Auen, weltweit kultiviert
Humorale Qualitäten	Warm 1, neutral
Humorale Wirkungen	Erwärmt und öffnet die Gefässe • Fördert die Blutverteilung und die nährenden Säfte • Mildert Schärfen • Bewegt übermässige Feuchtigkeit • Deplethorisierend • Tonusregulierend
Gestirne[1]	**Merkur**
Tria Principia[1]	**Mercurius**
Inhaltsstoffe	**Flavonoide** • Gerbstoffe • Anthocyane
Droge	Vitis viniferae rubrae folium • Weinlaubblatt, rotes
Darreichungsformen	*Innerlich:* Tee, Tinktur, Urtinktur, Fertigarzneimittel *Äusserlich:* Salbe
Wirkungen	*Innerlich:* Durchblutungsfördernd, venentonisierend, mikrozirkulationsfördernd, gefässpermeabilitätsregulierend, gefässwandschützend, antioxidativ, entzündungshemmend, abschwellend *Äusserlich:* Entzündungshemmend, antioxidativ, abschwellend
Nebenwirkungen[2]	Selten Kopfschmerzen, Verdauungsbeschwerden, Hautentzündungen
Kontraindikationen[2]	Vorsicht in der Schwangerschaft
Anwendungsbereiche Indikationen	**Herz-Kreislauf**: *Innerlich:* Durchblutungsstörungen, Krampfadern, Schwellungen, Ödeme, Venenentzündungen *Äusserlich:* Krampfadern, Schwellungen, Ödeme, Venenentzündungen **Bewegungsapparat**: *Innerlich:* Rheumatische Erkrankungen **Verdauung**: *Innerlich/Äusserlich:* Hämorrhoiden
Weiteres	

1 **Gestirne** und **Tria Prinzipia:** Zuordnung betrifft Heilwirkung

2 **Nebenwirkungen** und **Kontraindikationen:** entfallen bei spagyrischen Anwendungen

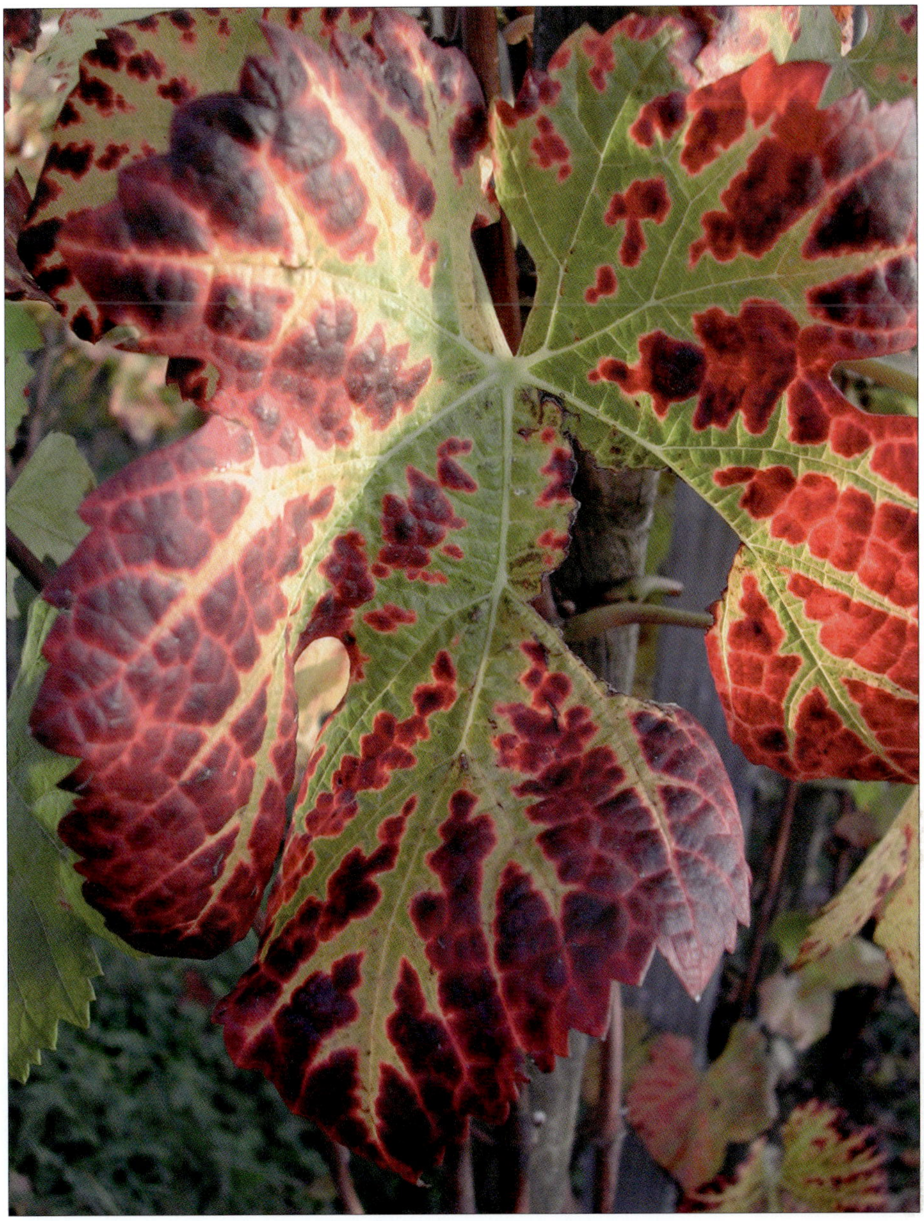

Vitis vinifera
Weinrebe

Blutfluss stützende Liane

Die Wildform der Weinrebe wächst in Auenwäldern grosser Flüsse des wärmeren Europas und Kleinasiens. Ab wann genau sie in Kultur genommen wird, ist nicht genau zu bestimmen.

Gesichert gilt, dass bereits die alten Kulturen Mesopotamiens und die alten Ägypter Weinanbau betreiben.

Die medizinische Anwendung der aus der Pflanze gewonnenen Erzeugnisse ist genauso alt wie vielfältig. Hippokrates lässt beispielsweise zur Vorbeugung von Blutvergiftungen einen Brei aus zerstampften Trauben auf entzündete Körperstellen legen. Den Wein empfiehlt er vor allem als Kräftigungsmittel bei Herz-Kreislauf-Störungen und gegen Darmverstimmungen.

Dieser schnellwachsende, kletternde Strauch mit 30 Meter Zweiglänge und Wurzeln, die bis zu 20 Meter tief reichen, verzichtet fast gänzlich auf eine Stammbildung. Dadurch ist die Weinrebe eine typische Merkurpflanze, die sich vor allem in Zweig und langstieligem Blatt auslebt. Die breiten Blätter, die durch ihre Austauschfunktion mit der Umwelt (Gasaustausch, Photosynthese) das merkurielle Prinzip besonders deutlich repräsentieren, färben sich im Herbst tiefrot. Diese Rotfärbung ist Signatur für das Blut. Mit der Verwendung des rotgefärbten Blattes wird speziell das dem Mercuriusprinzip zugeordnete Blutsystem angesprochen. Es fördert dessen Fliessfähigkeit und mildert darin enthaltene Schärfen.

lh

Zingiber officinale
Ingwer

Pflanzenfamilie	Zingiberaceae • Ingwergewächse
Vorkommen	Südostasien • Vielerorts kultiviert
Humorale Qualitäten	Warm 3, feucht 1
Humorale Wirkungen	Fördert die Kochungen und die Krisis • Erwärm und öffnet Magen, Leber, Milz und fördert ihren Konsensus • Erwärmt und öffnet Atemwege und Gebärmutter • Leitet übermässige Gelbgalle/Schwarzgalle und Schärfen aus • Vermindert Ersatzausscheidungen über die Schleimhaut • Bringt die Säfte an die Oberfläche • Zerteilt zähe Feuchtigkeit • Säftebewegend • Lymphflussfördernd • Fördert die Spiritus-Bildung und -Verteilung • Deplethorisierend • Antidyskratisch • Antiskrofulös • Sthenisierend
Gestirne[1]	**Mars,** Sonne
Tria Principia[1]	**Sulphur**
Inhaltsstoffe	**Ätherische Öle** • Scharfstoffe (Gingerole) • Bitterstoffe • Schleimstoffe
Droge	Zingiberis rhizoma • Ingwerrhizom
Darreichungsformen	*Innerlich:* Tee, Tinktur, Urtinktur, Spagyrikum, Fertigarzneimittel *Äusserlich:* Auflage, Bad
Wirkungen	*Innerlich:* Verdauungsfördernd, appetitanregend, krampflösend, antimikrobiell, Leber-Galle-anregend, brechreizlindernd, durchblutungsfördernd, schleimlösend, auswurffördernd, schweisstreibend, abwehrstärkend *Äusserlich:* Durchblutungsfördernd
Nebenwirkungen[2]	
Kontraindikationen[2]	Magen-Darmgeschwüre, Verschluss der Gallenwege, Nierenentzündung
Anwendungsbereiche Indikationen	**Verdauung** *Innerlich:* Verdauungsschwäche, Appetitlosigkeit, Übelkeit, Brechreiz, Funktionsschwäche von Leber, Gallenblase und Pankreas **Immunsystem** *Innerlich:* Abwehrschwäche, Fieber **Atemwege** *Innerlich/Äusserlich:* Schleimhautentzündungen, Husten, Erkältungen
Weiteres	Die getrocknete Droge verliert an befeuchtender Wirkung.

1 **Gestirne** und **Tria Prinzipia:** Zuordnung betrifft Heilwirkung

2 **Nebenwirkungen** und **Kontraindikationen:** entfallen bei spagyrischen Anwendungen

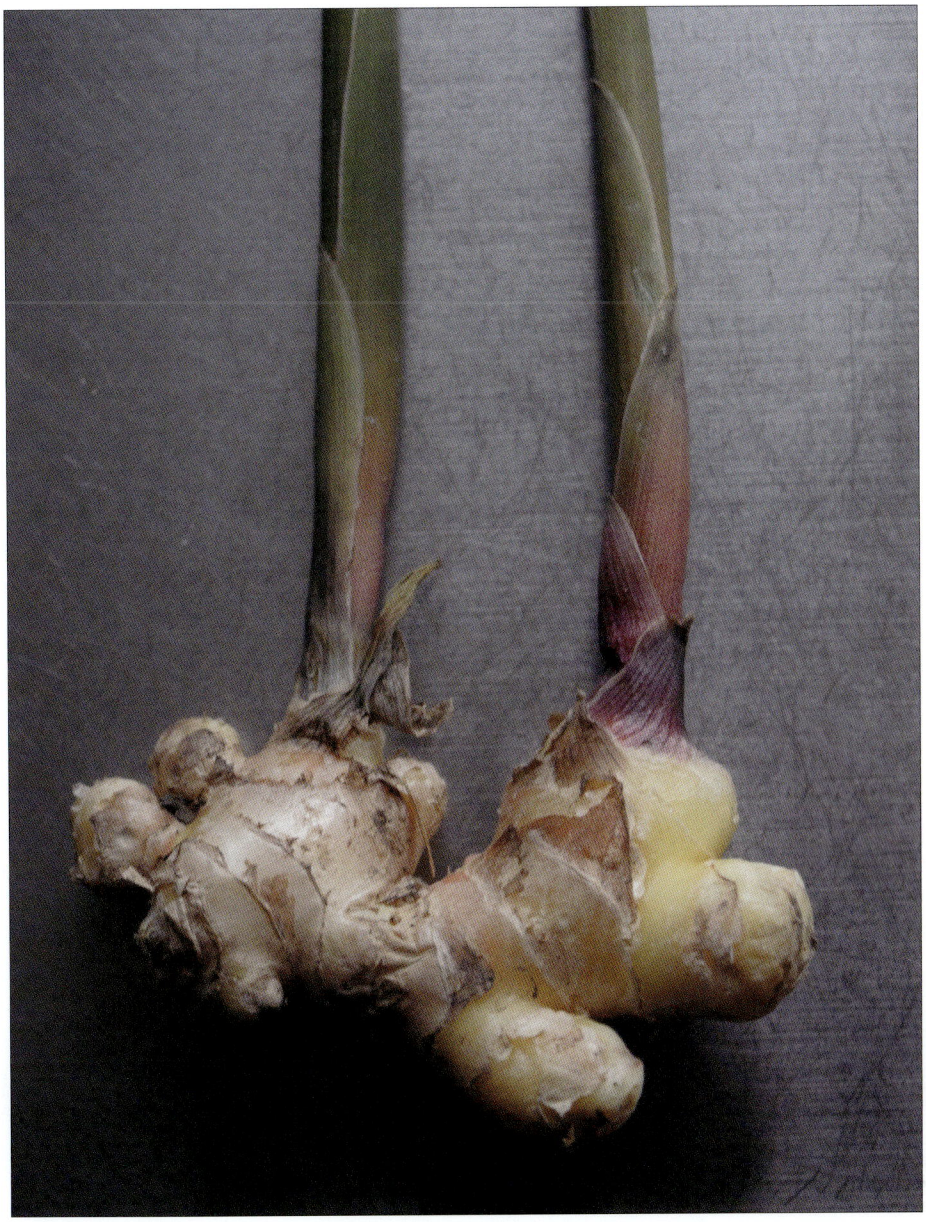

Zingiber officinale

Ingwer

Tropische Wärme in Wurzelform

Das Ingwerrhizom ist bereits bei den Römern ein begehrtes Gewürz und Arzneimittel. Über den Seeweg wird es da schon frisch von den «Gewürzinseln» (Sri Lanka) herangeschafft. Später, zu Zeiten Hildegards von Bingen (12. Jahrhundert), ist es dann nur noch getrocknet erhältlich.

Dadurch verliert es zwar nicht an Ansehen, aber doch an Qualität.

Die im tropischen Klima beheimatete Ingwerpflanze ist durcharomatisiert, verdichtet allerdings die Aromastoffe in der Wurzelregion am stärksten. So stark, dass sie zu marsischer Schärfe gesteigert wird. Diese intensive Wärmequalität heizt dem Sulfurprinzip im Organismus kräftig ein und steigert die Kochungskraft nicht nur innerhalb der Säfte- und Gewebebildung, sondern beschleunigt und unterhält auch die innere Bearbeitung schädlicher Stoffe durch die Naturheilkraft und regt deren Ausscheidung an.

Das Ingwerrhizom gehört zur Klasse der Amara acria (scharfe Bittermittel). Es wirkt anregend und bewegend, sowohl auf den Spiritus wie auch auf die Säfte. In beiden Fällen wird es kalten, degenerativen Kräften die Stirn bieten.

Frischer Ingwer behält in seiner Wirkung im Vergleich zu trockenem Ingwer etwas Feuchtigkeit bei und ist deswegen auch etwas besser verträglich. lh

6. Bildverzeichnis

S. 133 Caulophyllum thalictroides
By Eric Hunt – Own work, CC BY-SA 4.0,
https://commons.wikimedia.org/w/index.php?curid=84068191

S. 141 Chrysanthellum americanum:
© Janina Kämper kaemper.design

S. 221 Harpagophytum procumbens:
© A.Vogel AG, CH-9325 Roggwil TG, www.avogel.ch

S. 259 Marsdenia condurango:
© Janina Kämper kaemper.design

Alle Pflanzenfotos ohne Quellenangabe:
Christian Raimann, www.ch-raimann.ch

7. Literaturverzeichnis

Bächtold-Stäubli Hanns: Handwörterbuch des deutschen Aberglaubens, Weltbild Verlag, Augsburg 2005.

Balthisberger Matthias, Nyffeler Reto, Widmer Alex: Systematische Botanik, vdf Hochschulverlag AG, Zürich 2013.

Baumann Patrick: Eine Alchemie der Heilpflanzen, Spagyros AG, Worb 2018.

Bäumler Siegfried: Heilpflanzen Praxis heute Band 1, Urban & Fischer, München 2012.

Bühring Ursel: Praxis-Lehrbuch der Heilpflanzenkunde, Haug Verlag, Stuttgart 2014.

Fischer-Rizzi Susanne: Das Buch vom Räuchern, AT-Verlag, Baden/München2 2016.

Fischer-Rizzi Susanne: Medizin der Erde, AT-Verlag, Baden 2005.

Ganz Chrischta, Hutter Louis: Gemmotherapie – Knospen in der Naturheilkunde, AT-Verlag, Aarau 2015.

Ganz Chrischta, Hutter Louis: Gemmotherapie in der Kinderheilkunde, AT-Verlag, Aarau 2017.

Garvelmann Friedemann, Raimann Christian: Humoralmedizinische Praxis Band 1-2, Bacopa Verlag, Schiedlberg 2016

Kalbermatten Roger: Wesen und Signatur der Heilpflanzen, AT-Verlag, Aarau 2002.

Kranich Ernst Michael: Die Formensprache der Pflanze, Verlag freies Geistesleben, Stuttgart 1976.

Kretschmer Ernst: Körperbau und Charakter, Untersuchungen zum Konstitutionsproblem und zur Lehre von den Temperamenten. Springer, Berlin 1967.

Lüder Rita: Grundlagen der Feldbotanik, Haupt Verlag, Bern 2018.

Madejsky Margret: Lexikon der Frauenkräuter, AT-Verlag, Baden/München 2010.

Marzell Heinrich: Geschichte und Volkskunde der deutschen Heilpflanzen, Verlag Reichl, St. Goar 2002.

Müller-Ebeling Claudia et al: Hexenmedizin, AT-Verlag, Baden/München 2008.

Müller, Ingo W.: Humoralmedizin, Haug Verlag, Heidelberg 1993.

Pelikan Wilhelm: Heilpflanzenkunde Band 1-3, Verlag am Goetheanum, Dornach 1958.

Raimann Christian et al.: Grundlagen der TEN, Bacopa Verlag, Schiedlberg 2012.

Raimann Christian: Heilpflanzensignaturen, Haug Verlag, Stuttgart 2019.

Rippe Olaf, Madejsky Margret et al.: Paracelsusmedizin, AT-Verlag, Aarau 2001.

Rippe Olaf, Madejsky Margret: Die Kräuterkunde des Paracelsus, AT-Verlag, Baden 2006.

Rohen Johannes: Morphologie des menschlichen Organismus, Verlag Freies Geistesleben, Stuttgart 2000.

Scheffer Mechthild: Die Original Bachblüten Therapie, Hugendubel Verlag, München 2000.

Schilcher Heinz, Kammerer Susanne, Wegener Tankred: Leitfaden Phytotherapie, Urban & Fischer, München 2019.

Schramm Henning: Heilmittel der anthroposophischen Medizin, Elsevier Verlag, München 2009.

Storl Wolf-Dieter: Der Bär, AT-Verlag, Baden/München 2009.

Storl Wolf-Dieter, Heilkräuter und Zauberpflanzen zwischen Haustür und Gartentor, AT-Verlag, Aarau/Baden 2007.

Storl Wolf-Dieter: Pflanzen der Kelten, AT-Verlag , Aarau 2003.

Storl Wolf-Dieter: Von Heilkräutern und Pflanzengottheiten, Aurum Verlag, Bielefeld 2004.

Stumpf Ursula et al: Mythische Bäume, Kosmos-Verlag, Stuttgart 2017.

Tabernaemontanus Jacobus Theodorus: Kräuterbuch, 1731, Reprint 1993, Verlag Konrad Kölbl, München 1993.

Vogel Alfred: Der kleine Doktor, Verlag A.Vogel, Teufen 1952.

Vonarburg Bruno: Energetisierte Heilpflanzen, AT-Verlag, Baden/München 2010.

Wenigmann Margret: Phytotherapie, Elsevier Verlag, München 2017.

8. Stichwortverzeichnis

8.1. Pflanzennamen lateinisch

8.2. Pflanzennamen deutsch

9. Die Autoren/innen

Christian Raimann

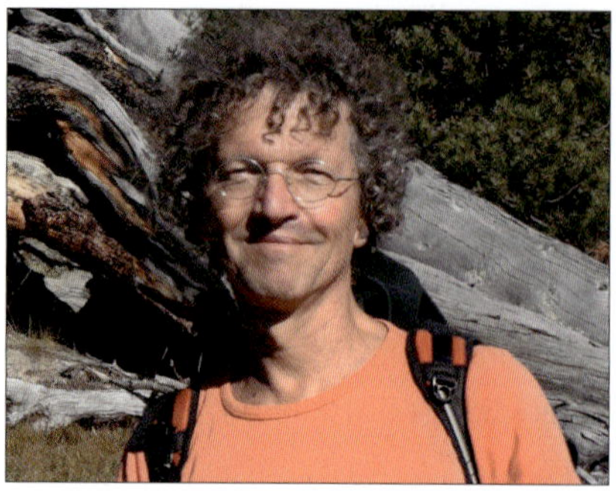

Christian Raimann ist von Kindesbeinen an mit der Pflanzenwelt verbandelt. Seit 1998 arbeitet er als Naturheilpraktiker mit eidgenössischem Diplom in Traditioneller Europäischer Naturheilkunde in eigener Praxis mit dem Schwerpunkt Heilpflanzenkunde, als Dozent für Heilpflanzenkunde, Humoralmedizin und TEN an verschiedenen Fachschulen und als selbstständiger Kursleiter.

Zu seinen Veröffentlichungen gehören als Co-Autor «Grundlagen der Traditionellen Europäischen Naturheilkunde TEN» (Bacopa Verlag 2012), «Humoralmedizinische Praxis» (Bacopa Verlag 2016) und als Autor «Heilpflanzensignaturen» (Haug Verlag 2018). Er ist verheiratet und hat zwei erwachsene Kinder.

Christian Raimann, Naturheilpraxis, Niggitalstraße 55, 8630 Rüti, Schweiz
ch.raimann@gmx.ch, www.ch-raimann.ch

Louis Hutter

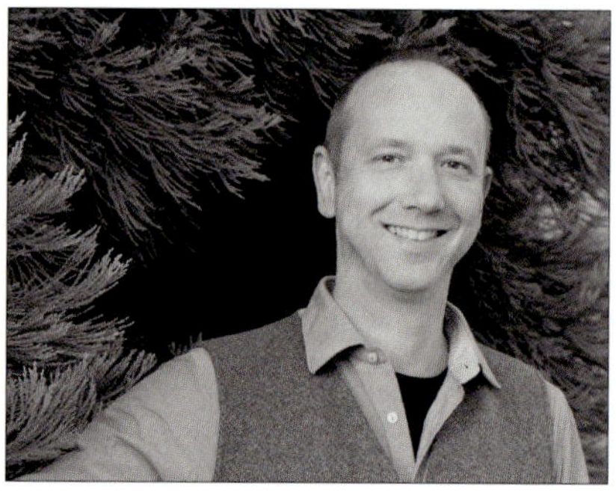

- Eidgenössisch diplomierter Naturheilpraktiker mit eigener Praxis, Schwerpunkt naturphilosophisch orientierte Heilsysteme.
- Referent für Phytotherapie, Gemmotherapie, Traditionelle Europäische Naturheilkunde TEN und Traditionelle Chinesische Medizin TCM an verschiedenen Institutionen mit naturheilkundlichen Themengebieten.
- Mitbegründer des TEN online Institut: www.ten-institut.ch
- Mitautor der Bücher «Gemmotherapie, Knospen in der Naturheilkunde» (AT-Verlag 2015) und «Gemmotherapie in der Kinderheilkunde» (AT Verlag 2017).
- Autor des Buches: «Tee-Rezepte für die humoralmedizinische Praxis» (Bacopa-Verlag 2020).

Louis Hutter, Praxis für Naturheilkunde, Notkerstrasse 10, 9000 St. Gallen, Schweiz
p.l.hutter@gmx.net, www.tnhk.ch

Chrischta Ganz

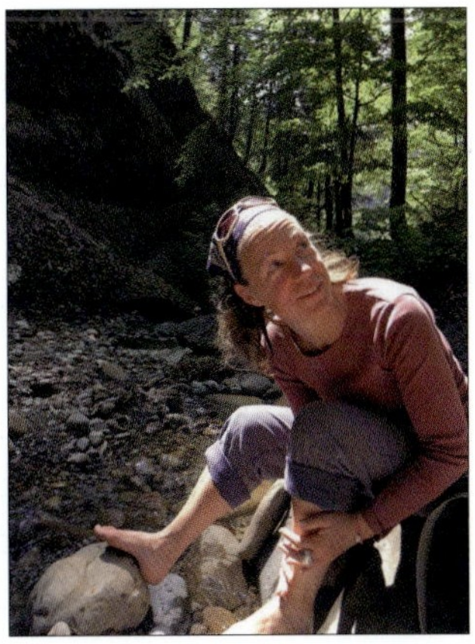

Nach langjähriger professioneller Tätigkeit als Sängerin in der a cappella-Gruppe hop o'my thumb führt Chrischta Ganz seit 2003 eine eigene Naturheilpraxis (eidg. dipl.) mit Schwerpunkt Traditionelle Europäische Naturheilkunde, Heilpflanzenkunde, Begleitung von Menschen in Krisenzeiten, Arbeit mit den Selbstheilungskräften und schamanische Heiltechniken. Sie ist Dozentin für Pflanzenheilkunde, allgemeine Naturheilkunde und TEN sowie Mitautorin von «Grundlagen der Traditionellen Europäischen Naturheilkunde TEN» (Bacopa-Verlag 2012), «Gemmotherapie» (AT-Verlag 2015) und «Gemmotherapie in der Kinderheilkunde» (AT-Verlag 2017).

Sie lebt im Zürcher Oberland und feiert das Leben in ihrer Verbundenheit mit der Natur und dem Zusammenführen von Kunst, Magie und Heilen.

Chrischta Ganz, Praxis für Naturheilkunde, Friedhofstrasse 15, 8636 Wald, Schweiz

naturheilpraxis@chrischtaganz.ch, www.chrischtaganz.ch

10. Danksagung

Als Erstes danken wir allen Pflanzenwesen für ihr Sein, welches unser Leben und so auch die Möglichkeit, dieses Buch zu verfassen, erst ermöglicht hat.

Auch danken wir unseren Lehrern/innen aus der Menschenwelt, die ihr Wissen mit uns geteilt haben.

Ein grosses Dankeschön geht an unsere Liebsten und Vertrauten, an unsere Freunde und Wegbegleiter/innen, die uns in unserem Leben und Wirken unterstützen, tragen, inspirieren und herausfordern. Danke auch für Euer Verständnis, wenn wir uns ins Schreiben gestürzt und für nichts anders mehr zu haben waren.

Ein herzlicher Dank gilt allen Verantwortlichen des Bacopa-Verlages für die gute Zusammenarbeit.